Frank Flake, Klaus Runggaldier (Hrsg.)

Arbeitstechniken A–Z für den Rettungsdienst

Frank Flake, Klaus Runggaldier (Hrsg.)

Arbeitstechniken A–Z für den Rettungsdienst

1. Auflage

Unter Mitarbeit von:

Thomas Semmel
Hendrik Sudowe
Michael Knieps
Claus Kemp

ELSEVIER
URBAN & FISCHER

URBAN & FISCHER
München · Jena

Zuschriften und Kritik an:
Elsevier GmbH, Urban & Fischer Verlag, Karlstraße 45, 80333 München

Wichtiger Hinweis für den Benutzer

Die Erkenntnisse in der Medizin unterliegen laufendem Wandel durch Forschung und klinische Erfahrungen. Die Autoren dieses Werkes haben große Sorgfalt darauf verwendet, dass die in diesem Werk gemachten therapeutischen Angaben dem derzeitigen Wissensstand entsprechen. Das entbindet den Nutzer dieses Werkes aber nicht von der Verpflichtung, die Übungsbeispiele auf individuelle Umsetzbarkeit zu überprüfen, an individuelle Bedürfnisse der Patienten zu adaptieren und – das therapeutische Personal betreffend – die Verordnung in eigener Verantwortung zu treffen.

Wie allgemein üblich wurden Warenzeichen bzw. Namen (z. B. bei Pharmapräparaten) nicht besonders gekennzeichnet.

Bibliografische Information Der Deutschen Nationalbibliothek
Die Deutsche Nationalbibliothek verzeichnet diese Publikation in der Deutschen Nationalbibliografie; detaillierte bibliografische Daten sind im Internet über http://dnb.d-nb.de abrufbar.

08 09 10 11 12 5 4 3 2 1

Um den Textfluss nicht zu stören, wurde bei Patienten und Berufsbezeichnungen die grammatikalisch maskuline Form gewählt. Selbstverständlich sind in diesen Fällen immer Frauen und Männer gemeint.

Planung: Heiko Krabbe, München
Lektorat: Hilke Dietrich, München; Ingrid Stöger, München
Herstellung: Hildegard Graf, München; klartext, Heidelberg
Satz: abavo GmbH, Buchloe; TnQ, Chennai
Druck und Bindung: MKT Print, Ljubljana
Fotos: Dieter Fichtner/Thomas Engbert, GraphikBureau, Kronsgaard
Umschlaggestaltung: SpieszDesign, Neu-Ulm
Titelfotografie: Dieter Fichtner/Thomas Engbert, GraphikBureau, Kronsgaard

ISBN 978-3-437-48320-2

Aktuelle Informationen finden Sie im Internet unter **www.elsevier.de** und **www.elsevier.com**

Vorwort

Die Vermittlung von Wissen rund um alle Arbeitstechniken des Rettungsdienstes geschieht nur im praktischen Unterricht oder der betrieblichen Anleitung innerhalb von Aus-, Fort- und Weiterbildungen in der Rettungswache, Klinik oder in einer der unzähligen Rettungsdienstschulen. Das selbstständige Erarbeiten ist nur schwer möglich, weil geeignete Literatur mit einer Schritt-für-Schritt-Anleitung für alle relevanten Techniken des Rettungsdienstes auf dem deutschen Markt nicht erhältlich war. Diese Lücke wollen wir mit dem vorliegenden Buch schließen.

Dieses Buch ermöglicht dem Leser, sich intensiv mit den einzelnen Techniken vertraut zu machen und sie anhand der mehr als 700 Abbildungen selbstständig nachzuarbeiten und zu üben. Die notwendigen theoretischen Grundlagen zu den einzelnen Techniken unterstützen den Prozess.

Dem Auszubildenden soll dieses Buch dazu dienen, sich auf die möglichen Unterrichtsinhalte vorzubereiten oder die praktischen Fähigkeiten noch zu erweitern.

Dem Rettungsfachpersonal und dem präklinisch tätigen Arzt dient es, eigenes Handeln zu reflektieren und zu verbessern.

Dem Praxisanleiter, dem Lehrrettungsassistenten und dem Dozenten soll das Buch eine geeignete Grundlage zur Vorbereitung der Unterrichte sein.

Aus diesem Grund haben wir uns bei den vorliegenden Techniken an den allgemein gültigen Standard gehalten.

Natürlich konnten nicht alle Arbeitstechniken, die im Rettungsdienst durchgeführt werden, in der 1. Auflage berücksichtigt werden, da das Spektrum mit seinen vielen Spezialitäten und regionalen Besonderheiten sehr groß ist. Wir hoffen aber, die wichtigsten und gängigsten Arbeitstechniken ausgewählt und in das Buch integriert zu haben. Getreu dem Motto „Es gibt nichts, was nicht noch besser gemacht werden kann“ sind Ihre Verbesserungsvorschläge, Anmerkungen usw. herzlich willkommen.!

Frank Flake & Klaus Runggaldier
Oldenburg und Herne, im Juni 2008

Gebrauchsanweisung

Die vorliegenden Beschreibungen der Arbeitstechniken ersetzen nicht die Bedienungs- und Gebrauchsanleitungen der Hersteller. Ggf. sind weitere Informationen wichtig und hilfreich, die nur aus der Anleitung des Herstellers entnommen werden können.

Ebenso bietet dieses Buch keinen Ersatz für ein intensives Training. Dieses Training ist immer (wieder) nötig und wichtig, um alle Techniken im Einsatzfall sicher, korrekt und effizient beherrschen und anwenden zu können.

Die einzelnen Arbeitstechniken werden aus Gründen der Übersichtlichkeit und aus lernpsychologischen Gesichtspunkten immer isoliert und einzeln dargestellt und beschrieben. In der täglichen Einsatzrealität sind diese Einzeltechniken selbstverständlich entsprechend den Bedürfnissen der Patienten und der Einsatzsituation zu kombinieren und zu komplettieren, z. B. eine Wunderversorgung und die Lagerung auf der Trage.

„Kleine" Statistik	
Gesamtdauer Fotoshooting:	18 Arbeitstage
Reinzeichnungen und Illustrationen:	22 Arbeitstage
Gesamtanzahl Fotos:	9.857
Auslöseweg (Finger/Auslöser):	25,74 m
Gesamtbelichtungszeit:	2 Minuten 46,54 Sekunden
Gesamtzahl der physikalisch belichteten Sensorpixel:	61.113.400.000
Rohdaten gesamt (vor und nach Bearbeitung):	60 GB
Daten Fotos nach Bearbeitung:	8 GB

Danksagung

Danksagungen in Büchern gehören dazu.

Bei diesem Buch kommt der Danksagung aber insofern eine besondere Bedeutung zu, da der Aufwand für die Konzeption, Vorbereitung, Planung, Durchführung und Erstellung des Buches alle unsere bisherigen Bücher in den Schatten stellt.

Wir beide alleine hätten das Buch ohne die vielfältige Hilfe und Unterstützung unzähliger Personen nicht hinbekommen. Daher möchten wir uns besonders bedanken bei:

- Heiko Krabbe vom Elsevier Verlag für die Möglichkeit, dieses Projekt zu realisieren sowie die – wie gewohnt – vorbildliche Zusammenarbeit;
- Frau Ingrid Stöger und Frau Hilke Dietrich vom Elsevier Verlag für die wieder einmal gute Zusammenarbeit und Unterstützung;
- Dr. Antje Kronenberg für die Redaktion;
- Frau Hildegard Graf vom Elsevier Verlag für die technische Umsetzung und Realisierung;
- Thomas Semmel, Hendrik Sudowe, Michael Knieps und Claus Kemp als Autoren für die sehr guten Texte und das Engagement;
- unseren Modellen Silke von der Haar, Amin Schnieder und Jens Glatzel für die viele Zeit, die guten Tipps und Tricks sowie den Spaß, den wir gemeinsam hatten;
- allen anderen Modellen aus den unzähligen Kursen, die „eben mal" eingesprungen sind;
- dem Ärztlichen Leiter Rettungsdienst des Landkreises Osnabrück,
- Dr. Andreas Mennewisch, für die exzellente medizinische Beratung und die eigenen Modellaktivitäten;
- dem Marienhospital Osnabrück, dessen Ärztlichen Direktor Dr. Rüdiger Cording und seinem fachkompetenten Team der Anästhesiologie und Intensivmedizin für die Möglichkeit, unter „Live-Bedingungen" tolle Fotos zu machen;

  dem Team des GraphikBureaus:
- Michael Schneider für Organisation, Modellstehen und Logistik „ohne Ende",
- Dieter Fichtner für die SUPERTOLLEN Fotos und die viele Geduld,
- Thomas Engbert für die eindrucksvolle und kreative Bildbearbeitung und das „schmerzfreie" Modellsein;
- den vielen Firmen, die uns immer wieder mit Material, Fotos und Grafiken unterstützt haben;
- dem Malteser Schulungszentrum Nellinghof mit seinem gesamten Team für den inhaltlichen Support, das Material und die Räumlichkeiten;
- dem Malteser Hilfsdienst Oldenburg für Material, Hinweise und Tipps;

  und natürlich unseren Familien, insbesondere Petra Flake mit Niklas, Annika und Jule sowie Kerstin Runggaldier mit Niklas und Johanna. „Wir geloben Besserung" – aber das kennt ihr ja schon …

Frank Flake & Klaus Runggaldier

Autoren und Mitwirkende

Herausgeber

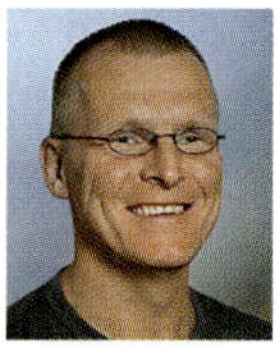

Frank Flake, geb. 27.04.1966 in Oldenburg
Lehrrettungsassistent, Einzelhandelskaufmann, zurzeit tätig als Leiter Qualitätsmanagement und Stv. Leiter Rettungsdienst des Malteser Hilfsdienstes auf Bundesebene sowie Leiter der Malteser Dienststelle Oldenburg. Lehrtätigkeit an verschiedenen Rettungsdienstschulen. ERC-ALS-Instruktor, ITLS-Instruktor. Mitarbeiter verschiedener Fachzeitschriften sowie Autor und Herausgeber zahlreicher einschlägiger Buchveröffentlichungen, z. B. Leitfaden Rettungsdienst, Medikamente in der Notfall- und Intensivmedizin, Kindernotfälle im Rettungsdienst, 60 Fälle Rettungsdienst, Reihe: Rettungsdienst Kompakt.

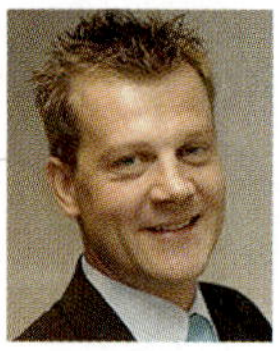

Prof. Dr. phil. Klaus Runggaldier, geb. 31.10.67 in Meran/Südtirol
Rettungsassistent, Berufs- und Wirtschaftspädagoge, Diplom-Gesundheitslehrer, wissenschaftlicher Mitarbeiter an der Universität Osnabrück und bei einer Forschungs- und Planungsgesellschaft des Rettungswesens; zurzeit tätig als Leiter Rettungsdienst des Malteser Hilfsdienstes auf Bundesebene und Schulleiter des Schulungszentrums Neuenkirchen-Nellinghof sowie Professor für Medizinpädagogik an der SRH-Fachhochschule für Gesundheit in Gera, weitere Lehraufträge an nationalen und internationalen Hochschulen, z. B. Donau-Universität Krems und Fachhochschule Köln; Mitarbeiter verschiedener Fachzeitschriften sowie Autor und Herausgeber zahlreicher einschlägiger Veröffentlichungen, z. B. Lehrbuch Rettungsdienst, Algorithmen für den Rettungsdienst, Statistische Methoden für den Rettungsdienst.

Autoren

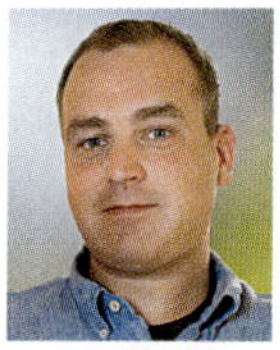

Claus Kemp, geb. 23.06.1972 in Osnabrück
Rettungsassistent, Berufs- und Wirtschaftspädagoge, Diplom-Gesundheitslehrer, zurzeit tätig als Leiter des Malteser-Bildungszentrums in Wetzlar/Hessen, zuvor Lehrtätigkeit am Schulungszentrum Nellinghof. Autor von Fachartikeln sowie Mitarbeit bei einschlägigen Buchveröffentlichungen, z. B. Lehrbuch Rettungsdienst heute.

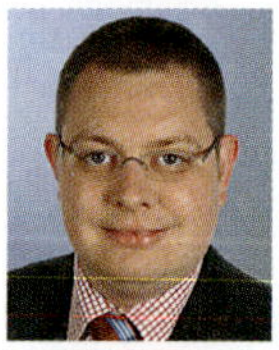

Michael Knieps, geb. 11.01.1975 in Remagen
Lehrrettungsassistent. 15-jährige Berufspraxis im öffentlichen Rettungsdienst. Zurzeit tätig beim Malteser Hilfsdienst als Rettungswachenleiter in Bonn sowie als Qualitätsbeauftragter und interner Auditor. Lehrtätigkeit an der Malteser Rettungsdienstschule in Bonn als Fachdozent und Mega-Code-Trainer.

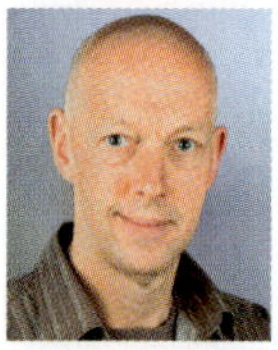

Thomas Semmel, geb. 05.12.1963 in Gelnhausen
Dozent im Rettungsdienst, zurzeit tätig als Ausbildungsleiter Rettungsdienst beim DRK KV Gelnhausen. ERC-ALS-Instruktor, ITLS-Instruktor. Mitarbeiter verschiedener Fachzeitschriften sowie Autor Rettungsdienst Kompakt – Band 3, Reanimation aktuell.

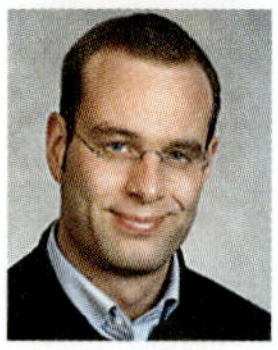

Hendrik Sudowe, geb. 17.01.1976 in Osnabrück
Lehrrettungsassistent, Dozent im Rettungsdienst, Diplom-Gesundheitslehrer. Aktiv im Rettungsdienst der Malteser in Osnabrück. Lehrtätigkeit in Aus-, Fort- und Weiterbildung. Autor und Co-Autor verschiedener Fachbücher, z. B. Professionell handeln im Rettungsdienst. Das Trainingsbuch; 60 Fälle Rettungsdienst.

Medizinische Beratung

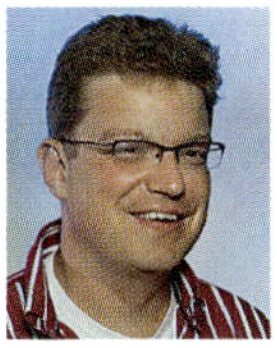

Dr. Andreas Mennewisch, geb. 09.06.1968 in Georgsmarienhütte
Facharzt für Anästhesiologie am Marienhospital Osnabrück, zusätzliche Weiterbildung Intensivmedizin in dem Gebiet Anästhesiologie, Zusatzbezeichnung Rettungsmedizin, langjährige Tätigkeit als LNA und als Notarzt, Ärztlicher Leiter Rettungsdienst des Landkreis Osnabrück, Ärztlicher Berater des Malteser Schulungszentrum Nellinghof, Ärztlicher Leiter der Malteser Rettungswache Bramsche; ERC-ALS-Instruktor.

Modelle

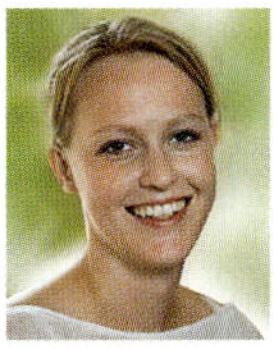

Silke von der Haar, geb. 25.05.1984 in Ankum
Rettungsassistentin. Zurzeit tätig bei der Berliner Berufsfeuerwehr.

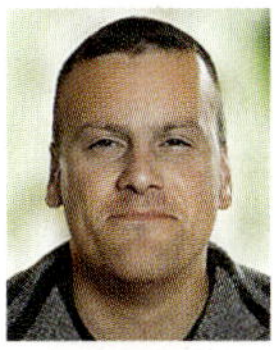

Amin Schnieder, geb. 5.7.1978 in Osnabrück
Rettungsassistent, handwerkliche Ausbildung (Kälteanlagenbauer), Mitarbeiter der Malteser Rettungswache in Bramsche. Lehrtätigkeit am Malteser Hilfsdienst Schulungszentrum in Nellinghof. ITLS Provider, Organisatorischer Leiter Rettungsdienst, zurzeit tätig als Disponent der integrierten Leitstelle des Landkreis Osnabrück.

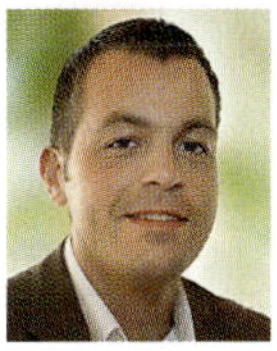

Jens Glatzel, geb. am 28.04.1975 in Georgsmarienhütte
Diplom-Gesundheitslehrer, Berufs- und Wirtschaftspädagoge, Lehrrettungsassistent, zurzeit tätig als Lehrkraft am Malteser Schulungszentrum Neuenkirchen-Nellinghof.

Fotos und Grafiken

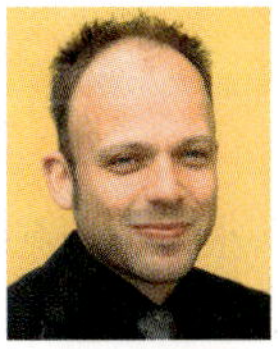

Michael Schneider, geb. 10.06.1974 in Osnabrück
Vertriebsleiter und Berater; Mitbegründer des GraphikBureaus. Studium der Betriebswirtschaft im Gesundheitswesen an der FH Osnabrück. Mehrjährige Tätigkeit in der Klinikverwaltung mit den Schwerpunkten Marketing, Personalplanung und Betriebstechnik. Vertriebsmitarbeiter im Onlinemarketing mit Kampagnenverantwortung. Hauptamtlicher Lehrrettungsassistent beim Malteser Hilfsdienst an der Rettungswache in Bramsche.

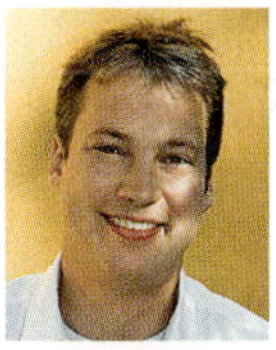

Thomas Engbert, geb. 20.06.1974 in Osnabrück
Graphik-Designer; Geschäftsführer und Gründer des GraphikBureaus. Studium Kommunikations-Design und Illustration in Hamburg. Viele Jahre Berufserfahrung u. a. in Art-Direction, Graphik-Design, Layout, EBV und Illustration. Tätigkeitsschwerpunkt ist die visuelle Kommunikation in den Bereichen Gesundheitswesen, soziale und öffentliche Einrichtungen und Kultur.

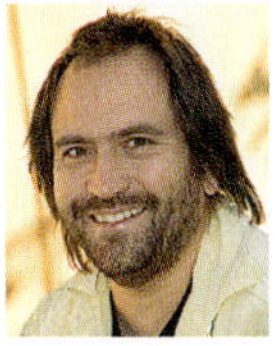

Dieter Fichtner, geb. 14.08.1967 in Aachen
Fotograf, Graphiker und Tierfilmer; Studium der Fotografie an der HFS in Hamburg, Studium der Graphik und Illustration an der AWGD in Hamburg. Arbeiten für zahlreiche renommierte Werbeagenturen, NDR Naturfilm und verschiedene Zeitungen. Langjährige Tätigkeit im Bereich Print-/Werbeproduktion.

Abkürzungsverzeichnis

A.	Arteria
Aa.	Arteriae
AED	automatische externe Defibrillation
AICD	automatischer implantierter Kardioverter/Defibrillator
ALS	erweiterte lebensrettende Maßnahmen
AMV	Atemminutenvolumen
ASS	Acetylsalizylsäure
aV	augmented voltage
aVF, aVL, aVR	EKG-Ableitungen nach Goldberger
AVK	arterielle Verschlusskrankheit
AVPU	Untersuchungsschema zur neurologischen Beurteilung
BioStoffV	Biostoff-Verordnung
BURP	backwards upwards rightwards pressure
BZ	Blutzucker
Ca	Karzinom
CH	Charrière
cm	Zentimeter
CO_2	Kohlendioxid
COPD	chronic obstructive pulmonary disease
CPAP	continuous positive airway pressure
CPP	cerebral perfusion pressure
CPR	kardiopulmonale Reanimation
DBD	diastolischer Blutdruck
diast.	diastolisch
DMAST	Schockhose
EDH	epidurales Hämatom
EKG	Elektrokardiogramm
ERC	European Resuscitation Council
EtO_2	exspiratorische Sauerstoffkonzentration
FiO_2	inspiratorische Sauerstoffkonzentration
G	Gauge
g	Gramm
GCS	Glasgow Coma Scale
HLW	Herz-Lungen-Wiederbelebung
HWK	Halswirbelkörper
HWS	Halswirbelsäule
HZV	Herzzeitvolumen
i.m.	intramuskulär
i.o.	intraoral
i.v.	intravenös
ICB	intrazerebrale Blutung
ICP	intrakranialer Druck
ICR	Interkostalraum
IPAPF-Schema	Untersuchungsschema (Inspektion, Palpation, Auskultation, Perkussion, Funktionsprüfung)
IPPV	intermittend positive pressure ventilation
ITW	Intensivtransportwagen
J	Joule
KED®	Kendrick Extrication Device®
kg	Kilogramm
KG	Körpergewicht
KHK	koronare Herzkrankheit
KKT	Körperkerntemperatur
KTW	Krankentransportwagen
LWS	Lendenwirbelsäule
m	Meter
MAD	mittlerer Blutdruck
MAD®	Mucosal Atomization Device®
MAST	medical anti shock trousers
mbar	Millibar
MCP	Metoclopramid
mg	Milligramm
Min.	Minute
ml	Milliliter
mm	Millimeter
mmHg	Millimeter Quecksilbersäule
MPBetreibV	Medizinprodukte-Betreiberverordnung
MPG	Medizinproduktegesetz
MTK	messtechnische Kontrolle
NA	Notarzt
NIBT	nichtinvasive Blutdruckmessung
NIP	nichtinvasiver (transthorakaler) Herzschrittmacher
O_2	Sauerstoff
$p(a)CO_2$	(arterieller) Kohlendioxidpartialdruck
$p(a)O_2$	(arterieller) Sauerstoffpartialdruck
PEA	pulslose elektrische Aktivität
PEEP	positiver endexspiratorischer Druck
PVT	pulslose ventrikuläre Tachykardie
RA	Rettungsassistent
RR	Riva-Rocci (Blutdruckmessung nach -)
RS	Rettungssanitäter
RTW	Rettungstransportwagen
s.c.	subkutan
SAB	Subarachnoidalblutung
SaO_2	Sauerstoffsättigung
SBD	systolischer Blutdruck
SDH	subdurales Hämatom
Sek.	Sekunde
SHT	Schädel-Hirn-Trauma
SIMV	synchronized intermittend mandatory ventilation
SIPPV	synchronized intermittend positive pressure ventilation
SpO_2	arterielle Sauerstoffsättigung
Std.	Stunde
STK	sicherheitstechnische Kontrolle
SVT	supraventrikuläre Tachykardie
syst.	systolisch
THW	Technisches Hilfswerk
V.	Vena
V.a.	Verdacht auf
VF	ventrikuläres Flimmern
VT	ventrikuläre Tachykardie
Vv.	Venae
Z.n.	Zustand nach
ZVK	zentraler Venenkatheter

Abbildungsnachweis

Sofern nicht anders aufgeführt, wurden die Fotos in diesem Buch erstellt von
Th. Engbert, GraphikBureau, Kronsgaard
Abb. 1.10: T. Semmel, Gründau-Rothenbergen
Abb. 1.18, 1.19: H. Sudowe: Professionell handeln im Rettungsdienst, Elsevier GmbH, Urban & Fischer Verlag, München 2007
Abb. 1. 25: Susanne Adler, Lübeck, Leitfaden Rettungsdienst, 4.A., Elsevier GmbH, Urban & Fischer Verlag München 2007
Abb. 1.29 d, e, f: gabmed GmbH, Nettetal
Abb. 1.33: Frank Flake, Oldenburg
Abb. 4.126 a, b: G. Raichle, Ulm
4.69: Medtronic GmbH, Düsseldorf
4.70: Zoll Medical Deutschland GmbH, Köln
4.75, 4.76 a: G. Stemple GmbH, Kaufering
4.97 c: R. Larsen: Anästhesie, 8.Aufl., Elsevier GmbH, Urban & Fischer Verlag, München 2006
4.97 d, i; 4.107 f, 4.109 g, 4.113 e, f: R. Himmelhan, Mannheim
4.99: Nellcor , Pleasantan, USA
4.116 a, b: Weinmann Geräte für Medizin GmbH + Co. KG, Hamburg
4.117 a, b: Dräger Medical Deutschland GmbH, Lübeck

Inhaltsverzeichnis

KAPITEL

1 Diagnostik

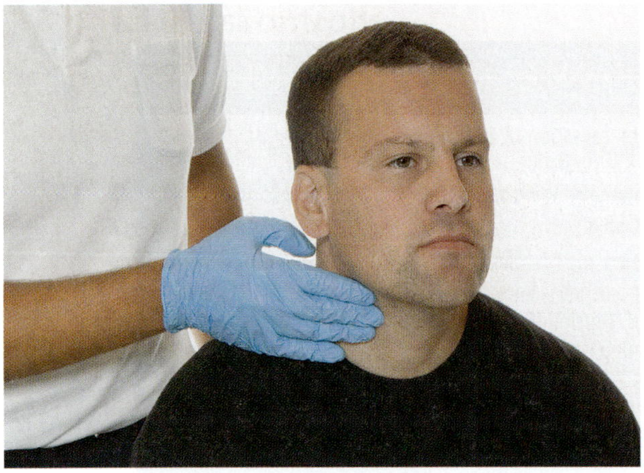

a) A. carotis communis

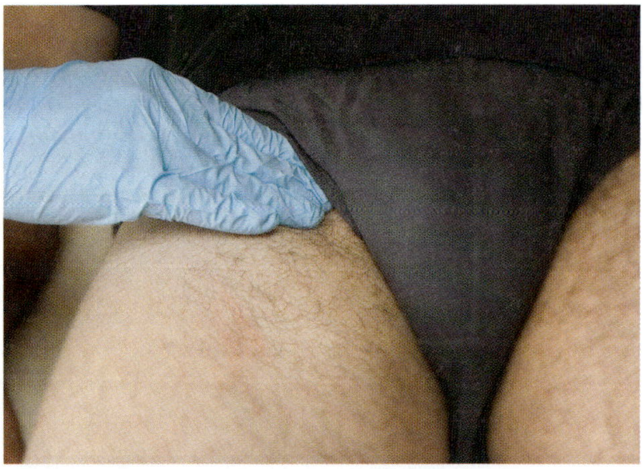

b) A. femoralis

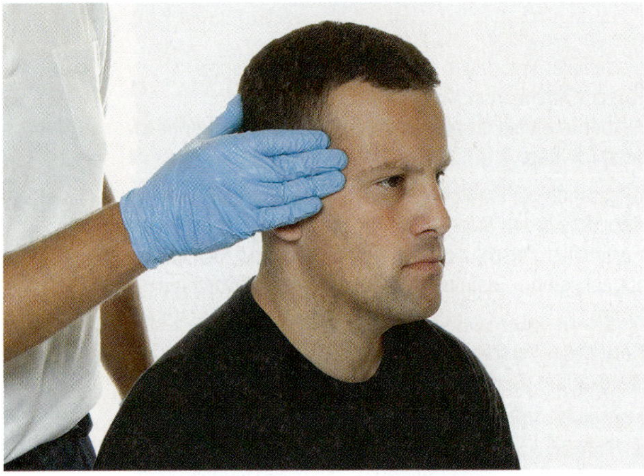

c) A. temporalis superfacialis

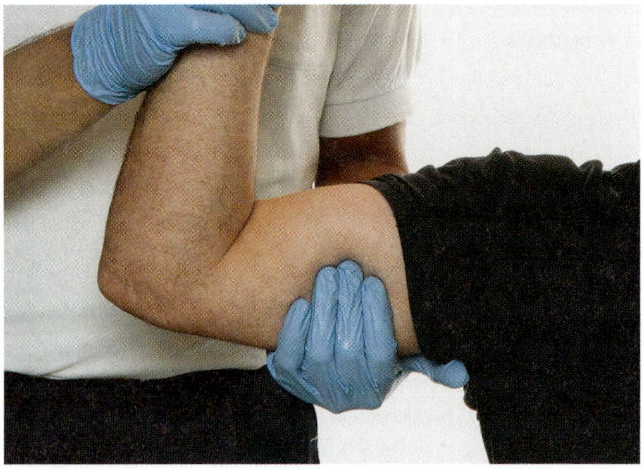

d) A. brachialis

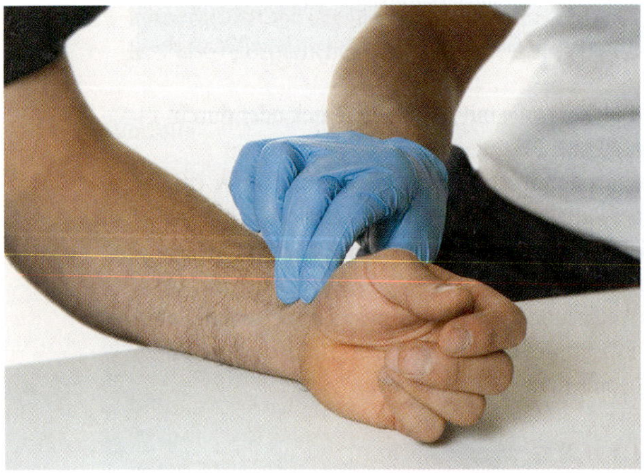

e) A. radialis

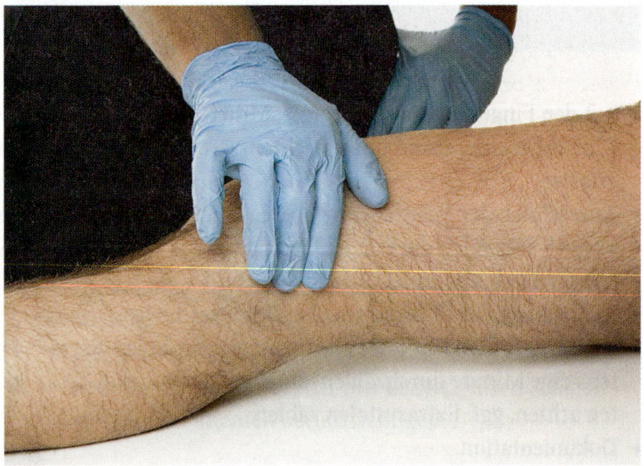

f) A. poplitea

Abb. 1.1 Arterien zur Pulstastung

KAPITEL

1 Diagnostik

1.1 Pulskontrolle

Michael Knieps

An oberflächlich verlaufenden Arterien ist es möglich, die Druckwelle des Blutes als Puls zu tasten. Herznahe Arterien werden als zentrale Arterien und herzferne Arterien als periphere Arterien bezeichnet.

Die Pulskontrolle ist bedeutender Bestandteil des Basischecks sowie jeder körperlichen Untersuchung und eine nützliche Methode zur Beurteilung von:

- Pulsfrequenz (➤ Tab. 1.1),
- Herzrhythmus: regelmäßig, unregelmäßig, Extrasystolen (genaue Interpretation nur mittels EKG möglich),
- Durchblutung,
- Blutdruck (ungenau): flacher oder fadenförmiger Puls → Hypotonie, sehr kraftvoller Puls → Hypertonie, ein tastbarer Puls am Handgelenk bedeutet zugleich auch vorhandene zentrale Pulse (exakte Beurteilung nur mittels Blutdruckmessung möglich, ➤ Kap. 1.2),
- Hauttemperatur und Hautfeuchtigkeit: z. B. kalt und schweißig → Zentralisation, Hypoglykämie, kalt und trocken → Unterkühlung, heiß und trocken → Hitzschlag,
- Pulsdefizit: Unterschied zwischen ermittelter Herzfrequenz (z. B. artefaktfreie Anzeige auf dem EKG-Monitor) und getastetem Puls → z. B. Vorhofflimmern, Herzinsuffizienz,
- Druckpuls: bradykarder und überkräftiger Puls (Hypertonie) → Hirndruck,
- physiologisch: tachykarder und kraftvoller Puls → körperliche Anstrengung, bradykarder und kraftvoller Puls → körperliche Ruhe.

Vorteile

- keine Hilfsmittel erforderlich, sofort durchführbar (z. B. bei schwer zugänglichen Patienten → eingeklemmte Person im Pkw),
- große Aussagekraft über die gesamte Herz-Kreislauf-Funktion bei geringem Aufwand (s. o.).

Nachteile

- Die Pulstastung kann mitunter wegen der erschwerten Lokalisation zum Aufsuchen des Pulses (z. B. A. femoralis), durch unruhige Patienten, bei schlechter Durchblutung einer Extremität (→ Seitenvergleich) oder bei unregelmäßigem Herzschlag erheblich erschwert sein bzw. bei Zentralisation ein Puls an peripheren Arterien vollständig fehlen (→ Karotispuls tasten),
- viel praktische Erfahrung erforderlich.

Tab. 1.1 Puls- und Herzfrequenz nach Altersgruppen in Minuten

Altersgruppe	Normalwerte	Tachykardie	Bradykardie
Neugeborene	120–150	> 190	< 100
Säuglinge	120–140	> 175	< 95
Kleinkinder	100–120	> 150	< 80
Kinder	80–100	> 125	< 65
Erwachsene	60–100	> 100	< 60

Indikationen

- Basischeck
- Untersuchung
- fortlaufende Kontrolle

ACHTUNG

Beim Auffinden einer nicht ansprechbaren Person kategorisieren die aktuellen Richtlinien zur Reanimation die Karotispulskontrolle durch Laien als eine nicht sichere Methode zur Kreislaufkontrolle. Nur in der Karotispulskontrolle geübtes medizinisches Personal soll diese parallel zur Atemkontrolle auf einer Halsseite durchführen.

Kontraindikationen

- keine

Equipment

- keine

Patientenvorbereitung

HELFER 1

- Im Rahmen der Untersuchung auf Maßnahme hinweisen,
- ggf. bedeckende Kleidung entfernen,
- insbesondere beim Tasten von Leistenpulsen Schamgefühl des Patienten berücksichtigen.

Technik

HELFER 1

- Stelle lokalisieren (➤ Tab. 1.2, ➤ Abb. 1.1) und ggf. Patienten vorbereiten,

Tab. 1.2 Lokalisation von Arterien zur Pulstastung

Arterie	Lokalisation	Indikation
1. Zentrale Arterien		
• A. carotis communis	• Trigonum caroticum • zwischen Larynx und M. sternocleidomastoideus	• Kreislaufzentralisation (z. B. Schock) • Diagnose Kreislaufstillstand • Überwachung der Wirksamkeit von Thoraxkompressionen während CPR
• A. femoralis	• Leistenbeuge (schwer zu tasten, großflächig die Leistenbeuge abtasten)	• Aortenaneurysma (Vergleich zwischen beiden Seiten) • peripherer arterieller Verschluss, Hüftgelenksluxation, Schenkelhalsfraktur (Durchblutungskontrolle) • Überwachung der Wirksamkeit von Thoraxkompressionen während CPR • Punkt zum Abdrücken bei distalen arteriellen Blutungen der unteren Extremität
2. Periphere Arterien		
• A. temporalis superficialis	• Schläfenbein • über dem Ansatz der Ohrmuschel	• Pulskontrolle bei Früh- und Neugeborenen
• A. brachialis	• Innenseite Oberarm • Zwischen Mm. biceps und triceps brachii (Muskellücke)	• Pulskontrolle bei Säuglingen und Kleinkindern • peripherer arterieller Verschluss, Schulterluxation, proximale Oberarmfraktur (Durchblutungskontrolle) • Punkt zum Abdrücken bei distalen arteriellen Blutungen der oberen Extremität (➤ Kap. 4.1)
• A. radialis	• distaler Unterarm • radiale Beugeseite der Handwurzel	• Standardlokalisation zur Pulskontrolle bei ansprechbaren Patienten (Frequenz, Rhythmus, Stärke) • peripherer arterieller Verschluss, Ober-/Unterarmfraktur, Schulter-/Ellenbogenluxation , Handgelenkfraktur/-luxation (Durchblutungskontrolle)
• A. poplitea	• Kniekehle	• peripherer arterieller Verschluss, Oberschenkelfraktur, Kniegelenk-/Patellaluxation, (Durchblutungskontrolle)
• A. tibialis posterior	• oberes Sprunggelenk • dorsal des Malleolus medialis der Tibia	• peripherer arterieller Verschluss, Ober-/Unterschenkelfraktur, Kniegelenk-/Patellaluxation, Sprunggelenkluxation/-fraktur (Durchblutungskontrolle)
• A. dorsalis pedis	• Fußrücken • zwischen erstem und zweitem Mittelfußknochen	• peripherer arterieller Verschluss, Mittelfußfraktur, Sprunggelenkfraktur/-luxation (Durchblutungskontrolle)

- mit den Fingerkuppen von Zeige-, Mittel- und ggf. Ringfinger einer Hand unter leichtem Druck den Puls ertasten,
- Ausrechnen der Pulsfrequenz bei regelmäßigem Puls: über 15 Sekunden die Pulsschläge zählen × 4 = Pulsfrequenz pro Minute,
- Ausrechnen der Pulsfrequenz bei Bradykardie bzw. bei unregelmäßigem Puls: alle Pulsschläge mindestens eine Minute durchzählen, auf Unregelmäßigkeiten achten, ggf. Extrasystolen zählen,
- Dokumentation.

Gefahren

- Blutdruckabfall und Bradykardie infolge Manipulation am Karotissinus: bei beidseitiger Pulskontrolle, bei Pulskontrolle mit zu hohem Druck oder durch ungeeignete Massage,
- Apoplex durch mobilisierte Plaques aus der A. carotis bei Patienten mit bekannter Arteriosklerose: bei Pulskontrolle mit zu hohem Druck oder durch ungeeignete Massage,
- Verwechslung des Patientenpulses mit eigenem Puls: bei Einsatz des eigenen Daumens (fortgeleiteter Radialispuls in die Daumenspitze).

ACHTUNG

Der Geräteeinsatz (z. B. EKG-Monitor, Pulsoxymeter) ersetzt niemals die Pulstastung!

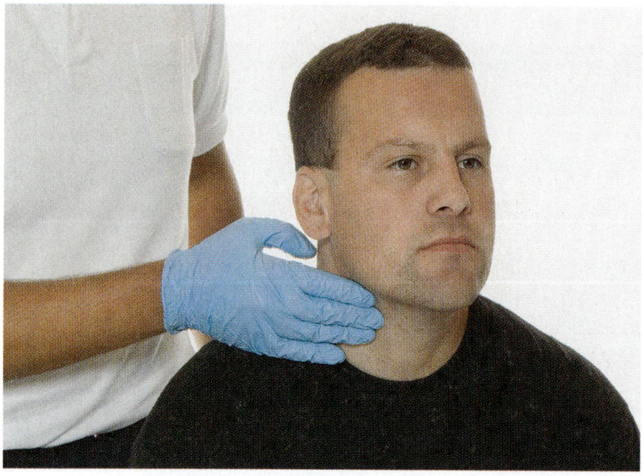

a) A. carotis communis

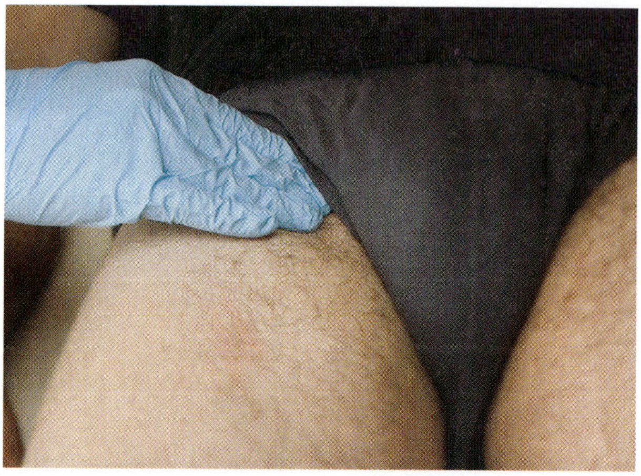

b) A. femoralis

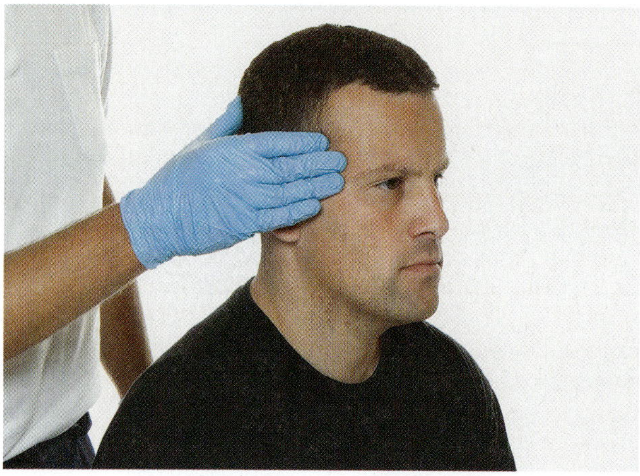

c) A. temporalis superfacialis

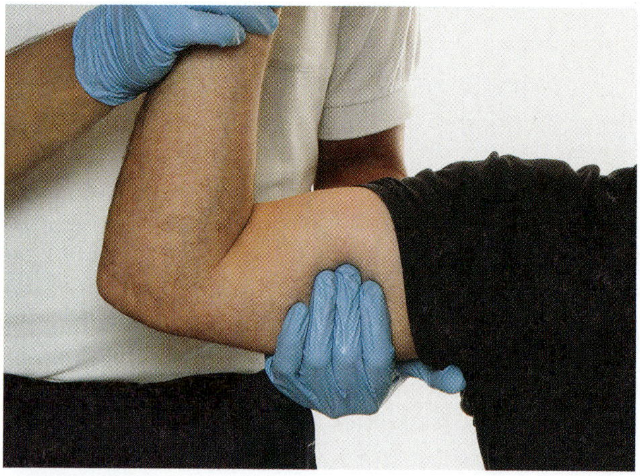

d) A. brachialis

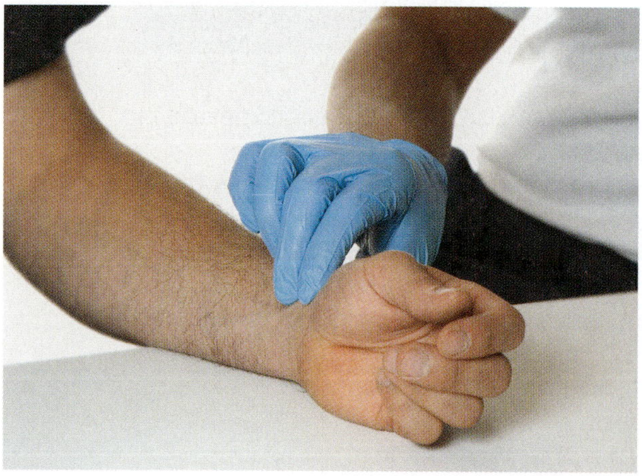

e) A. radialis

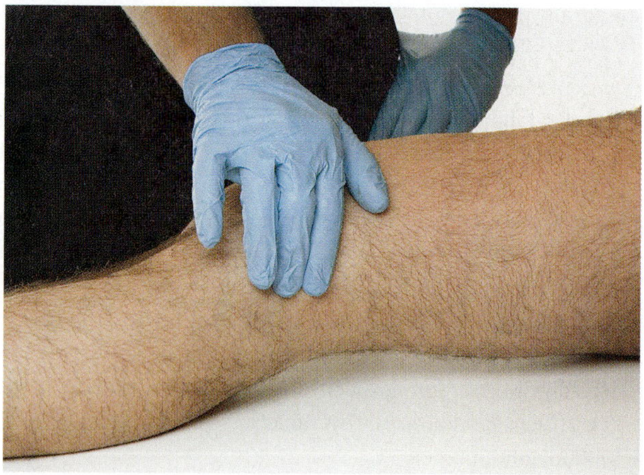

f) A. poplitea

Abb. 1.1 Arterien zur Pulstastung

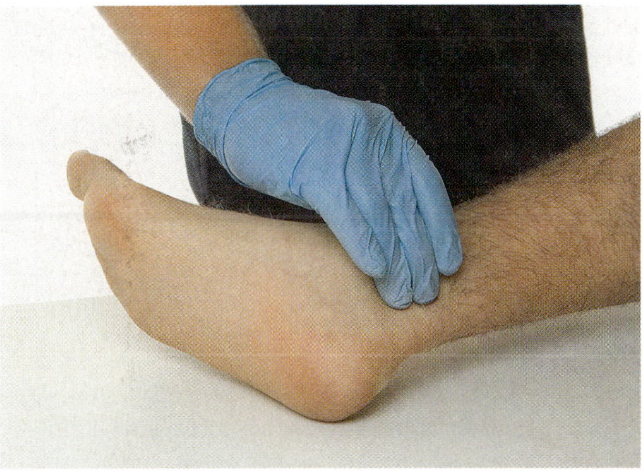

g) A. tibialis posterior

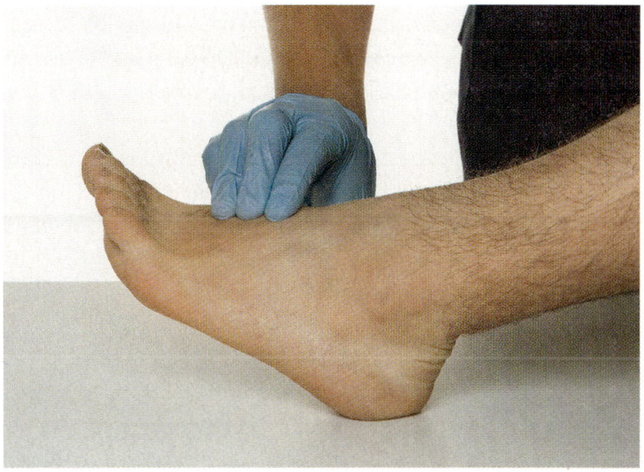

h) A. dorsalis pedis

Abb. 1.1 Arterien zur Pulstastung *(Fortsetzung)*

1.2 Indirekte arterielle Blutdruckmessung

Michael Knieps

Der arterielle Blutdruck (RR; ➤ Tab. 1.3) ist das Produkt aus Herzminutenvolumen und Gefäßwiderstand. Der systolische arterielle Blutdruck entsteht durch die Kontraktion des linken Ventrikels (Zeitpunkt der maximalen Kontraktion). Der diastolische arterielle Blutdruck entspricht dem dauerhaft wirkenden Druck im arteriellen Gefäßsystem und ist abhängig von der Dehnbarkeit elastischer Arterien (Windkesselfunktion) sowie den Widerstandsverhältnissen der Arterien vom muskulären Typ in der Körperperipherie.

Bei der indirekten (unblutigen, nichtinvasiven, NIBP) manuellen Blutdruckmessung wird der Druck des Blutes, der auf die Intima der Blutgefäße wirkt, zu einer im Luftdruck veränderlichen Blutdruckmanschette, die an einer Extremität angebracht wurde, in Beziehung gebracht. Auf einem analogen Druckmesser (Aneroidmanometer) wird der arterielle Blutdruck mit systolischem und diastolischem Wert abgelesen. Bei der manuellen Blutdruckmessung können die auskultatorische und die palpatorische Messmethode unterschieden werden. Digitale Blutdruckmessgeräte arbeiten nach der indirekten oszillometrischen Methode vollautomatisch und zeigen den Blutdruck auf einem LCD-Feld an.

Vorteile

- leicht erlernbares, schnelles, materialarmes, kostengünstig und komplikationsloses Verfahren zur Beurteilung der Kreislaufsituation,
- nicht invasiv,
- es kann gleichzeitig der Puls (Frequenz, Rhythmus, Durchblutung) bewertet werden (➤ Kap. 1.1),
- große Aussagekraft über die gesamte Herz-Kreislauf-Funktion bei geringem Aufwand,
- Bestimmung des MAD (MAD = DBD + 1/3 [SBD – DBD]) möglich; bei der automatischen oszillometrischen Messung wird der MAD meistens automatisch angezeigt.

Nachteile

- Blutdruckwerte von ca. < 60 mmHg können am Oberarm nicht gemessen werden.
- Bei unruhigen Patienten, bei Einsatz des falschen Materials oder durch Wahl einer falschen Methode und bei Herzrhythmusstörungen kann die Blutdruckmessung am Oberarm erheblich erschwert, artefaktanfällig und fehlerhaft sein (→ viel praktische Erfahrung erforderlich, ggf. Messmethode wechseln).

Mithilfe der Blutdruckmessung kann die Kreislauffunktion effektiv beurteilt und kontrolliert werden:

- Blutdruck- bzw. Pulsamplitude = Differenz zwischen systolischem und diastolischem Blutdruck (→ Elastizität der Blutgefäße, HZV und Dauer der Diastole): physiologisch ca. 40 mmHg, hohe Amplitude mit niedrigem diastolischem Blutdruck → z. B. Hinweis auf Aortenklappeninsuffizienz, niedrige Amplitude mit hohem systolischem Blutdruck → z. B. Hinweis auf Arteriosklerose,
- arterielle Hypertonie (➤ Tab. 1.4) → primäre (essentielle) Hypertonie, sekundäre Hypertonie (z. B. Nierenarterienstenose, Schilddrüsenüberfunktion, Aortenklappeninsuffizienz, Schwangerschaft), häufig vergesellschaftete Erkrankungen sind KHK, akutes Koronarsyndrom, Herzinsuffizienz, Nierenversagen, Schlaganfall, (p)AVK,

- hypertensive Krise → unkontrollierter Blutdruckanstieg ohne akute Organschädigung und ohne Lebensgefahr (z. B. Nasenbluten, Kopfschmerzen, Schwindel),
- hypertensiver Notfall → unkontrollierter Blutdruckanstieg mit akuter Organschädigung und mit Lebensgefahr (z. B. Lungenödem, Schlaganfall, akutes Koronarsyndrom),
- Hypertonie und Bradykardie (Druckpuls) → Hirndruck,
- Hypertonie und Tachykardie → Schmerzen,
- Hypotonie (SBD < 100 mmHg, DBD < 60 mmHg) → essentielle Hypotonie bei Flüssigkeits- bzw. Volumenmangel, orthostatische Hypotonie bei Kreislaufdysregulation,
- Hypotonie und Tachykardie → Schock,
- physiologisch: erhöhter Blutdruck bei Stress, Aufregung, Anstrengung, erniedrigter Blutdruck in Phasen körperlicher und seelischer Entspannung.

Tab. 1.3 Blutdrucknormalwerte im Ruhezustand (mmHg)

Alter	Systolischer Blutdruck	Diastolischer Blutdruck
Erwachsener	110–140	70–90
Jugendlicher	100–130	50–70
Schulkind	85–120	50–70
Kleinkind	80–120	55–80
Säugling	65–120	50–80
Neugeborenes	65–75	35–45

Tab. 1.4 Differenzierung und Bewertung hypertoner Blutdruckwerte nach WHO (mmHg)

Bewertung	Systolischer Blutdruck	Diastolischer Blutdruck
optimaler Blutdruck	< 120	< 80
normaler Blutdruck	< 130	< 85
hoch-normaler Blutdruck[1]	130–139	85–89
milde Hypertonie (I)[2]	140–159	90–99
mittlere Hypertonie (II)[2]	160–179	100–109
schwere Hypertonie (III)[2]	> 180	> 110

[1] Veränderung der Lebensgewohnheiten (u. a. Gewichtsreduzierung, Rauchen aufgeben, körperliche Fitness verbessern) erforderlich
[2] medikamentöse Langzeittherapie erforderlich

Indikation

- Standarddiagnostik bei jeder Untersuchung,
- Verlaufskontrolle, je nach Zustand etwa alle drei bis fünf Minuten.

Kontraindikation

- nach Möglichkeit keine Blutdruckmessung
  - an einem plegischen bzw. an einem verletzten Arm,
  - am Shuntarm (→ Dialyse) bzw. an dem Arm, wo ein Venenzugang (peripher oder zentral) liegt,
- an dem Arm der Körperseite, wo ggf. ein operativer Eingriff mit Entfernung von Lymphknoten stattgefunden hat (z. B. bei Mamma-Ca).
- Im Notfall gibt es keine Kontraindikationen.
- Lebensrettende Maßnahmen haben Vorrang.

Equipment

- Blutdruckmessgerät (Sphygmomanometer) mit optimal breiter Manschette: Die Blutdruckmanschette sollte in ihrer Breite etwa zwei Drittel des Oberarms bedecken. Für Säuglinge und Kleinkinder sowie für besonders umfangreiche Oberarme bzw. für die Blutdruckmessung am Oberschenkel gibt es Spezialmanschetten.
- Stethoskop mit altersentsprechend großer Membran (nur für auskultatorische Methode erforderlich),
- ggf. in Patientenmonitor integriertes NIBP-Modul für automatische oszillometrische Messung,
- evtl. Kleiderschere zum Beseitigen störender Kleidungsstücke.

Patientenvorbereitung

HELFER 1

- Patienten über die geplante Maßnahme aufklären.
- Den Patienten nach Besonderheiten fragen (z. B. Voroperationen, plegischer Arm, Dialyseshunt) und sich über den gewöhnlichen Blutdruck informieren (→ häufig bekannte arterielle Hypertonie bei älteren Menschen, danach den Anfangsdruck wählen).
- Patienten sitzend oder liegend lagern.
- Bedeckende Kleidung am ausgewählten Arm ausziehen und Oberarm entspannt in Herzhöhe lagern.

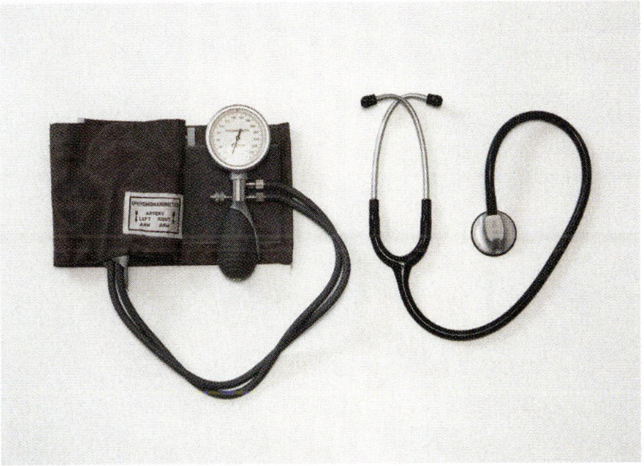

Abb. 1.2 Equipment manuelle Blutdruckmessung

Technik

Manuelle auskultatorische Methode am Oberarm

HELFER 1

- Luftleere Manschette eng um den Oberarm anlegen, zwischen der Ellenbeuge und dem unteren Manschettenrand sollte ein Abstand von 2,5 bis 3 cm bestehen, ggf. auf eine Markierung an der Blutdruckmanschette achten, welcher Teil der Manschette der A. brachialis zugewandt sein muss.
- Radialispuls tasten (➤ Kap. 1.1).
- Manschette aufpumpen, bis der Puls verschwindet, dann noch 30 mmHg hinzugeben.
- Stethoskop an der Innenseite der Ellenbeuge auflegen.
- Manschettendruck langsam und kontinuierlich ablassen (2 bis 3 mmHg).
- Erster hörbarer Ton (Korotkow-Geräusch) → systolischer Blutdruckwert, ablesen (ggf. auf die nächste Zehner- oder Fünferstelle auf- bzw. abrunden).
- Letzter hörbarer Ton → diastolischer Blutdruckwert, ablesen (ggf. auf die nächste Zehner- oder Fünferstelle auf- bzw. abrunden).
- Manometerventil vollständig öffnen und Luft komplett ablassen.
- Manschette für weitere Kontrollen locker und luftleer am Oberarm belassen.
- Dokumentation im Transportprotokoll.
- Nach Gebrauch sachgemäße Desinfektion und Reinigung durchführen.

Manuelle palpatorische Messung am Oberarm

HELFER 1

- Luftleere Manschette eng um den Oberarm anlegen, zwischen der Ellenbeuge und dem unteren Manschettenrand sollte ein Abstand von 2,5 bis 3 cm bestehen, ggf. auf eine Markierung an der Blutdruckmanschette achten, welcher Teil der Manschette der A. brachialis zugewandt sein muss.
- Radialispuls tasten (➤ Kap. 1.1).
- Manschette aufpumpen, bis der Puls verschwindet, dann noch 30 mmHg hinzugeben.
- Manschettendruck langsam und kontinuierlich ablassen (2 bis 3 mmHg).
- Tastbarer Puls → systolischer Blutdruckwert, ablesen (ggf. auf die nächste Zehner- oder Fünferstelle auf- bzw. abrunden).
- Manometerventil vollständig öffnen und Luft komplett ablassen.
- Manschette für weitere Kontrollen locker und luftleer am Oberarm belassen.
- Dokumentation im Transportprotokoll.
- Nach Gebrauch sachgemäße Desinfektion und Reinigung durchführen.

Automatische oszillometrische Messung am Oberarm

HELFER 1

- NIBP-Modul am Patientenmonitor aktivieren.
- Alarme, Anfangsdruck wählen (mindestens 30 mmHg über dem zu erwartenden systolischen Blutdruck) und ggf. Zeitintervalle für automatische Messung einstellen.
- Blutdruckmanschette über Druckschlauch mit NIBP-Modul verbinden.
- Luftleere Manschette eng um den Oberarm anlegen, zwischen der Ellenbeuge und dem unteren Manschettenrand sollte ein Abstand von 2,5 bis 3 cm bestehen, ggf. auf eine Markierung an der Blutdruckmanschette achten, welcher Teil der Manschette der A. brachialis zugewandt sein muss.
- Blutdruckmessung am Patientenmonitor starten.
- Blutdruckwert ablesen bzw. Speicher abrufen.
- Manschette für weitere Kontrollen locker und luftleer am Oberarm belassen.
- Dokumentation im Transportprotokoll.
- Nach Gebrauch sachgemäße Desinfektion und Reinigung durchführen.

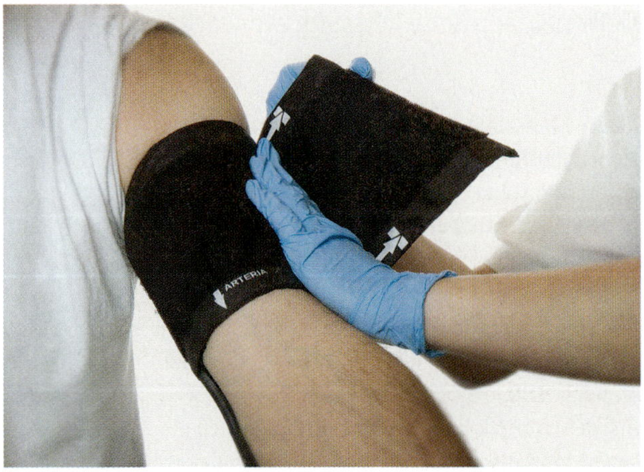

a) Anlegen der Blutdruckmanschette

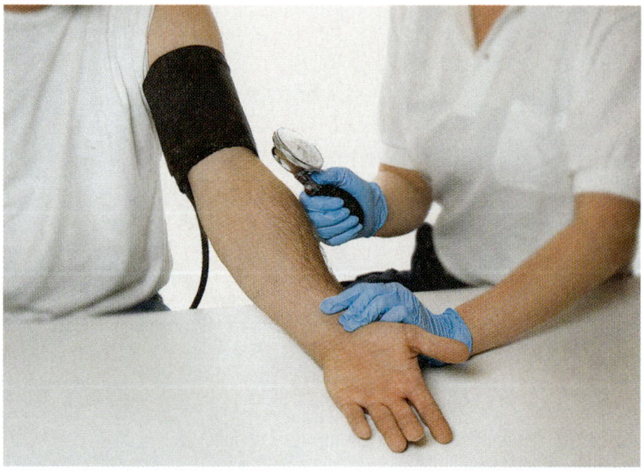

b) Radialispuls tasten und Manschette aufpumpen

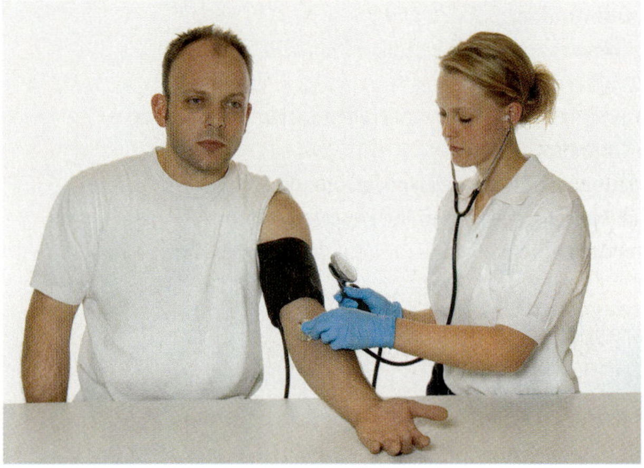

c) Auflegen des Stethoskops und anschließendes Aufpumpen der Manschette

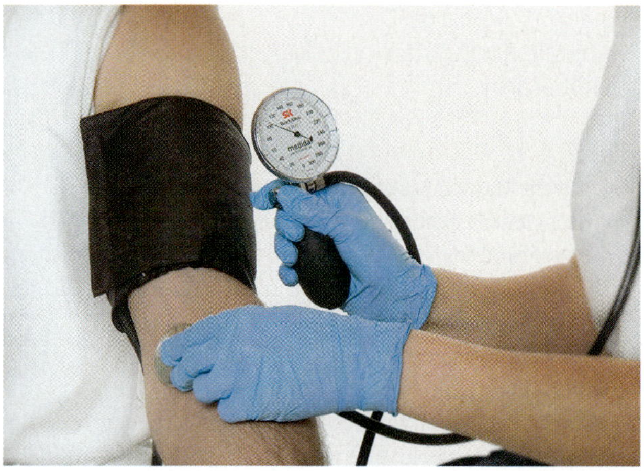

d) Langsames Ablassen des Manschettendrucks bis zum ersten hörbaren Ton

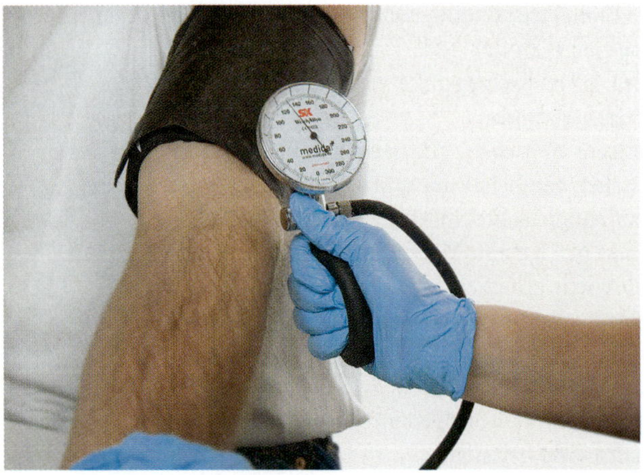

e) Palpatorische Messung des Blutdrucks

Abb. 1.3 Manuelle Blutdruckmessung (a–d: auskultatorische Methode, e: palpatorische Methode)

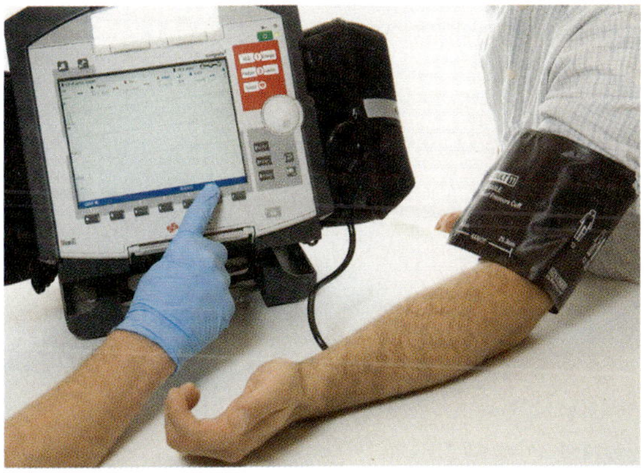

Abb. 1.4 Automatische Blutdruckmessung

TIPPS

Zumindest bei der ersten Blutdruckmessung sollten nach Möglichkeit immer oberer und unterer Blutdruckwert bestimmt werden, um ggf. aus der Höhe der Blutdruckamplitude diagnostische und therapeutische Schlüsse ziehen zu können.
Mindestens einmal sollte ein Vergleichsblutdruck am anderen Arm erhoben werden, sodass fragwürdige bzw. nur einseitig ermittelte Blutdruckwerte (z. B. erhöhter Blutdruck bei erwarteter Hypotonie nach Kollaps) keine falschen therapeutischen Konsequenzen nach sich ziehen bzw. ggf. Stenosen an Arm- oder Thoraxgefäßen (z. B. AVK, Aortendissektion) erkannt werden können. Blutdruckschwankungen zwischen beiden Armen von bis zu 20 mmHg sind physiologisch.
Kontrollmessungen sollten nach Möglichkeit immer am gleichen Arm und immer unter gleichen Bedingungen stattfinden.
Um fehlerhafte Blutdruckwerte zu vermeiden, sollte zwischen zwei Blutdruckmessungen eine Pause von mindestens einer Minute liegen.
Für Kontrollmessungen bei unauffälliger Blutdruckamplitude, wenn kein Stethoskop griffbereit ist, bei Blutdruckmessungen in lauter Umgebung (z. B. Messung im RTW) oder bei schwer zugänglichen Patienten kann die palpatorische Messung herangezogen werden.
Bei längerer Anwendung der Blutdruckmessung sollte der betroffene Arm regelmäßig auf Beeinträchtigungen in der Durchblutung kontrolliert werden.
Sollte sich ständig der Klettverschluss der Blutdruckmanschette öffnen (z. B. verbrauchtes Material, adipöser Patient), obwohl die passende bzw. maximale Größe ausgewählt wurde, kann die Blutdruckmanschette ausnahmsweise mit einer Mullbinde oder einem Pflasterstreifen zusätzlich fixiert werden.
Aneroidmanometer müssen alle zwei Jahre einer MTK unterzogen werden.

ACHTUNG

Die manuelle oszillometrische Messung durch das Ablesen der Blutdruckwerte anhand eines zitternden Manometerzeigers ist eine sehr ungenaue Methode und gibt bestenfalls Näherungswerte wieder.

Gefahren

Durch die Wahl des richtigen Materials und der richtigen Methode ist die Blutdruckmessung im Grundsatz ein sicheres Verfahren. Artefakte, Bedienungsfehler und falsche Blutdruckwerte ergeben sich häufig durch:

- falsch hohe Werte → Messung am bekleideten Arm, Stauung durch am Arm hochgezogene Kleidung, zu schmale Manschettenbreite, Oberarm liegt tiefer als Herzniveau,
- falsch niedrige Werte → Blutdruckmanschette zu locker angelegt, zu breite Blutdruckmanschette, Oberarm über Herzniveau gelagert,
- ungenaue bzw. fragliche Werte → unruhiger Patient, schlechte Kreislaufverhältnisse, Herzrhythmusstörungen, messtechnische Kontrolle überfällig, Manometerskala oder Anzeigenadel defekt,
- ungenaue bzw. fragliche Werte → kurz hintereinander folgende Blutdruckmessungen unter gleichartigen Bedingungen und ohne ausreichende Entspannungsphasen zwischen den Messungen lassen den systolischen Blutdruck zunächst sinken, bevor er sich nach der dritten oder vierten Messung an die vorangegangenen Werte angleicht (sog. Praxisschock). Dabei kann gegenüber der ersten Messung eine Blutdruckdifferenz von bis zu 30 mmHg bestehen.
- ungenaue bzw. fragliche Werte → Messung unter Stressbedingungen (z. B. beim Arzt) bzw. in ungewohnten Situationen lassen den Blutdruck pathologisch steigen, obwohl er üblicherweise nicht erhöht ist (sog. Weißkittelhypertonie),
- Strömungsgeräusche nicht hörbar → Verunreinigung der Oliven, Manschettendruck zu schnell abgelassen, unruhiger Patient, schlechte Kreislaufverhältnisse, Herzrhythmusstörungen,
- Luft entweicht aus der Blutdruckmanschette → Manometer nicht zugedreht, Druckschlauch undicht oder porös, Blutdruckmanschette undicht,
- Luft gelangt nicht in Manschette → Manometer nicht zugedreht, Druckschlauch abgeknickt oder verdreht, Gummiballon im Inneren der Blutdruckmanschette verdreht,
- ungleicher Manschettendruck → nicht komplett entleerte Blutdruckmanschette, Blutdruckmanschette nicht um den unbekleideten Oberarm angelegt, Blutdruckmanschette zu locker,
- Klettverschluss schließt nicht → Klettmaterial verschlissen, Manschettengröße zu klein gewählt.

ACHTUNG

Das Abschätzen des Blutdrucks im Rahmen der Pulstastung (➤ Kap. 1.1) kann die Blutdruckmessung nicht ersetzen!

1.3 Die körperliche Untersuchung (IPAPF-Schema)

Frank Flake, Thomas Semmel

Die körperliche Untersuchung dient der genauen Diagnosefindung. Sie muss auch vom Rettungsfachpersonal durchgeführt werden. Sie gliedert sich in die Schritte:
- Inspektion
- Palpation
- Auskultation
- Perkussion
- Funktionsprüfung

Die Funktionsprüfung, so wie sie als Untersuchungstechnik angewendet wird, findet in der Notfallmedizin praktisch keine Anwendung und wird aus diesem Grund hier auch nicht beschrieben. Sie gehört aber im eigentlichen Sinne mit dazu.

Vorteile

- Eingrenzung des Krankheitsbildes. In einigen Fällen verhelfen einem nur die speziellen Untersuchungen zur richtigen Diagnose bzw. unterstützen die Arbeitsdiagnose.

Nachteile

- Die speziellen Untersuchungstechniken Palpation, Auskultation und Perkussion bedürfen einiger Übung und müssen daher ständig trainiert werden.

Vor jeder Anwendung der Techniken folgende Grundsätze beachten:
- Ruhige, angenehme und warme Untersuchungssituation schaffen. Unbeteiligte ggf. aus dem Raum schicken.
- Den Patienten abschnittweise untersuchen und anschließend wieder zudecken.
- Das Schamgefühl des Patienten beachten.
- Untersuchung nicht kategorisch „von Kopf bis Fuß“, sondern anhand des Krankheitsbildes.

TIPPS

Mitunter macht es Sinn, sich an ein bestimmtes Ablaufmuster zu gewöhnen und sich dieses anzutrainieren.
Jede der folgenden Untersuchungen wird immer nur durch einen RA/RS durchgeführt.

Inspektion

Die Inspektion dient der äußerlichen Beurteilung des Patienten. Erfasst werden neben dem körperlichen Zustand des Patienten auch mögliche pathologische Veränderungen, die auf die Krankheit schließen lassen. Ziel ist ein erster Eindruck, welcher oft mit dem ersten Blick erfasst werden kann.

Die Untersuchung bzw. Inspektion des traumatisierten Patienten wird in ➤ Kap. 1.3.1 beschrieben.

Indikation

- Jede Untersuchung einer Erkrankung oder Verletzung beginnt mit der Inspektion.

Kontraindikation

- keine

Equipment

- die eigenen Sinne
- Pupillenleuchte

Patientenvorbereitung

HELFER 1
- Patienten über die geplante Maßnahme aufklären,
- ggf. zu untersuchende Körperregionen von Kleidung befreien.

Technik

HELFER 1

Folgende Beobachtungen und Befunde können vom Untersuchenden erhoben werden:
- Statur und Ernährungszustand: asthenisch, athletisch, adipös,
- Allgemeinzustand: gut, reduziert, stark reduziert,
- Körperhaltung: z. B. Schonhaltung, Orthopnoe,
- Hautfarbe und Hautbeschaffenheit: z. B. Zyanose, Ikterus, Gesichtsröte, trockene Haut, Exsikkose,
- Ödeme, z. B. bei Herzinsuffizienz,
- Pupillen: Lichtreaktion, Seitenvergleich: direkter Lichtreflex: Innerhalb von 1 Sek. muss auf dem beleuchteten Auge eine Pupillenverengung (Miosis) erfolgen → negativ z. B. bei gleichseitig blindem Auge.
  - konsensueller Lichtreflex: Beide Augen durch die senkrecht auf dem Nasenrücken stehende Hand

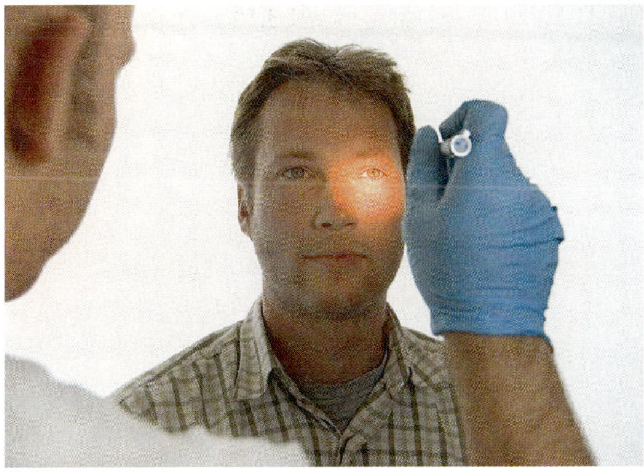

a) Pupillenreaktion: direkter Lichtreflex

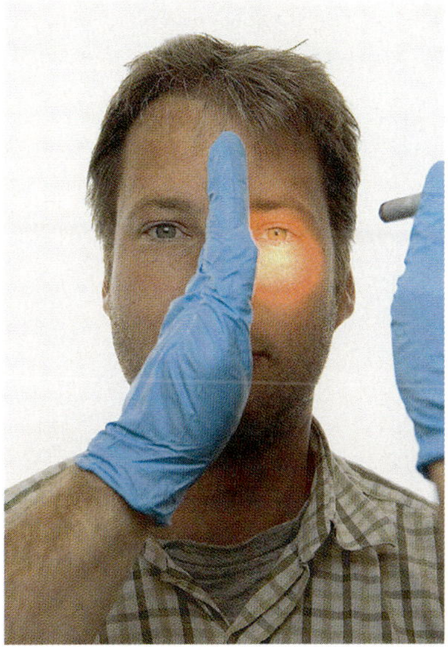

b) Pupillenreaktion: konsensueller Lichtreflex

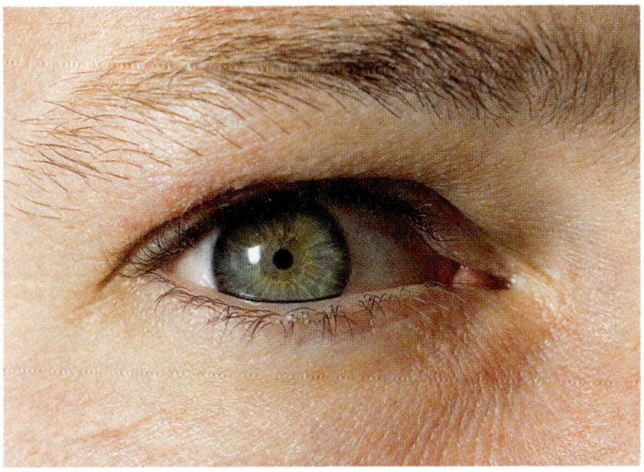

c) Pupillenweite eng

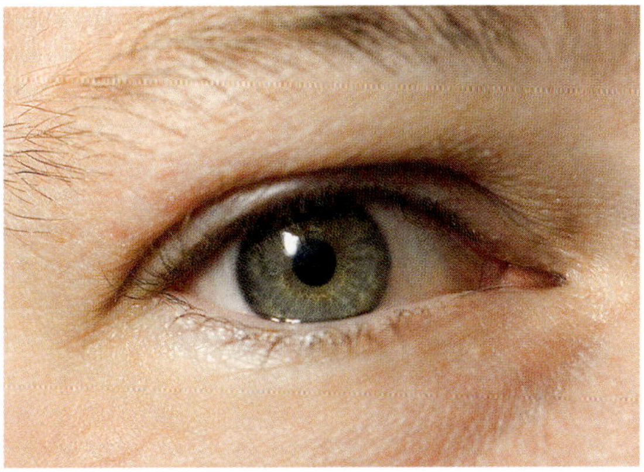

d) Pupillenweite mittel

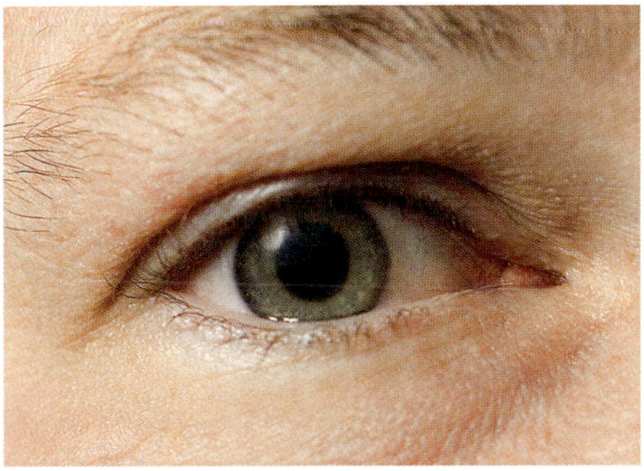

e) Pupillenweite weit

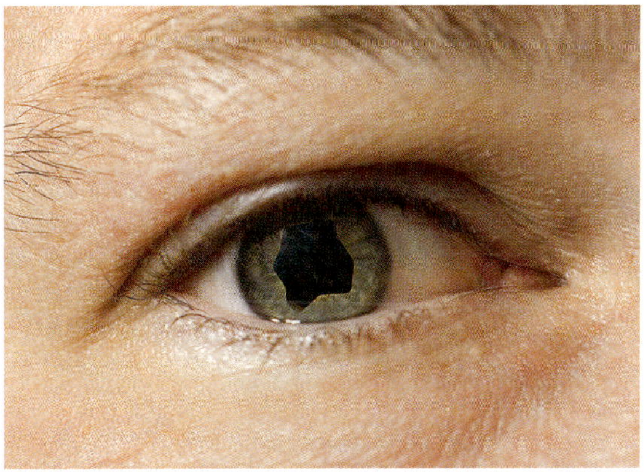

f) Pupillenweite entrundet

Abb. 1.5 Inspektion der Pupillen

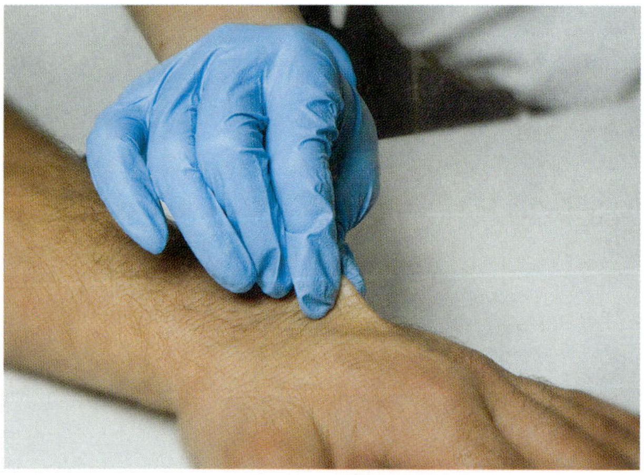

a) Palpation: Spannungsprobe Haut bei Exsikose

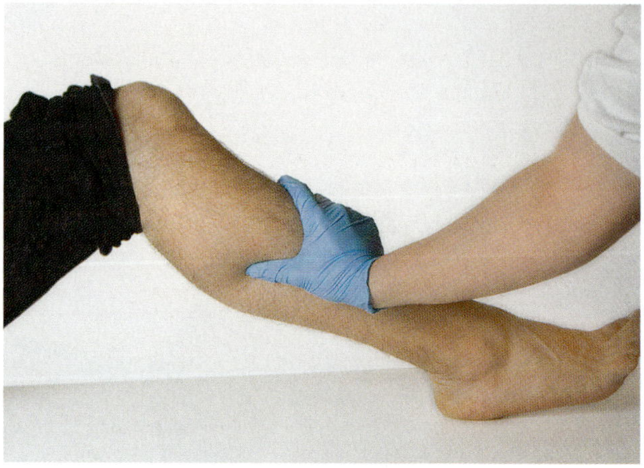

b) Palpation: Spannungsprobe Haut bei Ödemen

Abb. 1.6 Palpation Haut

trennen. Ein Auge beleuchten, das gegenseitige beobachten: muss sich ebenfalls verengen. Negativ z. B. bei gegenseitig blindem Auge, Schädigung des N. oculomotoris.

Gefahren

„Überuntersuchung" von Patienten. Wenn die Diagnose bekannt ist, sollten weitere unnötige Untersuchungen unterbleiben.

Palpation

Die Palpation ist die Tastuntersuchung mit den Fingern. Beurteilt werden dabei Temperatur, Elastizität, Druckschmerzhaftigkeit und Beweglichkeit.

ACHTUNG

Von rektalen und vaginalen Tastuntersuchungen sollte aufgrund meist fehlender Erfahrung und der Gefahr von zusätzlichen Verletzungen abgesehen werden.

Indikation

- Thoraxverletzungen
- akutes Abdomen

Kontraindikation

- vitale Gefährdung des Patienten, welche sofortiges Sichern der Vitalfunktionen nötig macht.

Equipment

- eigene Hand
- eigene Finger

Patientenvorbereitung

HELFER 1

- Ggf. Patienten über die geplante Maßnahme aufklären,
- ggf. zu untersuchende Körperregionen von Kleidung befreien.

Technik

HELFER 1

Folgende Beobachtungen und Befunde können vom Untersuchenden erhoben werden:

Haut

- Spannung (Turgor) prüfen: Haut zwischen Daumen und Zeigefinger in Falten abheben:
  - Turgor herabgesetzt bei Exsikkose → Haut bleibt über längere Zeit stehen,
  - Turgor erhöht bei Ödemen → eingedrückte Delle bleibt über längere Zeit erhalten,
- Hauttemperatur:
  - erniedrigt, z. B. bei Unterkühlung, kalte Extremität bei arteriellem Verschluss,
  - erhöht, z. B. bei Fieber, warme Extremität bei venösem Verschluss.

Thorax

Thorax seitengleich mit beiden Händen so umfassen, dass beide Daumen in der Mitte des Sternums liegen (> Abb. 1.7).

- Krepitationen (Knochenreiben), z. B. bei Rippenfraktur,
- seitengleiches Heben und Senken des Thorax: einseitig aufgehoben bei Pneumothorax,
- Hautemphysem („Schneeknistern"): subkutane Luftansammlung z. B. bei Spannungspneumothorax.

Abdomen

Patient liegt flach und streckt beide Arme neben dem Körper aus. Zuerst mit den Fingerbeeren der flach aufgelegten Hand jeden der vier Quadranten vorsichtig 1–2 cm tief betasten (> Abb. 1.7).

- Abwehrspannung durch Reizung des Bauchfells, z. B. bei Peritonitis, freier Flüssigkeit oder Luft im Bauchraum,
- Loslassschmerz: Druck der Fingerendglieder ca. 30 Sek. Aufrecht halten, plötzlich, ohne den Patienten zu warnen, mit einer schnellen Bewegung Druck loslassen, z. B. bei Peritonitis oder Appendizitis (kontralateral).
- Murphy-Zeichen: Beim sitzenden Patienten leicht mit den Fingern in der rechten Medioklavikularlinie eindrücken. Patienten auffordern, tief einzuatmen: Schmerzreaktion, z. B. bei Erkrankungen der Gallenblase.
- McBurney-Punkt: Punkt in der Mitte der Verbindungslinie zwischen dem rechten vorderen oberen Darmbeinstachel und dem Nabel. Druckschmerz an diesem Punkt bei akuter Appendizitis.
- Lanz-Punkt: Punkt im rechten äußeren Drittel der Verbindungslinie zwischen beiden vorderen oberen Darmbeinstacheln. Druckschmerz bei akuter Appendizitis.

Gefahren

- keine

Perkussion

Unter der Perkussion versteht man das Beklopfen der Körperoberfläche, um aus den entstehenden Schwingungen und Schallqualitäten Rückschlüsse auf den Zustand der darunter liegenden Organe zu ziehen.

Indikation

- Lungenverletzungen
- Schädelverletzungen

Kontraindikation

- vitale Gefährdung des Patienten, welche sofortiges Sichern der Vitalfunktionen nötig macht.

Equipment

- Mittel- und Zeigefinger beider Hände

Patientenvorbereitung

HELFER 1

- Ggf. Patienten über die geplante Maßnahme aufklären,
- zu untersuchende Körperregionen von Kleidung befreien.

Technik

HELFER 1

- Ausgestreckten linken Mittel- oder Zeigefinger fest auf die Körperoberfläche drücken (Plessimeter), die restlichen Finger locker abgehoben → gilt für Rechtshänder.
- Mit dem rechten Mittelfinger locker auf den Plessimeterfinger hämmern.
- Perkussion federnd aus dem Unterarm: nach dem Perkussionsstoß schnellt der Finger zurück.

Lungenperkussion

- Brust: Perkussion mäanderförmig zwischen den Medioklavikularlinien,
- Rücken: Arme des Patienten vor der Brust verschränken lassen (Vergrößerung des Abstands zwischen den Schulterblättern). Perkussion mäanderförmig zwischen den medialen Rändern des Schulterblattes:
  - Befund: hypersonorer Klopfschall z. B. bei Pneumothorax → Luftansammlung in einer Lungenhälfte.

Schädel

- Die Perkussion erfolgt in Greifstellung der Hände gegen die Schädelkalotte, nicht mittels Plessimeterfinger:
  - Befund: kurzer und dumpfer Klopfschall bei Kalottenfraktur („Sprung in der Schüssel").

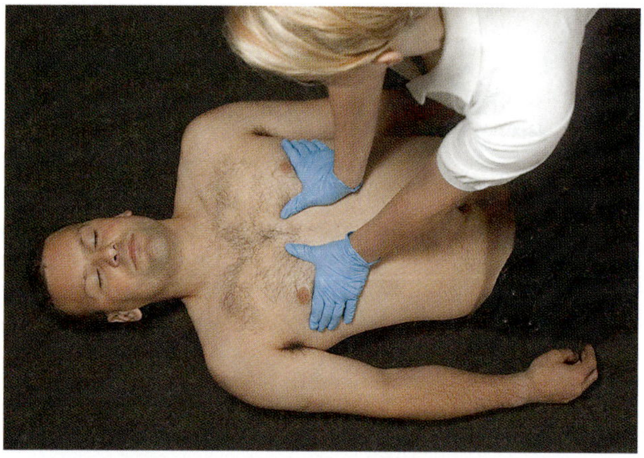

a) Palpation: Thoraxuntersuchung

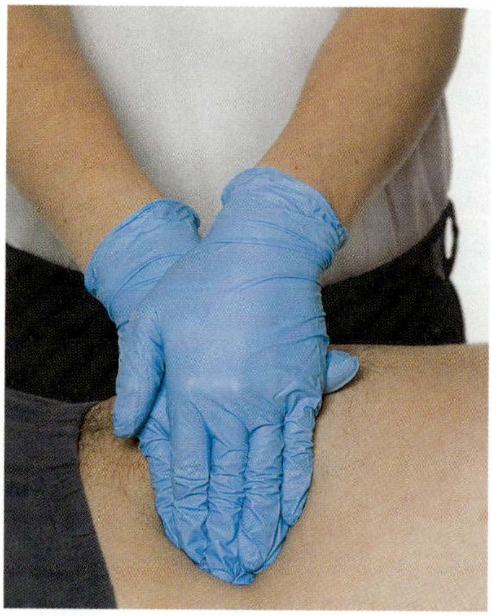

b) Palpation: Untersuchung Abdomen

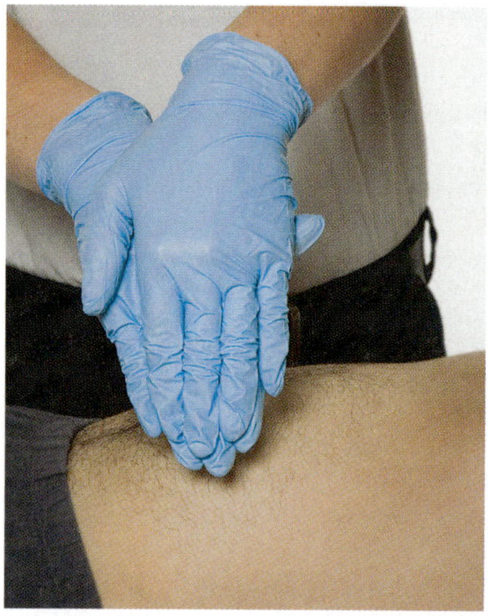

c) Palpation: Untersuchung Abdomen zur Feststellung des Loslassschmerzes

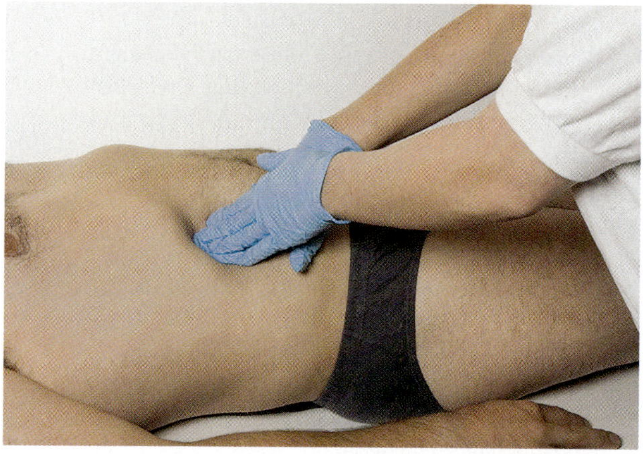

d) Palpation: Murphy-Zeichen

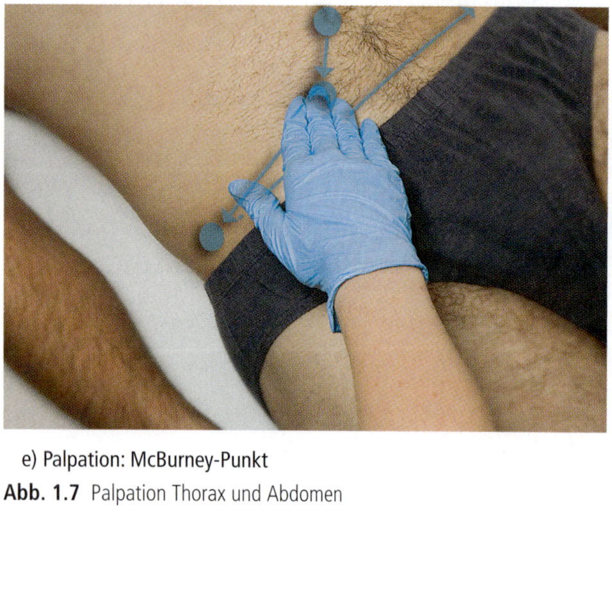

e) Palpation: McBurney-Punkt

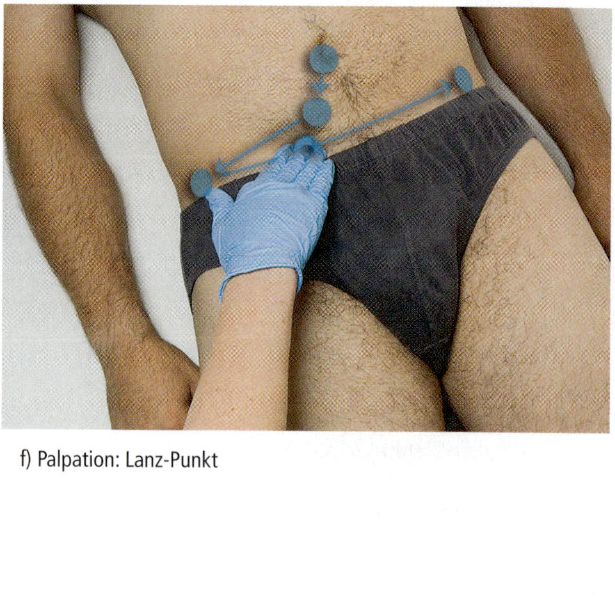

f) Palpation: Lanz-Punkt

Abb. 1.7 Palpation Thorax und Abdomen

Gefahren

- keine

Auskultation

Abhören von Organen (Lunge, Herz usw.) mittels Stethoskop und Wahrnehmen der Schallphänomene. Mit der Membranseite werden hochfrequente, mit der Trichterseite tieffrequente Geräusche wahrgenommen.

Indikation

- Lunge: Verletzungen wie z. B. Pneumothorax, Lungenödem, allgemeine Atemstörungen,
- Herz: Herztöne → nur vom Erfahrenen zu diagnostizieren,
- Abdomen: Erkrankungen im Abdomen, wie z. B. Ileus,
- Gefäße: Strömungsgeräusche zum Ausschluss von Stenosen oder zur Ermittlung des Blutdruckes.

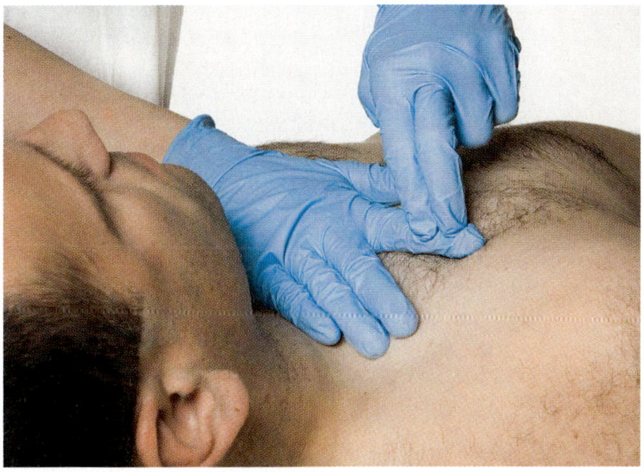

a) Perkussion: Technik der Perkussion

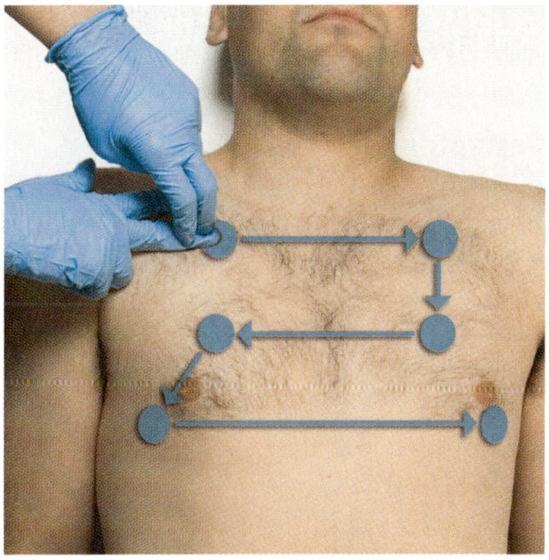

b) Perkussion: Lungenperkussion Brust

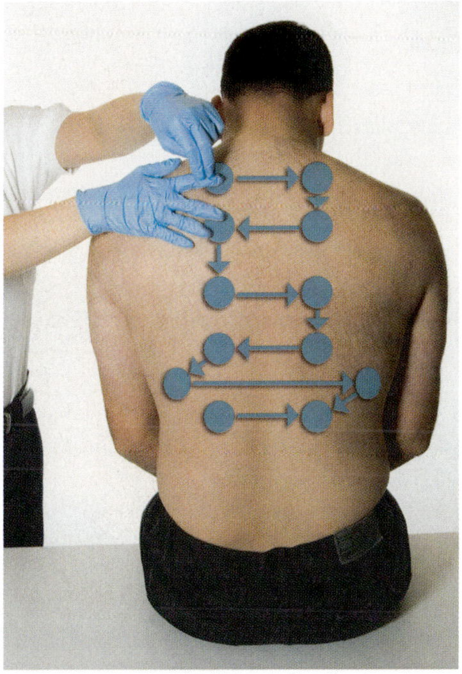

c) Perkussion: Lungenperkussion Rücken

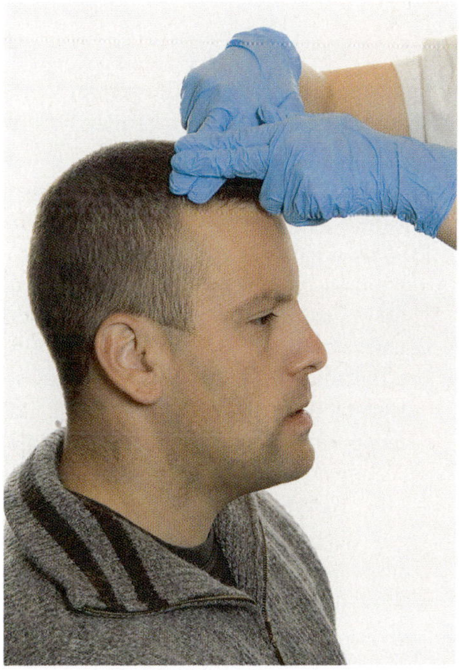

d) Perkussion: Schädelperkussion

Abb. 1.8 Perkussion

Kontraindikation

- vitale Gefährdung des Patienten, welche sofortiges Sichern der Vitalfunktionen nötig macht.

Equipment

- Stethoskop

TIPPS

Die im Rettungsdienst häufig noch gebräuchlichen Schwesternstethoskope eignen sich nicht zur vernünftigen Auskultation. Immer hochwertiges Stethoskop benutzen.

Patientenvorbereitung

HELFER 1

- Ggf. Patienten über die geplante Maßnahme aufklären,
- zu untersuchende Körperregionen von Kleidung befreien.

Technik

HELFER 1

Stethoskop durch Reiben oder mit der Handfläche anwärmen, besonders bei Kindern wichtig.

Lunge

- Patient entspannt sitzend, Oberkörper freimachen,
- auf der Brustseite beginnen: mäanderförmig von den Lungenspitzen abwärts zwischen der Medioklavikularlinie bis zur mittleren Axillarlinie wandern,
- anschließend vom Rücken her auskultieren,
- Befunde:
  - normales Atemgeräusch: rauschendes Geräusch, das in der Inspirationsphase länger zu hören ist und beim Wechseln zur Exspiration leiser wird,
  - arrhythmische Atmung, evtl. an- und abschwellend mit Atemstillständen bei Cheyne-Stokes-Atmung, Biot-Atmung und Schnappatmung,
  - Atemfrequenz: bei Erwachsenen normal 12–15/Min., Tachypnoe > 18–20/Min., Bradypnoe < 8–10/Min.
  - Inspirations-zu-Exspirationsverhältnis: normalerweise 1:1,7–2, verlängert z. B. bei Asthma bronchiale,
  - Nebengeräusche: Stridor, Giemen, Rasselgeräusche, Reibegeräusche.

Intubationskontrolle

- Erst den Magen auskultieren,
- Lungenbasis im Seitenvergleich,
- Lungenspitze im Seitenvergleich.

Herz

- Patient entspannt sitzend, Oberkörper freimachen,
- Patienten zum flachen und ruhigen Atmen auffordern,
- Reihenfolge: Mitralklappe (Herzspitze), Trikuspidalklappe (5. ICR rechts parasternal), Pulmonalklappe (2. ICR links parasternal), Aortenklappen (2. ICR rechts parasternal),
- Befunde:
  - Frequenz: bei Erw. normal 60–80/Min., Tachykardie > 100/Min., Bradykardie < 50/Min.,
  - arrhythmisch, z. B. bei Vorhofflimmern/-flattern, ventrikulärer oder supraventrikulärer Extrasystolie.

Abdomen

- Patient entspannt liegend, Beine evtl. leicht angezogen,
- Arme seitlich am Körper oder über der Brust gefaltet,
- Patienten zum ruhigen und langsamen Atmen auffordern,
- Stethoskopmembran unter leichtem Druck auf die Haut aufsetzen, evtl. kurz eindrücken, um Darmgeräusche zu auskultieren,
- jeden der vier Quadranten mind. 15 Sek. Auskultieren,
- Befunde:
  - normale, plätschernde Darmgeräusche: 5–10 Darmgeräusche/Min.,
  - fehlende Darmgeräusche, z. B. bei paralytischem Ileus, Peritonitis,
  - verstärkte Darmgeräusche, z. B. bei Gastroenteritis,
  - schnelle, metallisch klingende Darmgeräusche, z. B. bei mechanischem Ileus.

Gefäße

- Stethoskoptrichter abwechselnd locker auf rechter oder linker Karotis aufsetzen.
- Der Patient sollte kurz den Atem anhalten oder ganz flach und ruhig atmen.
- Gefäßgeräusch abhorchen.
- Befund:
  - Bei Stenosen ist Geräusch infolge von Turbulenzen verlängert.

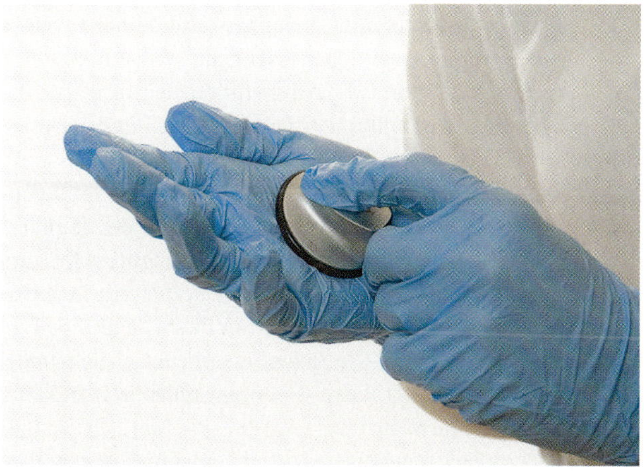

a) Auskultation: Vorwärmen des Stethoskops

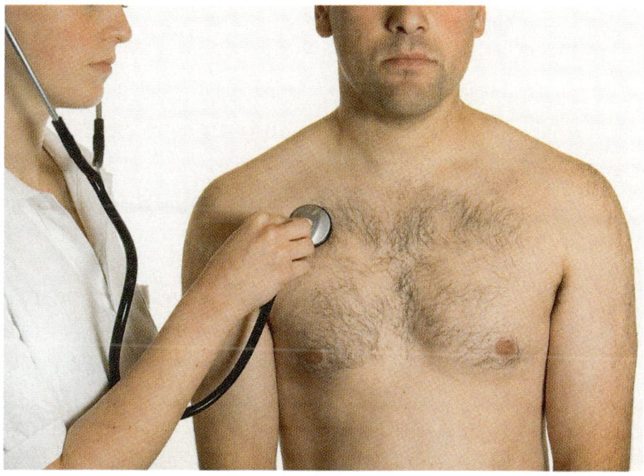

b) Auskultation: Lungen Brustseite

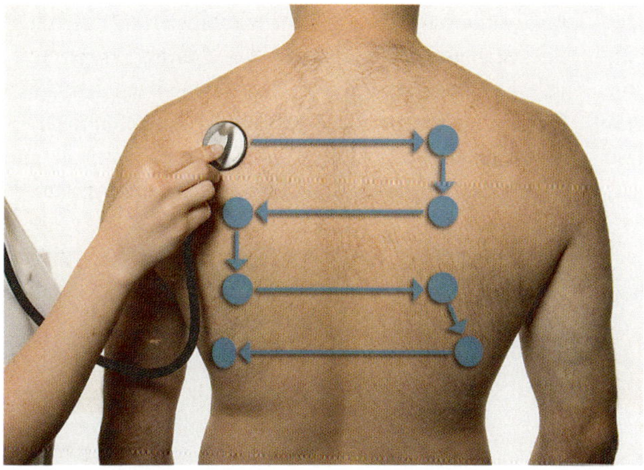

c) Auskultation: Lungen vom Rücken her

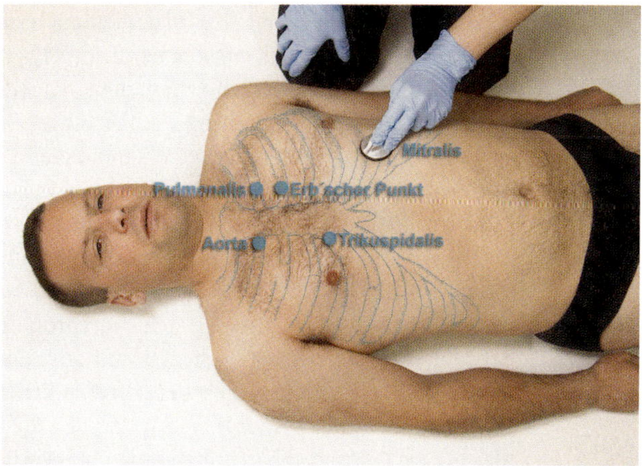

d) Auskultation: Herz

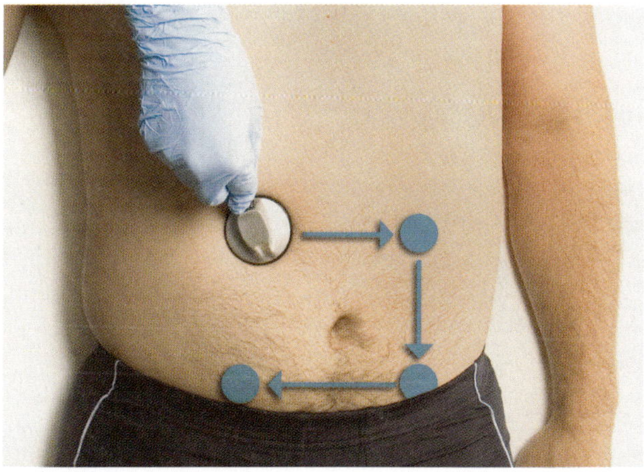

e) Auskultation: Abdomen

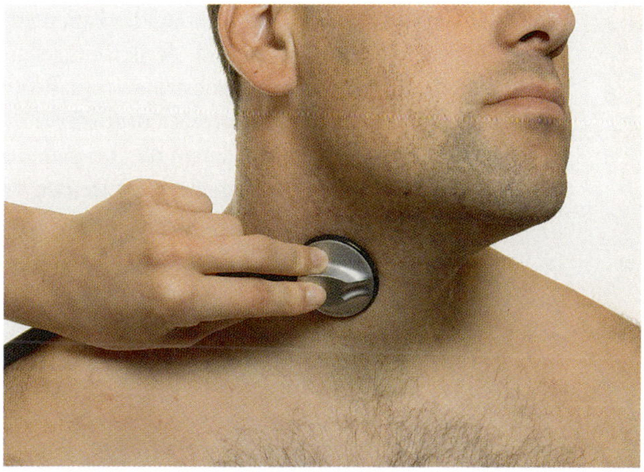

f) Auskultation: Gefäße/Karotis

Abb. 1.9 Auskultation

Gefahren

- keine

1.3.1 Patientenbeurteilung (Patient assessment)

In Notfallsituationen ist ein zügiges und systematisches Vorgehen notwendig. Dem Prinzip folgend, zuerst das zu behandeln, was einen Menschen zuerst umbringen kann, stellt die **ABCDE-Beurteilung** (➤ Tab. 1.5) ein wichtiges Hilfsmittel zur Beurteilung von Notfallpatienten dar.

Nach einer Beurteilung der Einsatzstelle, bei der die Beachtung der Eigensicherung bzw. des Eigenschutzes höchsten Stellenwert genießt, wird der Patient nach dem ABCDE-Schema beurteilt. Sowohl bei ansprechbaren als auch bei nicht ansprechbaren Patienten benötigt die initiale Beurteilung wenig Zeit und außer einem Stethoskop auch keine weiteren Geräte. Während dieser Phase werden die Vitalzeichen (Atemfrequenz und Puls) nicht exakt ermittelt, sondern lediglich abgeschätzt.

Das **ABCDE**-Schema ist ein seit Jahrzehnten international etabliertes System zur Beurteilung von Notfallpatienten. Die Buchstabenfolge steht für chronologisch wichtige Beurteilungen und dient somit zusätzlich als Merkhilfe für die zu beurteilenden Organsysteme. Das „A" steht für das englische Wort **A**irway, der Atemweg, der bei nicht ansprechbaren Patienten immer sofort zu kontrollieren und ggf. freizumachen ist. „B" steht für **B**reathing, die Atmung.

In dieser Phase wird die Atmung des Patienten kontrolliert und etwaige Störungen werden umgehend behandelt. „C" steht für **C**irculation, die Kreislaufsituation des Patienten. Eine Ausnahme der Vorgehensweise stellt der reanimationspflichtige Patient dar, bei dem die Phasen „B" und „C" gemeinsam überprüft werden und bei einem Kreislaufstillstand mit der Thoraxkompression noch vor der Beatmung begonnen wird. Mit den Phasen **ABC** werden die lebenswichtigen Organfunktionen überprüft. „D" und „E" stehen für die neurologische Beurteilung (**D**isability) und das Entkleiden und genauere Untersuchen des Patienten (**E**xposure/**E**nvironment). Die neurologische Beurteilung beinhaltet eine Blutzuckeruntersuchung und eine Beurteilung der Pupillen. Zur Bestimmung des neurologischen Status steht zum einen die Glasgow Coma Scale zur Verfügung. Eine einfachere Beurteilung stellt das **AVPU-Schema** (➤ Tab. 1.6) dar. Auch für die Anamneseerhebung, die parallel in den Phasen „D" oder „E" durchgeführt werden kann, existiert eine Merkhilfe (SAMPLE, ➤ Tab. 1.7). Sie hilft dem Anwender, keine wichtigen anamnestischen Hinweise zu vergessen.

Schon bei der initialen Beurteilung eines Patienten muss einer möglichen HWS-Traumatisierung durch manuelle Immobilisation der HWS Rechnung getragen werden. Erst nach der initialen Beurteilung nach dem ABCDE-Schema ist eine Unterteilung der Patienten in Traumapatienten oder Nichttraumapatienten sinnvoll und ändert dann unter Umständen das weitere Vorgehen.

Tab. 1.5 ABCDE-Schema

A irway	Atemweg freimachen und freihalten
B reathing	Sauerstoffgabe, assistierte oder kontrollierte Beatmung, Entlastung eines Spannungspneumothorax
C irculation	Haut (Kolorit und Beschaffenheit), Puls, Rekapillarisierung, starke äußere Blutungen stillen
D isability	AVPU/GCS, Pupillen (rund, seitengleich und lichtreaktiv), Blutzuckerbestimmung
E xposure/ Environment	Patienten, je nach Situation, vollständig entkleiden und untersuchen

Vorteile

- Schnelle initiale Beurteilung des Notfallpatienten, ohne dabei lebensbedrohliche Probleme zu übersehen und nicht sofort zu behandeln. Außer einem Stethoskop sind in dieser ersten Phase keine weiteren Geräte erforderlich.

Nachteile

- keine

Indikation

- jeder Notfallpatient

Kontraindikation

- unsichere Einsatzstelle,
- Gefahren für das Einsatzpersonal.

Tab. 1.6 AVPU-Schema (Neurologische Beurteilung)

• A lert	• Patient ist wach und ansprechbar
• V erbal response	• Patient reagiert nur auf laute Ansprache
• P ainful stimuli	• Patient reagiert nur auf Schmerzreiz
• U nresponsive	• Patient ist nicht ansprechbar – ACHTUNG: Schutzreflexe wahrscheinlich erloschen!

Tab. 1.7 SAMPLE (Anamnesemerkhilfe)

S ymptome	z. B. Übelkeit, Erbrechen, Kopfschmerz etc.
A llergien	speziell im Hinblick auf eine medikamentöse Therapie
M edikamente	z. B. Dauermedikation
P ersönliche Anamnese	aktuell bestehende Erkrankungen, Vorkrankungen, Operationen, Schwangerschaft
L etzte Nahrungsaufnahme	wichtig in Bezug auf eine evtl. bevorstehende Narkose
E reignisse in Bezug auf das Unfallgeschehen bzw. die akute Erkrankung	z. B. was hat der Patient gemacht, als die Beschwerden eingesetzt haben?

Equipment

- Schutzbekleidung (Untersuchungshandschuhe, evtl. Schutzbrille, evtl. Mund-/Nasenschutz, evtl. Schutzhelm),
- Stethoskop.

Patientenvorbereitung

HELFER 1 und HELFER 2
- Beurteilung der Einsatzstelle,
- Eigensicherheit herstellen oder herstellen lassen (Fachdienste: Feuerwehr, Wasserrettung, THW).

Technik

(➤ Kap. 1.3.2 und ➤ Kap. 1.3.3)

1.3.2 Schnelle Untersuchung eines Traumapatienten

(➤ Abb. 1.11)
Ergibt sich im Rahmen der Beurteilung der Einsatzstelle der Verdacht auf eine Traumatisierung des Patienten, ist es notwendig, schon in dieser frühen Phase die Unfallmechanismen zu ermitteln. Patienten, denen eine signifikanter Unfallmechanismus zuzuordnen ist, müssen

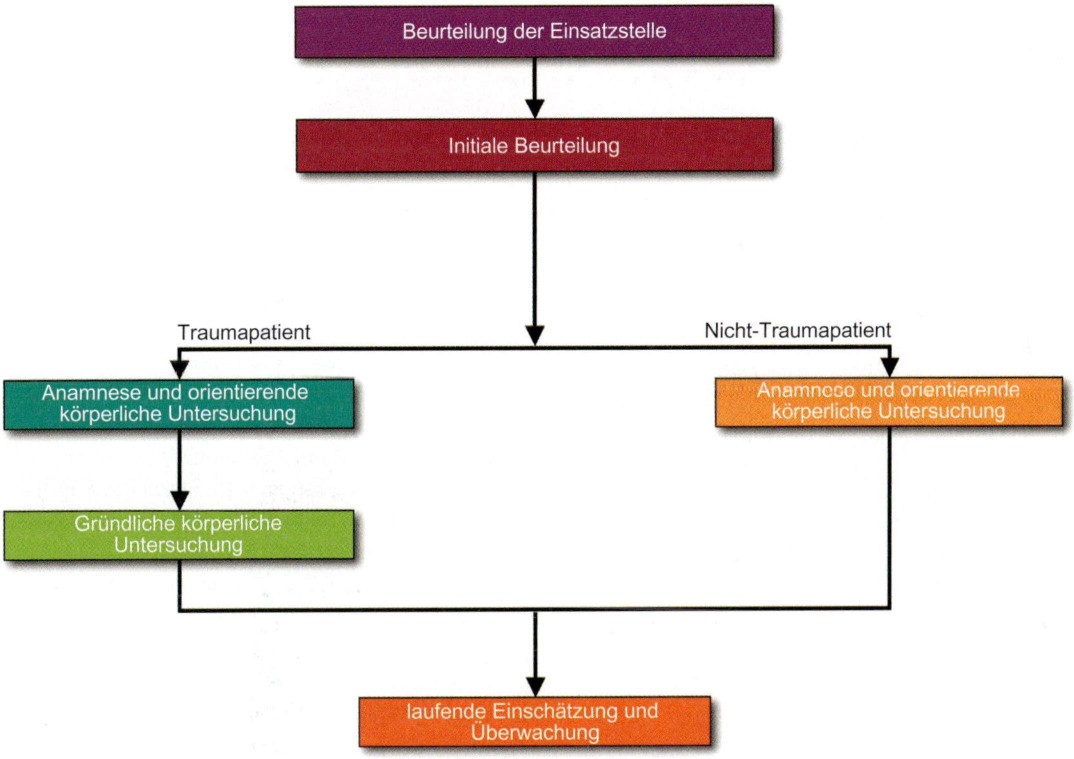

Abb. 1.10 Algorithmus Patientenbeurteilung

nach der initialen Beurteilung (ABCDE-Schema) systematisch und zügig von Kopf bis Fuß untersucht werden, um lebensbedrohliche Verletzungen festzustellen. Nach dieser schnellen Untersuchung erfolgt eine komplette Immobilisation des Patienten.

Vorteile

- systematische, zügige Untersuchung von Kopf bis Fuß zur Feststellung lebensbedrohlicher Verletzungen.

Nachteile

- keine

Indikation

- jeder Traumapatient mit signifikantem Unfallmechanismus (➤ Tab. 1.8)

Kontraindikation

- keine

Equipment

- Schutzbekleidung (Untersuchungshandschuhe, evtl. Schutzbrille, evtl. Mund-/Nasenschutz, evtl. Schutzhelm),
- Stethoskop.

Tab. 1.8 Signifikante Unfallmechanismen

Person aus Fahrzeug geschleudert
Tod einer anderen Person im selben Fahrzeug
Stürze aus einer Höhe > 3-fache Körpergröße des Patienten
Fahrzeugüberschlag
Fahrzeugkollision mit einer Geschwindigkeit ≥ 55 km/h
Fahrzeug-Fußgänger-Kollision
Motorradunfälle
vermindertes Bewusstsein oder Bewusstlosigkeit nach Trauma
penetrierendes Trauma an Kopf, Thorax oder Abdomen
Fahrradunfälle bei Kindern

Patientenvorbereitung

HELFER 1 und HELFER 2

- Beurteilung nach dem ABCDE-Schema,
- manuelle HWS-Immobilisation.

Technik

HELFER 1

- Untersuchung des Kopfes durch vorsichtiges Abtasten. Hände umfassen den kompletten Kopf, um z. B. Blutungen am Hinterkopf festzustellen,
- Abtasten des Gesichtsschädels,
- Inspektion der Gehörgänge,
- vorsichtiges Abtasten der Halswirbelsäule,
- Inspektion der Trachea (Mittelstellung) und der Halsvenen (evtl. Stauung),
- Abtasten beider Schlüsselbeine von innen nach außen,
- Inspektion des Thorax (Symmetrie),
- Abtasten des Thorax in zwei Ebenen,
- Abtasten des Sternums,
- Abtasten der vier Quadranten des Abdomens,
- Abtasten des Beckens in zwei Ebenen,

ACHTUNG

Sollte sich bei der ersten Ebene bereits eine Instabilität des Beckens herausstellen, darf die zweite Ebene nicht mehr überprüft werden

- Abtasten beider Oberschenkel,
- schnelles Abtasten beider Unterschenkel,
- schnelles Abtasten beider Arme,
- achsengerechte Drehung des Patienten und Abtasten und Inspektion der Wirbelsäule.

HELFER 2

- manuelle HWS-Immobilisation,
- Atemweg mittels Esmarch-Handgriff (➤ Kap. 4.5.4) freimachen und freihalten,
- Atemweg sichern (nasopharyngeale oder oropharyngeale Tuben, ➤ Kap. 4.5.5 und ➤ Kap. 4.5.6),
- Sauerstoff applizieren (➤ Kap. 4.6),
- Kommando zur achsengerechten Drehung des Patienten geben und dabei den Kopf und die HWS in Neutralposition mitführen.

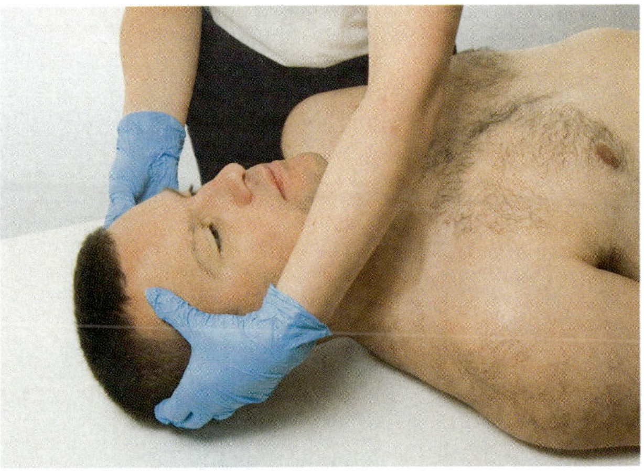

a) Untersuchung des Kopfes

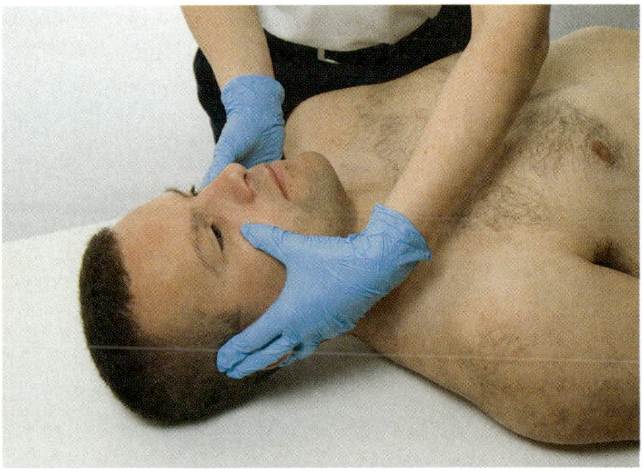

b) Abtasten des Gesichtsschädels

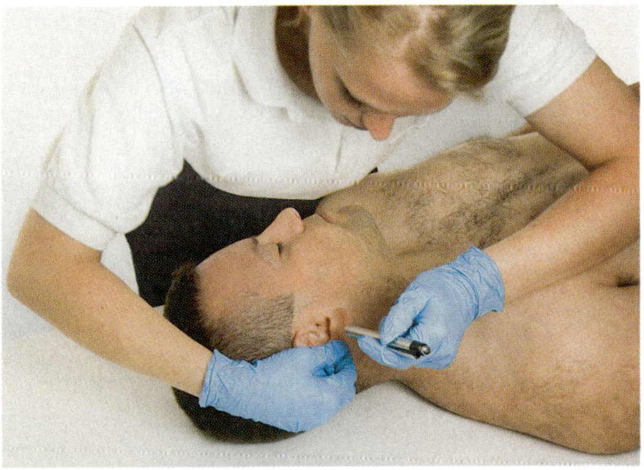

c) Inspektion der Gehörgänge

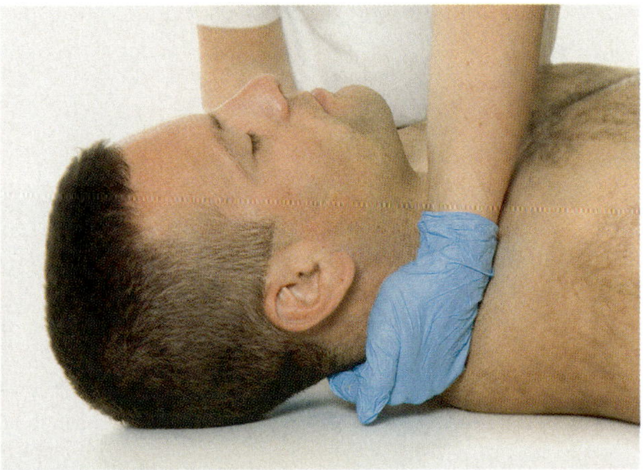

d) Abtasten der Halswirbelsäule

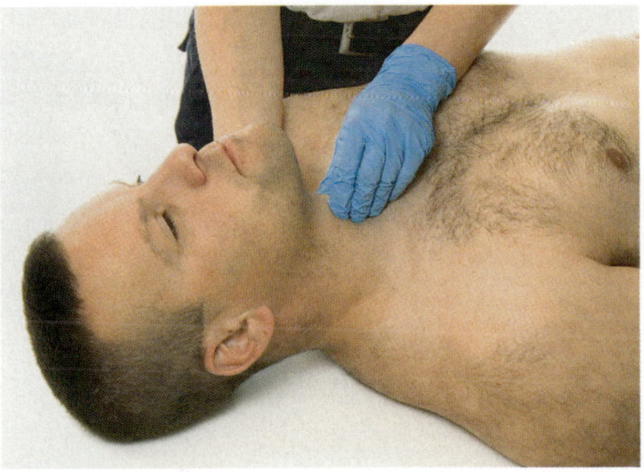

e) Inspektion der Trachea und der Halsvenen

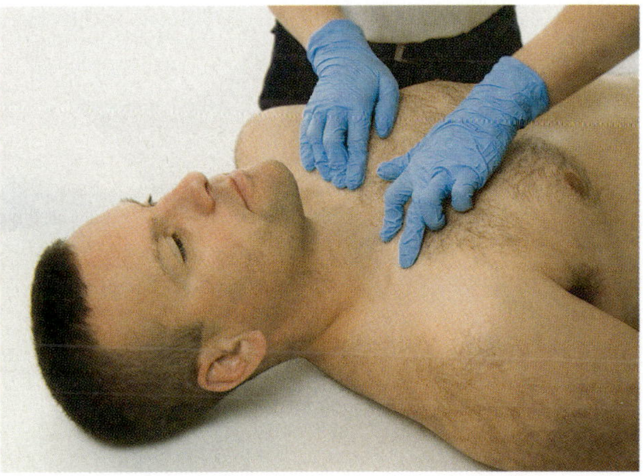

f) Abtasten beider Schlüsselbeine von innen nach außen

Abb. 1.11 Schnelle Traumauntersuchung

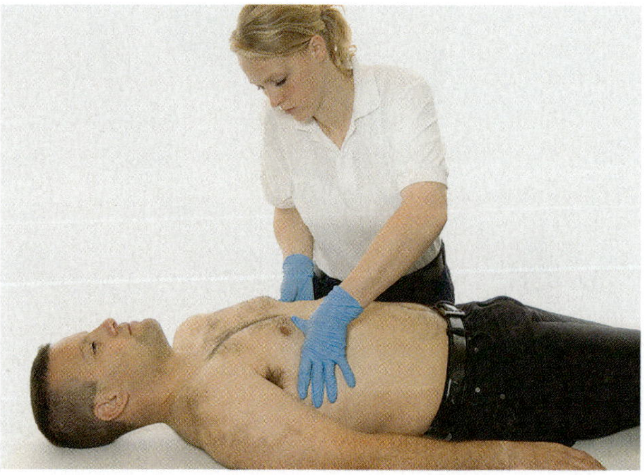

g) Inspektion und Abtasten des Thorax

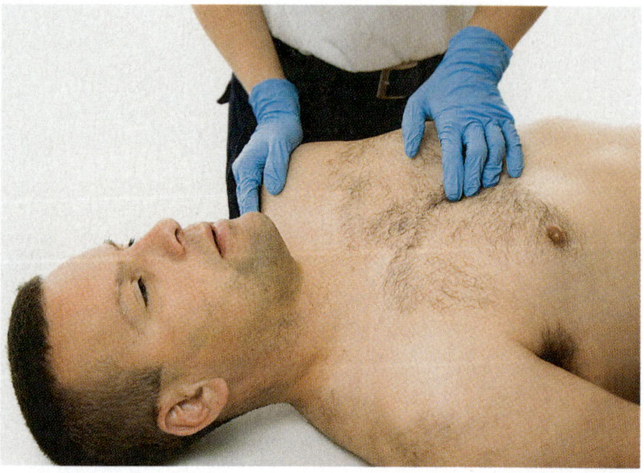

h) Abtasten des Sternums

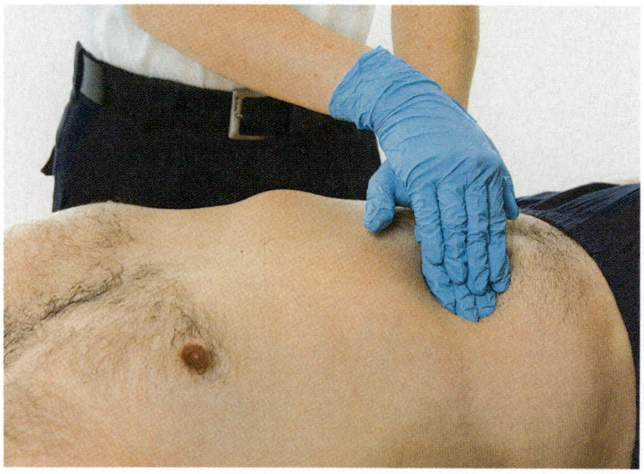

i) Abtasten des Abdomen

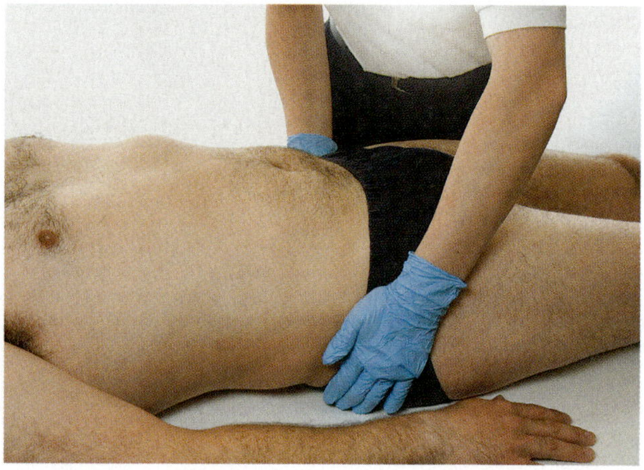

j) Abtasten des Beckens

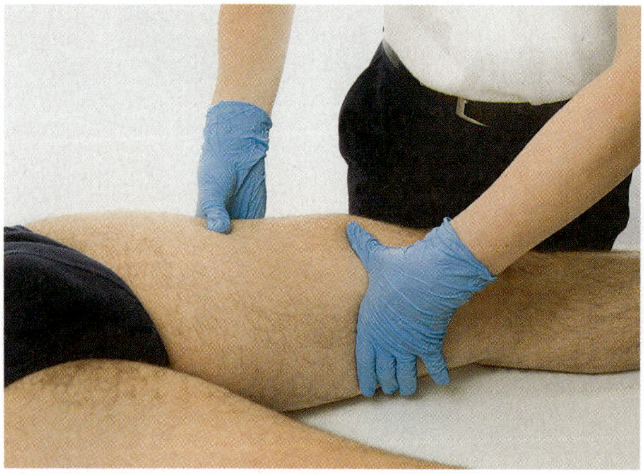

k) Abtasten beider Oberschenkel

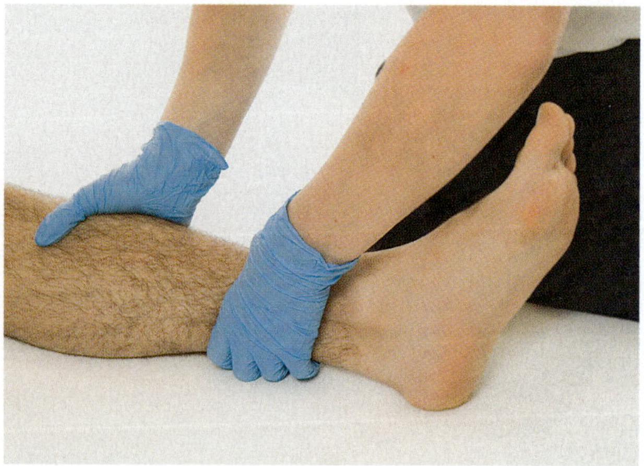

l) Abtasten beider Unterschenkel

Abb. 1.11 Schnelle Traumauntersuchung *(Fortsetzung)*

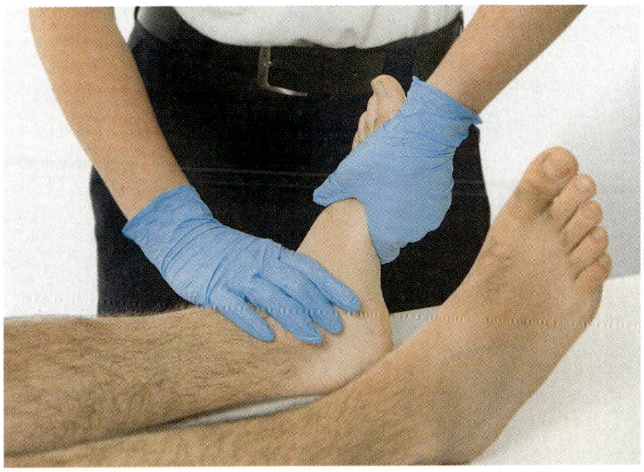

m) Abtasten beider Füße

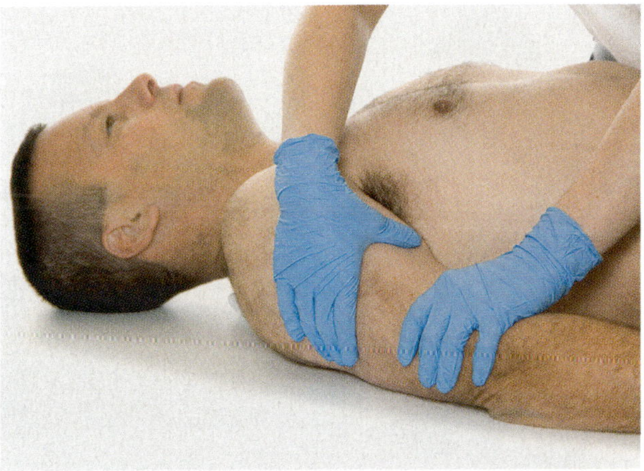

n) Abtasten beider Oberarme

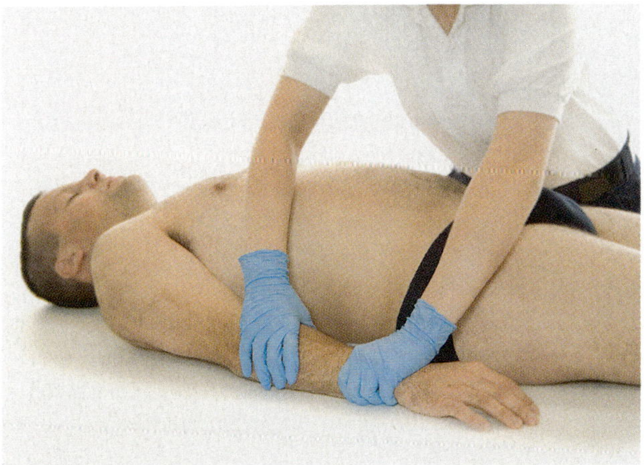

o) Abtasten beider Unterarme

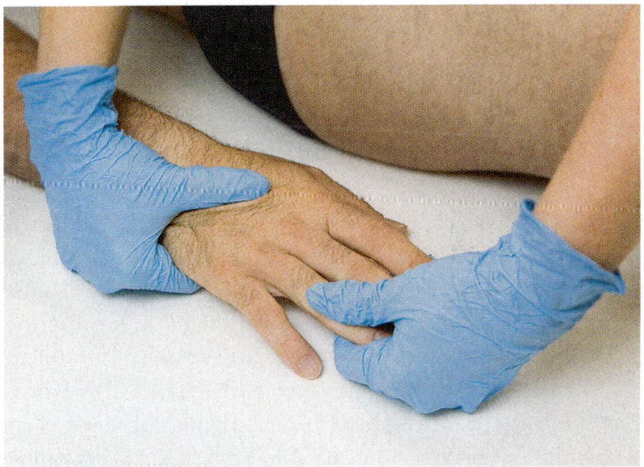

p) Abtasten beider Hände

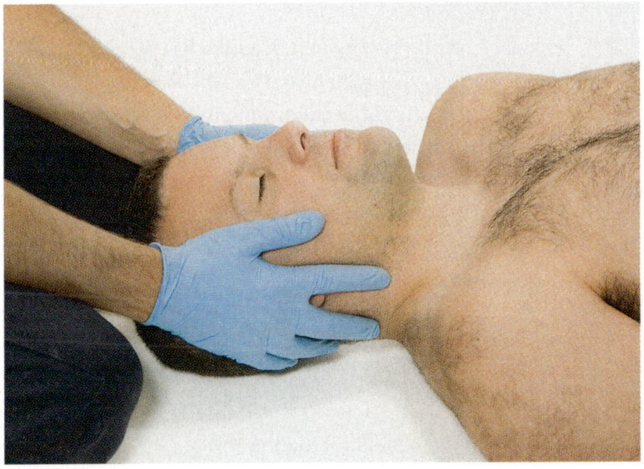

q) Manuelle HWS-Immobilisation

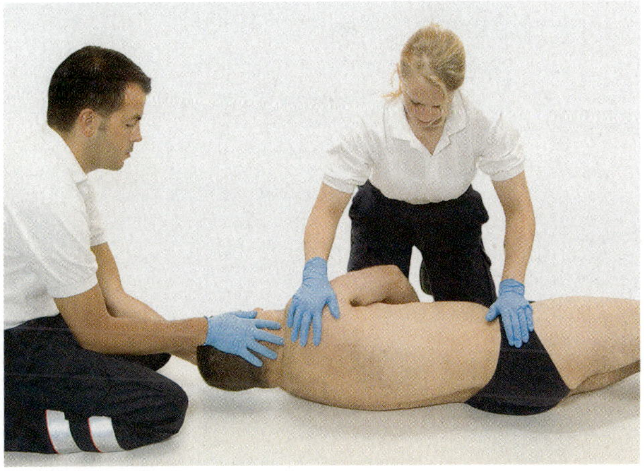

r) Kopf und HWS in Neutralposition mitführen

Abb. 1.11 Schnelle Traumauntersuchung *(Fortsetzung)*

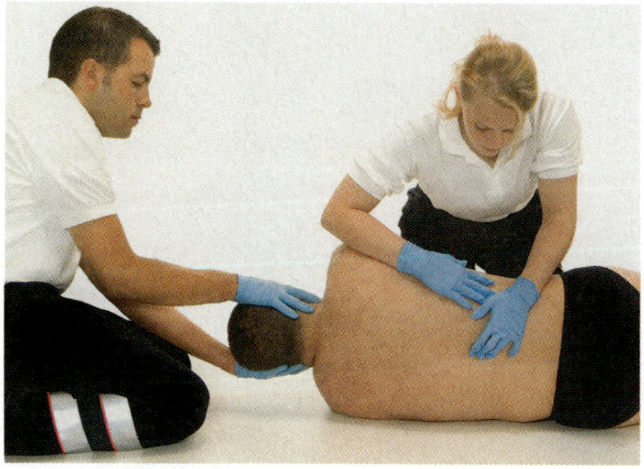

s) Untersuchung des Rückens

Abb. 1.11 Schnelle Traumauntersuchung *(Fortsetzung)*

1.3.3 Schnelle Untersuchung eines Nichttraumapatienten

Bei nicht ansprechbaren Patienten, bei denen offensichtlich keine Traumatisierung vorliegt, ist eine zügige und systematische Untersuchung nach dem ABCDE-Schema ebenso erforderlich wie bei einem traumatisierten Patienten. Aber auch bei der Beurteilung ansprechbarer Patienten ist ein Vorgehen nach dem ABCDE-Schema von großem Vorteil. Hierdurch ist auch bei diesen Patienten sichergestellt, dass keine Probleme des Patienten übersehen werden können.

Vorteile

- systematische, zügige Untersuchung von Kopf bis Fuß zur Feststellung lebensbedrohlicher Probleme

Nachteile

- keine

Indikation

- jeder nicht ansprechbare Patient

Kontraindikation

- unsichere Einsatzstelle,
- Gefahren für das Einsatzpersonal.

Equipment

- Schutzbekleidung (Untersuchungshandschuhe, evtl. Schutzbrille, evtl. Mund-/Nasenschutz, evtl. Schutzhelm),
- Stethoskop.

Patientenvorbereitung

HELFER 1 und HELFER 2

- Beurteilung nach dem ABCDE-Schema

Technik

Nicht ansprechbarer Patient

HELFER 1

- Atemweg durch Überstrecken des Kopfes und Anheben des Kinns freimachen.
- Atmung kontrollieren (bei fehlender Atmung oder Schnappatmung, nach weiteren Lebenszeichen suchen, evtl. kurze Pulskontrolle an der A. carotis).
- Kreislauf kontrollieren (Puls tasten).
- Evtl. venösen Zugang installieren.
- Monitoring installieren.
- Fremdanamnese (SAMPLE – ➤ Kap. 1.3.1) parallel zur Durchführung der Maßnahmen erheben.

HELFER 2

- Sauerstoffapplikation oder Atemwegsmanagement vorbereiten.
- Falls Atmung vorhanden, hochdosiert Sauerstoff applizieren.
- Falls Kreislauf vorhanden, weiteres Monitoring (Blutdruckmessung, EKG, Pulsoxymetrie, BZ-Messung) vorbereiten.
- Evtl. venösen Zugang vorbereiten.
- Bei fehlenden Lebenszeichen Thoraxkompressionen beginnen.

Ansprechbarer Patient

HELFER 1

- Patienten ansprechen, sich und seinen Kollegen vorstellen und den Patienten nach seinen Beschwerden fragen.
- ABCDE-Schema abarbeiten.
- Vitalzeichen exakt erheben (Atemfrequenz, -qualität; Pulsfrequenz; Blutdruck; evtl. Körpertemperatur; Haut) und dokumentieren.

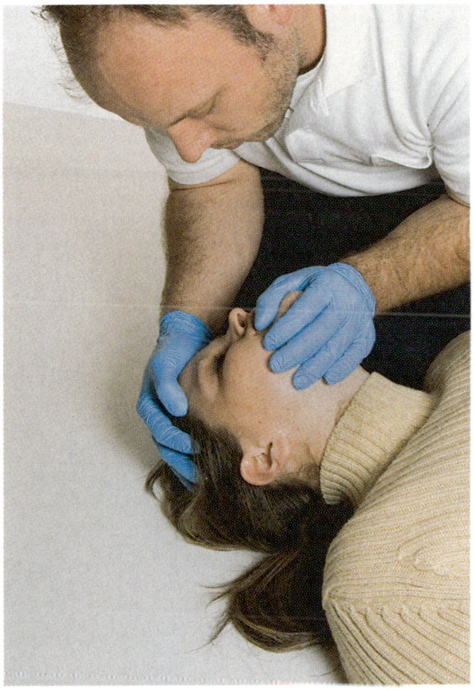

a) Überstrecken des Kopfes und Anheben des Kinns

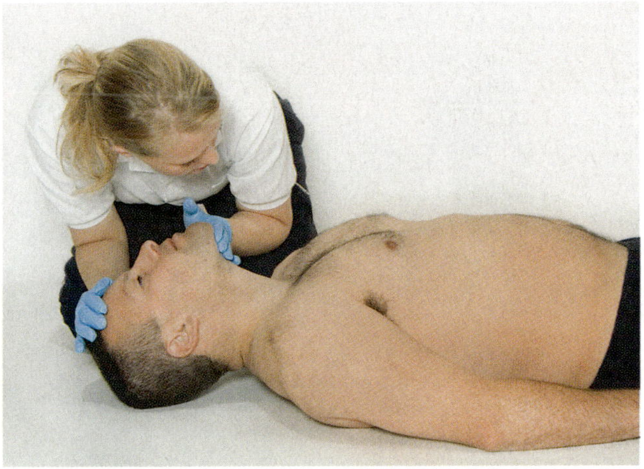

b) Atemkontrolle

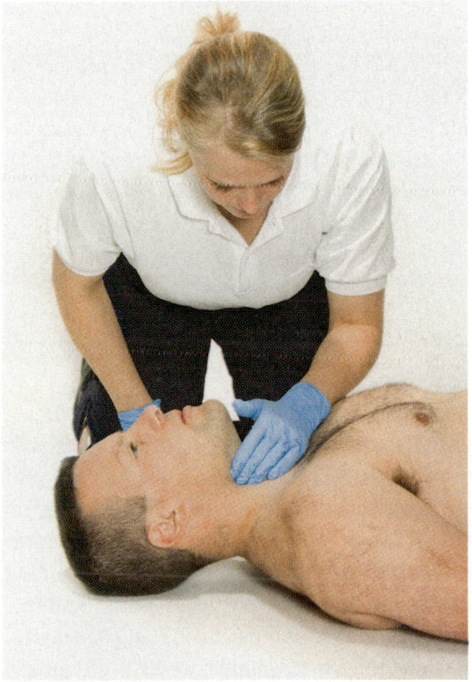

c) Kreislaufkontrolle

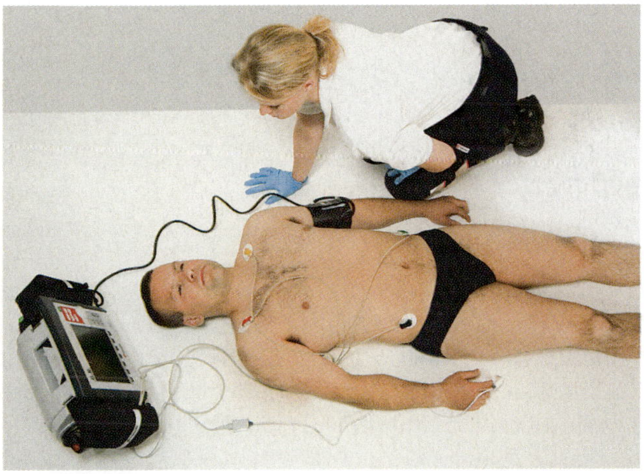

d) Monitoring

Abb. 1.12 Schnelle Untersuchung des Nichttraumapatienten

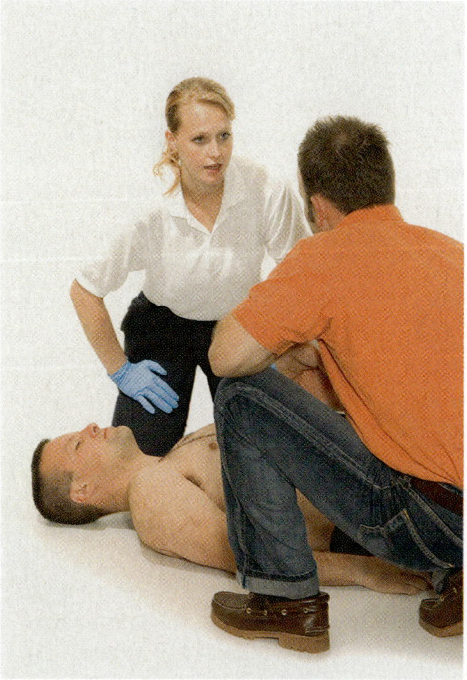

e) Fremdanamnese: Angehörige befragen

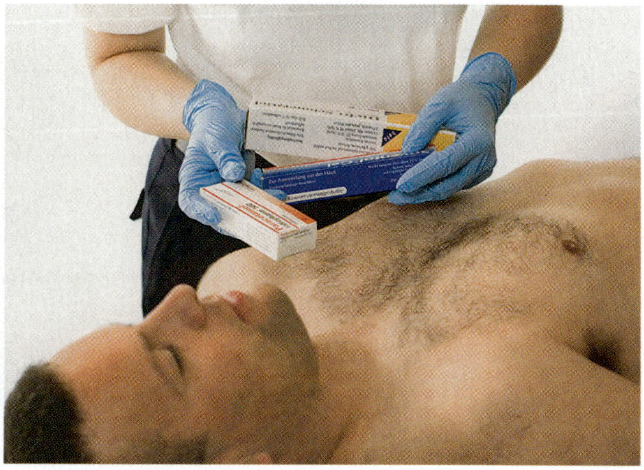

f) Fremdanamnese: Sichtung von Arzneimittel

Abb. 1.12 Schnelle Untersuchung des Nichttraumapatienten *(Fortsetzung)*

HELFER 2

- Evtl. Sauerstoff applizieren.
- Monitoring vorbereiten und installieren.

Gefahren

- keine

1.4 EKG-Ableitung

Hendrik Sudowe

Das Elektrokardiogramm (EKG) ist Bestandteil einer Basisdiagnostik und -überwachung des Notfallpatienten. Es zeigt die elektrische Aktivität des Herzens an und informiert damit über bedeutende Fragestellungen.

Vorteile

- Das EKG ist eine Säule der Infarktdiagnostik. Es zeigt Herzrhythmusstörungen, pathologische Lagetypen und die elektrische Form eines Herz-Kreislauf-Stillstandes. Bei kritisch erkrankten Patienten dient es als Monitoring-Instrument, das über Änderungen der Herzfrequenz oder des Herzrhythmus optisch und über den einstellbaren QRS-Ton auch akustisch informiert.

Nachteile

- Das EKG zeigt lediglich die elektrische Aktivität des Herzens an – die mechanische Umsetzung in Form einer Pulswelle kann nicht erfasst werden. Ob also aus der elektrischen Reizung des Herzens ein Puls resultiert, wird vom EKG nicht geprüft. Es bleibt die Aufgabe des Anwenders, durch Tasten des Pulses und Messen des Blutdruckes die elektromechanische Kopplung nachzuweisen.

Ein EKG erfasst die über den Brustkorb fortgeleiteten elektrischen Potenziale, die beim Weg des Stroms durch das Herz entstehen. Dazu werden künstliche Plus- und Minuspole angelegt, zwischen denen die Messung erfolgt. Diese Pole werden entweder direkt durch jeweils eine EKG-Elektrode oder durch Zusammenschaltung verschiedener EKG-Elektroden erzeugt. Durch Aufbringen mehrerer negativer und positiver Pole können verschiedene Ableitungen gewonnen werden, die jeweils einen anderen „Betrachtungswinkel" auf die Herzströme repräsentieren. Je nach Fragestellung können unterschiedlich viele Ableitungen gewonnen werden. So darf beispielsweise eine präzise Infarktdiagnostik über das EKG nicht weniger als 12 Ableitungen umfassen. Ein Kammerflimmern hingegen kann über eine Ableitung hinreichend genau diagnostiziert werden.

1.4.1 3-polige Ableitung

Bei der 3-poligen EKG-Ableitung werden drei Elektroden aufgeklebt. Die elektrischen Potenziale werden jeweils zwischen einem Pluspol und einem Minuspol gemessen. Es können die Extremitätenableitungen I, II und III nach Einthoven gemessen werden.

Vorteile

- Die 3-polige Ableitung kann schnell erfasst werden und dient dem Monitoring – die Entwicklung der Herzfrequenz kann beobachtet werden. Ein kontinuierliches Monitoring deckt ebenfalls plötzlich auftretende Herzrhythmusstörungen auf. Zur sofortigen Diagnose der elektrischen Form eines Kreislaufstillstandes (Kammerflimmern, Asystolie, pulslose elektrische Aktivität, pulslose ventrikuläre Tachykardie) reicht die 3-polige Ableitung aus.

Nachteile

- Eine weiterführende EKG-Diagnostik ist nicht möglich. ST-Hebungsinfarkte und komplexe Rhythmusstörungen können nicht sicher diagnostiziert werden.

Indikationen

- Schnelldiagnostik der elektrischen Form eines Kreislaufstillstandes,
- Monitoring zur Überwachung der Herzaktivität (Frequenz und Rhythmus) bei kritisch kranken/verletzten Patienten.

Kontraindikationen

- im Notfall keine

Equipment

- EKG-Gerät
- Klebeelektroden
- ggf. Einmalrasierer

Patientenvorbereitung

- Öffnen der Bekleidung des Patienten, um die Klebeelektroden aufbringen zu können

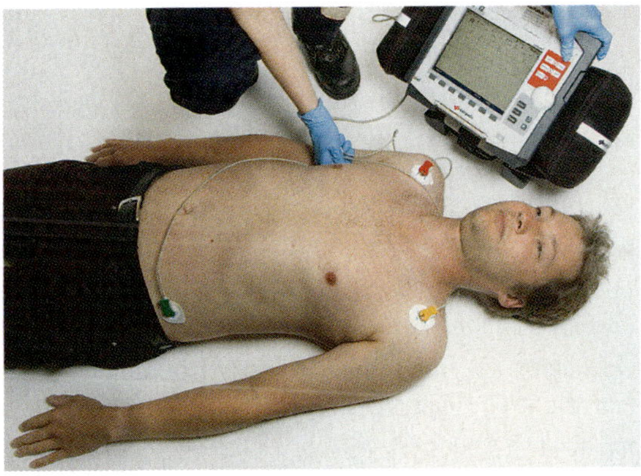

Abb. 1.13 3-polige Ableitung

Technik

- Die rote Elektrode wird an der rechten Schulter, die schwarze Elektrode an der linken Schulter und die grüne Elektrode in der linken Leiste oder am linken Oberschenkel angebracht. Wenn statt einer schwarzen eine gelbe Elektrode vorhanden ist, erfolgt die Anlage im Ampel-Sinn: rote Elektrode – rechte Schulter, gelbe Elektrode – linke Schulter und grüne Elektrode – linke Leiste/linker Oberschenkel.
- Nach Aufkleben der Elektroden wird das EKG-Kabel am Gerät konnektiert. Das Gerät wird eingeschaltet und ggf. geräteabhängig auf die gewünschte Ableitung gestellt. Zunächst sollte entlang der Herzachse (rechte Schulter – linkes Bein) gemessen werden (Ableitung II), da hier der höchste EKG-Ausschlag zu erwarten ist. Durch Umschalten am Gerät können auch andere Ableitungen (I und III) sichtbar gemacht werden.
- Bevor das EKG befundet wird, nochmals alle Konnektionsstellen (korrekte Elektrodenplatzierung, Elektroden haften sicher auf der Haut, Kabel am Gerät angeschlossen) überprüfen, da im Falle einer Diskonnektion fatale Fehlinformationen geliefert werden.

Gefahren

- Klebeelektroden bzw. die Kabelanschlüsse an den Elektroden können sich lösen, dadurch Gefahr von Fehlinterpretationen.

TIPPS

Die 4-polige EKG-Ableitung ist der 3-poligen Ableitung überlegen. Es ergeben sich ohne erheblich gesteigerten Aufwand deutliche Vorteile hinsichtlich der diagnostischen Bandbreite.

1.4.2 4-polige Ableitung

Bei der 4-poligen EKG-Ableitung werden die Extremitätenableitungen nach Einthoven (Ableitungen I, II und III) und Goldberger (aVR, aVL, aVF) sichtbar. Die Ableitungen I, II und III messen jeweils die elektrischen Potenziale zwischen zwei farbigen Elektroden. Durch Messung zwischen jeweils einer farbigen Elektrode als Pluspol und einem Minuspol, der durch Verschaltung der beiden anderen farbigen Elektroden entsteht, können die drei Goldberger-Ableitungen hinzugewonnen werden (➤ Abb. 1.14, ➤ Tab. 1.9). Das „aV" in der Ableitungsbezeichnung der Goldberger-Ableitungen steht für „augmented Voltage" und bedeutet, dass zur Messung eine Verstärkung der Potenziale um ca. 50% stattgefunden hat. Die Buchstaben „R", „L" und „F" stehen für „Rechter Arm", „Linker Arm" und „Fuß links" und stehen für die Position der jeweils positiven Elektrode. Der vierte Pol ist die schwarze Elektrode, die als Null-Elektrode eine „Erdung" übernimmt.

Vorteile

- Ein 4-poliges EKG ist schnell geklebt. Durch eine weitere Elektrode gewinnt man im Vergleich zur 3-poligen Ableitung Bedienungskomfort und eine größere diagnostische Sicherheit, weil mit den gewonnenen Ableitungen ein präziseres Bild der elektrischen Aktivität entsteht.

Nachteile

- Das Vorliegen eines ST-Hebungsinfarktes ist durch einen negativen Befund in allen Extremitätenableitungen nach wie vor nicht ausgeschlossen – zur sicheren Diagnose fehlen die Brustwandableitungen.

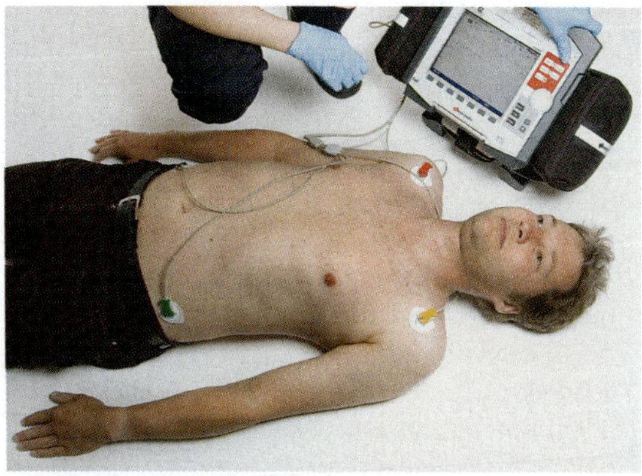

Abb. 1.14 4-polige Ableitung

Tab. 1.9 Extremitätenableitungen

Ableitung	Messung zwischen ...
I	roter und gelber Elektrode
II	roter und grüner Elektrode
III	gelber und Grüner Elektrode
aVR	roter Elektrode und verschalteter gelber und grüner Elektrode
aVL	gelber Elektrode und verschalteter roter und grüner Elektrode
aVF	grüner Elektrode und verschalteter roter und gelber Elektrode

Indikationen

- Schnelldiagnostik der elektrischen Form eines Kreislaufstillstandes,
- Monitoring zur Überwachung der Herzaktivität bei kritisch kranken/verletzten Patienten,
- erster diagnostisch aussagefähiger Überblick über die elektrische Herzfunktion.

Kontraindikationen

- im Notfall keine

Equipment

- EKG-Gerät
- Klebeelektroden
- ggf. Einmalrasierer

Patientenvorbereitung

- Öffnen der Bekleidung des Patienten, um die Klebeelektroden aufbringen zu können

Technik

- Zur Extremitätenableitung ist eigentlich eine Elektrodenplatzierung an rechtem und linkem Arm sowie am linken Bein vorgesehen. Aus pragmatischen Erwägungen (z. B. Artefakte durch Bewegungen) können die Elektroden allerdings auch an den Ansätzen der Extremitäten am Körperstamm angebracht werden.
- Die rote Elektrode wird an der rechten Schulter, die gelbe Elektrode an der linken Schulter und die grüne

Elektrode in der linken Leiste oder am linken Oberschenkel angebracht. Die schwarze Elektrode wird in der rechten Leiste aufgeklebt – eine exakte Positionierung ist jedoch nicht zwingend erforderlich, weil es sich um die „Null-Elektrode" handelt.
- Nach Aufkleben der Elektroden wird das EKG-Kabel am Gerät konnektiert. Das Gerät wird eingeschaltet und ggf. geräteabhängig auf die korrekte Ableitung gestellt.
- Bevor das EKG befundet wird, nochmals alle Konnektionsstellen (korrekte Elektrodenplatzierung, Elektroden haften sicher auf der Haut, Kabel am Gerät angeschlossen) überprüfen, da im Falle einer Diskonnektion fatale Fehlinformationen geliefert werden.

Gefahren

- Klebeelektroden bzw. die Kabelanschlüsse an den Elektroden können sich lösen, dadurch Gefahr von Fehlinterpretationen.

ACHTUNG

Bei Fehlpositionierung der Elektroden drohen Verfälschungen der Messergebnisse. Die Standardpositionen an den Extremitäten oder den Extremitätenansätzen ermöglichen im Falle eines Kammerflimmerns zudem eine ungestörte Platzierung der Defibrillationselektroden, ohne dass die EKG-Elektroden umgeklebt werden müssen.

1.4.3 12-Kanal-Ableitung

Wenn die 6 Extremitätenableitungen nach Einthoven und Goldberger zusammen mit den 6 Brustwandableitungen nach Wilson erfasst werden, entsteht ein 12-Kanal-EKG. Während die Extremitätenableitungen die elektrische Aktivität aus der frontalen Ebene aufzeichnen, zeigen die Brustwandableitungen eine horizontale Ebene. Das gelingt durch eine Zusammenschaltung der bunten Extremitätenelektroden zu einem Pseudo-Minuspol, der sich am Rücken befindet. Die an definierten Stellen um das Herz herum aufgesetzten Brustwandelektroden bilden jeweils einen Pluspol, sodass durch den Vergleich mit dem Minuspol am Rücken sechs weitere Betrachtungswinkel in horizontaler Ebene entstehen (➤ Abb. 1.15).

Vorteile

- Die 12 Standardableitungen ermöglichen eine exakte EKG-Diagnostik. Ein ST-Hebungsinfarkt wird nachweisbar. Komplexe Herzrhythmusstörungen können genau differenziert werden und pathologische Lagetypen werden erkennbar. Die Dokumentation vorübergehend aufgetretener Störungen bzw. des Zustands vor z. B. einer erfolgreichen antiarrhythmischen Therapie liefern dem Kardiologen in der Klinik bedeutende Informationen über die Krankheitsgenese.

Nachteile

- Das Kleben der Elektroden ist etwas aufwendiger, da neben den gut zugänglichen Hautstellen für die 4 Extremitätenelektroden sechs weitere Elektroden auf die Brust des Patienten geklebt werden müssen. Die Brust muss freigemacht werden. Störende Brustbehaarung muss ggf. entfernt werden.

Indikationen

- akutes Koronarsyndrom, Brustschmerzen
- Herzrhythmusstörungen
- Kreislaufinsuffizienz
- Bewusstseinsstörungen
- Atemnot

Kontraindikationen

- im Notfall keine

Equipment

- EKG-Gerät
- genügend Klebeelektroden
- ggf. Einmalrasierer

Patientenvorbereitung

- Öffnen der Bekleidung des Patienten, um die Klebeelektroden aufbringen zu können

Technik

- Die Brust des Patienten wird freigemacht. Störende Haare werden mittels Einmalrasierer entfernt.
- Die Extremitätenableitungen werden wie in ➤ Kap. 1.4.2 beschrieben geklebt. Der Stecker des 4-Pol-Kabels wird in der dafür vorgesehenen Buchse am Gerät eingestöpselt.
- Für die Brustwandableitung V_1 wird die Elektrode im 4. Zwischenrippenraum rechts neben dem Brustbein aufgeklebt.

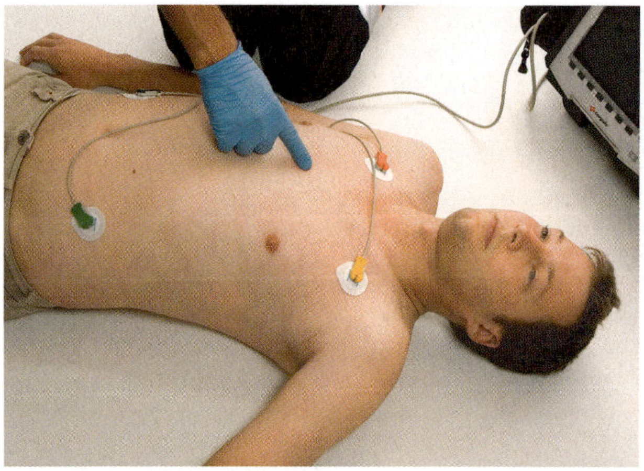

a) Ausgangslage 12-Kanal-EKG

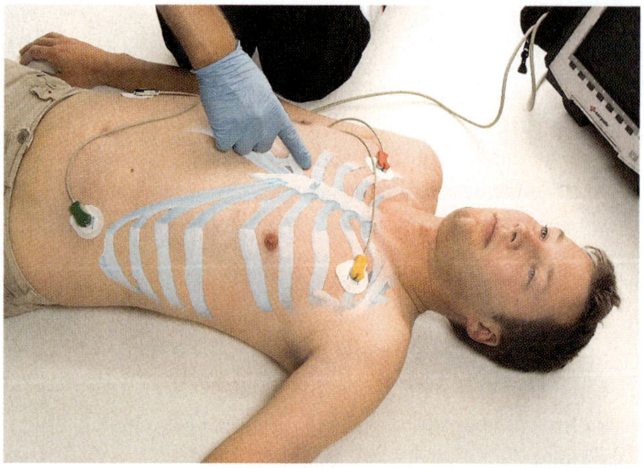

b) Ausmessen und Platzierung der Brustwandelektrode V1

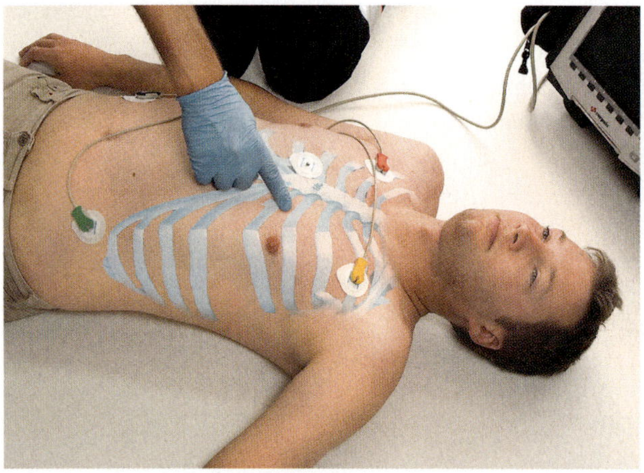

c) Ausmessen und Platzierung der Brustwandelektrode V2

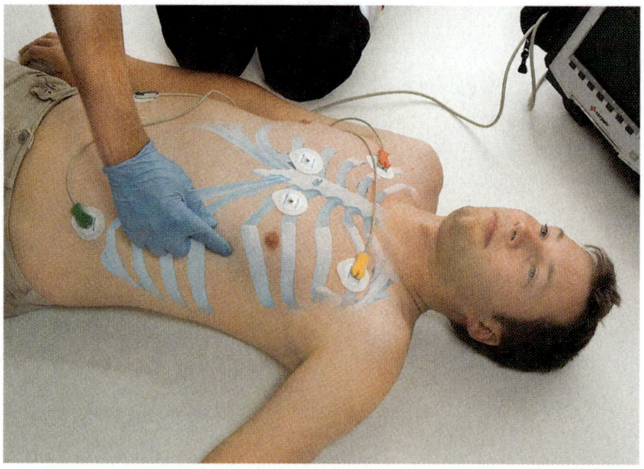

d) Ausmessen und Platzierung der Brustwandelektrode V4

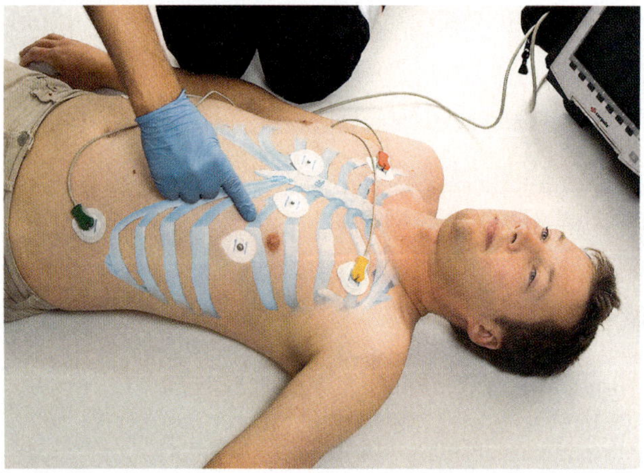

e) Ausmessen und Platzierung der Brustwandelektrode V3

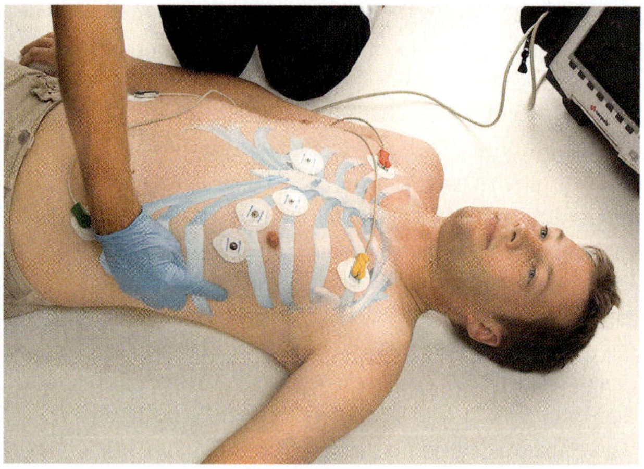

f) Ausmessen und Platzierung der Brustwandelektrode V5

Abb. 1.15 12-Kanal-EKG

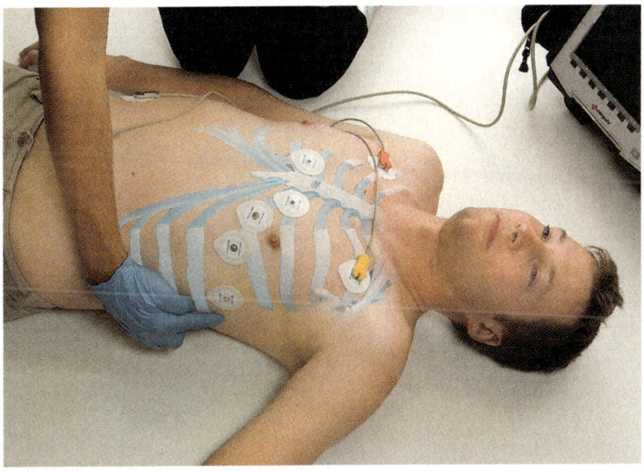

g) Ausmessen und Platzierung der Brustwandelektrode V6

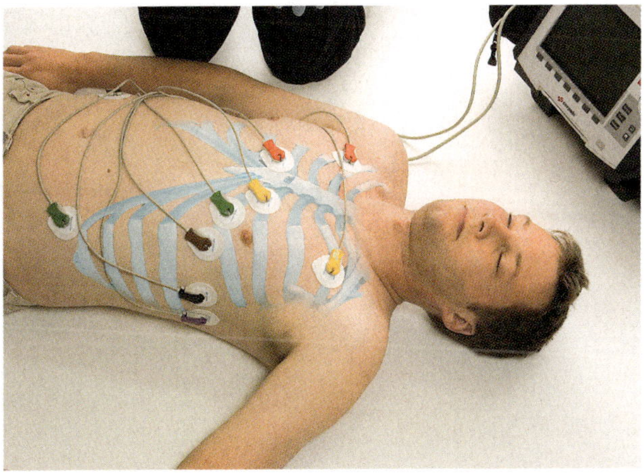

h) Vollständige 12-Kanal-Ableitung

Abb. 1.15 12-Kanal-EKG *(Fortsetzung)*

- V_2 wird in gleicher Höhe rechts neben dem Brustbein angebracht.
- Bevor V_3 geklebt wird, wird zunächst V_4 auf der linken Thoraxhälfte im 5. Zwischenrippenraum in der Medioklavikularlinie angebracht.
- V_3 wird nun genau zwischen V_2 und V_4 geklebt.
- V_5 wird in der gleichen Höhe wie V_4 in die vordere Axillarlinie der linken Thoraxhälfte geklebt.

ACHTUNG

Bei Frauen werden die Elektroden V_3–V_5 ggf. unter der Brust angebracht.
Das 6-Pol-Kabel für die Brustwandableitungen wird am EKG-Gerät konnektiert und mit den Elektroden verbunden. Die Abnehmer des EKG-Kabels für die aufgeklebten Elektroden sind farbcodiert: V_1 = rot, V_2 = gelb, V_3 = grün, V_4 = braun, V_5 = schwarz, V_6 = lila.

- Der Patient wird aufgefordert, nicht zu sprechen und sich nicht zu bewegen.
- Wenn ein störungsfreies Probebild auf dem Monitor zu sehen ist, wird der Drucker des EKG aktiviert und ein simultaner Ausdruck aller Ableitungen vorgenommen.
- Bevor das EKG befundet wird, nochmals alle Konnektionsstellen (korrekte Elektrodenplatzierung, Elektroden haften sicher auf der Haut, Kabel am Gerät angeschlossen) überprüfen, da im Falle einer Diskonnektion fatale Fehlinformationen geliefert werden.

Gefahren

- Klebeelektroden bzw. die Kabelanschlüsse an den Elektroden können sich lösen, dadurch Gefahr von Fehlinterpretationen.

ACHTUNG

Ein 12-Kanal-EKG ist zwar ein Standardverfahren zur Diagnostik eines Herzinfarktes. Ein negativer Befund schließt einen Herzinfarkt allerdings nicht aus, da einige Infarkte ohne Hebungen der ST-Strecke verlaufen (NSTEMI). In diesen Fällen gelingt die Infarktdiagnostik über Enzyme.

1.4.4 Rechtspräkordiale Ableitungen, Hinterwandableitungen

In bestimmten Fällen kann es sinnvoll sein, über die 12-Kanal-Ableitung hinausgehend weitere Ableitungen zu sammeln und damit zusätzliche Betrachtungswinkel auf die Herztätigkeit zu gewinnen.

Indikationen

Rechtsherzinfarkt

Eine seltene Infarktlokalisation ist das rechte Herz. Häufig besteht bei Patienten mit Rechtsherzinfarkten eine hämodynamische Instabilität. Die Halsvenen können gestaut sein und die erhöhte Last vor dem rechten Herzen anzeigen, während keine Lungenstauung vorliegt, wie sie bei einer Linksherzinsuffizienz typisch ist. Therapeutisch ergeben sich Konsequenzen, die z.T. gegenläu-

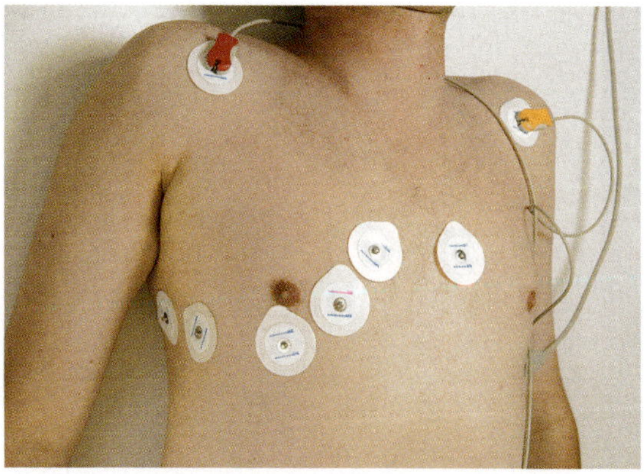

Abb. 1.16 Rechtspräkordiale Ableitung

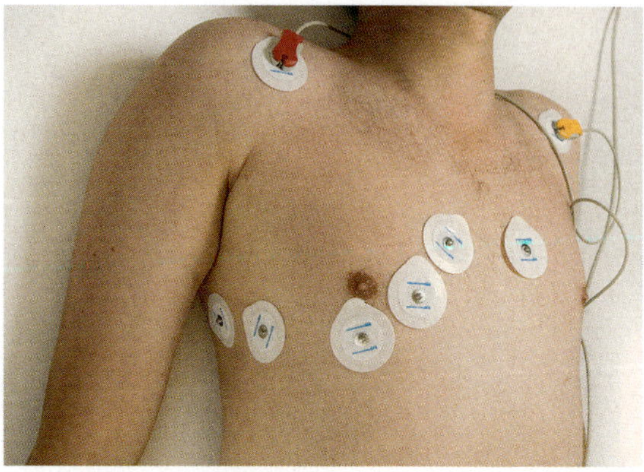

Abb. 1.17 Hinterwandableitungen

fig zur üblichen Infarktversorgung sind. So erhalten Patienten mit rechtsventrikulären Infarkten kein Nitro, dafür aber Volumen. Bei einem Verdacht auf Rechtsherzinfarkt empfiehlt sich die Erfassung der rechtspräkordialen Ableitungen (V_3R-V_6R), die infarktverdächtige EKG-Veränderungen des rechten Herzens sichtbar machen.

Posteriorer Infarkt

Die Hinterwandableitungen (V_7, V_8, V_9) repräsentieren die der Wirbelsäule zugewandte Hinterwand des Herzens, die bei einem Routine-EKG nicht erfasst wird. Ein hier verorteter posteriorer Infarkt wird im Standard-EKG nur indirekt durch spiegelbildliche EKG-Veränderungen (z. B. hohe R-Zacken in V_1 und V_2) in den Brustwandableitungen angezeigt. Bei entsprechendem Verdacht sollten die Hinterwandableitungen zusätzlich zu den Brustwandableitungen V_1-V_6 abgeleitet werden.

Kontraindikationen

- im Notfall keine

Equipment

- EKG-Gerät
- Klebeelektroden
- ggf. Einmalrasierer

Patientenvorbereitung

- Öffnen der Bekleidung des Patienten, um die Klebeelektroden aufbringen zu können.

Technik

Rechtspräkordiale Ableitungen

HELFER 1

- Zunächst wird ein normales 12-Kanal-EKG abgeleitet und dokumentiert.
- Zur Ableitung der rechtspräkordialen Ableitungen werden nun vier Elektroden entsprechend der beim 12-Kanal-EKG üblichen Lokalisation für V_3-V_6 auf die rechte statt der linken Brustseite aufgeklebt. Die Elektrodenposition für V_1 und V_2 wird beibehalten. Die Kabel für V_3-V_6 werden spiegelbildlich an die auf der rechten Brustkorbseite geklebten Elektroden angeschlossen.
- Das EKG wird abgeleitet und dokumentiert. Um Verwechslungen sicher auszuschließen, erden die angezeigten Ableitungen neu beschriftet: V_3 wird zu V_3R, V_4 zu V_4R, V_5 zu V_5R und V_6 zu V_6R.

Hinterwandableitungen

HELFER 1

- Zunächst wird ein normales 12-Kanal-EKG abgeleitet und dokumentiert.
- Die Elektrode für V_7 wird in gleicher Höhe wie V_4-V_6 in der hinteren Axillarlinie aufgeklebt.
- V_8 wird in gleicher Höhe in der Skapularlinie angebracht.
- V_9 wird in gleicher Höhe in der Paravertebrallinie aufgeklebt.
- Die Kabel für die Ableitungen V_4-V_6 werden von den Elektroden abgenommen und der Reihe nach auf die neu geklebten Elektroden für V_7-V_9 aufgesetzt.
- Das EKG wird abgeleitet und dokumentiert. Die Bezeichnungen für V_4-V_6 werden durchgestrichen und durch V_7-V_9 ersetzt. Diese drei Ableitungen können

nun vom EKG-Streifen abgetrennt und unter den Dokumentationsstreifen des 12-Kanal-EKGs geheftet werden.
- Bevor das EKG befundet wird, nochmals alle Konnektionsstellen (korrekte Elektrodenplatzierung, Elektroden haften sicher auf der Haut, Kabel am Gerät angeschlossen) überprüfen, da im Falle einer Diskonnektion fatale Fehlinformationen geliefert werden.

Gefahren

Klebeelektroden bzw. die Kabelanschlüsse an den Elektroden können sich lösen, dadurch Gefahr von Fehlinterpretationen.

1.5 Pulsoxymetrie

Hendrik Sudowe

Ein Pulsoxymeter misst noninvasiv die Pulsfrequenz (60–80/Min. in Ruhe) und die arterielle Sauerstoffsättigung (SpO_2: 96–98%). Die Abweichungen zur blutig gemessenen Sauerstoffsättigung (SaO_2) sind bei normalen Sättigungsbereichen gering. Bei erheblichem Sättigungsabfall wird die pulsoxymetrische Messung ungenau – allerdings ist die Dringlichkeit des Handelns bei Werten unter 70% bereits offensichtlich und nicht mehr von wenigen Prozentpunkten abhängig. Die Beziehung zwischen Sauerstoffsättigung (SpO_2) und Sauerstoffpartialdruck (paO_2) kann durch eine S-förmige Kurve (➤ Abb. 1.18) beschrieben werden. Ein starker Abfall des Sauerstoffpartialdrucks führt zunächst nur zu einem leichten Absinken der Sauerstoffsättigung. Reduziert sich der paO_2 weiter, folgt ein dramatischer SpO_2-Abfall. Sättigungswerten von ≤ 90% ist bereits ein erheblicher Abfall des Sauerstoffpartialdrucks vorausgegangen.

Das Messprinzip der Pulsoxymetrie (➤ Abb. 1.19) beruht auf der Ausstrahlung von Licht unterschiedlicher Wellenlänge, welches von mit Sauerstoff beladenem oder *nicht* beladenem Hämoglobin in unterschiedlicher Weise absorbiert und dann von einem Sensor aufgenommen wird. Die Messung erfasst nicht das Gewebe, sondern das pulsierend durchströmende Blut, sodass nur bei erhaltener Durchblutung des Messortes Werte erhoben werden können.

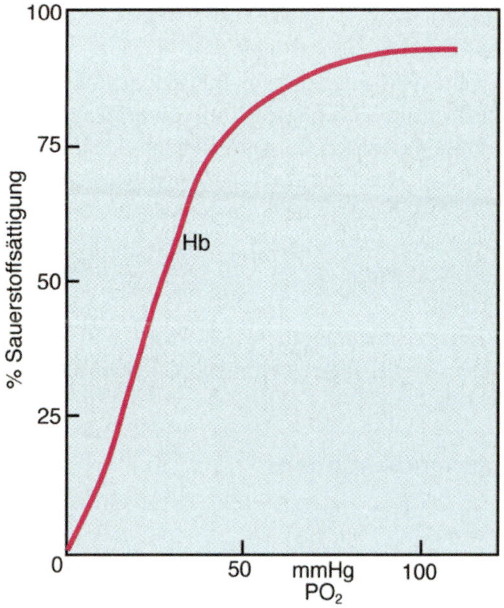

Abb. 1.18 Sauerstoffbindungskurve

Vorteile

- Die Pulsoxymetrie gibt objektiv Aufschluss darüber, ob die äußere Atmung (Ventilation, Diffusion, Zirkulation, Sauerstoffbindung) in der Lunge adäquat funktioniert. Die ermittelten Werte können als Entscheidungshilfe (z. B. bei der Indikationsstellung zur Intubation und kontrollierten Beatmung) dienen.

Nachteile

- Zahlreiche Einflüsse (mangelhafte Durchblutung, Verschmutzung, Bewegungen) können zu Störungen der Messung (keine oder verfälschte Werte) führen. Die Pulsoxymetrie erfasst zwar kurz- und mittelfristig Trends (Verbesserung oder Verschlechterung der Sauerstoffsättigung), aber nicht unmittelbar. Sie ist kein frühes Kontrollkriterium einer korrekten Tubuslage: Sowohl ein Anstieg als auch ein Abfall der Sauerstoffsättigung treten mit einer zeitlichen Verzögerung auf.

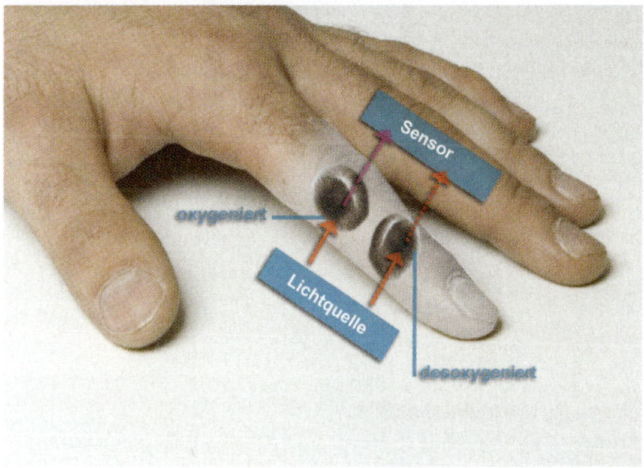

Abb. 1.19 Messprinzip eines Pulsoxymeters

Indikation

Die Pulsoxymetrie gehört zur Basisuntersuchung eines Notfallpatienten. Da sie weder mit Schmerzen noch mit sonstigen Nachteilen für den Patienten verbunden ist, sollte sie entsprechend großzügig eingesetzt werden. Bei folgenden Situationen ist sie unabdingbar:

- Atemnot
- Brustschmerzen
- Schock
- Bewusstseinsstörungen inkl. Narkose
- Intensivverlegungen; Beatmungspatienten

Kontraindikationen

- keine

Equipment

- Pulsoxymeter (➤ Abb. 1.20)

Patientenvorbereitung

HELFER 1

- Im Rahmen der Untersuchung auf Maßnahme hinweisen.

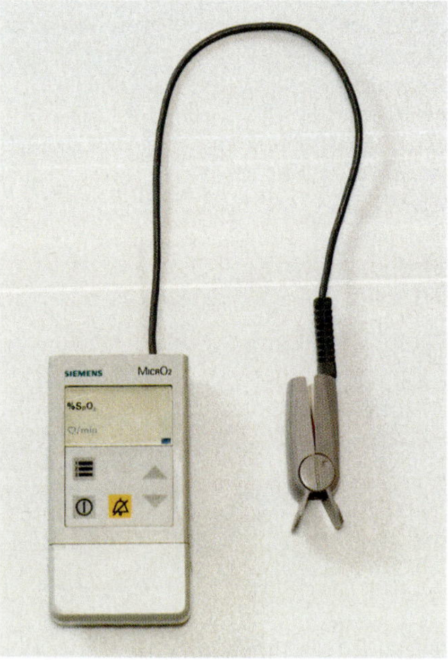

Abb. 1.20 Pulsoxymeter

Technik

HELFER 1

Die Messung erfolgt in der Regel über einen Sensor, der als Clip am Finger des Patienten angebracht wird (➤ Abb. 1.21). Für Kinder stehen spezielle Sensoren zur Verfügung, die z. B. über Klebestreifen am Fuß angebracht werden können. Bei schlechter peripherer Durchblutung kann am Ohr oder an der Nase gemessen werden. Wenn die Finger aufgrund von Verletzungen (z. B. Verbrennungen) als Messort nicht zur Verfügung stehen, kann der Clip an einem Zeh angebracht werden.

Gefahren

- Mess- und Interpretationsfehler, z. B. durch Nagellack (Farben blau, grün, schwarz) führen zu falsch niedrigen Werten. Rot- und purpurfarbener Nagellack haben keine Auswirkung auf die Messung.

TIPPS

Bei aufgebrachtem Nagellack kann der Sensor um 90° gedreht werden, um „saubere" Haut zu durchleuchten.

- Bewegungsartefakte führen zu verfälschten oder ausbleibenden Werten.
- Durchblutungsstörungen (Zentralisation bei Schock oder Unterkühlung, Kreislaufstillstand) führen zu fehlerhaften oder ausbleibenden Werten.
- Das Pulsoxymeter unterscheidet lediglich zwischen desoxygeniertem und dem „restlichen" Hämoglobin. Im Normalfall ist das restliche Hämoglobin mit Sauerstoff beladen und wird dann als Oxyhämoglobin bezeichnet. In bestimmten Fällen werden jedoch auch Carboxyhämoglobin (Kohlenmonoxidintoxikation, starke Raucher) und Methämoglobin (Intoxika-

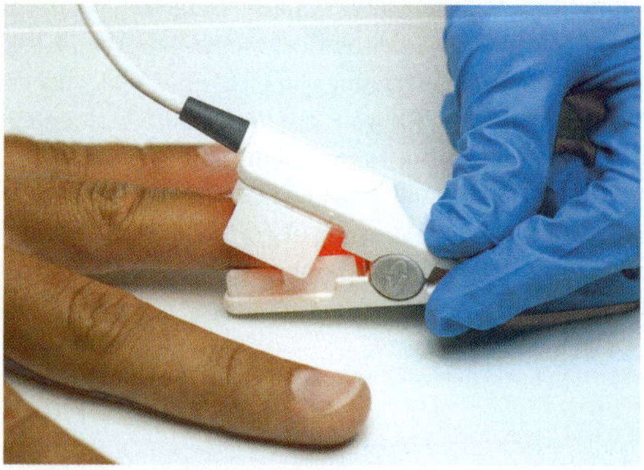

Abb. 1.21 Messung über Fingerclip

tionen mit Stoffen, die aus dem zweiwertigen Eisen des Hämoglobins dreiwertiges Eisen entstehen lassen: z. B. Nitroglyzerin, Sulfonamide, Wasserstoffperoxid, Stickstoffmonoxid, Lidocain) erfasst. In diesen Fällen zeigt das Pulsoxymeter hohe Werte an, die keinesfalls als hohe Sauerstoffsättigung fehlinterpretiert werden dürfen.

- Die Therapie einer Intoxikation mit Methämoglobinbildnern kann in der Gabe von Methylenblau liegen. Methylenblau ist ein blauer Farbstoff, der als desoxygeniertes Hämoglobin fehlinterpretiert wird. Das Pulsoxymeter zeigt falsch niedrige Sättigungswerte an, obwohl die Therapie der Methämoglobinintoxikation greift und die tatsächliche Sauerstoffsättigung steigt.
- CO_2 wird nicht erfasst. Insbesondere bei Sauerstoffzufuhr kann bei Patienten mit gestörtem Atemantrieb (COPD-Patienten) trotz guter Sättigung eine Hypoventilation vorliegen, die zu Hyperkapnie und CO_2-Narkose führen kann.
- Das Pulsoxymeter misst die prozentuale O_2-Sättigung des Hämoglobins. Es misst jedoch nicht den Hämoglobingehalt des Blutes. Bei schweren Anämien kann die Sättigung des verbliebenen Hämoglobins zwar gut sein – es liegt aber dennoch ein Sauerstoffmangel vor, weil aufgrund des reduzierten Hämoglobingehalts Transportkapazitäten fehlen.

1.6 Kapnometrie, -graphie

Frank Flake

Die Kapnographie ist ein Messverfahren zur Ermittlung der endexspiratorischen CO_2-Konzentration ($EtCO_2$) beim intubierten Patienten. Sie gehört zu den Standardverfahren der präklinischen Notfallmedizin und gibt beim intubierten Patienten Aufschluss über die Ventilation, die Hämodynamik und den Metabolismus.

Mithilfe eines Referenzgases (Gas mit bekannter CO_2-Konzentration) wird infrarotabsorbierend mittels Spektralanalyse der Wert verglichen und angezeigt.

Bei der Kapnometrie wird der Wert ausschließlich numerisch angezeigt, während bei der Kapnographie die zusätzliche grafische Anzeige der Atemstromkurve erfolgt.

TIPPS

Mit einem neuen Verfahren beim Corpuls 3 ist die Messung auch beim nicht intubierten Patienten möglich.

Man unterscheidet zwei Messverfahren:

- Hauptstromverfahren (Inline): Messung erfolgt in einem Messkopf, der direkt am Endotrachealtubus konnektiert ist.
- Nebenstromverfahren (Sidestream): Der Ausatemluft wird Gas entnommen und dann analysiert.

$EtCO_2$-Normbereich: 35–45 mmHg (4,5–6%)

Vorteile

- Bestmögliches Beatmungsmonitoring und damit bestmögliche Sicherheit für den Patienten. Ggf. Hypo- oder Hyperventilation eines Patienten bei bestimmten Krankheitsbildern. Aufschluss über die tatsächliche CO_2-Konzentration im Blut.
- Die tatsächliche, arterielle CO_2-Konzentration (pCO_2) im Blut ist bei einem gesunden Menschen nur um 1–3 mmHg höher als die endexspiratorische CO_2-Konzentration ($EtCO_2$).

Nachteile

- Bei flacher Tachypnoe oft falsche Messwerte durch erhöhte Totraumventilation.
- Beim Nebenstrommessverfahren eines Kapnometers wird der Atemluft Gas entzogen. Dies kann bei Säuglingen und Kleinkindern eine Zunahme des Totraumvolumens bewirken → Absauggeschwindigkeit reduzieren!

Indikation

- jeder intubierte Patient (Polytrauma, Reanimation, Intensivverlegung etc.),
- ggf. nicht intubierte Patienten mit Hinweis auf Atemstörungen.

Kontraindikation

- keine

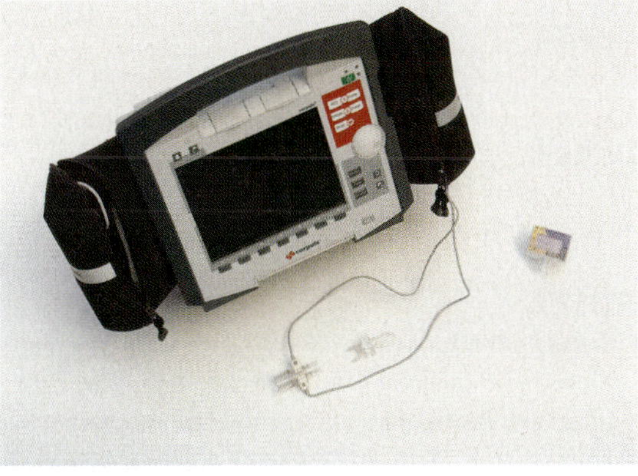

Abb. 1.22 Material Kapnometrie

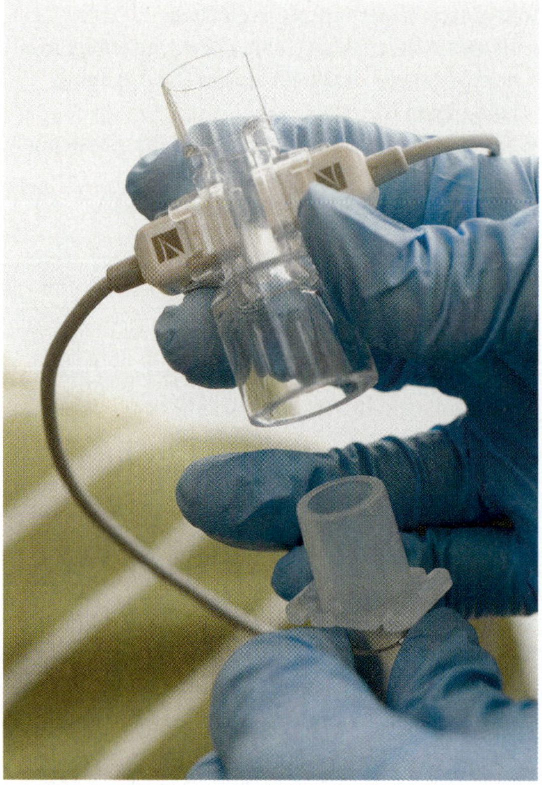

Abb. 1.23 Anschließen des Messsensors

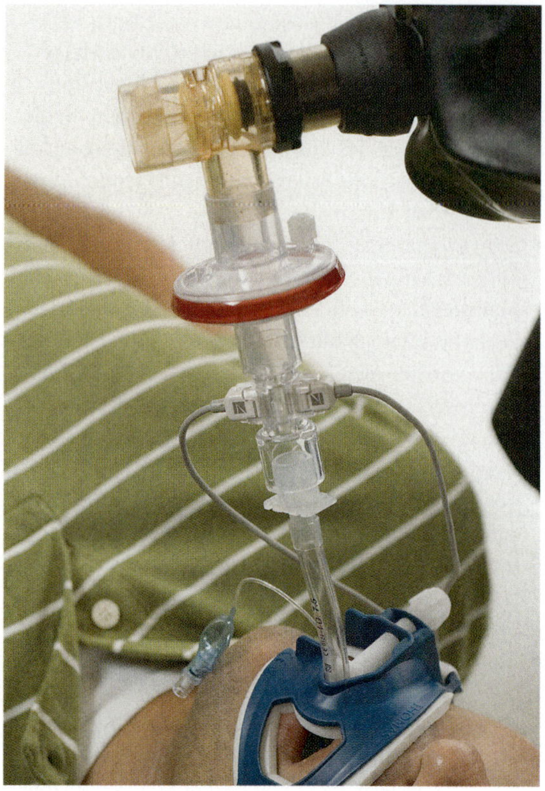

Abb. 1.24 Fertige Kapnometrie

Equipment

- Kapnograph oder Kapnometer
- Sensorverbindungskabel
- Messsensor (Hauptstromverfahren)
- Luftansaugschlauch (Nebenstromverfahren)
- Wasserfalle (Nebenstromverfahren)
- evtl. Beatmungsfilter

Patientenvorbereitung

- entfällt

Technik

Hauptstromverfahren

HELFER 1

- Sensorverbindungskabel an das Gerät konnektieren.
- Messsensor aufstecken und zwischen Endotrachealtubus und Beatmungsgerät oder Beatmungsbeutel konnektieren. Wird ein Beatmungsfilter verwendet, zwischen Endotrachealtubus und Filter anbringen.
- Erste Messung abwarten → Sensor wird erwärmt.
- Messergebnis ablesen.

Nebenstromverfahren

HELFER 1

- Wasserfalle (Filter) an Gerät anschließen.
- Luftansaugschlauch an Wasserfalle und an Tubuskonnektor anschließen.
- Tubuskonnektor zwischen Endotrachealtubus und Beatmungsgerät oder Beatmungsbeutel konnektieren.
- Messergebnis ablesen.

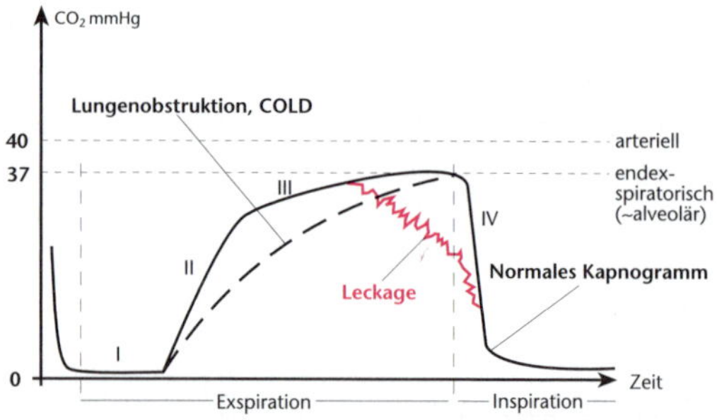

Abb. 1.25 Kapnogramm

Tab. 1.10 Verändertes Kapnogramm

Befund	Gestörte Ventilation
verkleinerte Amplitude, geringer $EtCO_2$	Hyperventilation
vergrößerte Amplitude, hoher $EtCO_2$	Hypoventilation
verlängerte Anstiegszeit der $EtCO_2$-Kurve	Obstruktion, z. B. Asthma, Tubusknick
ungenaue Messung, vorzeitiger Abfall der CO_2-Kurve	Leckage im Beatmungssystem
fehlende $EtCO_2$-Kurve	ösophageale Fehlintubation
fehlende $EtCO_2$-Kurve	Diskonnektion
fehlende $EtCO_2$-Kurve	versehentliche Extubation (z. B. beim Umlagern)
Befund	**Gestörte Zirkulation**
schlagartiger Abfall des $EtCO_2$, danach langsamer Anstieg oder bei einem kleinen embolischen Verschluss immer kleiner werdende Amplitude	Lungenembolie
Ausbleiben der CO_2-Kurve wegen mangelnder Lungen perfusion	Herzstillstand
Befund	**Metabolische Störung**
verkleinerte Amplitude, geringerer $EtCO_2$	Stoffwechselreduktion beim hypothermierten Patienten
erhöhte Amplitude, hoher $EtCO_2$	Medikamentengabe, z. B. Natriumbikarbonat
verkleinerte Amplitude, niedriger $EtCO_2$	nach Gabe von Suprarenin®

TIPPS

Die Kapnometrie erleichtert das Monitoring im Rettungshubschrauber, da durch den Geräuschpegel eine Auskultation nahezu unmöglich ist.
Unzureichende Relaxierung oder Sedierung des Patienten sind an einem frühzeitigen Abfall („Gegenatmen") der $EtCO_2$-Kurve erkennbar.

Ein normales Kapnogramm gliedert sich in 4 Phasen:

- Phase I: CO_2-Konzentration nahe Null (Totraumluft),
- Phase II: Mischluft aus Totraum und Alveolarluft,
- Phase III: beim gesunden Menschen homogene Alveolarluft,
- Phase VI: CO_2-Konzentration nahe Null (Beginn der Inspiration).

Gefahren

- Im Schock kommt es durch Zentralisation zu einer pulmonalen Minderperfusion und damit zu einer Vergrößerung der Totraumventilation → $EtCO_2$ ↓, die im Blut vorhandene CO_2-Konzentration (pCO_2) hingegen steigt → es ist zwingend notwendig, die Ventilation zu steigern, obwohl die Kapnometrie eine Hyperventilation vortäuscht.

1.7 Schnelltests

Frank Flake, Michael Knieps

Schnelltests dienen der Gewinnung wichtiger Parameter zur Eingrenzung der Diagnose und zur Einleitung einer spezifischen Therapie. Entscheidend dabei ist, die Daten möglichst umgehend und sicher zur Verfügung zu haben. Die wichtigsten in der Notfallmedizin sinnvollen Tests sind der Blutzuckerschnelltest, der Troponin-Test sowie Drogentests. In der Regel benötigt man zur Durchführung Blut, Speichel oder Urin.

1.7.1 Blutzuckerschnelltest

Glukose ist ein Hauptenergieträger für den menschlichen Organismus. Die Blutglukosekonzentration wird maßgeblich durch das Wechselspiel von Insulin und Glukagon in engen Grenzen konstant gehalten. Insbesondere das Nervensystem reagiert auf starke Schwankungen des Blutzuckerzuckerspiegels sehr empfindlich.

Bei der Erkrankung „Diabetes mellitus" ist die Blutzuckerregulation aus verschiedenen Gründen gestört. Diabetische Notfälle kommen aufgrund der Häufigkeit des Krankheitsbildes oft vor und bieten abwechslungsreiche klinische Bilder.

Insofern ist die Bestimmung des Blutzuckerspiegels aus Kapillarvollblut mittels Schnelltest ein bedeutendes diagnostisches Hilfsmittel, um die Ausprägung einer akuten Blutzuckerentgleisung feststellen zu können (➤ Tab. 1.11). Dabei ist die tatsächliche Höhe der Blutzuckerkonzentration nicht von alleiniger Bedeutung, der Blutzuckerspiegel ist vielmehr immer im Zusammenhang mit der klinischen Symptomatik und dem Befinden des Patienten zu betrachten.

Grundsätzlich kommt im Rettungseinsatz die Messung mit und ohne Messgerät infrage, wobei die Vorteile für eine Messung mit Messgerät überwiegen.

ACHTUNG

Ein Blutzuckerschnelltest (punktuelle Messung) eignet sich in keinem Fall für die Krankheitsbestimmung „Diabetes mellitus"!

Tab. 1.11 Blutzuckernormalwerte für verschiedene Altersstufen

Alter	Blutzucker (mg/dl)	Blutzucker (mmol/l)
Neugeborene	60–90	3,3–5,0
Säugling	60–90	3,3–5,0
Kleinkind	80–110	4,4–6,1
Schulkind	80–110	4,4–6,1
Jugendliche	80–120	4,4–6,7
Erwachsene	80–120	4,4–6,7

ACHTUNG

Nicht nur Diabetiker können eine Hypoglykämie erleiden. Weitere wichtige Ursachen sind außerdem:
- Intoxikationen (z. B. Alkohol)
- Hypothermie
- Hyperventilation
- andere Grunderkrankungen (z. B. Sepsis, Pankreatitis).

Formen einer Blutzuckerentgleisung können sein:
- Hypoglykämie: BZ < 50 mg/dl (2,8 mmol/l) → das Auftreten und die Schwere von Symptomen ist stark abhängig von der Gewöhnung des Patienten (z. B. können bei Diabetikern noch deutlich höhere Blutzuckerwerte zu Symptomen einer Hypoglykämie führen),
- Hyperglykämie: BZ > 140 mg/dl (7,8 mmol/l),
- ketoazidotisches Coma diabeticum (vorwiegend bei Typ-1-Diabetikern): BZ meist < 700 mg/dl (38,8 mmol/l),
- hyperosmolares Coma diabeticum (vorwiegend bei Typ-2-Diabetikern): BZ meist > 800 mg/dl (44,4 mmol/l).

Messung ohne Gerät (semiquantitative Messung)

Vorteile
- unabhängig von einem Messgerät und geräteseitigen Störquellen

Nachteile
- relativ aufwendige Anwendung,
- größerer Blutstropfen erforderlich,
- Ergebnis etwa zwei Minuten nach Auftragen des Blutstropfens,
- subjektiver Befund: visueller Vergleich zwischen Teststreifen und Referenzskala,
- grobe Abstufung der Referenzskala.

Messung mit Gerät (elektrochemische Verfahren)

Vorteile
- leicht und handlich,
- einfache Anwendung,
- pflegeleicht,
- bei entsprechender Anwendung, Wartung und Pflege verlässliche Ergebnisse,
- minimaler Blutstropfen erforderlich,
- schnelles Ergebnis nach Auftragen des Blutstropfens (im Sekundenbereich),
- großer Messbereich bei maximaler Genauigkeit,
- Speicherfunktion.

Nachteile
- abhängig von einem batteriebetriebenen Messgerät → regelmäßiger Batteriewechsel erforderlich,
- Betriebsumgebung muss beachtet werden (Temperatur, Luftfeuchtigkeit, elektromagnetische Felder),
- relativ hohe Folgekosten für gerätespezifische Teststreifen,
- Nach Teststreifenwechsel ist in der Regel eine Neukalibrierung des Messgerätes erforderlich,
- relativ hohe Anforderungen an die Haltbarkeit und Lagerung von Teststreifen (Temperatur, Luftfeuchtigkeit) → besser einzeln verpackte Teststreifen verwenden,
- wöchentliche Funktionskontrollen erforderlich.

Indikation

- Standardverfahren bei allen Notfallpatienten mit Bewusstseinsstörungen im Rahmen des erweiterten Basischecks,
- bei allen Patienten mit einer aus der Anamnese heraus bekannten Diabetes-Erkrankung und akut auftretenden Beschwerden (diabetischer Notfall),
- bei Hypoglykämie zur Kontrolle des Therapieerfolgs (ggf. mehrfach notwendig).

Kontraindikation

- Lebensrettende Maßnahmen haben Vorrang!

Equipment

- Schutzhandschuhe
- Hautdesinfektionsmittel
- sterile Tupfer
- eigensichernde Lanzette (zur Vermeidung von Nadelstichverletzungen)
- Teststreifen

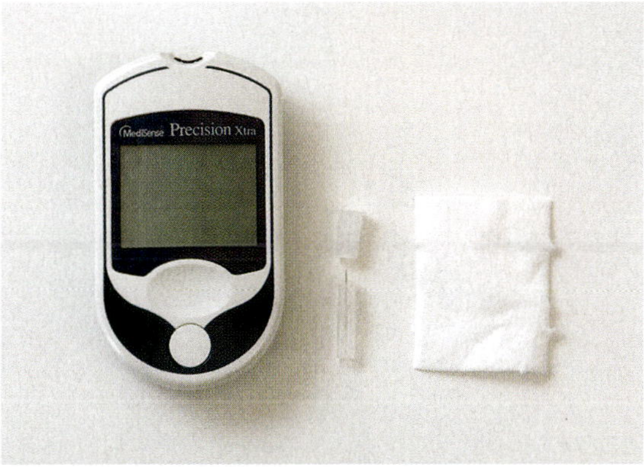

Abb. 1.26 Material BZ-Messung mit BZ-Messgerät

- Blutzuckermessgerät oder Referenzskala auf Teststreifenröhre
- ggf. Wundschnellverband

Patientenvorbereitung

HELFER 1

- Wenn möglich: Patienten über die geplante Maßnahme aufklären und Einwilligung einholen.
- Ggf. Durchblutung an der Punktionsstelle (➤ Tab. 1.12) verstärken (z. B. Finger reiben und wärmen, Hand herabhängen lassen).
- Desinfektion der Punktionsstelle (→ Desinfektionsmittel vollständig abtrocknen lassen).

TIPPS

Blutentnahmen an anderen Körperstellen bzw. die Blutzuckerbestimmung aus Venenblut kann zu erheblichen Blutzuckerschwankungen gegenüber der Blutentnahme an der Fingerkuppe führen. Bei den meisten Patienten zeigt sich eine Blutzuckerveränderung am schnellsten an der Fingerkuppe.

Technik

Messung ohne Blutzuckermessgerät

HELFER 1

- Material bereitlegen, Patienten vorbereiten.
- Rasch und tief mit der Lanzette punktieren.
- Blutgewinnung → mit sanftem Druck in Richtung Punktionsstelle ausdrücken.
- Ersten Blutstropfen verwerfen und mit einem Tupfer abwischen (enthält zuviel Gewebeflüssigkeit).
- Zweiten Blutstropfen (ca. 10 µl) auf die Auftragzone des Teststreifens geben.

Tab. 1.12 Punktionsstellen zur Kapillarblutgewinnung für Blutzuckerschnelltest

Alter	Punktionsstelle
Kleinkinder	• Seitenränder[1] der Ferse
Erwachsene	• Seitenränder[1] der Fingerbeere von Mittelfinger, Ringfinger oder kleinem Finger • Ohrläppchen
Alternative Punktionsstellen: • Handballen unter dem kleinen Finger bzw. unter dem Daumen • Innen- und Außenseite Unterarm • Oberarm • Oberschenkel • Wade • Gewinnung von Venenblut (z. B. aus Venenverweilkanüle)	

[1] An den Seitenrändern ist das Schmerzempfinden am geringsten.

- Wunde mit einem Tupfer kurze Zeit zusammendrücken, ggf. Wundschnellverband aufkleben.
- Nach 60 Sekunden (herstellerabhängig → Gebrauchsanleitung beachten) mit einem Tupfer das Blut vollständig von der Auftragzone des Teststreifens abwischen.
- Nach weiteren 60 Sekunden kann die farbliche Veränderung der Auftragzone des Teststreifens mit einer Referenzskala auf der Teststreifenröhre verglichen und derart der Blutzuckerwert bestimmt werden.
- Lanzette und Teststreifen in einem stichfesten Behälter entsorgen.
- Dokumentation im Transportprotokoll.

Messung mit Blutzuckermessgerät

HELFER 1

- Material bereitlegen, Patienten vorbereiten.
- Teststreifen in angezeigter Richtung in den vorgesehenen Steckplatz des Messgerätes einführen → in der Regel schaltet sich das Gerät automatisch ein.
- Ggf. Codenummer auf der Teststreifenröhre mit auf dem Display des Messgerätes angezeigter Codenummer vergleichen → Gerät signalisiert in der Regel Betriebsbereitschaft.
- Rasch und tief mit der Lanzette punktieren.
- Blutgewinnung → mit sanftem Druck in Richtung Punktionsstelle ausdrücken.
- Zur Blutaufnahme mit dem vorderen Rand der Auftragzone des Teststreifens den Blutstropfen berühren, ggf. Teststreifen schräg anstellen (45°) → moderne Messgeräte saugen die benötigte Menge Blut automatisch ein und beginnen dann sofort mit der Messung.
- Nach wenigen Sekunden wird der Blutzuckerwert im Display des Messgerätes angezeigt → ablesen.

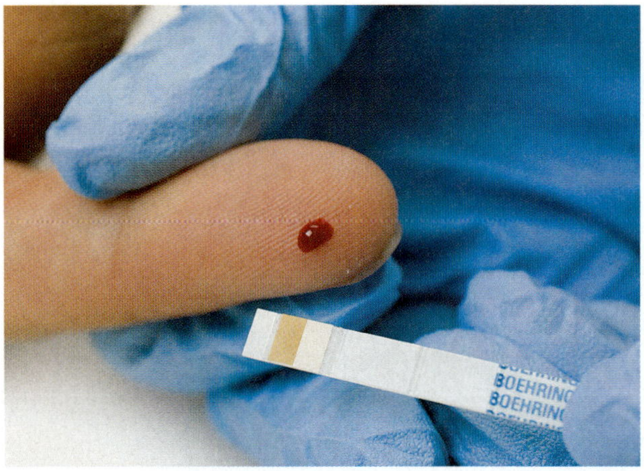

a) Blutentnahme Fingerbeere

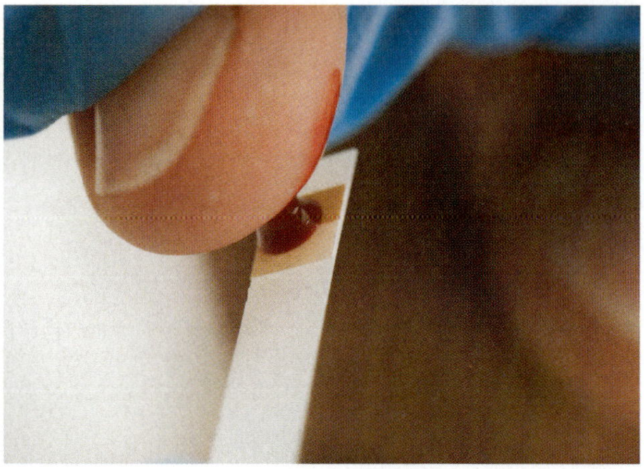

b) Aufbringen des zweiten Blutstropfen auf die Auftragszone

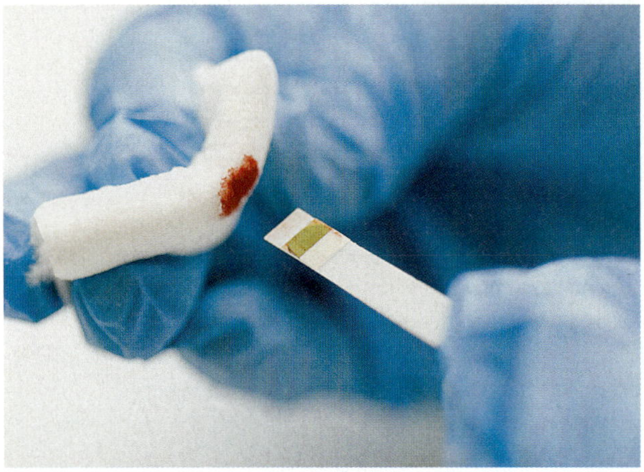

c) Abwischen des Bluts von der Auftragszone

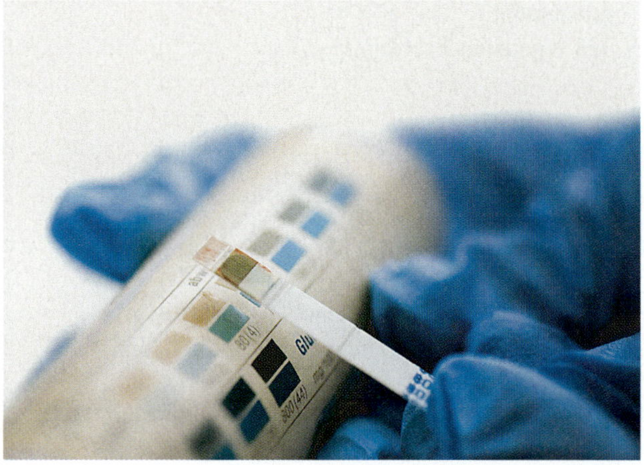

d) Ablesen des Messwertes mit Hilfe der Referenzskala

Abb. 1.27 Blutzuckermessung ohne Messgerät

- Wunde mit einem Tupfer kurze Zeit zusammendrücken, ggf. Wundschnellverband aufkleben.
- Lanzette und Teststreifen in einem stichfesten Behälter entsorgen.
- Nach Entfernung des Teststreifens schalten sich die meisten Messgeräte innerhalb weniger Sekunden automatisch ab.
- Dokumentation im Transportprotokoll.

TIPPS

Herstellerabhängige Zusatzfunktionen an Messgeräten können sein:
- Ketonkörperbestimmung bei Verwendung spezieller Teststreifen → Ketoazidose,
- Low- bzw. High-Anzeige, wenn die Messergebnisse außerhalb des Messbereichs liegen,
- Speicherfunktion für viele Messergebnisse,
- Einstellung von Alarmfunktionen und Signaltönen,
- Übertragung von Messergebnissen auf andere Speichermedien (z. B. Computer) z. B. über eine Infrarotschnittstelle → in der Regel spezielle Software erforderlich,
- Korrektur der Blutmenge innerhalb eines Messzyklus, falls erste Probeaufnahme fehlgeschlagen ist,
- Abschaltautomatik.

Um Fehlmessungen zu vermeiden, ist hinsichtlich der Verwendung von Teststreifen zu beachten:
- Vom Hersteller zugelassene Teststreifen verwenden.
- Codenummer auf Teststreifenröhre und angezeigte Codenummer auf dem Display des Messgerätes müssen zum Zeitpunkt der Messung übereinstimmen.
- Teststreifen an einem trockenen und kühlen Ort aufbewahren, Teststreifenbehältnisse fest verschlossen halten → besser einzeln verpackte Teststreifen verwenden.
- Haltbarkeitsdatum der Teststreifen beachten.

Um den optimalen Betrieb des Messgerätes zu erhalten, ist zu beachten:
- Gebrauchs- und Pflegeanweisung beachten.
- Gerät vor Staub schützen.

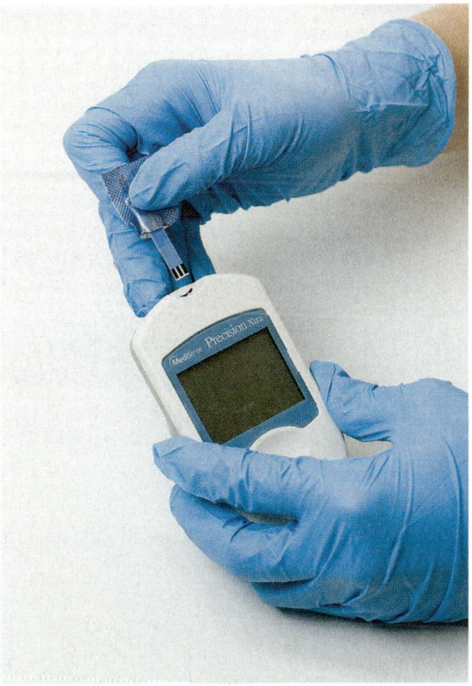

a) Einführen des Teststreifens in Steckplatz des BZ-Messgerätes

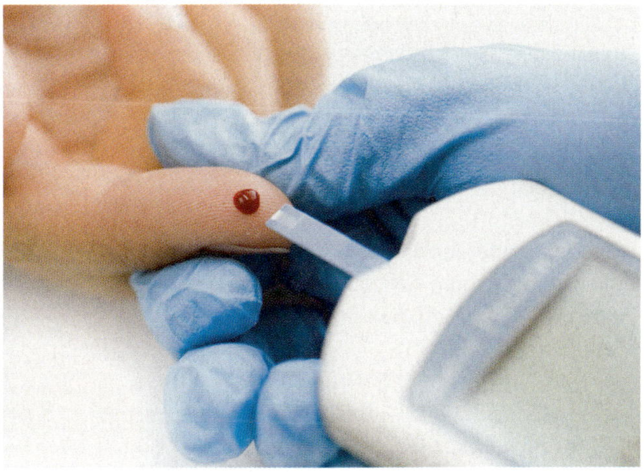

b) Blutentnahme Fingerbeere für Messung mit BZ-Gerät

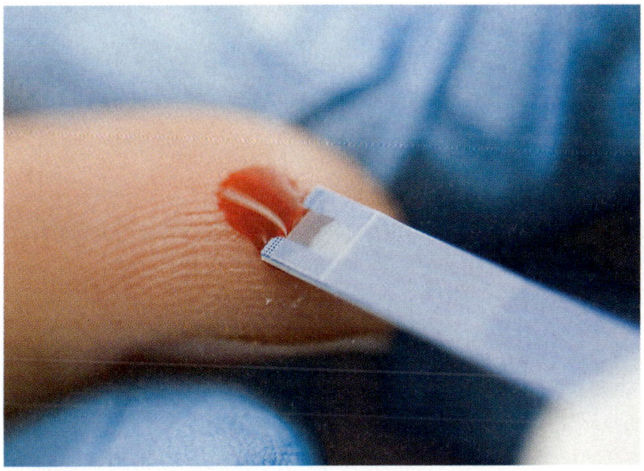

c) Blutaufnahme auf dem Teststreifen

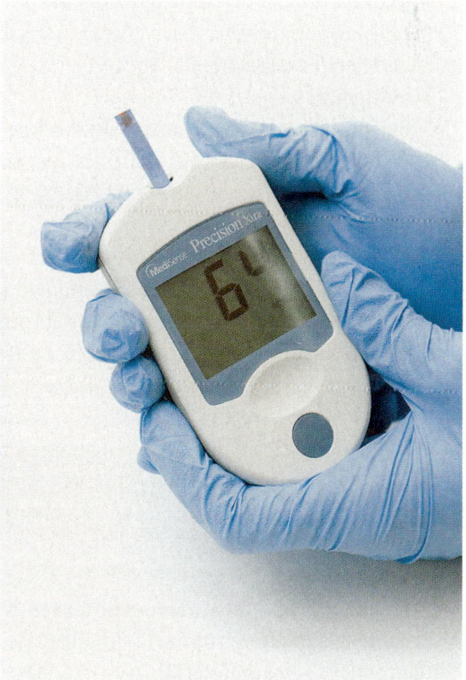

d) Anzeige des BZ-Wertes im Display des Messgerätes

Abb. 1.28 Blutzuckermessung mit Messgerät

- Wöchentliche Funktionskontrollen zur Gewährleistung zuverlässiger Messergebnisse mit einer vom Hersteller vorgegebenen Kontrolllösung gemäß „Richtlinie der Bundesärztekammer zur Qualitätssicherung quantitativer laborchemischer Untersuchungen" → abwechselnd Kontrollproben unterschiedlicher Konzentrationsbereiche einsetzen, Messergebnisse müssen innerhalb eines zulässigen Bereichs liegen (Haltbarkeit und Lagerungsbedingungen der Kontrollproben beachten, Anbruchsdatum auf dem Flaschenetikett vermerken) → Messergebnisse auf einem fest vorgegebenem Protokoll dokumentieren → ggf. Messgerät austauschen.

Gefahren

Bei sachgerechter Anwendung ist der Blutzuckerschnelltest ein schnelles und zuverlässiges Verfahren. Typische Fehler und Komplikationen sind:

- Patient:
  - Infektion der Punktionsstelle,
  - verstärkte Blutung → Therapie mit Antikoagulantien und Fibrinolytika (z. B. Marcumar®).
- Messfehler:
  - zu starkes Pressen (Serumaustritt),
  - Vermischung mit Desinfektionsmittel,
  - subjektiver Farbenvergleich zwischen Teststreifen und Referenzskala bei Blutzuckermessungen ohne Messgerät,
  - Blutaufnahme vor Aktivierung des Messgerätes,
  - Blutaufnahme an falscher Stelle des Teststreifens,
  - Codierung von Teststreifen und Messgerät stimmen nicht überein,
  - Störungen in der Geräteelektronik durch elektromagnetische Felder (z. B. Mobiltelefone),
  - unsachgemäße Lagerungs- und Betriebsumgebung für Messgerät und Teststreifen (hohe Luftfeuchtigkeit, hohe Temperaturen),
  - unsachgemäße Wartung und Pflege des Messgerätes,
  - Haltbarkeitsdatum der Teststreifen überschritten.

1.7.2 Troponin-I-Test

Der Troponin-I-Test dient dem qualitativen Nachweis von menschlichem Herztroponin I. Er gilt als Biomarker für den akuten Myokardinfarkt.

Troponin I ist ein Protein im Herzmuskel, welches direkt nach einer Schädigung des Herzmuskels durch einen Infarkt in das Blut freigesetzt wird. Es ist ca. 4–6 Stunden und dann bis zu 10 Tage nach einem Infarkt nachzuweisen.

Der präklinische Nachweis erfolgt anhand einer Vollblutprobe.

Vorteile

- Schneller Nachweis von Troponin I zur Diagnostik eines Infarktes und Einleitung einer speziellen Therapie bzw. Transport in ein geeignetes Krankenhaus.

Nachteile

- Die Anwendung in der Präklinik macht nur Sinn, wenn daraus eine entsprechende Therapie erfolgt. Möglich wäre z. B. die präklinische Lyse. Der alleinige Nachweis von Troponin I ist nicht aussagekräftig genug. Es müssen zusätzlich Zeichen eines Infarktes im 12-Kanal-EKG vorhanden sein. Ebenso sind die klinischen Symptome richtungweisend.

Indikation

- frischer Myokardinfarkt, ggf. als Ausschlusskriterium

Kontraindikation

- wenn keine spezifischen Maßnahmen erfolgen

Equipment

- Troponin-I-Test (z. B. Fa. Gabmed GmbH)
- Blutlanzette zur Entnahme von Blut
- Desinfektionsmittel
- Tupfer
- Heftpflaster

Patientenvorbereitung

HELFER 1

- Patienten über die geplante Maßnahme aufklären.
- Hand in Richtung des Mittel oder Ringfingers massieren, ohne die Einstichstelle zu berühren.

Technik

HELFER 1

- Haltbarkeitsdatum und Verpackung auf Beschädigungen überprüfen.
- Fingerbeere desinfizieren.
- Fingerbeere mit Blutlanzette anstechen und ersten Bluttropfen verwerfen.
- Hand vom Handgelenk in Richtung zur Handfläche und zum Finger reiben und runden Tropfen an der Einstichstelle bilden.

- 4 Tropfen Vollblut in das Probenfeld mit der Bezeichnung S eintropfen lassen → direkte Berührung des Fingers mit dem Probenfeld vermeiden.
- Warten, bis die roten Linien erscheinen, und Ergebnis nach ca. 10 Minuten ablesen.

ACHTUNG

Test nur bei Raumtemperatur durchführen.
Nach 20 Minuten keine Ergebnisse mehr ablesen.

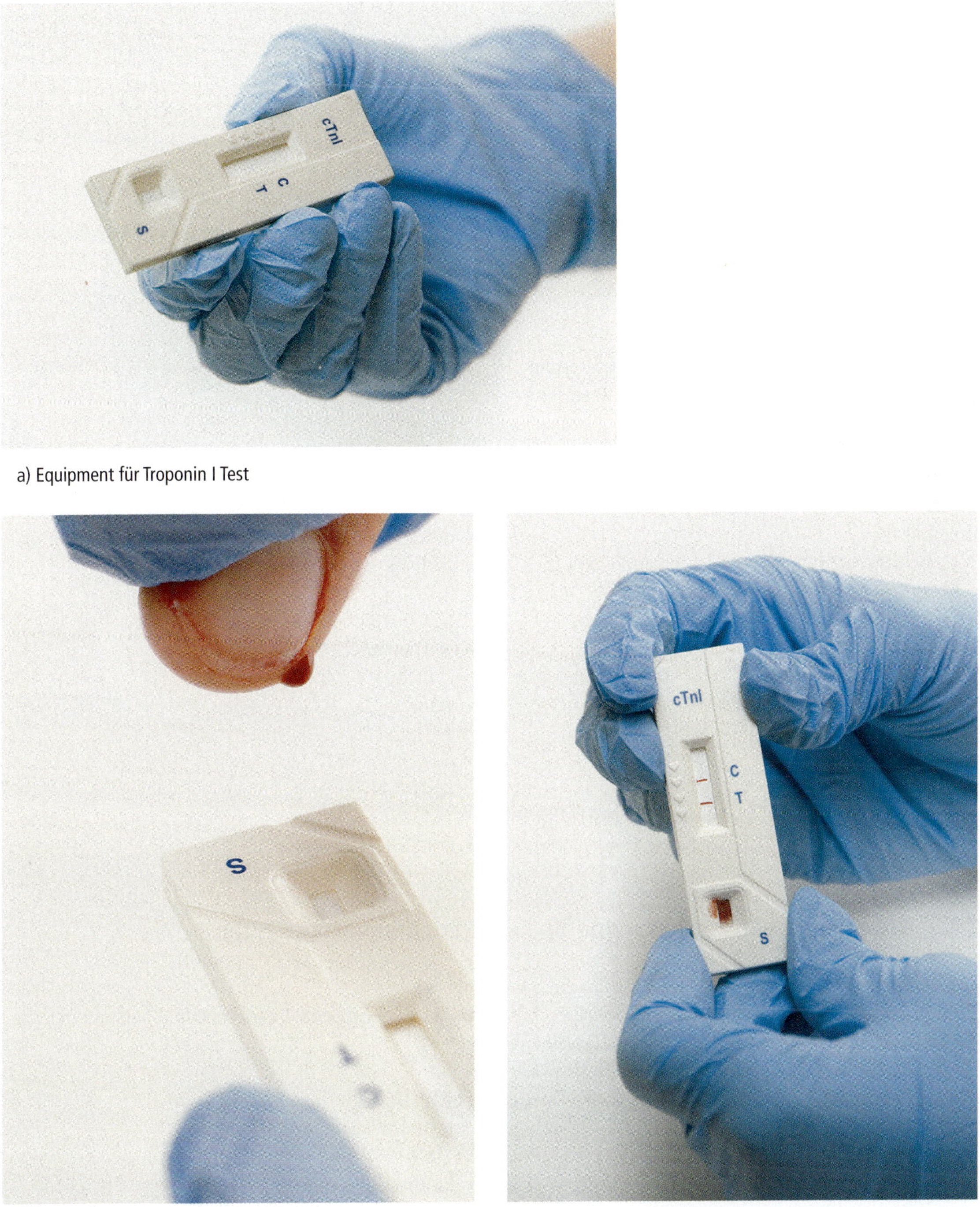

a) Equipment für Troponin I Test

b) Eintropfen des Blutes in Probenfeld S

c) Anzeigen des Ergebnisses

Abb. 1.29 Troponin-I-Schnelltest

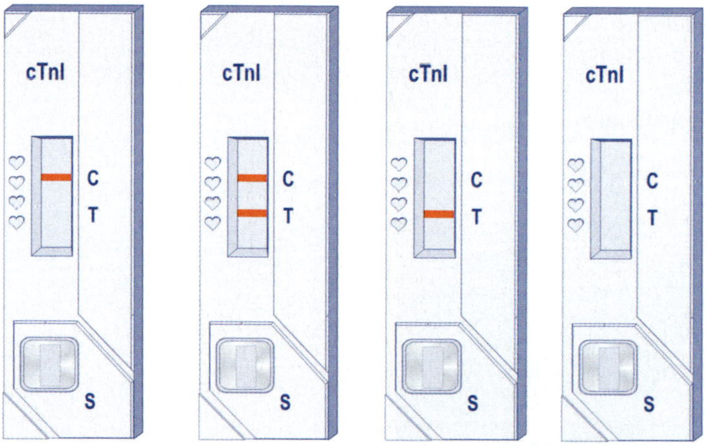

d) Negatives Ergebnis e) Positives Ergebnis f) Ungültiges Ergebnis

Abb. 1.29 Troponin-I-Schnelltest *(Fortsetzung)*

Auswertung der Ergebnisse

Negativ:
- Nur eine rote Linie wird im Kontrollbereich C sichtbar. Keine sichtbare rote oder rötliche Linie im Testbereich T.

Positiv:
- Zwei deutlich sichtbare rote Linien im Kontrollbereich C und im Testbereich T.

Ungültig:
- Keine sichtbare rote Linien oder fehlende Linie im Kontrollbereich C.

TIPPS

Der Farbton der roten Linie im Testbereich T kann variieren. Eine schwach rötliche Linie ist als positiv zu werten.

Gefahren

- keine

1.7.3 Drogenschnelltest (Drugwipe 5)

Der Drugwipe-5-Schnelltest dient dem Nachweis von Drogen auf Oberflächen, in Schweiß und Speichel. Mit diesem einen Test können fünf verschiedene Arten von Drogen nachgewiesen werden. Dazu gehören Cannabis, Amphetamine und Methamphetamine (Ecstasy), Opiate und Kokain.

Vorteile

- Einfachste Handhabung und sehr schnelle zuverlässige Ergebnisse.

Nachteile

- Der Drugwipe-Test dient ausschließlich der schnellen Datengewinnung und schließt weitere laborchemische Untersuchungen nicht aus.

Indikation

- differentialdiagnostischer Nachweis von Drogen zur Einleitung einer speziellen Therapie

Kontraindikation

- keine

Equipment

- Drugwipe-Schnelltest

Patientenvorbereitung

HELFER 1
- Patienten ggf. über die geplante Maßnahme aufklären.

Technik

HELFER 1
- Haltbarkeitsdatum und Verpackung auf Beschädigungen überprüfen.
- Verpackung aufreißen und Test entnehmen.
- Tropfflasche mit Leitungswasser füllen.

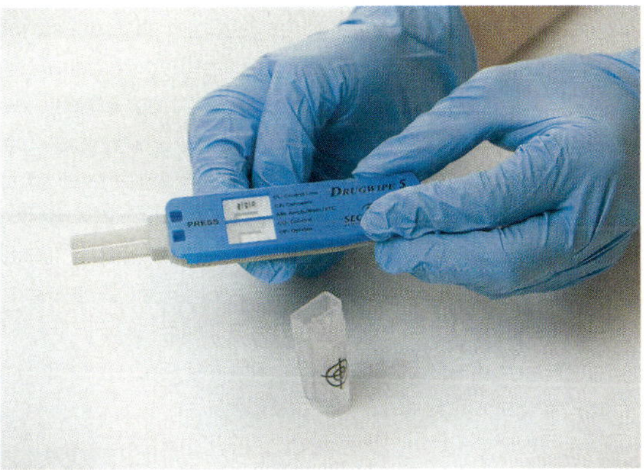

Abb. 1.30 Equipment Drugwipe-5-Schnelltest

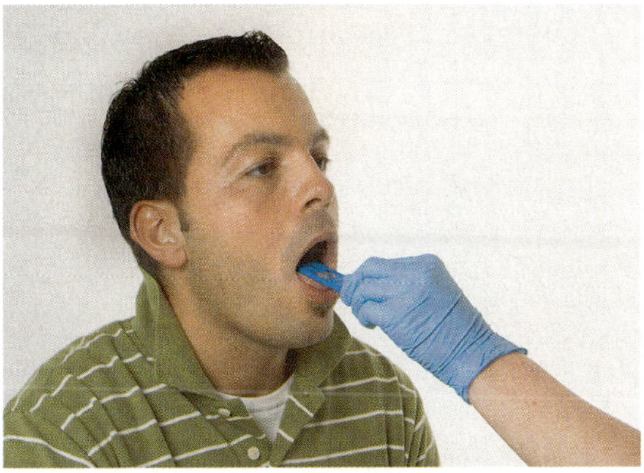

Abb. 1.31 Benetzung des Wischvlieses mit Speichel

- Blaues Drugwipe-Wischteil vom Nachweisteil trennen.

ACHTUNG
Wischvlies nicht berühren und Wassertank nicht abnehmen.

- Wischvlies im Mund des Patienten mit Speichel benetzen. Dabei ca. 5–6-mal mit nur leichtem Druck über die Zunge- oder Wangenfläche wischen.
- Blaues Wischteil wieder auf dem Nachweisteil einrasten, bis Doppelklick hörbar.
- Wassertank entfernen und bis zur Markierung mit Leitungswasser füllen.
- Saugvlies in den Wassertank tauchen und bis 15 zählen (15 Sek.). Anschließend Saugvlies aus dem Wassertank entfernen. Dabei das weiße Plastikgehäuse nicht eintauchen.
- Drugwipe 3–10 Minuten waagerecht halten und Ergebnisse ablesen.

Auswertung der Ergebnisse

- Das Ergebnis wird in Form von roten Linien im Auswertefeld angezeigt. Die Positionen der Anzeigelinien werden im unbenutzten Zustand durch blaue Linien angezeigt, welche nach Benutzung durch rote Kontroll- oder Anzeigelinien ersetzt werden.

Negativ:
- weiße Auswertungszone.

Positiv:
- rote Kontrolllinie und rote Anzeigelinie im jeweiligen Nachweisfeld,
- rote Anzeigelinie, welche nicht über die gesamte Teststreifenbreite geht.

Ungültig:
- fehlende Kontrolllinie → Test ggf. wiederholen.

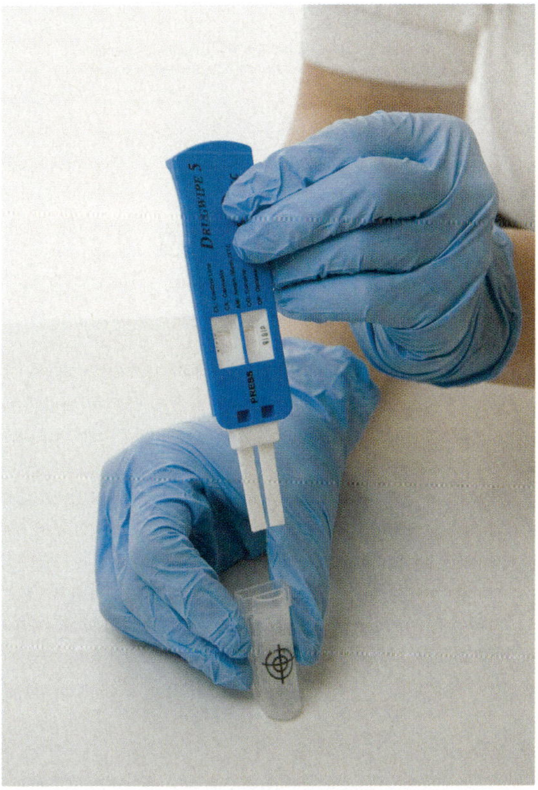

Abb. 1.32 Eintauchen des Saugvlieses in den Wassertank

ACHTUNG
Die Ergebnisauswertung darf nicht später als nach 10 Minuten erfolgen.

Gefahren

- keine

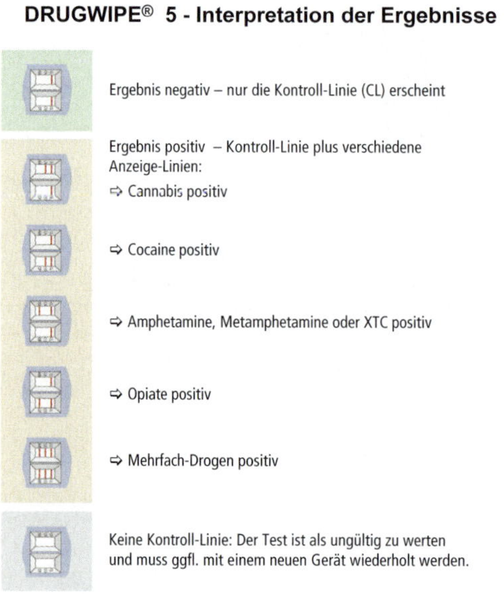

Abb. 1.33 Ergebnisanzeige Drugwipe 5

1.8 Temperaturmessung

Michael Knieps

Durch die Wechselwirkung von Wärmeerzeugung (z. B. Stoffwechsel), Wärmeerhaltung (z. B. Verminderung der Schalendurchblutung, Muskelzittern, Bewegung) und Wärmeabgabe (z. B. Konduktion, Konvektion, Abstrahlung, Verdunstung) wird die Körpertemperatur unter Steuerung des Hypothalamus durch einen Regelkreis konstant gehalten.

Die Körperkerntemperatur (KKT) ist die Temperatur in den zentralen Regionen des Körpers (Rumpfhöhle, Schädelinneres), in denen die Organe mit hoher Stoffwechselaktivität liegen (z. B. Herz, Niere, Leber, Gehirn).

Als Schalentemperatur wird die Temperatur der Körperoberfläche (Haut) und der Extremitäten zusammengefasst. Die Schalentemperatur zeigt eine erhebliche Schwankungsbreite (23 bis 32 °C). Außerdem zeigen sich physiologische Schwankungen in der Körpertemperatur:

- Tageszeitliche Schwankungen (zirkadianer Rhythmus): Minimum in den frühen Morgenstunden (ca. 36,5 °C) und Maximum in den späten Nachmittagsstunden (ca. 37 °C).
- Körperliche Anstrengung, Aufregung und Stress führen zu einer Temperaturerhöhung.
- Zum Zeitpunkt der Ovulation steigt die Körpertemperatur um etwa 0,5 °C an.
- Mit zunehmendem Alter nimmt die Körpernormaltemperatur ab.

Ziel der Temperaturmessung ist die möglichst genaue Bestimmung der Körperkerntemperatur(➤ Tab. 1.13).

Um im Rahmen der Temperaturverlaufskontrolle miteinander vergleichbare Ergebnisse zur erhalten, sollte die Temperaturmessung im Rettungseinsatz nach Möglichkeit immer mit dem gleichen Verfahren und am gleichen Ort (➤ Tab. 1.14) erfolgen. Im Rettungseinsatz kommen die Messung im Ohr mit einem Infrarotthermometer, die sublinguale Messung mit einem Elektrothermometer oder die rektale Messung mit einem Elektrothermometer in Betracht. Bei der Messung im Ohr überwiegen die Vorteile, daher sollte ihr der Vorzug gegeben werden (➤ Tab. 1.14).

Tab. 1.14 Physiologische Körpertemperatur in Abhängigkeit vom Messort

Messort	Temperatur (°C)
Ohr	35,8–37,0
Sublingual	35,5–36,7
Achselhöhle	34,7–36,3
Rektal	36,6–37,0

Tab. 1.13 Temperaturbereiche (rektale Messung)

Körperkerntemperatur (°C)	Bezeichnung	
< 27	Scheintod	Hypothermie
30–27	Lähmungsstadium	
34–30	Erschöpfungsstadium	
35–34	Abwehrstadium	
36,3–37,0	Normalwert	
37,1–37,7	subfebrile Temperaturen	Fieber (körpereigene Sollwerterhöhung) oder Hyperthermie (Regulationsstörung)
37,8–38,5	leichtes Fieber	
38,6–39,0	mäßiges Fieber	
39,1–39,9	hohes Fieber	
> 40,0	sehr hohes Fieber	

Ohr mit Infrarotohrthermometer

Vorteile

- bequem,
- wenig invasiv, leicht zugängliche Körperstelle,
- nur minimale Kooperation erforderlich,
- sanfte, zarte Anwendung,
- angenehm für Anwender und Patient,
- zuverlässige Ergebnisse → genauer Indikator für Veränderungen der Körperkerntemperatur,
- leicht abzulesende Digitalanzeige,
- sehr schnell (wenige Sekunden),
- fortschrittlich,
- sehr großer Messbereich (untere Messgrenze bei ca. 20 °C).

Nachteile

- sehr genaue Positionierung erforderlich → Messungenauigkeiten,
- Fehlmessung durch hohen Anteil an Zerumen.

Sublingual mit Elektrothermometer

Vorteile

- wenig invasiv, leicht zugängliche Körperstelle,
- leicht abzulesende Digitalanzeige,
- keine Verletzungsgefahr durch Glasscherben oder Kontamination mit Quecksilber.

Nachteile

- eingeschränkter Messbereich (z. B. 32 bis 42,9 °C) → ungeeignet für Temperaturbestimmungen bei Hypothermie,
- Messzeit liegt im Minutenbereich,
- ungenauer Indikator für Körperkerntemperatur (➤ Tab. 1.14),
- störanfällig,
- bei wachen Patienten Kooperation erforderlich,
- sehr genaue Positionierung erforderlich → Messungenauigkeiten,
- Mund muss etwa fünf Minuten vor und während der gesamten Messung geschlossen bleiben,
- nicht geeignet für unruhige Patienten und für Patienten mit Atemnot, Hustenreiz, Fazialisparese sowie für Kinder (in der Regel erst ab einem Alter von vier Jahren empfohlen),
- Atemluft, Trinken, Essen und Rauchen führen zu Messungenauigkeiten.

Rektal mit Elektrothermometer

Vorteile

- kurze Messzeit,
- relativ zuverlässige Ergebnisse,
- leicht abzulesende Digitalanzeige,
- keine Verletzungsgefahr durch Glasscherben oder Kontamination mit Quecksilber.

Nachteile

- eingeschränkter Messbereich (z. B. 32 bis 42,9 °C) → ungeeignet für Temperaturbestimmungen bei Hypothermie,
- relativ invasiv, Zugänglichkeit erschwert,
- sehr genaue Positionierung erforderlich → Messungenauigkeiten,
- bei wachen Patienten Kooperation erforderlich,
- unangenehm, Eingriff in die Intimsphäre,
- Rektale Temperatur verändert sich gegenüber der Körperkerntemperatur mit Verzögerung → Veränderungen werden verspätet erkannt.

ACHTUNG

Die Temperaturmessung in der Achselhöhle ist für rettungsmedizinische Zwecke zu ungenau und sehr störanfällig.

Indikation

- Standarddiagnostik im Rahmen der Erstuntersuchung, insbesondere bei:
  - Apoplex
  - akutes Abdomen
  - Delir
  - Erfrierungen
  - Hypothermie (z. B. unklare Bewusstseinsstörung, Ertrinkungsnotfälle, Intoxikationen)
  - fiebrige Erkrankungen (z. B. Pneumonie, Mittelohrentzündung, Meningitis, Kinderkrankheiten)
  - Fieberkrampf
  - Sonnenstich
  - Hyperthermie (z. B. Hitzeerschöpfung, Hitzschlag)
- Überwachung einer therapeutischen Hypothermie (z. B. nach CPR)
- Vermeidung einer akzidentellen Hypothermie (z. B. Früh- und Neugeborene, Narkose, Polytrauma, Verbrennungen, Schock)

Kontraindikation

- Lebensrettende Maßnahmen haben Vorrang!

Equipment

- Einmalschutzhülle oder -schutzkappe → minimiert das Risiko der Keimverschleppung und der Kreuzinfektion,
- Elektro- oder Infrarotohrthermometer,
- evtl. Kleiderschere zum Beseitigen störender Kleidungsstücke (z. B. Hose).

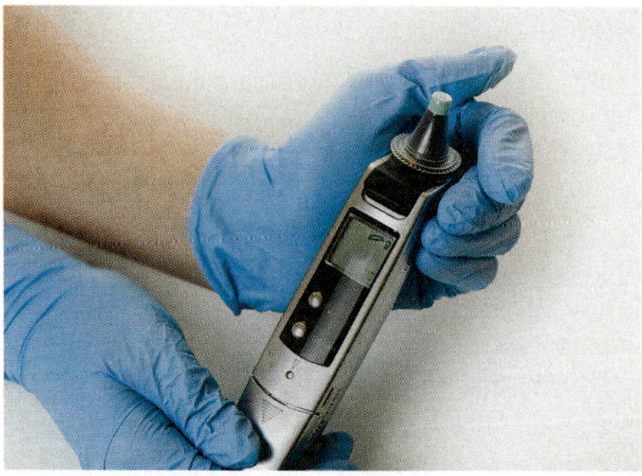

Abb. 1.34 Equipment Temperaturmessung

ACHTUNG

Der Einsatz von Quecksilberthermometern entspricht nicht mehr dem Stand der Technik
(→ zu lange Messdauer, Sicherheitsrisiko bei Glasbruch und Austritt von Quecksilber).

Patientenvorbereitung

HELFER 1

- Wenn möglich: Patienten über die geplante Maßnahme aufklären und Einwilligung einholen.
- Patienten bequeme Position im Liegen einnehmen lassen → Messung möglichst in Ruhe.
- Sublinguale Messung → ab etwa fünf Minuten vor der Messung Mund geschlossen halten sowie nicht mehr essen, trinken oder rauchen.
- Rektale Messung → für altersentsprechende Intimsphäre sorgen, Gesäß freimachen, Bauchlage herstellen, Beine anstellen oder bei kleinen Kindern die Beine anheben.

TIPPS

Bei Kindern sollte die Temperaturmessung nach Möglichkeit durch die Eltern erfolgen. Derart wird die Patientencompliance verbessert und gibt den Eltern das Gefühl, bei der Versorgung ihres Kindes mitwirken zu können.

Technik

Messung im Ohr

HELFER 1

- Material bereitlegen, Patienten vorbereiten.
- Einmalschutzkappe aufsetzen.
- Gerät einschalten → Ton signalisiert Einsatzbereitschaft.
- Kopf gerade halten und Ohrzug zum Begradigen des Gehörgangs und zur korrekten Positionierung des Gerätes: < 1 Jahr → Ohr gerade nach hinten ziehen, ab 1 Jahr → Ohr schräg nach hinten oben ziehen.
- Messsonde in den Gehörgang vorschieben → auf korrekte Positionierung achten (ggf. Unterstützung durch ein elektronisches Feedbacksystem).
- Start-Taste drücken.
- Langer Signalton bestätigt das Ende der Messung → Körpertemperatur ablesen.
- Messsonde entfernen.
- Schutzkappe entsorgen.
- Messsonde desinfizieren und reinigen.
- Dokumentation im Transportprotokoll.

Sublinguale Messung

HELFER 1

- Material bereitlegen, Patienten vorbereiten und anleiten.
- Einmalschutzhülle überziehen.
- Den Mund öffnen (lassen) und Thermometer weit unter die Zunge schieben.
- Den Mund schließen (lassen) und den Mund bis zum Ende des Messvorgangs geschlossen halten.
- Gerät einschalten → Signalton bestätigt Betriebsbereitschaft, während der Messung wird ständig die aktuelle Temperatur angezeigt.
- Während der Messung auf korrekte Position achten → beim Patienten bleiben, ggf. bei unkooperativen Patienten Thermometer während der Messung festhalten.
- Signalton bestätigt das Ende der Messung → Körpertemperatur ablesen.
- Thermometer entfernen.
- Gerät ausschalten (ggf. Abschaltautomatik nach mehreren Minuten).
- Schutzhülle entsorgen.
- Thermometerspitze desinfizieren und reinigen.
- Dokumentation im Transportprotokoll.

Rektale Messung

HELFER 1

- Material bereitlegen, Patienten vorbereiten und anleiten.
- Einmalschutzhülle überziehen.
- Spitze ggf. mit Wasser anfeuchten → gleitfähig machen.

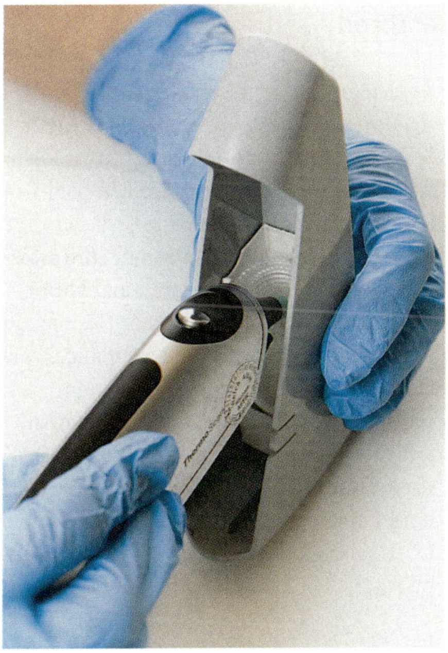

a) Aufsetzen Einmalschutzkappe

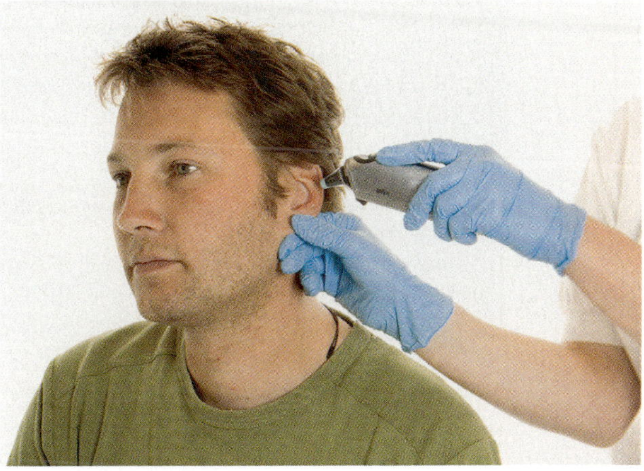

b) Ohrzug

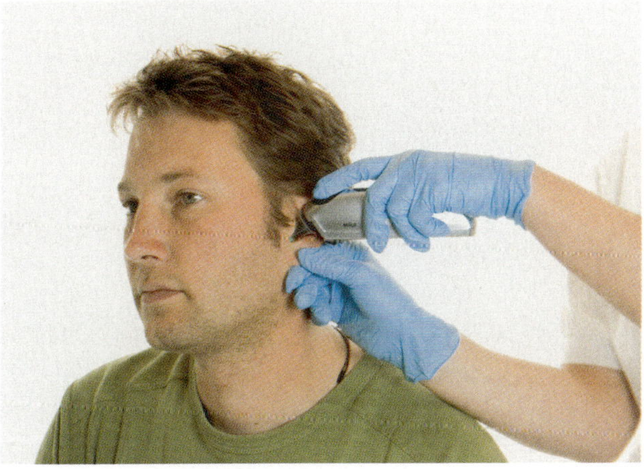

c) Messsonde in Gehörgang schieben

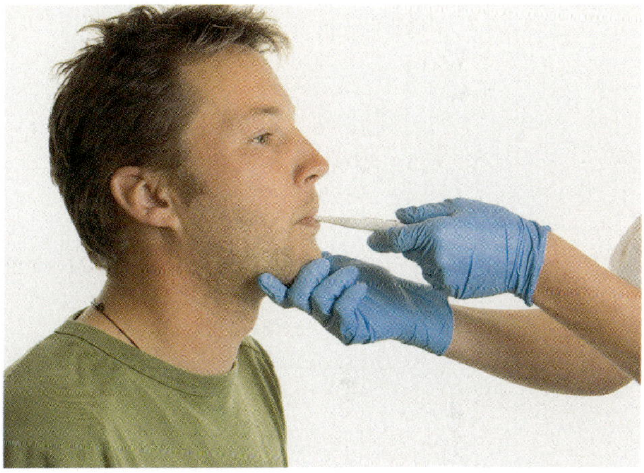

d) sublinguale Messung

Abb. 1.35 Temperaturmessung

- Die Spitze des Thermometers behutsam unter leichten Drehbewegungen in das Rektum vorschieben (keine Gewalt anwenden, wenn ein Widerstand zu spüren ist).
- Gerät einschalten → Signalton bestätigt Betriebsbereitschaft, während der Messung wird ständig die aktuelle Temperatur angezeigt.
- Während der Messung auf korrekte Position achten → beim Patienten bleiben, ggf. bei unkooperativen Patienten Thermometer während der Messung festhalten.
- Signalton bestätigt das Ende der Messung → Körpertemperatur ablesen.
- Thermometer entfernen.
- Gerät ausschalten (ggf. Abschaltautomatik nach mehreren Minuten).
- Schutzhülle entsorgen.
- Thermometerspitze desinfizieren und reinigen.
- Dokumentation im Transportprotokoll.

TIPPS

Keine fettenden Salben zur Erhöhung der Gleitfähigkeit einsetzen → Isolationseffekt mit falsch niedrigen Messwerten.

Sorgfältiger und bestimmungsgemäßer Umgang mit den Messgeräten, z. B. Stöße vermeiden, Vorgaben zur Betriebsumgebung beachten, auf korrekte Messbedingungen achten, Elektrothermometer nicht verbiegen, insbesondere Kinder darauf hinweisen, bei sublingualer Messung nicht auf das Thermometer zu beißen.

Liegen die Messergebisse außerhalb des Messbereiches, zeigen einige Thermometer die Unter- oder Überschreitung im Display an.

Fast alle Thermometer verfügen über eine Speicherfunktion für mindestens den letzten Messwert.

Infrarotohrthermometer müssen jährlich einer MTK unterzogen werden. Bei Elektrothermometern ist eine MTK alle zwei Jahre vorgeschrieben, ggf. Gerät austauschen.

Gefahren

Bei genauer Auswahl von Messort und Messmethode sowie durch bestimmungsgemäßen Gebrauch des Materials ist die Temperaturmessung ein risiko- und fehlerarmes Verfahren. Dennoch können sich Komplikationen und Fehler ergeben durch:

- Verletzungen am Ohr, im Mund oder am Rektum bzw. am Anus → z. B. Perforation, Blutung, Infektion,
- Infektionen bei unsachgemäßer Desinfektion und Reinigung durch Keimverschleppung,
- verlängerte Messzeiten, Fehlmessungen oder Messungenauigkeiten → z. B. Einsatz außerhalb der zulässigen Messgrenzen, verschmutzte Schutzkappe oder -hülle, hoher Anteil von Zerumen im Gehörgang, eingefettete Messsonde, unkooperative Patienten (z. B. geöffneter Mund bei sublingualer Messung), ungenaue Positionierung der Messsonde.

KAPITEL

2 Lagerung

2

2.1 Stabile Seitenlage

Hendrik Sudowe

Die stabile Seitenlage dient dem Schutz der Atemwege bei bewusstlosen, spontan atmenden Patienten. Sie kombiniert zwei prophylaktische Maßnahmen gegen die typischen Ursachen einer Atemwegsverlegung im Rahmen einer Bewusstlosigkeit.

- Der Kopf wird überstreckt, damit die aufgrund der Muskelerschlaffung in den Rachen zurückgesunkene Zunge angehoben wird. So wird einer partiellen bis kompletten Atemwegsverlegung vorgebeugt.
- Von der Speiseröhre bis zum Mund wird eine abschüssige Bahn geschaffen, sodass Erbrochenes der Schwerkraft folgend ablaufen kann. Aufgrund mangelnder Schutzreflexe (husten, schlucken) könnte der Patient das Erbrochene anderenfalls einatmen (aspirieren). Neben einer Atemwegsverlegung würde das die zusätzliche Gefahr einer schweren Lungenentzündung bedeuten.

Indikation

- Bewusstseinstrübung, Bewusstlosigkeit

TIPPS

Die Gefahr der Atemwegsverlegung steigt mit der zunehmenden Tiefe der Bewusstlosigkeit. Theoretisch kann also ein Zusammenhang zwischen Komastadium und dem Ausfall der Schutzreflexe konstruiert werden. Da die konkrete Gefahr im Einzelfall jedoch nicht sicher zu bestimmen ist und der Zustand sich zudem dynamisch verschlechtern kann, sollte die Indikation zur stabilen Seitenlage großzügig gestellt werden.

ACHTUNG

Wenn sich das Rettungsteam aufgrund taktischer Erwägungen (z. B. bei V. a. HWS-Verletzung) gegen die stabile Seitenlage entscheidet, muss ein Helfer ständig auf Zeichen von Erbrechen oder Regurgitation achten, um sofort die Atemwege durch Absaugen bzw. Umdrehen des Patienten auf die Seite freimachen zu können.

Kontraindikation

- keine

ACHTUNG

Bei bewusstlosen Patienten, die über Atmung und Kreislauf verfügen, besteht keine Kontraindikation. Der Schutz der Vitalfunktion Atmung muss höher bewertet werden als potenzielle Zusatzschäden aufgrund instabiler Frakturen durch die Drehung in die Seitenlage. Bei Anwesenheit mindestens zweier professioneller Helfer ist der Verzicht auf die stabile Seitenlage zur Vermeidung von Zusatzverletzungen nur bei entsprechenden Vorkehrungsmaßnahmen für den Schutz der Atemwege akzeptabel.

Technik

Neben der klassischen stabilen Seitenlage aus Rückenlage des Patienten (➤ Kap. 2.1.1), die sich mithilfe einer speziellen Technik auch auf der Trage herstellen lässt (➤ Kap. 2.1.2), kann mit der Recovery-Position (➤ Kap. 2.1.3) eine vereinfachte Version der Seitenlage Verwendung finden.

TIPPS

Bei Thoraxverletzungen sollte der Patient auf die verletzte Seite gedreht werden, damit eine ungestörte Mechanik der gesunden Seite erhalten bleibt.
Die Seitenlage darf nicht mit einer Oberkörperhochlagerung kombiniert werden, da der gewünschte Effekt des Aspirationsschutzes aufgehoben würde.
Brillen sollten vor der Umlagerung in die Seitenlage entfernt werden, um Sachschäden zu vermeiden und die Verletzungsgefahr zu minimieren.
Nach Verbringen des Patienten in die Seitenlage müssen fortdauernd Atmung und Kreislauf überwacht werden.

Aus Rückenlage

Vorteile

- Die klassische stabile Seitenlage aus der Rückenlage bietet größtmögliche Stabilität und damit Schutz vor Lageänderungen. Insbesondere bei Anwesenheit mehrer Helfer kann der Patient zudem besonders schonend und achsengerecht herumgedreht werden.

Nachteile

- Im Vergleich zur Recovery-Position ist die Durchführung der stabilen Seitenlage etwas komplizierter und zeitaufwendiger. Beim Herumdrehen des Patienten muss der Kopf geschützt werden, da er sonst auf dem Boden aufschlagen kann.

HELFER 1

- Das dem Helfer zugewandte Bein wird angewinkelt und der zugewandte Arm wird gestreckt unter die Hüfte gelegt. Die Handfläche zeigt dabei nach unten.
- Der abgewandte Arm wird angewinkelt auf die Patientenbrust gelegt.
- Den Patienten an Hüfte und Schulter fassen und herumdrehen.

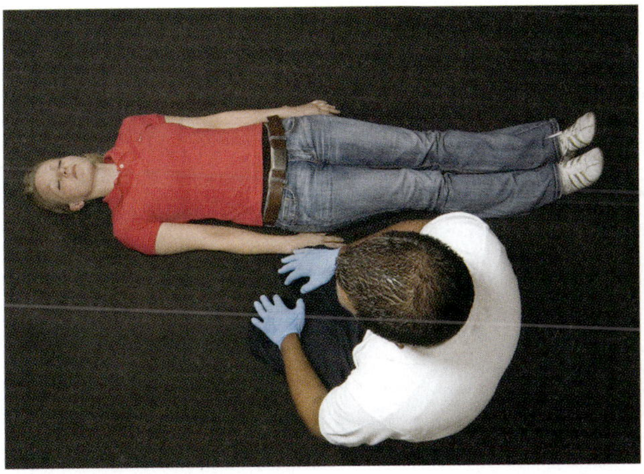

a) Ausgangslage stabile Seitenlage

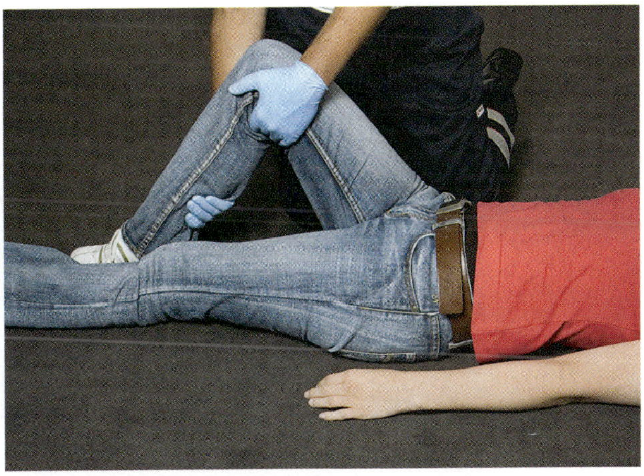

b) Anwinkeln des zugewandten Beins

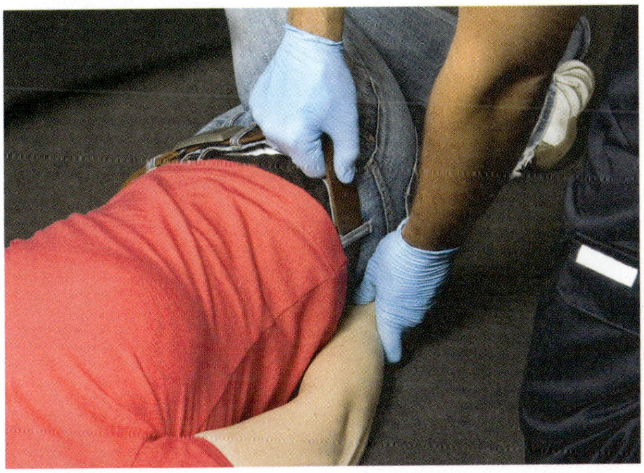

c) Arm gestreckt unter die Hüfte schieben

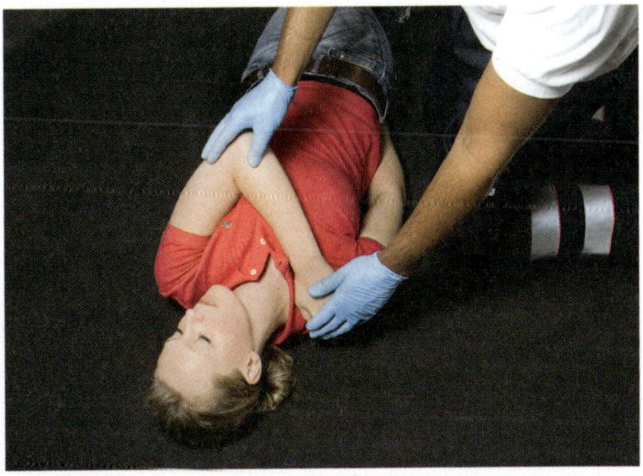

d) Abgewandten Arm angewinkelt auf die Patientenbrust legen

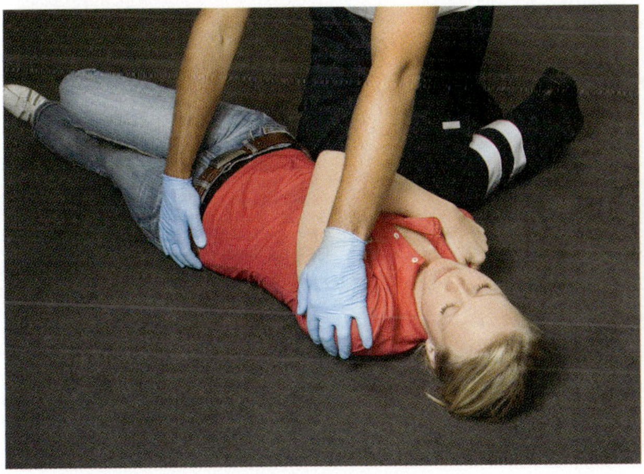

e) Den Patienten an Hüfte und Schulter fassen

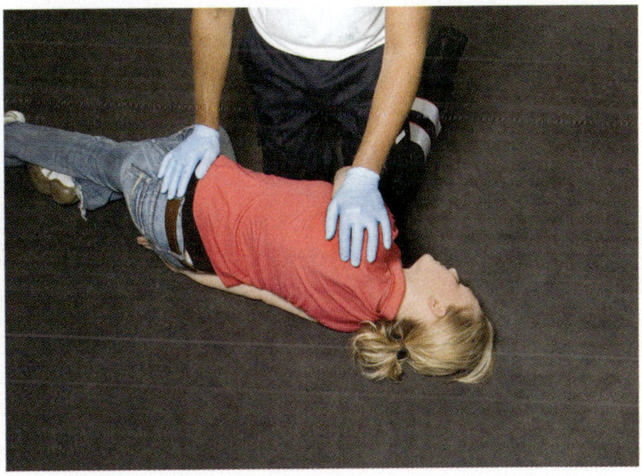

f) Patienten vorsichtig herumdrehen

Abb. 2.1 Stabile Seitenlage

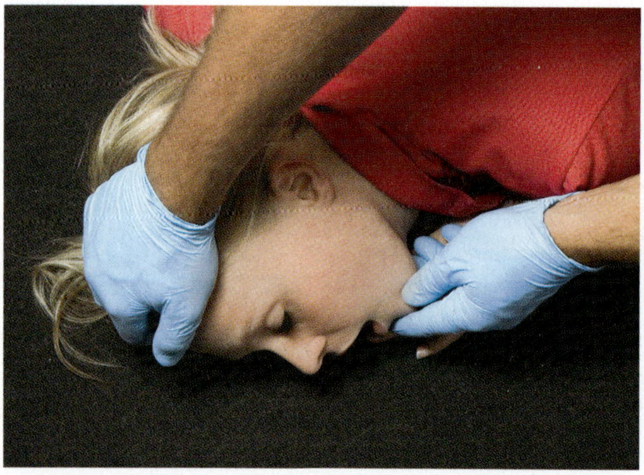

g) Kopf überstrecken und Mund nach unten richten und öffnen

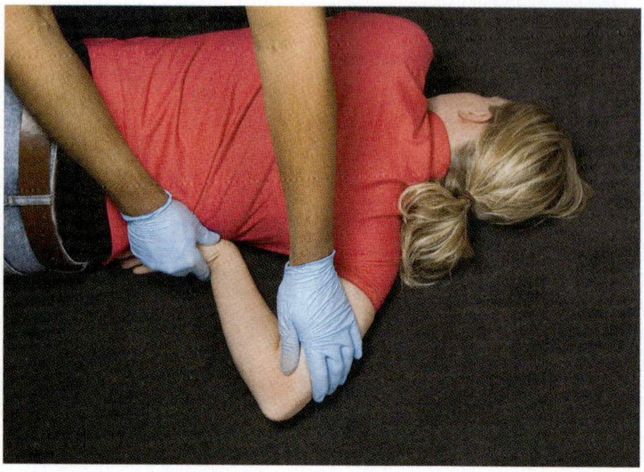

h) Hinteren Arm zur Stabilisierung anwinkeln

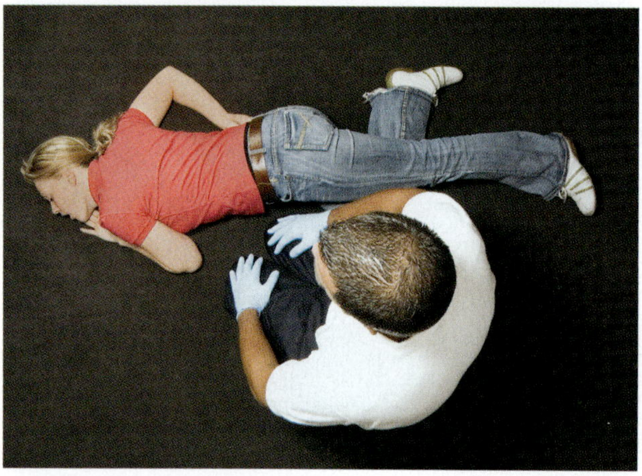

i) Fertige stabile Seitenlage

Abb. 2.1 Stabile Seitenlage *(Fortsetzung)*

- Wenn der Patient auf der Seite liegt, mit der kopfnahen Hand den Kopf stützen und den Patienten weiter herumdrehen, bis der Ellenbogen des Patienten auf dem Boden aufliegt.
- Den Kopf erneut überstrecken. Den Mund nach unten richten und öffnen. Zur Fixierung kann die Hand des Patienten unter das Kinn geschoben werden. Der hintere Arm kann zur weiteren Stabilisierung angewinkelt werden.

Auf der Trage

Wenn der Patient bereits in Rückenlage auf der Trage liegt, muss er aufgrund des begrenzten Raumangebotes unter Anwendung einer speziellen Technik in die stabile Seitenlage gebracht werden (➤ Abb. 2.2).

HELFER 1 und HELFER 2

- Zwei Helfer stellen sich auf derselben Seite der Trage neben den Patienten.

HELFER 1

- Einer der beiden fasst mit einer Hand in den Hosenbund und ergreift mit der anderen Hand unter dem ihm zugewandten Bein hindurch den Knöchel des abgewandten Beins.

HELFER 2

- Der zweite Helfer nutzt die LWS-Lordose des Patienten, um seinen Arm unter dem Rücken hindurchzuschieben und in die Ellenbeuge des abgewandten Arms zu greifen. Mit der anderen Hand wird der Kopf gestützt.

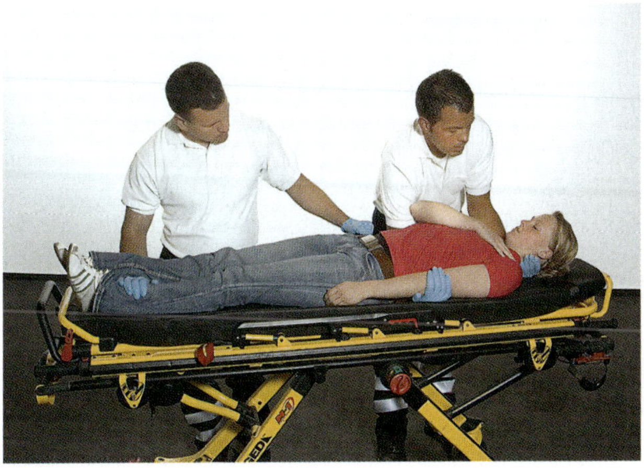

a) Ausgangslage stabile Seitenlage auf der Trage

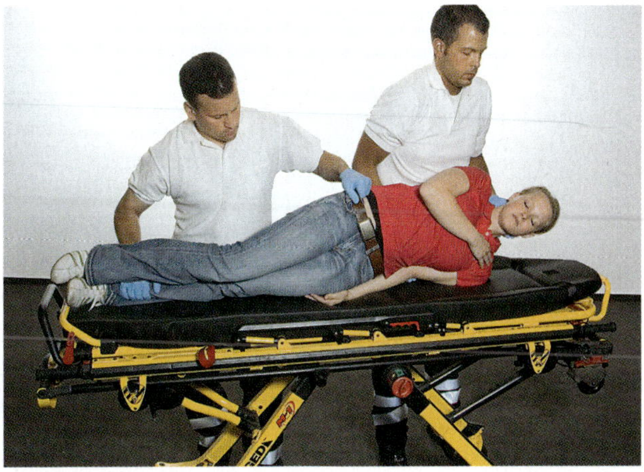

b) Hochheben des Patienten

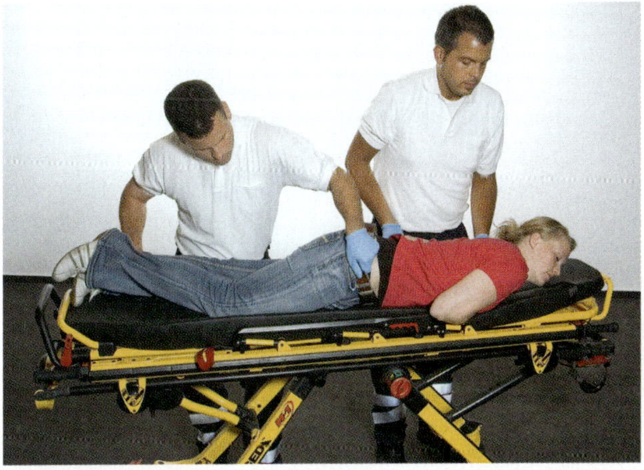

c) Umdrehen des Patienten

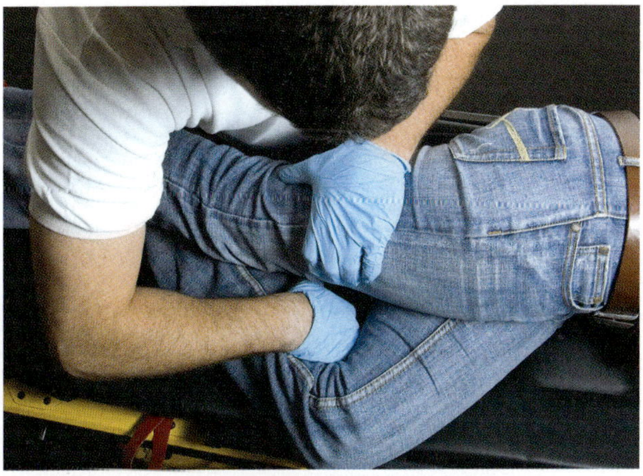

d) Anwinkeln des unteren Beins

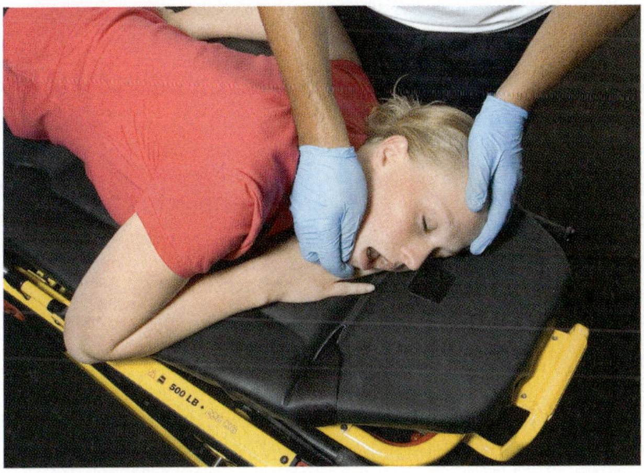

e) Überstrecken, Öffnen und nach unten Richten des Kopfes

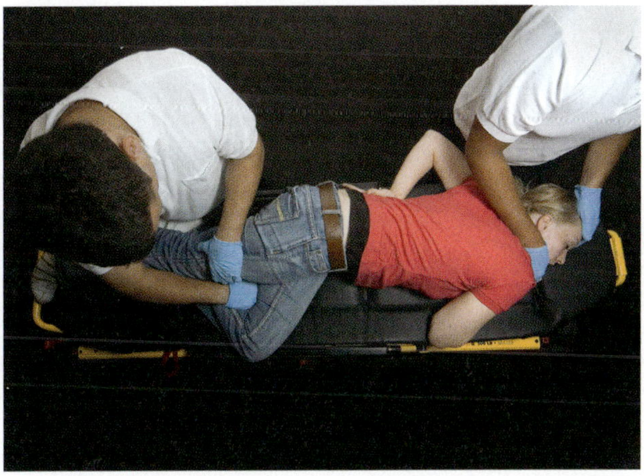

f) Fertige stabile Seitenlage

Abb. 2.2 Stabile Seitenlage auf der Trage

HELFER 1 und HELFER 2

- Der Patient wird angehoben und auf die abgewandte Hüftseite gedreht.
- Das untere Bein wird angewinkelt. Der abgewandte Arm wird unter der Hüfte hindurch zur Helferseite gezogen.
- Ein unkontrolliertes „Umkippen" des Patienten muss unbedingt vermieden werden. Nach Passage des Arms unter der Hüfte hindurch kann der Oberkörperhelfer die unten liegende Hüfte – am Hosenbund anfassend – zur Helferseite ziehen, damit der Patient im Zentrum der Trage liegen bleibt.

HELFER 1

- Abschließend wird der Kopf des Patienten überstreckt, der Mund geöffnet und nach unten gerichtet.

Recovery-Position (➢ Abb. 2.2)

Vorteile

- Die Recovery-Position ist im Vergleich zur klassischen stabilen Seitenlage unkompliziert und einfach durchzuführen. Ein Aufschlagen des Kopfes auf den Boden beim Herumdrehen ist unwahrscheinlich.

Nachteile

- Im Vergleich zur klassischen Version erfolgt eine „Verwringung" der Wirbelsäule, die im Verletzungsfall wenig schonend ist. Zudem ist die Lage weniger stabil, sodass der Patient in die Bauchlage rutschen könnte. Nach längerer Liegezeit sind Druckschäden am unteren Arm möglich.

HELFER 1

- Der seitlich neben dem Patienten kniende Helfer legt den zugewandten Arm rechtwinklig zum Körper ab. Der Ellenbogen wird gebeugt und die Handfläche zeigt nach oben.
- Der abgewandte Arm wird über den Brustkorb des Patienten gezogen. Der Handrücken wird an die zugewandte Wange des Patienten gelegt und dort festgehalten.
- Das abgewandte Bein wird knapp über dem Knie am Oberschenkel gefasst und aufgestellt. Anschließend wird der Patient durch Zug an diesem Bein herumgedreht und auf die Seite gelagert.
- Das oben liegende Bein wird in Hüft- und Kniegelenk rechtwinklig gebeugt. Der Kopf wird überstreckt. Der Mund wird geöffnet und nach unten gerichtet. Zur Stabilisierung dieser Position kann die Hand unter die Wange gelegt werden.

Gefahren

Gefahren ergeben sich durch die Bewegung des Patienten. Im Falle vorliegender Frakturen können scharfkantige Knochenfragmente zu Verletzungen umliegender Gewebestrukturen führen. Besonders gefürchtet ist die Schädigung des Rückenmarks bei Verletzungen der Wirbelsäule. Um dieser Gefahr zu begegnen, sollte der Patient bei entsprechendem Verdacht möglichst schonend umgedreht werden. Zu diesem Zweck kann ein Helfer den Kopf achsengerecht mitführen.

2.2 Schocklage

Hendrik Sudowe

Die Schocklage dient der Kreislaufunterstützung bei absoluten oder relativen Volumenmangelzuständen (z. B. Schock, vasovagale Synkope). Zu unterscheiden sind die Schocklage, bei der die Beine des mit waagerechtem Oberkörper liegenden Patienten angehoben werden, und die Trendelenburg-Lagerung, bei der eine Ganzkörperschräglage hergestellt wird.

Vorteile

- Durch Hochlagerung der Beine wird der venöse Rückfluss des Blutes aus den unteren Extremitäten verbessert, sodass dem zentralen Kreislauf mehr Volumen zur Verfügung steht. Bei extremer Vasokonstriktion, wie sie in der Kompensationsphase eines Volumenmangelschocks üblich ist, ist dieser Effekt allerdings fraglich.

Nachteile

- Aufgrund der Irritation von Barorezeptoren kann die dem Blutdruckabfall folgende Autoregulation des Körpers gestört werden.
- Jegliche Lageänderung des traumatisierten Patienten erhöht das Risiko zusätzlicher Verletzungen durch Verschiebungen scharfkantiger Frakturstellen.

Indikationen

- Kollapsereignisse und Synkopen, die durch einen Blutdruckabfall hervorgerufen werden (z. B. vasovagale Synkope, Orthostase),
- Schockformen, die durch einen relativen oder absoluten Volumenmangel hervorgerufen werden (fraglicher Effekt!).

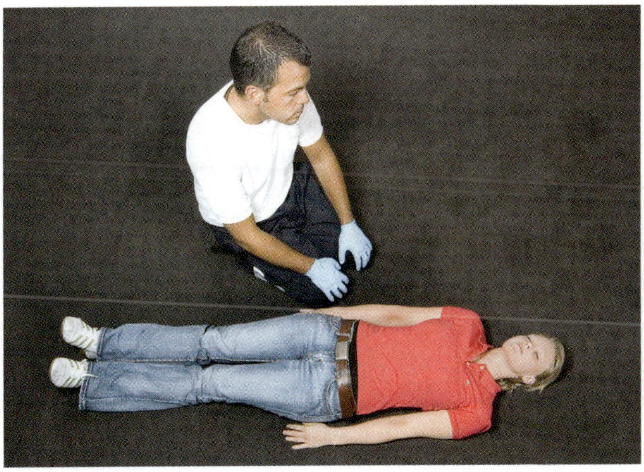

a) Ausgangslage Recovery-Position

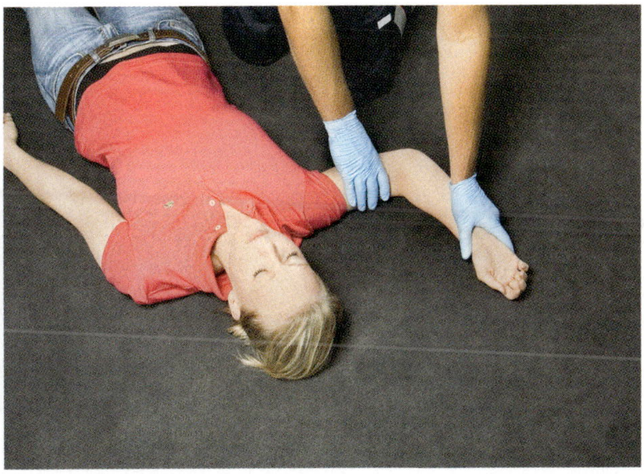

b) Auslagerung des zugewandten Arms

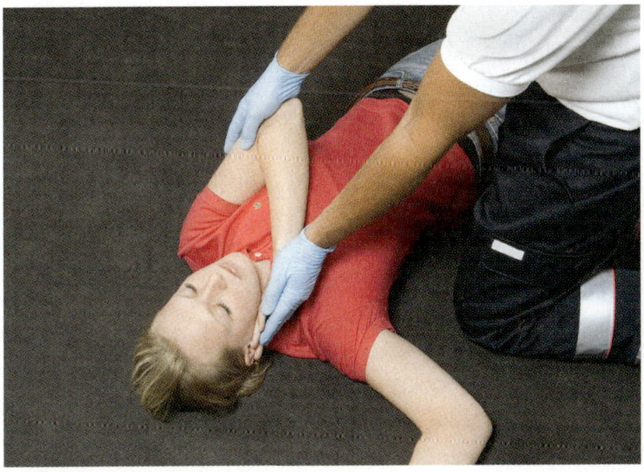

c) Lagerung des abgewandten Arms

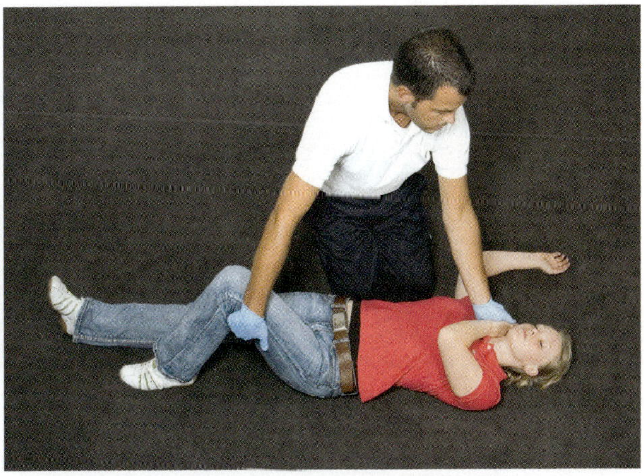

d) Anwinkeln des abgewandten Beins

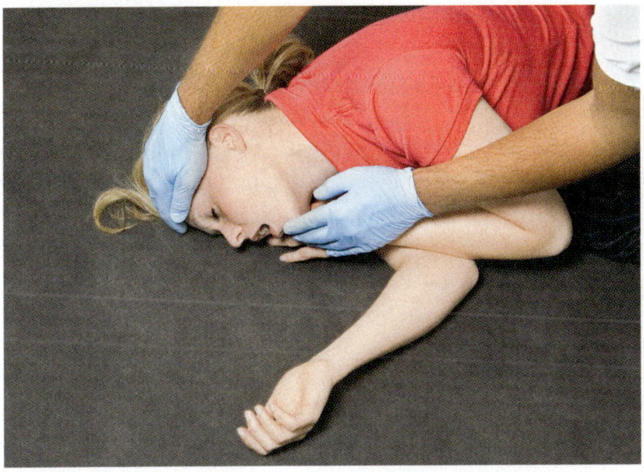

e) Überstrecken des Kopfes und Stabilisierung mit der Hand

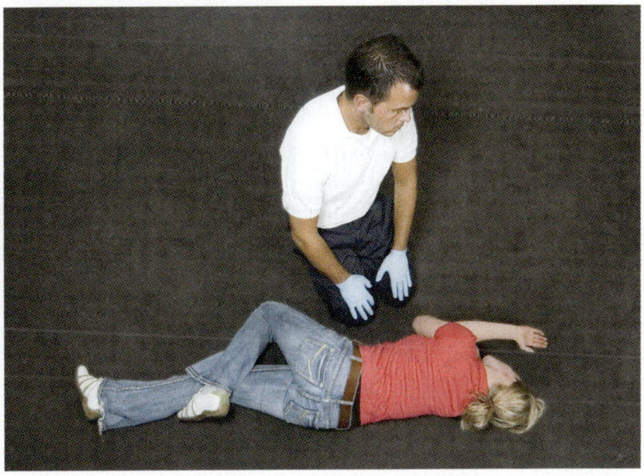

f) Fertige Recovery-Position

Abb. 2.3 Recovery-Position

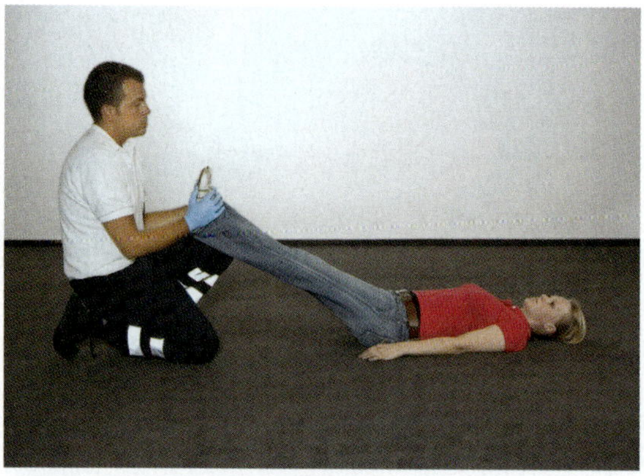

Abb. 2.4 Schocklage durch Helfer

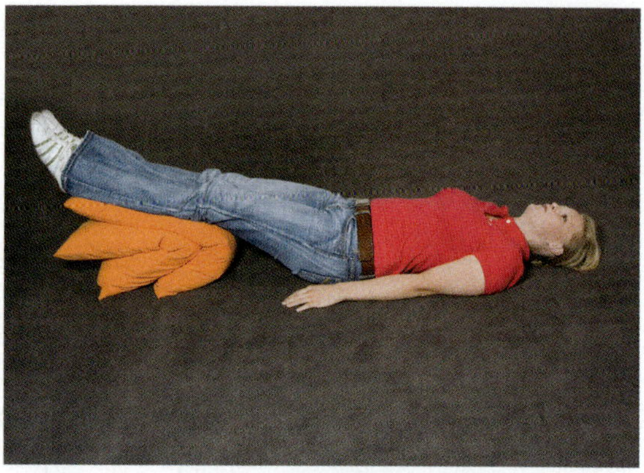

Abb. 2.5 Schocklage durch Unterpolsterung

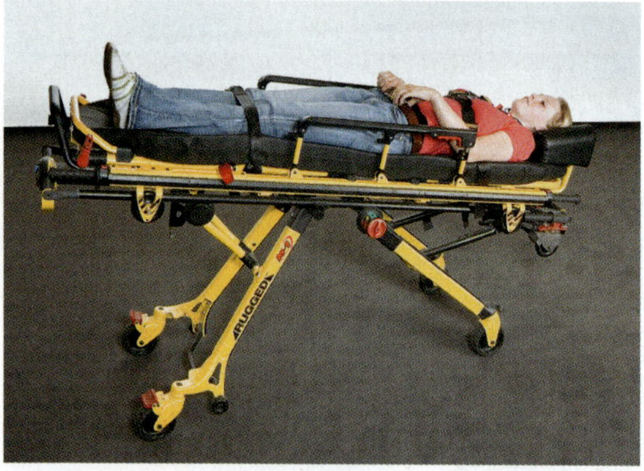

Abb. 2.6 Schocklage auf Trage

TIPPS

Die Schocklage ist – abgesehen von hypotoniebedingten Synkopen – keine rettungsdienstliche Sofortmaßnahme und sollte vorrangige Aufgaben wie Sauerstoff- und Volumengabe nicht verzögern. Auf die Trendelenburg-Lagerung sollte verzichtet werden.

Kontraindikationen

- Blutdruckabfälle, die durch eine Herzinsuffizienz hervorgerufen werden (kardiogener Schock), aufgrund der Volumenbelastung des geschwächten Herzens,
- Schädel-Hirn-Trauma aufgrund des ansteigenden Hirndrucks,
- Atemnot aufgrund der Einschränkung der Zwerchfellexkursion,
- Wirbelsäulenverletzungen (spinaler Schock) aufgrund der Gefahr von Zusatzverletzungen.

Technik

HELFER 1
- Flachlagerung des Patienten,
- Beine anheben und z. B. mit Decken unterpolstern,
- Auf der Trage wird einfach das Kopfteil tiefer gestellt bzw. im Fahrzeug der Tragentisch am Kopf angesenkt.

Gefahren

- Die Beine des Patienten werden zu hoch gelagert.
- Die Schocklagerung ist beim kardiogenen Schock kontraindiziert (➤ Kap. 2.3).

2.3 Kardiale Erkrankung/Atemnot

Michael Knieps

Bei Patienten mit kardialen oder respiratorischen Erkrankungen sollte eine Lagerung mit erhöhtem Oberkörper angestrebt werden. Entscheidend ist, dass der Patient entspannt und bequem gelagert wird (➤ Abb. 2.7–2.10).

Vorteile
- Vorlast und pulmonalarterieller Druck sinken → Herzarbeit sinkt → Sauerstoffausnutzung verbessert,
- optimaler Einsatz der Atemmuskulatur und Atemhilfsmuskulatur, insbesondere komprimieren die Bauchorgane nicht das Zwerchfell.

Nachteile
- instabile Lagerung: Gefahr von Sturz sowie zerebraler und kardialer Sauerstoffunterversorgung.

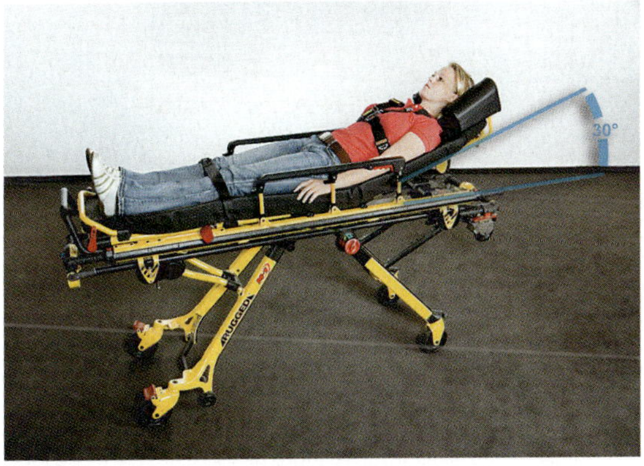

Abb. 2.7 Lagerung bei kardialen Erkrankungen oder Atemnot

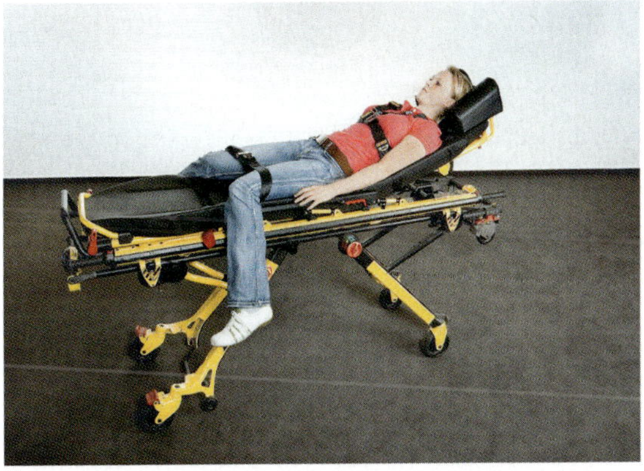

Abb. 2.8 Sitzende Lagerung: Beine seitlich der Trage Beine herabhängen lassen

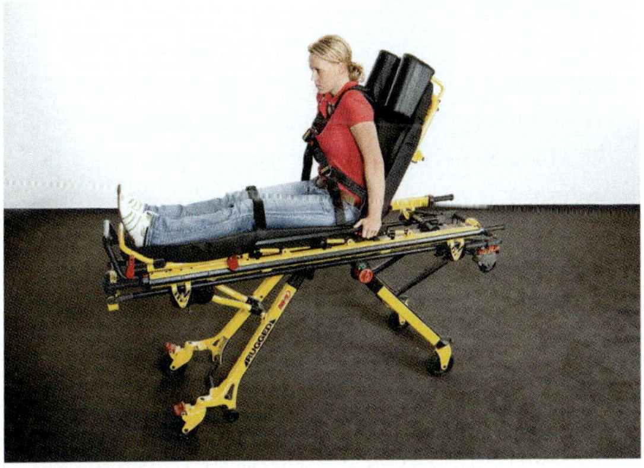

Abb. 2.9 Abstützen der Arme am aufgestellten Kopfteil zum Einsatz der Atemhilfsmuskulatur

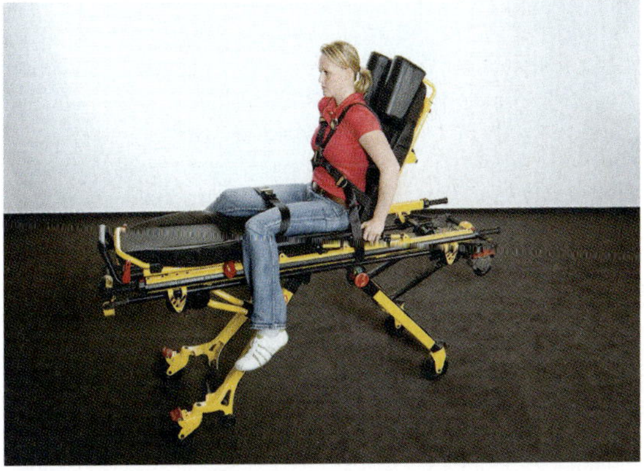

Abb. 2.10 Abstützen der Arme am aufgestellten Kopfteil und Herabhängenlassen der Beine

Indikation

- akutes Koronarsyndrom
- hypertensive Krise/hypertensiver Notfall
- Herzinsuffizienz
- Lungenödem
- Lungenembolie
- Asthma bronchiale
- (exazerbierte) COPD
- Pneumonie
- supraglottisches Ödem (z. B. Allergie, Epiglottitis, Verbrennung)
- Hyperventilation
- Aspiration, Bolusverlegung

Kontraindikation

- Patienten mit Bewusstseinsstörungen und eingeschränkten bzw. ausgefallenen Schutzreflexen ohne definitive Sicherung der Atemwege (➤ Kap. 2.1, ➤ Kap. 4.5, ➤ Kap. 4.10, ➤ Kap. 4.11),
- Hypotonie (z. B. kardiogener Schock) → flache Rückenlagerung anstreben.

Equipment

- Kissen oder Trage mit verstellbarem Kopfteil

Patientenvorbereitung

Je nach Zustand und Compliance kann der Patient die erforderliche Lagerung selbstständig einnehmen und einhalten.

Technik

HELFER 1

- halbsitzende Lagerung (ca. 30°) durch Unterschieben von z. B. Kissen in den Rücken bzw. durch Hochziehen des Kopfteils an der Trage,
- ggf. sitzende Lagerung: Beine seitlich der Trage herabhängen lassen (→ Lungenödem) → verstärkte Drainagefunktion,
- ggf. Abstützen der Arme am aufgestellten Kopfteil zum Einsatz der Atemhilfsmuskulatur.

TIPPS

Das Kopfteil der Trage sollte erst aufgestellt werden, wenn der Patient auf der Trage liegt → ggf. bis zum Hochziehen des Kopfteils Patienten mit erhöhtem Oberkörper festhalten.
Ein Maßstab für den Winkelumfang der Oberkörperhochlage kann eine Stauung der Halsvenen sein → nimmt die Stauung ab, sinkt die Vorlast bzw. umgekehrt.
Der endgültige Anstellwinkel am Kopfteil der Trage sollte sich vor allem am Patientenwunsch orientieren, wenn sein Zustand die Wunschlagerung erlaubt. Insbesondere Patienten mit sehr schwerer Atemnot (z. B. Asthmaanfall) beharren oft auf einer halbsitzenden Lagerung mit fast senkrechtem Kopfteil und seitlich der Trage herabhängenden Beinen.
Eine kritische Sauerstoffunterversorgung sowohl des Gehirns mit Kollapserscheinung als auch des Herzens mit Stenokardien muss vermieden werden → Patienten ständig beaufsichtigen, ggf. frühzeitig Kopfteil absenken bzw. Flachlagerung herstellen.
Lagerung mit zustandsangepasster Sauerstoffgabe kombinieren (➤ Kap. 4.6).
Lagerungsmethode im Transportprotokoll dokumentieren.

Gefahren

- zerebrale und kardiale Durchblutungsstörung bei zu starker Oberkörperhochlage,
- Sturz des Patienten von der Trage → Patienten immer beaufsichtigen, Gurte anlegen, ggf. Seitenbügel hochklappen.

2.4 Unblutiger Aderlass

Michael Knieps

Der unblutige Aderlass ist eine Methode zur Vorlastsenkung, indem der venöse Rückstrom aus den Extremitäten zum Herzen mechanisch vermindert wird.

Vorteile

- Vorlastsenkung ohne Einsatz von Medikamenten,
- teilweise effektivere Methode als medikamentöse Vorlastsenkung.

Nachteile

- Die notwendigen Blutdruckmanschetten stehen oftmals nicht in ausreichender Größe und Menge zur Verfügung,
- hohe Patientencompliance erforderlich.

Indikation

- kardiales Lungenödem mit hypertonem Blutdruck

Kontraindikation

- Patienten mit Bewusstseinsstörungen und eingeschränkten bzw. ausgefallenen Schutzreflexen ohne definitive Sicherung der Atemwege (➤ Kap. 2.1, ➤ Kap. 4.5, ➤ Kap. 4.10, ➤ Kap. 4.11),
- Hypotonie (z.B. kardiogener Schock) → flache Rückenlagerung anstreben.

Equipment

- zwei Blutdruckmessgeräte mit Manschetten für die Oberarmessung,
- zwei Blutdruckmessgeräte mit Spezialmanschetten für die Messung am Oberschenkel → alternativ: Staubinden oder elastische Mullbinden,
- Stuhl oder Trage mit verstellbarem Kopfteil,
- evtl. Kleiderschere zum Beseitigen von störenden Kleidungsstücken.

Patientenvorbereitung

HELFER 1

- Patienten über die geplante Maßnahme aufklären.
- Je nach Zustand und Compliance kann der Patient die erforderliche Lagerung selbstständig einnehmen und einhalten.

Technik

HELFER 1

- sitzende, senkrechte Lagerung (90°) auf einem Stuhl oder durch Hochziehen des Kopfteils an der Trage

mit seitlich der Trage herabhängenden Beinen (➤ Kap. 2.3),
- ggf. hinter den Patienten stellen und Lagerung durch Halten der Schultern unterstützen.

HELFER 2
- Zwei Blutdruckmanschetten an den Oberarmen anlegen.
- Zwei Spezialblutdruckmanschetten an den Oberschenkeln anlegen.
- Drei Manschetten stauen → gewählter Druck muss zwischen systolischem und diastolischem Blutdruck liegen → distale Pulse tasten.
- Eine Extremität wird nicht gestaut.
- Im Uhrzeigersinn alle 10 bis 15 Minuten (→ dokumentieren) Stauung an jeweils einer Extremität lösen.
- Gleichzeitig bislang freie Extremität stauen.

TIPPS

Das Kopfteil der Trage sollte erst aufgestellt werden, wenn der Patient auf der Trage liegt → ggf. bis zum Hochziehen des Kopfteils Patienten mit erhöhtem Oberkörper festhalten.

Eine kritische Sauerstoffunterversorgung sowohl des Gehirns mit Kollapserscheinung als auch des Herzens mit Stenokardien muss vermieden werden → Patienten ständig beaufsichtigen, ggf. frühzeitig Kopfteil absenken bzw. Flachlagerung herstellen.

Lagerung mit zustandsangepasster Sauerstoffgabe kombinieren (➤ Kap. 4.6).

Distale Pulse müssen tastbar bleiben (➤ Kap. 1.1).

Maßnahme nur auf notärztliche Anweisung und im Beisein des Notarztes durchführen.

Gefahren

- zerebrale und kardiale Durchblutungsstörung bei zu starker Oberkörperhochlage,

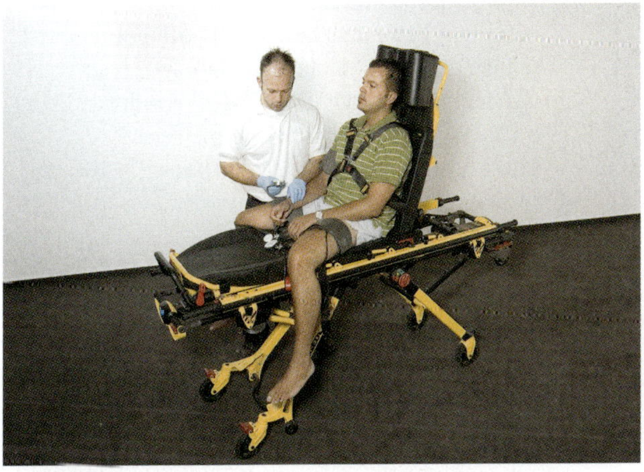

a) Unblutiger Aderlass

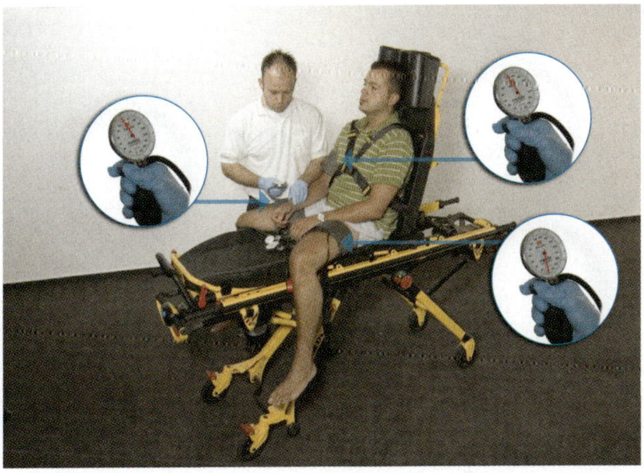

b) Im Uhrzeigersinn gestaute und ungestaute Blutdruckmanschetten

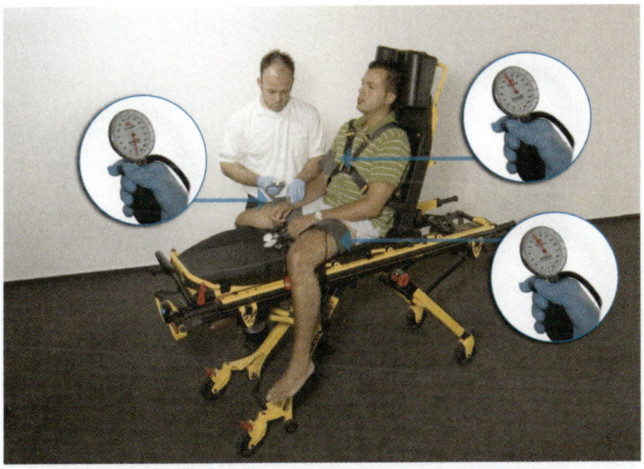

c) Im Uhrzeigersinn gestaute und ungestaute Blutdruckmanschetten

Abb. 2.11 Unblutiger Aderlass

- arterieller Verschluss durch zu hohen Druck in der Blutdruckmanschette → nach Stauung immer distale Pulse prüfen (➤ Kap. 1.1),
- Sturz des Patienten von der Trage → Patienten immer beaufsichtigen, Gurte anlegen, ggf. Seitenbügel hochklappen.

2.5 Extremitätenlagerung bei arteriellem Verschluss

Michael Knieps

Bei einem arteriellen Verschluss einer Extremität ist das Hauptziel, die arterielle Versorgung aufrechtzuerhalten. Durch Tieflagerung der betroffenen Extremität soll eine minimale Restdurchblutung über Kollateralkreisläufe unterstützt werden.

Vorteile

- Unterstützung einer Minimaldurchblutung

Nachteile

- häufig Schmerzverstärkung,
- hohe Patientencompliance erforderlich.

Indikation

- peripherer arterieller Verschluss (z. B. Embolie, AVK)

Kontraindikation

- peripherer venöser Verschluss (z. B. Thrombose)

Equipment

- Trage mit verstellbarem Kopfteil
- Material zur Unterpolsterung (z. B. Decken oder Kissen)

Patientenvorbereitung

HELFER 1

- Patienten über die geplante Maßnahme aufklären.
- Je nach Zustand und Compliance kann der Patient die erforderliche Lagerung selbstständig einnehmen und einhalten.

Durchführung

HELFER 1

- Kopfteil nach Wunsch des Patienten anstellen, z. B. 30° Oberkörperhochlage (➤ Kap. 2.3).
- Betroffene Extremität umfassend unterpolstern und seitlich der Trage herabhängen lassen.
- Ggf. manuelle Immobilisation der betroffenen Extremität, um Schwingungen zu vermeiden.
- Erfolg überprüfen → distale Pulse tasten (➤ Kap. 1.1).

TIPPS

Zahlreiche Patienten empfinden die Lagerung als sehr unangenehm, weil die herabhängende Extremität nur sehr schwer entsprechend immobilisiert werden kann, was insbesondere während der Fahrt zu Problemen führt → evtl. Sedierung und Analgesie durch den Notarzt.
Sollte der Patient eine für ihn grundsätzlich geeignete Schonlage bereits spontan eingenommen haben → Patientenwunsch anerkennen.
Ggf. Einsatz des Pulsoxymeters (➤ Kap. 1.5) an der betroffenen Extremität zwecks Analyse der Gewebeperfusion und zur Verlaufskontrolle der Blutversorgung → wenn sich ein

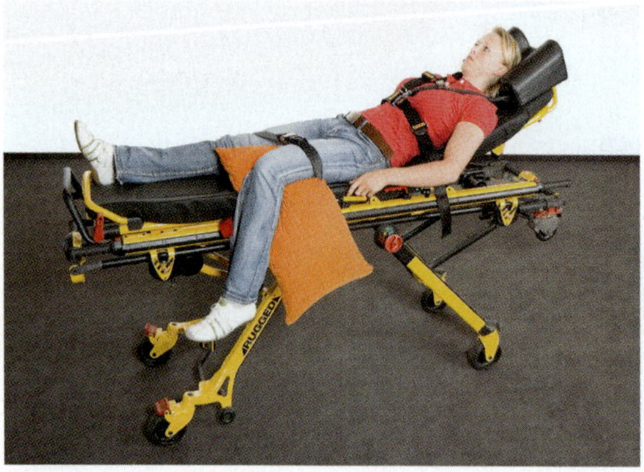

Abb. 2.12 Lagerung arterieller Verschluss

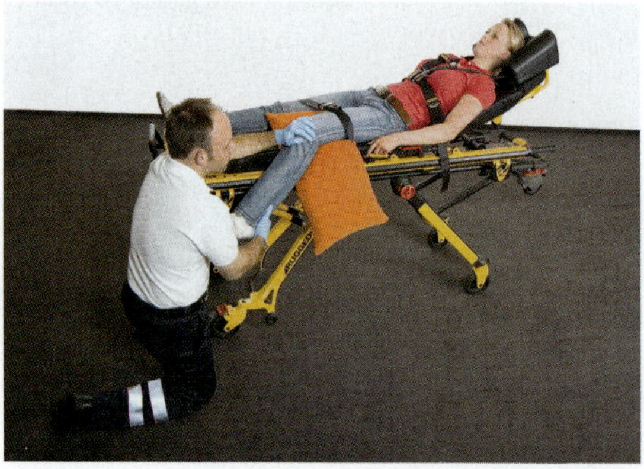

Abb. 2.13 Manuelle Immobilisation der betroffenen Extremität

Pulssignal ableiten lässt, ist eine Durchblutung gegeben (kein Beweis für eine ausreichende Durchblutung).
Lagerungsmethode im Transportprotokoll dokumentieren.

Gefahren

Schmerzverstärkung durch unsachgemäße Lagerung, schlechte Patientencompliance oder nicht ausreichender Analgesie → betroffene Extremität ist sehr empfindlich.

2.6 Extremitätenlagerung bei venösem Verschluss

Michael Knieps

Bei einem venösen Verschluss ist das Hauptziel eine Abnahme der venösen Stauung. Durch Hochlagerung der betroffenen Extremität wird der venöse Abfluss über nicht verschlossene Venen verbessert und der arterielle Zufluss sowie der Strömungsdruck auf das betroffene Gefäß gesenkt.

Vorteile

- Schmerzlinderung durch Abnahme der venösen Stauung,
- Ruhigstellung der betroffenen Extremität zur Embolieprophylaxe,

Nachteile

- einige Patientencompliance erforderlich

Indikation

- peripherer venöser Verschluss (z. B. Thrombose)
- periphere Blutung

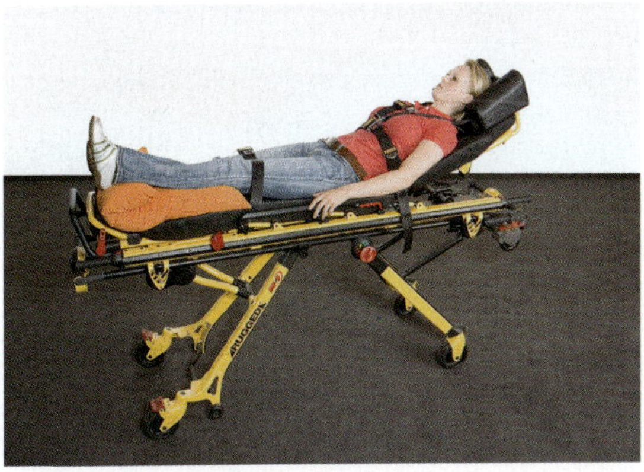

Abb. 2.14 Lagerung venöser Verschluss

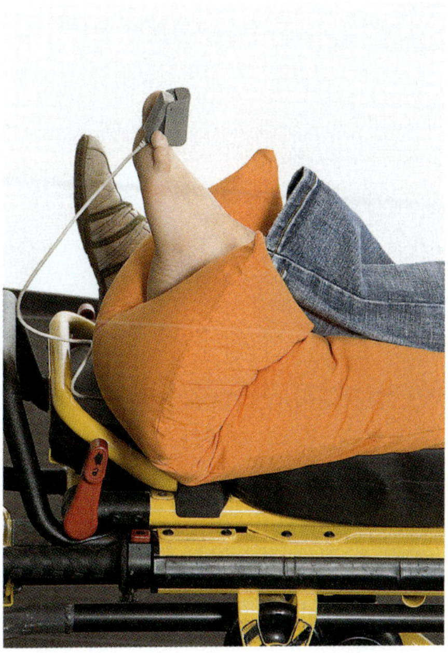

Abb. 2.15 Einsatz des Pulsoxymeters bei venösem Verschluss

Kontraindikation

- peripherer arterieller Verschluss (z. B. Embolie, AVK)

Equipment

- Trage mit verstellbarem Kopfteil
- Material zur Unterpolsterung und Hochlagerung (z.B. Decken, Kissen, Vakuummatratze)

Patientenvorbereitung

HELFER 1

- Patienten über die geplante Maßnahme aufklären.
- Je nach Zustand und Compliance kann der Patient die erforderliche Lagerung selbstständig einnehmen und einhalten.

Technik

HELFER 1

- Kopfteil nach Wunsch des Patienten anstellen, z. B. 30° Oberkörperhochlage (> Kap. 2.3).
- Betroffene Extremität maximal 15° hochlagern und ruhig stellen.

TIPPS

Bei peripheren Blutungen ist die Hochlagerung der betroffenen Extremität die erste Maßnahme der Wundversorgung (➤ Kap. 4.18.1).
Auf vollständige Ruhigstellung achten → Embolieprophylaxe.
Ggf. Einsatz des Pulsoxymeters (➤ Kap. 1.5) an der betroffenen Extremität zwecks Analyse der Gewebeperfusion und zur Verlaufskontrolle der Blutversorgung → wenn sich ein Pulssignal ableiten lässt, ist eine Durchblutung gegeben (kein Beweis für eine ausreichende Durchblutung).
Sollte der Patient eine für ihn grundsätzlich geeignete Schonlage bereits spontan eingenommen haben → Patientenwunsch anerkennen.
Lagerungsmethode im Transportprotokoll dokumentieren.

Gefahren

- Betroffene Extremität wird zu steil lagert → Schmerzverstärkung und instabile Lagerung.
- Betroffene Extremität ist nicht ausreichend ruhig gestellt → Emboliegefahr.

2.7 Blutungen im Mund-, Nasen- und Rachenraum

Michael Knieps

Ergiebige Blutungen im Bereich von Mund, Nase und Rachen sind meistens Folge einer Gesichtsverletzung und zumeist nicht kontrollierbar. Andere Ursachen sind z. B. Epistaxis bei einer hypertensiven Krise, Blutungen bei Tumorerkrankungen, Nachblutungen nach Tonsillektomie oder eine Blutung nach Zungenbiss im Rahmen eines zerebralen Krampfanfalls.

Eine flache Lagerung in Bauchlage ist das Vorgehen der Wahl, sodass das Blut ungehindert abfließen kann.

Vorteile

- relativer Aspirationsschutz,
- Es wird weniger Blut geschluckt → emetischer Reiz durch große Mengen geschluckten Blutes wird reduziert.

Nachteile

- hohe Patientencompliance erforderlich,
- Einschränkung der Atemmechanik,
- Kontrolle der Vitalfunktionen und Geräteeinsatz (z. B. EKG, Pulsoxymetrie, Blutdruckmessung) sind erschwert.

Indikation

- Patient mit ergiebiger Blutung im Mund-, Nasen- und Rachenbereich und voll erhaltenen Vitalfunktionen

Kontraindikation

- Patienten mit Bewusstseinsstörungen (➤ Kap. 2.1, ➤ Kap. 4.5, ➤ Kap. 4.10, ➤ Kap. 4.11),
- alle Situationen, die eine Bauchlage undurchführbar machen (z. B. Störungen in der Atemfunktion, Wirbelsäulentrauma, Beckentrauma, Thoraxtrauma).

Equipment

- Trage
- Unterpolsterung für Stirn- und Brustbereich (z. B. Kissen, Decke)
- ggf. Kühlkompresse
- evtl. Kleiderschere zum Beseitigen störender Kleidungsstücke

Patientenvorbereitung

HELFER 1
- Patienten über die geplante Maßnahme aufklären.
- Je nach Zustand und Compliance kann der Patient die erforderliche Lagerung selbstständig einnehmen und einhalten.

Technik

HELFER 1
- Patienten seitlich an Schulter und Becken (ggf. einen vorhandenen Gürtel als Griffmöglichkeit nutzen) fassen.
- Patienten schrittweise um jeweils 90° drehen, bis er in Bauchlage liegt.

HELFER 2
- 90°-Drehung durch gegenüberliegenden Zug unterstützen.

HELFER 1
- Unterpolsterung von Stirn- und Brustregion,
- beide Arme des Patienten zur Stabilisierung neben den Kopf legen, Gesicht muss zugänglich bleiben,
- ggf. Kühlkompresse in den Nacken legen.

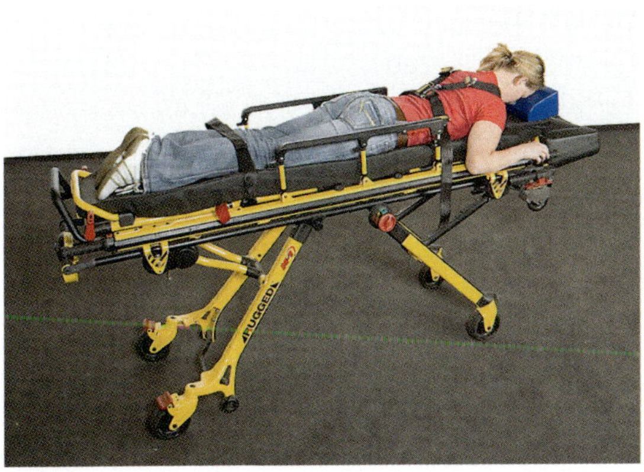

Abb. 2.16 Lagerung bei Blutungen im Mund-, Nasen- und Rachenraum

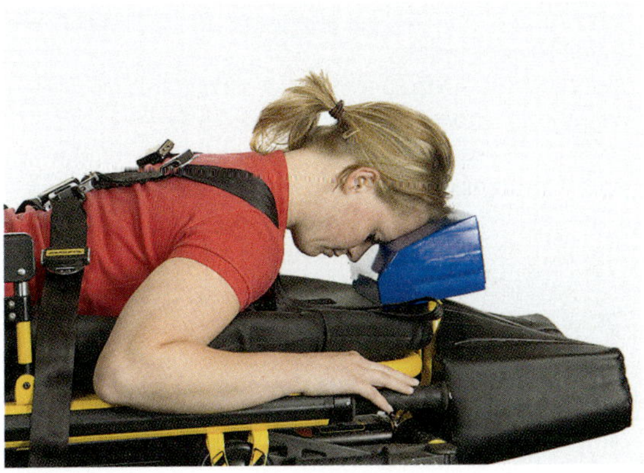

Abb. 2.17 Unterpolsterung und Stabilisierung durch Armlagerung

TIPPS

Den Patienten niemals unbeaufsichtigt lassen und engmaschig die Vitalparameter kontrollieren.
Sollte der Patient eine für ihn grundsätzlich geeignete Schonlage bereits spontan eingenommen haben → Patientenwunsch anerkennen.
Bei Nasenbluten ist eine Lagerung in Oberkörperhochlage und nach vorne gebeugtem Kopf ebenfalls zulässig.
Lagerungsmethode im Transportprotokoll dokumentieren.

Gefahren

- Patient bleibt unbeaufsichtigt, Gesicht ist verdeckt, keine engmaschige Kontrolle der Vitalfunktionen → Veränderung der Vitalparameter wird zu spät erkannt.
- Behinderung der Atemmechanik → rechtzeitig 30° Oberkörperhochlage bzw. bei gestörtem Bewusstsein stabile Seitenlage (➤ Kap. 2.1) herstellen → Intubation anstreben (➤ Kap. 4.5, ➤ Kap. 4.10, ➤ Kap. 4.11).

2.8 Schädel-Hirn-Trauma oder erhöhter Hirndruck

Michael Knieps

Bei allen Verletzungen und Erkrankungen, die eine intrakranielle Raumforderung durch Schwellung oder Blutung zur Folge haben können, muss durch eine dezente Oberkörperhochlage eine optimales Gleichgewicht zwischen verbessertem venösem Rückfluss und ausreichendem arteriellen Zufluss herbeigeführt werden (ICP = MAD – CPP).

Vorteile

- Verbesserung des venösen Abflusses → Abnahme des intrakraniellen Drucks

Nachteile

- Aspirationsgefahr bei schlagartig einsetzendem Erbrechen und eingeschränkten oder ausgefallenen Schutzreflexen,
- instabile Lagerung: Gefahr von Sturz sowie insbesondere zerebraler Sauerstoffunterversorgung.

Indikation

- Schädel-Hirn-Trauma
- intrakranielle Blutungen (z. B. EDH, SDH, SAB, ICB)
- Apoplex mit arterieller Hypertonie (SBD > 140 mmHg)
- Sonnenstich
- Hitzschlag
- Hirnödem

Kontraindikation

- Patienten mit Bewusstseinsstörungen und eingeschränkten bzw. ausgefallenen Schutzreflexen ohne definitive Sicherung der Atemwege (➤ Kap. 2.1, ➤ Kap. 4.5, ➤ Kap. 4.10, ➤ Kap. 4.11),
- Hypotonie (MAD < 60 mmHg bzw. RR < 80/40 mmHg) → flache Rückenlagerung anstreben; bei Apoplex bereits flache Rücklage erforderlich, wenn SBD < 140 mmHg,
- Schädelbasisfraktur → flache Rückenlage anstreben.

Equipment

- ggf. Stifneck®
- ggf. Schaufeltrage
- ggf. Vakuummatratze

- Kissen oder Trage mit verstellbarem Kopfteil
- ggf. Universal-Kopffixierung
- Absauggerät

Patientenvorbereitung

HELFER 1
- Patienten über die geplante Maßnahme aufklären.
- Je nach Zustand und Compliance kann der Patient die erforderliche Lagerung selbstständig einnehmen und einhalten.

Technik

Technik bei Schädel-Hirn-Trauma

HELFER 1 und HELFER 2
- HWS-Immobilisation (➤ Kap. 3.2.1),
- ggf. Umlagerung mit der Schaufeltrage (➤ Kap. 3.2.2) auf die Vakuummatratze (➤ Kap. 3.2.4).

HELFER 1
- Halbsitzende Lagerung (15–30°) durch vorsichtiges Anheben des Kopfteils an der Trage bzw. durch erhöhte Kopfposition des Tragetisches.

HELFER 1
- Kopf in Neutralposition bringen und fixieren.

HELFER 2
- Kopf durch seitliche Kopfpolster fixieren.

Technik bei allen anderen intrakraniellen Raumforderungen

HELFER 1
- halbsitzende Lagerung (15–30°) durch Unterschieben von z. B. Kissen in den Rücken bzw. durch vorsichtiges Anheben des Kopfteils an der Trage,
- Kopf in Neutralposition bringen und festhalten.

HELFER 2
- Kopf durch seitliche Kopfpolster fixieren.

TIPPS

Das Kopfteil der Trage sollte erst aufgestellt werden, wenn der Patient auf der Trage liegt → ggf. bis zum Hochziehen des Kopfteils Patienten mit erhöhtem Oberkörper festhalten.
Engmaschige Kontrolle der Vitalparameter → Zustandsverschlechterung erkennen.
Jederzeit mit schlagartig einsetzendem Erbrechen rechnen → Absaugbereitschaft herstellen (➤ Kap. 4.5.3).
Bei auftretenden Bewusstseinsstörungen Patienten frühzeitig flach lagern und in die stabile Seitenlage (➤ Kap. 2.1) bringen → Intubation anstreben (➤ Kap. 4.10, ➤ Kap. 4.11).
Lagerung mit zustandsangepasster Sauerstoffgabe kombinieren (➤ Kap. 4.6).
Lagerungsmethode im Transportprotokoll dokumentieren.

Gefahren

- Aspirationsgefahr → Patienten immer beaufsichtigen,
- venöse Abflussbehinderung mit Hirndruckerhöhung durch Bewegen und Abknicken des Kopfes → HWS-Immobilisierung und Kopffixierung durchführen,
- insbesondere zerebrale Durchblutungsstörung bei zu starker Oberkörperhochlage,
- Sturz des Patienten von der Trage → Patienten immer beaufsichtigen, Gurte anlegen, ggf. Seitenbügel hochklappen,

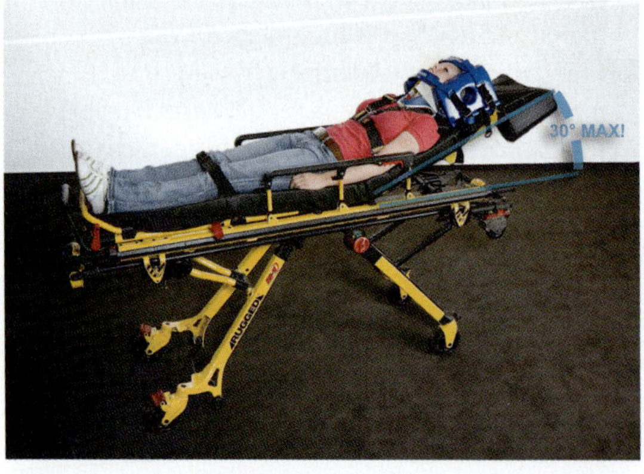

Abb. 2.18 Lagerung bei SHT

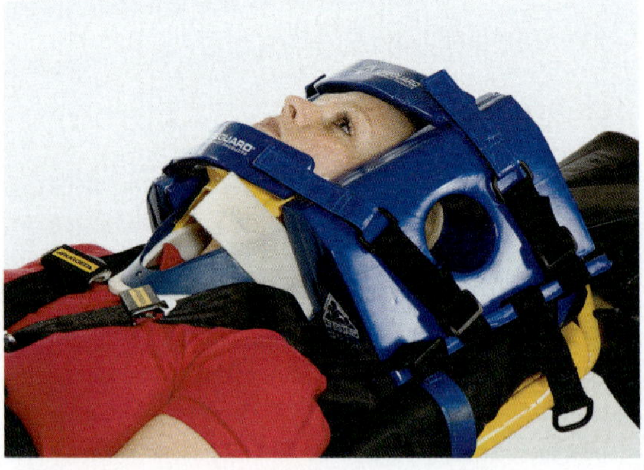

Abb. 2.19 Fixierung des Kopfes bei SHT

- Gefahr der Luftembolie durch eröffnete Nasenneben- und Kieferhöhlen bei Schädelbasisfraktur → flache Rückenlage anstreben.

2.9 Thoraxtrauma

Michael Knieps

Bei einem Thoraxtrauma kommt es zu einer schmerzbedingten Schonatmung und je nach Ausmaß der Verletzung zu einer mehr oder weniger ausgeprägten Beeinträchtigung der Atemmechanik. Eine absichtliche Lagerung auf die verletzte Seite soll die Atmung erleichtern.

Vorteile

- Immobilisation und Schmerzlinderung der verletzten Seite,
- Verbesserung der Ventilation der unverletzten Seite,
- Bei einem Hämatothorax soll der Übertritt von Blut auf die unverletzte Seite verhindert werden.

Nachteile

- Zahlreiche Kontraindikationen sind zu beachten,
- hohe Patientencompliance erforderlich,
- instabile Lagerung: Gefahr von Sturz,
- gelegentlich lagerungsbedingte Schmerzverstärkung,
- Kontrolle der Vitalfunktionen und Geräteeinsatz (z. B. EKG, Pulsoxymetrie, Blutdruckmessung) sind erschwert.

Indikation

- isoliertes stumpfes Thoraxtrauma ohne Schock

Kontraindikation

- Patienten mit Bewusstseinsstörungen und eingeschränkten bzw. ausgefallenen Schutzreflexen ohne definitive Sicherung der Atemwege (➤ Kap. 2.1, ➤ Kap. 4.5, ➤ Kap. 4.10, ➤ Kap. 4.11),
- Schock,
- Polytrauma,
- Schädel-Hirn-Trauma,
- offenes Thoraxtrauma,
- Abdominaltrauma,
- Beckentrauma,
- Wirbelsäulentrauma,
- Extremitätentrauma auf derselben Körperseite.

Equipment

- Trage mit verstellbarem Kopfteil
- stützende Polsterung für Seitenlage (z. B. Kissen, zusammengerollte Decke)

Patientenvorbereitung

HELFER 1

- Patienten über die geplante Maßnahme aufklären.
- Je nach Zustand und Compliance kann der Patient die erforderliche Lagerung selbstständig einnehmen und einhalten.

Technik

HELFER 1

- Patienten seitlich an Schulter und Becken (ggf. einen vorhandenen Gürtel als Griffmöglichkeit nutzen) fassen und den auf der Trage liegenden Patienten vorsichtig auf die verletzte Seite drehen und festhalten.

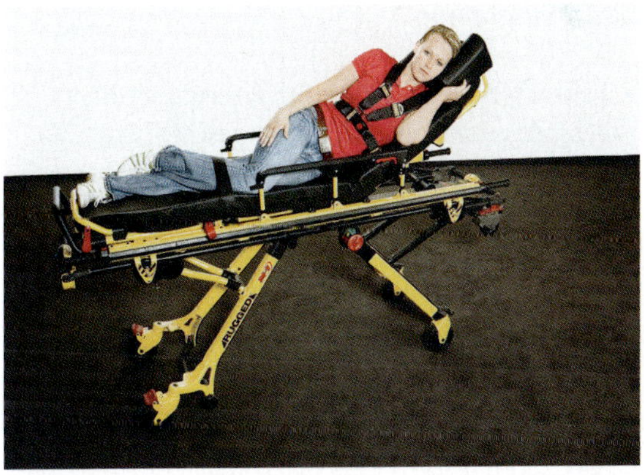

Abb. 2.20 Lagerung Thoraxtrauma

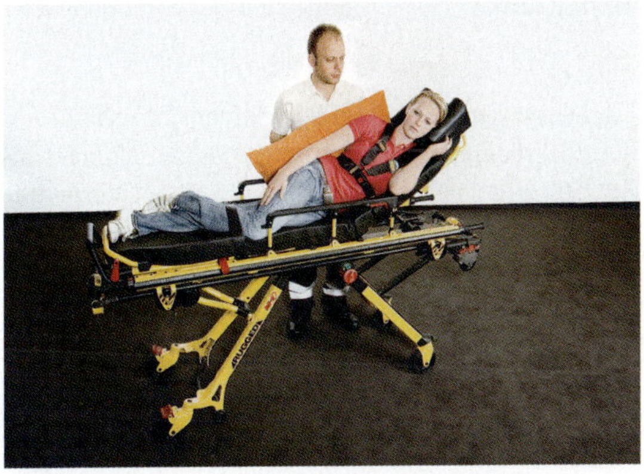

Abb. 2.21 Unterstützung Lagerung Thoraxtrauma

HELFER 2
- Kopfteil langsam bis maximal 45° anheben,
- Seitenlage durch z. B. eine zusammengerollte Decke im Rücken des Patienten unterstützen.

TIPPS

Sollte der Patient eine für ihn grundsätzlich geeignete Schonlage bereits spontan eingenommen haben, sodass er eine größtmögliche Atemerleichterung erfährt → Patientenwunsch anerkennen.
Das Kopfteil der Trage sollte erst aufgestellt werden, wenn der Patient auf der Trage liegt → ggf. bis zum Hochziehen des Kopfteils Patienten mit erhöhtem Oberkörper festhalten.
Den Patienten niemals unbeaufsichtigt lassen und engmaschig die Vitalparameter kontrollieren.
Lagerung mit zustandsangepasster Sauerstoffgabe kombinieren (➤ Kap. 4.6) und ausreichende Analgosedierung anstreben.
Bei Erschöpfung (z. B. Abflachen der Atmung, maximale Anstrengung) frühzeitig 30° Oberkörperhochlage bzw. bei gestörtem Bewusstsein stabile Seitenlage (➤ Kap. 2.1) herstellen → Intubation anstreben (➤ Kap. 4.5, ➤ Kap. 4.10, ➤ Kap. 4.11) und ggf. Thoraxdrainage anlegen (➤ Kap. 4.13).
Lagerungsmethode im Transportprotokoll dokumentieren.

Gefahren

- Patient bleibt unbeaufsichtigt, lagerungsbedingte Schmerzverstärkung, keine engmaschige Kontrolle der Vitalfunktionen → Zustandsverschlechterung wird zu spät erkannt.
- Sturz des Patienten von der Trage → Patienten immer beaufsichtigen, Gurte anlegen, ggf. seitliche Haltebügel hochklappen.

2.10 Abdominaltrauma, akutes Abdomen

Michael Knieps

Ein Leitsymptom des akuten Abdomens bzw. beim Abdominaltrauma ist der akut einsetzende Schmerz als Zeichen einer peritonealen Reizung. Eine entspannte und angenehme Lagerung, die zumeist von den Patienten bereits reflektorisch eingenommen wird, ist daher von oberster Priorität.

Vorteile

- Entspannung der Bauchdecke → Schmerzlinderung,
- Kombination mit Schocklage.

Nachteile

- Zahlreiche Kontraindikationen mit oft assoziierten Krankheitsbildern bzw. Verletzungsmustern sind zu beachten.

Indikation

- akutes Abdomen
- Abdominaltrauma

Kontraindikation

- Patienten mit Bewusstseinsstörungen und eingeschränkten bzw. ausgefallenen Schutzreflexen ohne definitive Sicherung der Atemwege (➤ Kap. 2.1, ➤ Kap. 4.5, ➤ Kap. 4.10, ➤ Kap. 4.11),
- Beckentrauma,
- Wirbelsäulentrauma,
- Trauma der unteren Extremitäten (➤ Kap. 4.19),
- vaginale Blutung (➤ Kap. 2.11),
- Schwangerschaft im letzten Trimenon (➤ Kap. 2.12).

Equipment

- Trage mit verstellbarem Kopfteil und ggf. mit integrierter Vorrichtung zur Bauchdeckenentlastung,
- Material für Unterpolsterung von Nacken und Kopf (z. B. Kissen) sowie Herstellung der Knierolle (z. B. Decke).

Patientenvorbereitung

HELFER 1
- Patienten über die geplante Maßnahme aufklären.
- Je nach Zustand und Compliance kann der Patient die erforderliche Lagerung selbstständig einnehmen und einhalten.

Technik

HELFER 1
- Patienten schonend in Rückenlage bringen.
- Kissen unter Kopf und Nacken legen bzw. Kopfteil an der Trage leicht anheben, sodass eine maximal 15° Oberkörperhochlage entsteht.
- Vorrichtung an der Trage zur Bauchdeckenentlastung einstellen bzw. Knierolle durch Unterlegen einer zusammengerollten Decke herstellen.

TIPPS

Das Kopfteil der Trage sollte erst aufgestellt werden, wenn der Patient auf der Trage liegt → ggf. bis zum Hochziehen des Kopfteils Patienten mit erhöhtem Oberkörper festhalten.
Durch das Anheben des Oberkörpers dürfen keine Spannung auf die Bauchdecke oder Druck auf die Abdominalorgane entstehen.
Ggf. mit der Schocklage (➤ Kap. 2.2) kombinieren → Tragetisch kopfwärts absenken.
Engmaschige Kontrolle der Vitalparameter → Zustandsverschlechterung erkennen.
Bei Schockzeichen ggf. Einsatz einer Schockhose (z. B. DMAST) erwägen, wenn kein Zeitverlust gegenüber erweitertem Management und Transport entsteht (➤ Kap. 4.17).
Lagerung mit zustandsangepasster Sauerstoffgabe kombinieren (➤ Kap. 4.6).
Sollte der Patient eine für ihn grundsätzlich geeignete Schonlage bereits spontan eingenommen haben → Patientenwunsch anerkennen.
Lagerungsmethode im Transportprotokoll dokumentieren.

Gefahren

- Schmerzverstärkung durch Anheben des Oberkörpers

2.11 Vaginale Blutung (Fritsch-Lagerung)

Michael Knieps

Die nach dem deutschem Gynäkologen Heinrich Fritsch (1844 bis 1915) benannte Technik ist eine ursprünglich für die Nachgeburtsperiode entwickelte Lagerungsart, die indes auch bei anderen gynäkologischen und geburtshilflichen Notfallsituationen nutzbringend Anwendung findet.

Vorteile

- „äußere Tamponade", Kompression des Geburtskanals,
- Möglichkeit zur Beurteilung der Blutungsstärke,
- Kombination mit Schock-, Beckenhoch- und Linksseitenlage.

Nachteile

- Eingriff in die Intimsphäre

Indikation

- Nachgeburtsperiode, bis Nachwehen einsetzen,
- im Anschluss an die Nachgeburtsperiode,

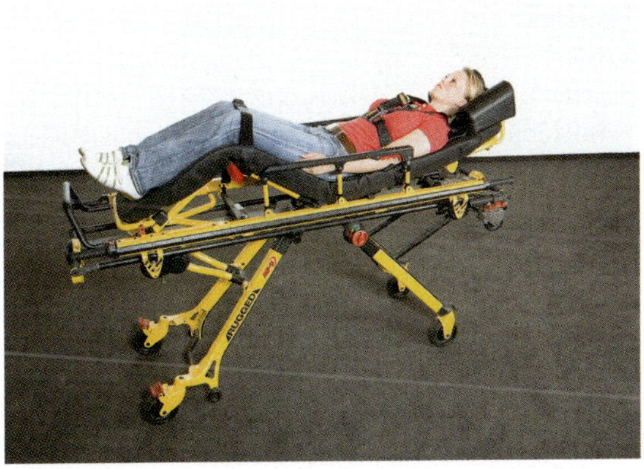

Abb. 2.22 Lagerung Abdominaltrauma

- vaginale Blutung (z. B. Plazenta praevia, Plazentalösung, Abort),
- vorzeitiger Blasensprung,
- Nabelschnurvorfall.

Kontraindikation

- Patientin mit Bewusstseinsstörungen und eingeschränkten bzw. ausgefallenen Schutzreflexen ohne definitive Sicherung der Atemwege (➤ Kap. 2.1, ➤ Kap. 4.5, ➤ Kap. 4.10, ➤ Kap. 4.11),
- beginnende Geburt und Nachgeburt,
- vaginale Blutung oder vorzeitiger Blasensprung in Verbindung mit Beckentrauma, Wirbelsäulentrauma und Trauma der unteren Extremitäten (z. B. an Verkehrsunfall beteiligte schwangere Frau).

Equipment

- Kissen oder Trage
- große, sterile Wundauflage (z. B. 80 × 120 cm)
- evtl. Kleiderschere zum Beseitigen von störenden Kleidungsstücken (z. B. Hose)

Patientenvorbereitung

HELFER 1

- Patientin über die geplante Maßnahme aufklären.
- Für altersentsprechende Intimsphäre sorgen.
- Je nach Zustand und Compliance kann die Patientin die erforderliche Lagerung selbstständig einnehmen und einhalten.

Technik

HELFER 1

- Patientin schonend in Rückenlage bringen und flach lagern,
- leichte Unterpolsterung von Hinterkopf und Nacken,
- große, sterile Wundauflage vor den Genitalbereich legen,
- Beine gestreckt übereinander legen,
- Gesäßbacken seitlich herunterstreichen.

TIPPS

Sollte die Patientin eine für sie grundsätzlich geeignete Schonlage bereits spontan eingenommen haben → Patientenwunsch anerkennen.
Ggf. Kombination mit
- Schocklage → Tragetisch kopfwärts absenken (➤ Kap. 2.2),
- Linksseitenlage bei hochschwangeren Frauen (➤ Kap. 2.12),
- Beckenhochlage bei Nabelschnurvorfall.

Das Blut fließt in die von den Oberschenkeln gebildete Falte → Blutungsstärke kann gut beurteilt werden.
Engmaschige Kontrolle der Vitalparameter → Zustandsverschlechterung erkennen.
Lagerung mit zustandsangepasster Sauerstoffgabe kombinieren (➤ Kap. 4.6).
Lagerungsmethode im Transportprotokoll dokumentieren.

Gefahren

Patientin bleibt unbeaufsichtigt, keine engmaschige Kontrolle der Vitalfunktionen → Zustandsverschlechterung wird zu spät erkannt.

2.12 Schwangerschaft, Vena-cava-Kompressionssyndrom

Michael Knieps

Mit zunehmender Schwangerschaftsdauer verändert sich die Lage intraabdomineller Strukturen. Je nach Fundusstand wird zusätzlich das Zwerchfell komprimiert, was eine Behinderung der Atemmechanik zur Folge haben kann.

Insbesondere auf dem Rücken liegende, hochschwangere Frauen sind dadurch gefährdet, dass durch das Gewicht des Fetus die rechts der Wirbelsäule verlaufende V. cava abgedrückt und derartig der venöse Rückfluss zum Herzen kritisch verringert wird. In der Folge sinkt das Herzminutenvolumen, was zu einem Blutdruckabfall mit zerebraler Sauerstoffunterversorgung und Bewusstseinsverlust führen kann (sog. Vena-cava-Kompressionssyndrom).

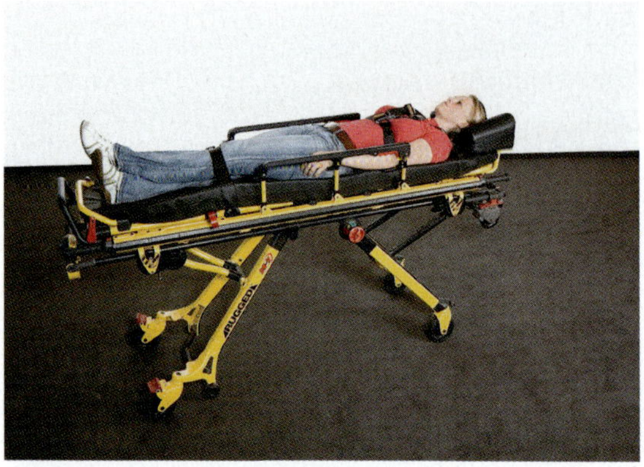

Abb. 2.23 Lagerung vaginale Blutung

Hauptziel für den Liegendtransport hochschwangerer Frauen ist daher, dem Vena-cava-Kompressionssyndrom durch Herbeiführen einer Linksseitenlage vorzubeugen.

Vorteile

- Prophylaxe des Vena-cava-Kompressionssyndroms,
- Kombination mit Schock- und Beckenhochlage sowie Lagerung nach Fritsch.

Nachteile

- Kontrolle der Vitalfunktionen und Geräteeinsatz (z. B. EKG, Pulsoxymetrie, Blutdruckmessung) sind erschwert.

Indikation

- Liegendtransport schwangerer Frauen im zweiten und dritten Trimenon

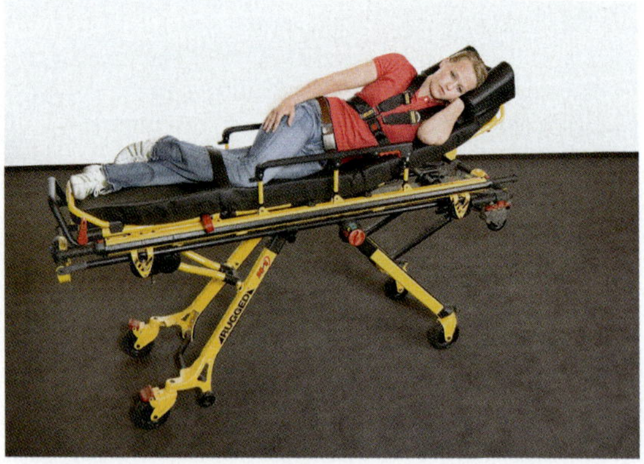

Abb. 2.24 Lagerung Schwangere

Kontraindikation

- Patientin mit Bewusstseinsstörungen und eingeschränkten bzw. ausgefallenen Schutzreflexen ohne definitive Sicherung der Atemwege (➤ Kap. 2.1, ➤ Kap. 4.5, ➤ Kap. 4.10, ➤ Kap. 4.11),
- beginnende Geburt und Nachgeburt,
- Beckentrauma, Wirbelsäulentrauma und Trauma der unteren Extremitäten (z. B. an Verkehrsunfall beteiligte schwangere Frau).

Equipment

- Kissen, Decke
- Trage mit verstellbarem Kopfteil

Patientenvorbereitung

HELFER 1

- Je nach Zustand und Compliance kann der Patient die erforderliche Lagerung selbstständig einnehmen und einhalten.
- Patientin über die geplante Maßnahme aufklären.

Technik

HELFER 1

- Patientin seitlich an rechte Schulter und rechtes Becken (ggf. einen vorhandenen Gürtel als Griffmöglichkeit nutzen) fassen.
- Patientin schonend in Linksseitenlage bringen (10–15°) und festhalten.

HELFER 2

- Rechtes, oben liegendes Bein anziehen.
- Kopfteil der Trage bis maximal 30° anheben → Atemerleichterung.
- Lagerung durch z. B. eine zusammengerollte Decke im Rücken der Patientin unterstützen.

TIPPS

Sollte die Patientin eine für sie grundsätzlich geeignete Schonlage bereits spontan eingenommen haben → Patientenwunsch anerkennen.
Ggf. Kombination mit
- Schocklage → Tragetisch kopfwärts absenken (➤ Kap. 2.2),
- Fritsch-Lagerung (➤ Kap. 2.11),
- Beckenhochlage bei Nabelschnurvorfall.

Engmaschige Kontrolle der Vitalparameter → Zustandsverschlechterung erkennen.
Lagerung mit zustandsangepasster Sauerstoffgabe kombinieren (➤ Kap. 4.6).
Lagerungsmethode im Transportprotokoll dokumentieren.

Gefahren

- Rechtsseiten- oder Rückenlage → Vena-cava-Kompressionssyndrom,
- Patientin bleibt unbeaufsichtigt, keine engmaschige Kontrolle der Vitalfunktionen → Zustandsverschlechterung wird zu spät erkannt,
- Oberkörper zu flach gelagert → Beeinträchtigung der Atemmechanik.

KAPITEL

3 Rettung

3

3.1 Helmabnahme

Frank Flake

Der Schutzhelm soll verhindern, dass bei einem Unfall schwere Kopfverletzungen auftreten. Bei einem Unfall sind jedoch die Fliehkräfte, die auf die HWS wirken, durch das Gewicht des Helmes verstärkt. Dadurch vergrößert sich die Gefahr einer HWS Verletzung und deren Haltesysteme.

Die schonende, aber schnelle Abnahme eines Helmes ist mitunter entscheidend für das weitere Outcome des Patienten und kann dabei helfen, Folgeschäden zu vermeiden.

TIPPS

Auch wenn primär kein Verdacht auf eine Verletzung der HWS besteht, ist der Helm aus Sicherheitsgründen immer vorsichtig abzunehmen.

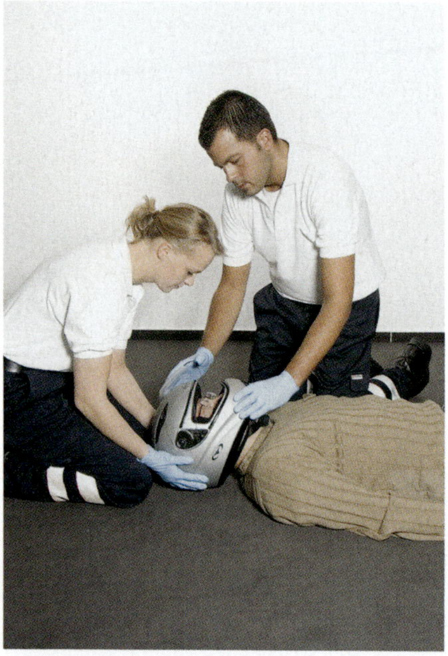

a) Kopffixierung und Öffnen des Visiers

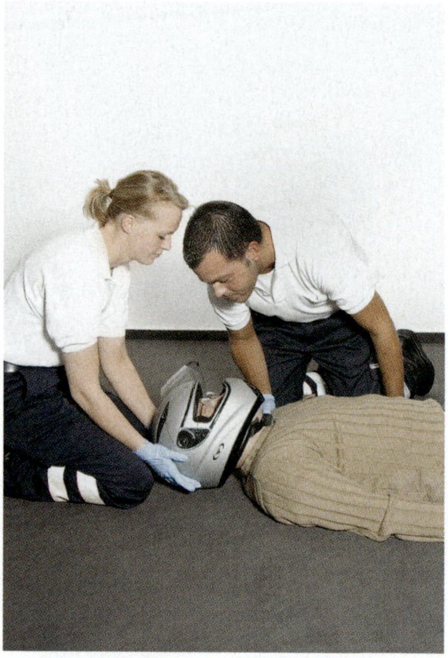

b) Ansprechen des Patienten

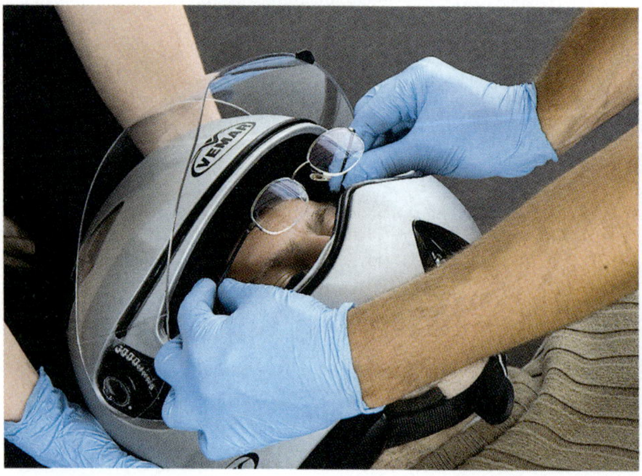

c) Entfernen einer Brille

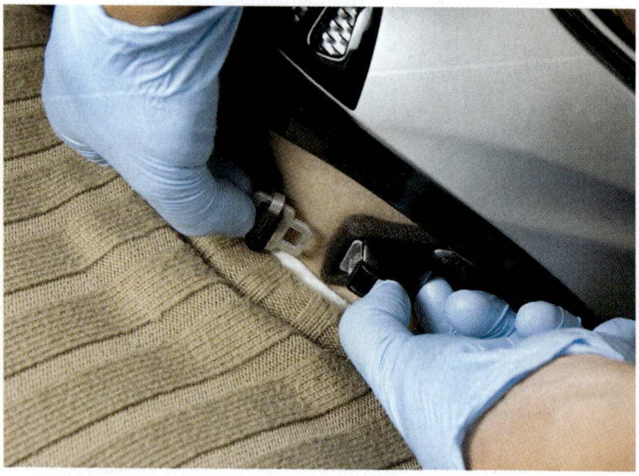

d) Öffnen des Kinnriemens

Abb. 3.1 Helmabnahme

Vorteile

- Nur so ist eine Atemwegskontrolle möglich.

Nachteile

- Bei nicht sachgerechter Anwendung ggf. Folgeschäden für den Patienten.

Indikation

- bewusstloser Patient
- Patient mit Atemstörung
- reanimationspflichtiger Patient

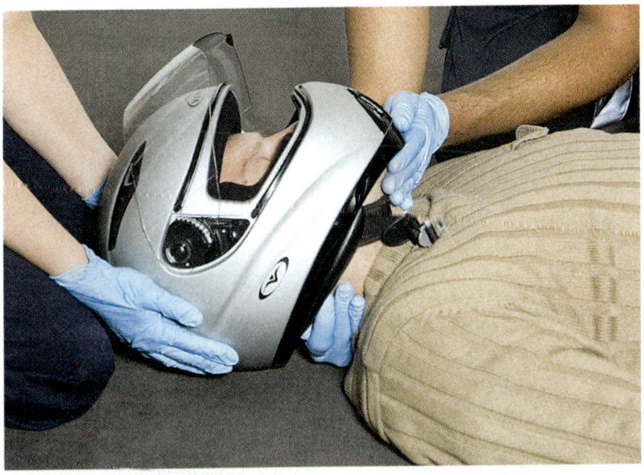

e) Greifen von Kinn und Nacken und Übernahme der Kopfhaltung

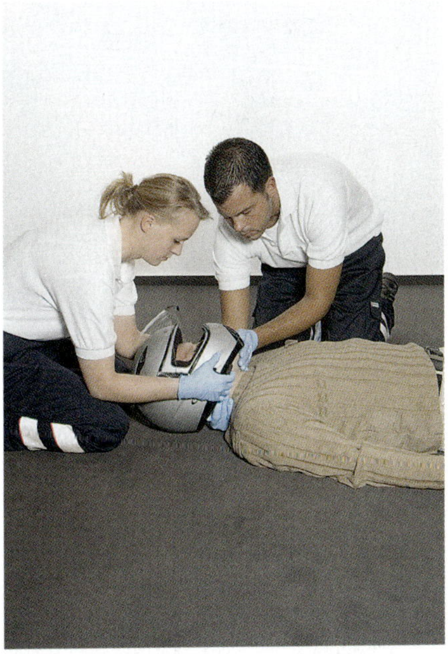

f) Greifen der Helmöffnung durch Helfer 1

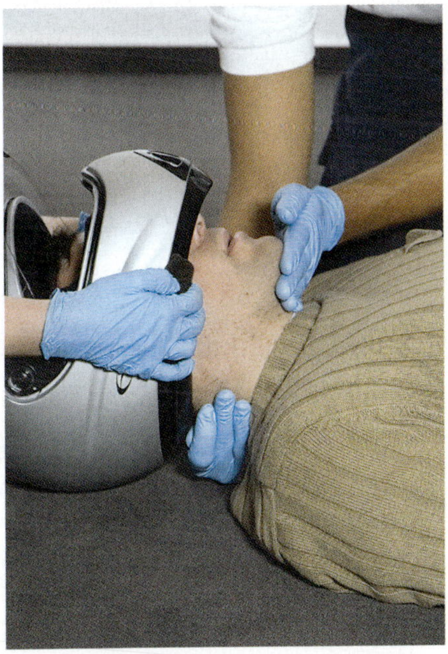

g) Vorsichtiges Abnehmen des Helmes durch Helfer 1, Teil 1

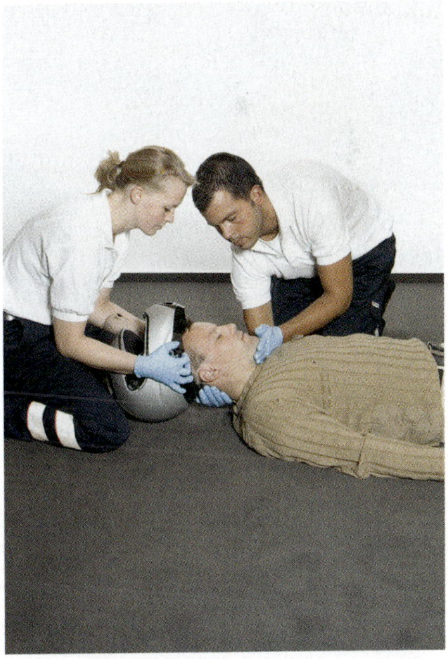

h) Vorsichtiges Abnehmen des Helmes durch Helfer 1, Teil 2

Abb. 3.1 Helmabnahme *(Fortsetzung)*

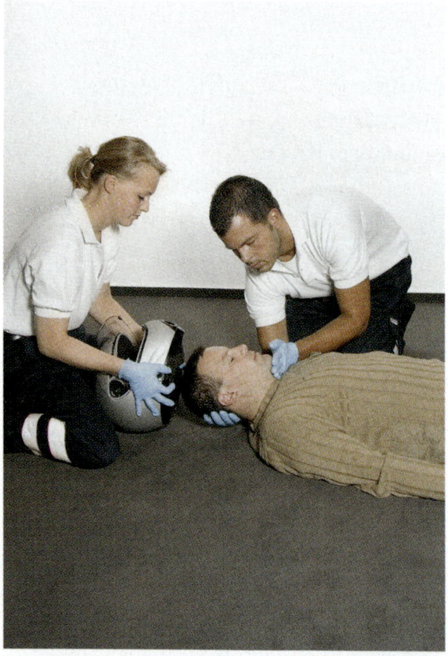

i) Endgültiges Abnehmen des Helmes durch Helfer 1

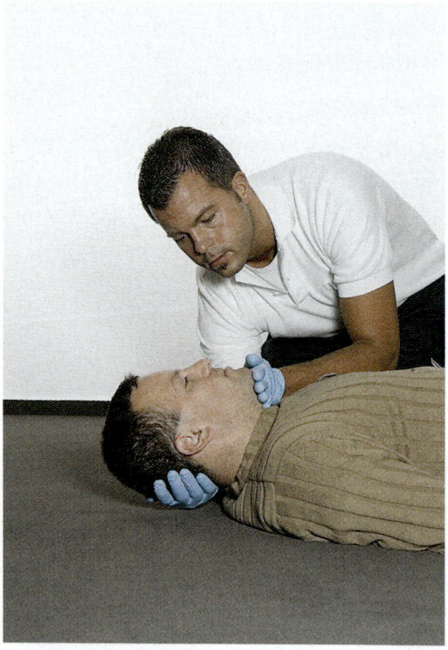

j) Halten des Kopfes durch Helfer 2

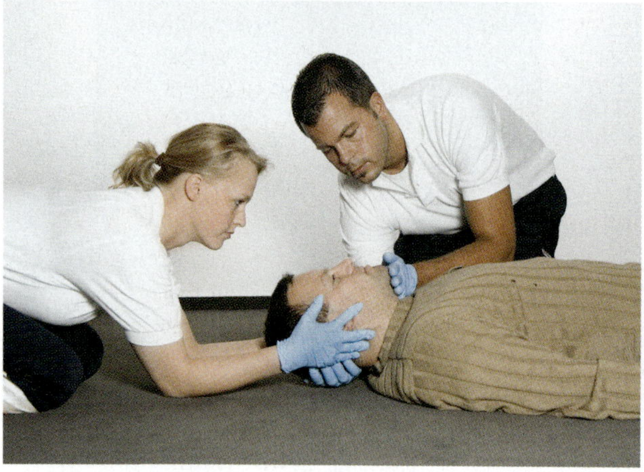

k) Paralleles Halten und Fixieren des Kopfes

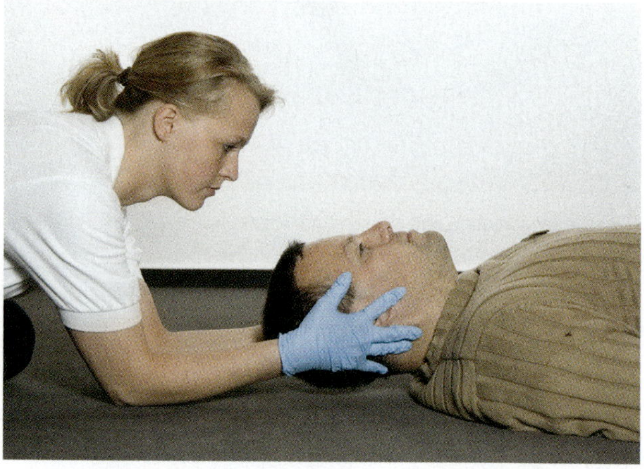

l) Kopffixierung bis zur Anlage einer HWS-Schiene

Abb. 3.1 Helmabnahme *(Fortsetzung)*

Kontraindikation

- keine

Equipment

- entfällt

Patientenvorbereitung

HELFER 1

- Patienten über die geplante Maßnahme aufklären.
- Patienten ggf. in Rückenlage bringen, dabei die HWS immer in Neutralposition in einer Längsachse mit der Wirbelsäule halten.

Technik

ACHTUNG

Es gibt verschiedene Methoden der Helmabnahme. Entscheidend ist, dass sich das jeweilige Rettungsteam schon im Vorfeld für eine Methode entschieden hat und diese intensiv für den Ernstfall trainiert!

Helmabnahme immer mit zwei Helfern.

HELFER 1

- Kniet am Kopfende und umfasst mit beiden Händen Helm und Unterkiefer und fixiert den Kopf ggf. durch eine sehr geringe Extension der HWS.

HELFER 2

- Kniet seitlich in Schulterhöhe des Patienten, öffnet vorsichtig das Visier,
- Ansprechen des Patienten,
- entfernt ggf. Brille, Kinnschal, Kopfhaube o. Ä.
- und löst den Kinnriemen.

TIPPS

Treten Probleme beim Öffnen des Verschlusses auf, den Kinnriemen durchschneiden!
Anschließend greift der Helfer mit beiden Händen das Kinn, den Nacken und den Hinterkopf des Patienten und übernimmt die Kopfhaltung des Patienten.

HELFER 1

- Greift nun seitlich den Helm und weitet ihn, wenn möglich,
- zieht den Helm vorsichtig gerade, ggf. unter Kippbewegungen, zur Umgehung der Nase nach oben ab.

HELFER 2

- Muss dabei stets gewährleisten, dass sich der Kopf nicht bewegt und vor allen Dingen nach der Helmabnahme nicht plötzlich nach unten fällt.

HELFER 1

- Sobald der Helm entfernt ist, übernimmt HELFER 1 die Kopffixierung. während HELFER 2 noch solange den Kopf hält, bis HELFER 1 die Übernahme der Kopffixierung bestätig hat.
- Hände liegen dabei fest über den Ohren.
- Die Kopfhaltung wird nun bis zur Anlage einer HWS-Distraktionsschiene (z. B. Ambu oder Stifneck®) und der endgültigen Lagerung auf der Vakuummatratze oder dem Spineboard beibehalten.

Gefahren

- Zu starke Extension der HWS und dadurch provozierte gefährliche Überdehnungen des Rückenmarks. Plötzliche Lageveränderungen oder Stauchungen der HWS können das Ausmaß einer Verletzung verstärken, deshalb die HWS immer nur in Neutralposition halten.

3.2 Systeme zur Versorgung Wirbelsäulenverletzter

Michael Knieps

Im Rahmen eines geordneten Traumamanagements ist die Ruhigstellung der Halswirbelsäule die einzige Immobilisationsmaßnahme, die im Rahmen der Primärversorgung zu erfolgen hat. In dieser Phase der Patientenversorgung steht die Sicherung der Vitalfunktionen im Vordergrund. Sowohl die gezielte Versorgung peripherer Frakturen als auch die vollständige Rumpfimmobilisation stehen in den Algorithmen erst an nachgeordneter Stelle, um während der Rettung und während des Transportes weitere Verletzungen zu vermeiden. Nicht zu unterschätzen sind auch die analgetischen Effekte, die sich mit einer gründlichen Immobilisation und Lagerung erzielen lassen.

Allerdings muss sich das Vorgehen der technischen und medizinischen Rettungskräfte am Patientenzustand orientieren: Besteht keine akute Lebensgefahr, gelten die Regeln der patientengerechten Rettung; der Patient wird möglichst schonend befreit. Hingegen bei instabilen Patienten muss die Rettung so schnell wie möglich geschehen. Bei Traumapatienten gilt bei entsprechenden Unfallmechanismen der Grundsatz, dass bis zum Beweis des Gegenteils von einer Wirbelsäulenverletzung ausgegangen wird. Insofern muss auch bei instabilen Patienten spätestens zum Transport eine komplette Rumpfimmobilisation erfolgen.

Zur Rettung, zur Immobilisation und zum Transport von Wirbelsäulenverletzten weit verbreitete Systeme sind im deutschen Rettungsdienst:

- Immobilisationskragen (➤ Kap. 3.2.1),
- Schaufeltrage (➤ Kap. 3.2.2),
- Spineboard (➤ Kap. 3.2.3),
- Vakuummatratze (➤ Kap. 3.2.4) und
- KED®-System (➤ Kap. 3.2.5).

Grundsätzlich ist bei jedem Trauma initial ein Immobilisationskragen anzulegen (➤ Kap. 3.2.1).

Tab. 3.1 Vergleich zwischen den Systemen zur Versorgung Wirbelsäulenverletzter

Anwendungstechniken	Schaufeltrage	Spineboard	Vakuummatratze	KED®-System
Rettung aus Rückenlage	+	++	+	–
Rettung aus Seitenlage	+	+	–	–
Rettung aus Bauchlage	+	+	+	–
Rettung aus sitzender Position	(+)	+	–	++
Rettung aus stehender Position	(+)	+	–	–
schwierige Rettung	(+)	(+)	(+)	(+)
Immobilisation	+	+	++	+
Trage	(+)	++	–	–
Transportunterlage, Liegekomfort	(+)	(+)	++	(+)
Seitenlage en bloc	+	+	–	+
Immobilisation bei				
Polytrauma	(+)	++	(+)	–
Wirbelsäulentrauma	++	++	++	++
Beckentrauma	++	++	++	(+)
Oberschenkeltrauma	(+)	(+)	+	(+)
Bandscheibenvorfall	++	++	++	++
Unterkühlung	(+)	+	++	–
Reanimation	(+)	+	++	–
Aortendissektion, Aortenaneurysma	(+)	+	++	–
Vorteile				
Umlagerung	++	(+)	–	(+)
Entkleidung	+	(+)	(+)	–
Untersuchung	+	(+)	(+)	(+)
Unterstützung der Lendenlordose	–	–	+	(+)
Anzahl der erforderlichen Helfer bei sachgerechter Anwendung	2–4	2–5	2–5	2–4
Zeitfaktor bis zu einer sicheren Immobilisation (aus Rückenlage)	(+)	++	(+)	–
Zugänglichkeit für erweiterte Maßnahmen nach Immobilisation ohne weiteren Zeitverlust	+	+	–	–
Kombination mit Kopffixiersystem	–	++	–	–
Kombination mit KED®-System	(+)	+	(+)	–
Kombination mit Extremitätenschienen, Anti-Schock-Hose und Beckengürtel	++	++	+	+
harte Unterlage bei CPR	–	++	+	+
Röntgenstrahlendurchlässigkeit	(+)	+	(+)	(+)
Schwimmfähigkeit	–	++	–	(+)
Widerstandsfähigkeit	+	++	(+)	+
geringes Eigengewicht	+	+	(+)	++
platzsparende Unterbringung	+	+	(+)	++
Praktikabilität	+	++	(+)	(+)
einfache Reinigung und Wartung	(+)	+	(+)	–

++: sehr gute Verwendbarkeit, großer Vorteil
+: gute Verwendbarkeit, von Vorteil
(+): Verwendbarkeit abzuwägen, Vorteil beschränkt
–: keine Verwendung vorgesehen, kein Vorteil

In ihren Anwendungstechniken und in ihrem Anwendungsspektrum unterscheiden sich die genannten Geräte jedoch zum Teil erheblich, sodass am Einsatzort in der Regel genau abzuwägen sein wird, welches System in welcher Situation eingesetzt werden kann. Besonders erwähnenswert ist, dass die Geräte nicht nur ihren Platz bei der Traumaversorgung haben, sondern ebenso zur Immobilisation bei internistischen Erkrankungen geeignet sind (➤ Tab. 3.1).

Wichtige Verhaltensregeln und Voraussetzungen für den Einsatz von Systemen zur Versorgung Wirbelsäulenverletzter sind:

- Eigenschutz beachten → z. B. Schutzkleidung tragen.
- Regelmäßig den Umgang realitätsnah trainieren, ggf. gemeinsam mit den technischen Rettungskräften vor Ort.
- Vor der endgültigen Immobilisation periphere Frakturen versorgen und sterile Wunden abdecken (➤ Kap. 4.18, ➤ Kap. 4.19), wenn es der Patientenzustand erlaubt. Andernfalls tritt die gezielte Frakturversorgung in den Hintergrund.
- Bei dem Patienten für eine ausreichende Analgesie und Sedierung sorgen. → ggf. Notarzt hinzuziehen.
- Nach Möglichkeit Taschen des Patienten vorher entleeren (z. B. Schlüssel, Mobiltelefon, Portemonnaie), um Druckstellen zu verhindern.
- Vor und nach der Rettung bei Wirbelsäulentrauma eine orientierende neurologische Untersuchung (➤ Kap. 1.3) durchführen und/oder bei Extremitätentrauma Durchblutung, Motorik und Sensibilität prüfen (➤ Kap. 1.3) → Dokumentation.
- Patienten laufend betreuen.
- Auf einen festen Stand bei der Rettung achten, die Wegbeschaffenheit beachten und rückenschonend arbeiten (➤ Kap. 3.5).
- Herstellerangaben zur Wartung und Reinigung/ Desinfektion beachten.
- Maximale, vom Hersteller angegebene Belastbarkeit beachten.
- Jede Rettungs- und Immobilisationstechnik im Transportprotokoll dokumentieren.

Obwohl alle Hersteller mit röntgenstrahlendurchlässigen Materialien werben, die außerdem weitgehend MRT-Untersuchungen nicht negativ beeinflussen, bleibt es im Einzelfall der übernehmenden Klinik überlassen, zu welchem Zeitpunkt der immobilisierte Patient aus dem Ruhigstellungssystem extrahiert wird.

3.2.1 Immobilisationskragen

Zur Stabilisierung werden Immobilisationskragen der HWS bei traumatisierten Patienten eingesetzt.

Mittlerweile werden verstellbare Immobilisationskragen angeboten, die verschiedene Größen in sich vereinen. So entfällt das Mitführen von Sets.

Vorteile

- Bei genauer Sachkenntnis schnell und einfach anzuwenden.

Nachteile

- Muss immer zu zweit angewendet werden. Das Anlegen durch nur einen Helfer kann nicht gelingen.

TIPPS

Einheitliche Ausstattung in den für das Rettungsgebiet zuständigen Rettungsmitteln oder Kliniken fordern bzw. fördern → Austauschmöglichkeit zwischen den Schnittstellen der Rettungskette.

Indikation

- Verdacht auf HWS-Verletzung,
- isoliertes Wirbelsäulentrauma,
- Schädel-Hirn-Trauma,
- bewusstloser traumatisierter Patient,
- zur Absicherung bei fast jedem traumatisierten Patienten.

TIPPS

Bei Unfällen und längerem Weg zum Rettungsmittel vorausschauend Immobilisationskragen mitnehmen.

Kontraindikation

- keine

Equipment

- Immobilisationskragen, z. B. Ambu oder Laerdal Stifneck®

ACHTUNG

Bei einigen Immobilisationskragen handelt es sich um Einmalartikel. Mehrfache Verwendung ist absolut verboten.

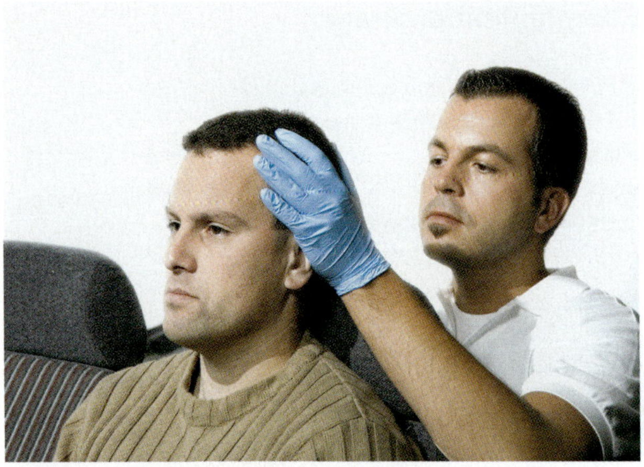

a) Kopffixierung im Fahrzeug von der Rücksitzbank

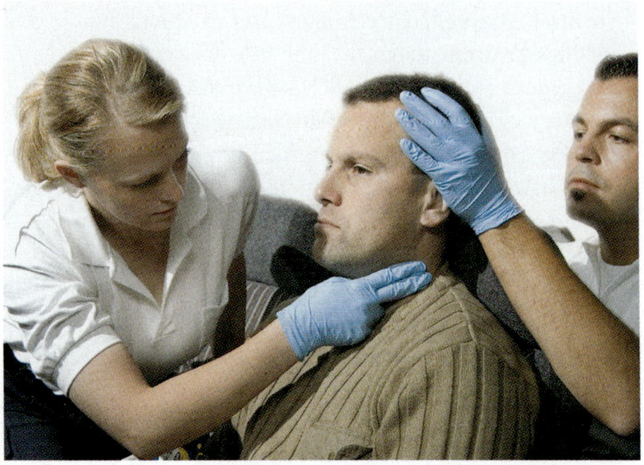

b) Größenabmessung am Patientenhals zur Größenwahl der HWS-Schiene im Fahrzeug

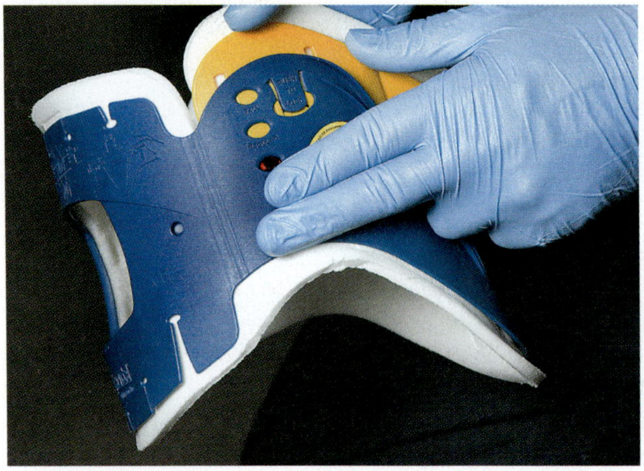

c) Auswahl und Einstellen der geeigneten HWS-Schienen-Größe

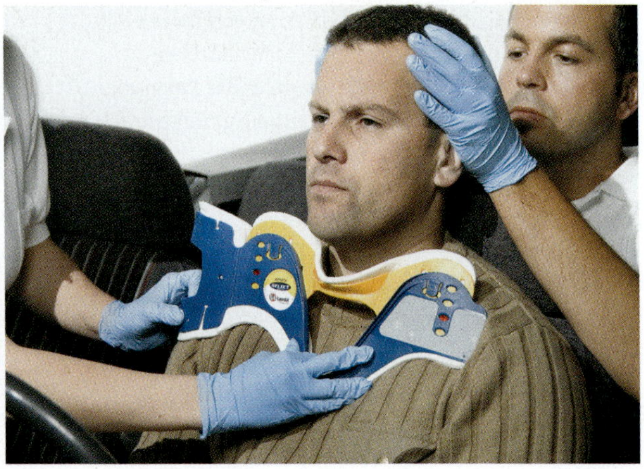

d) Anlegen der HWS-Schiene von brustwärts aus

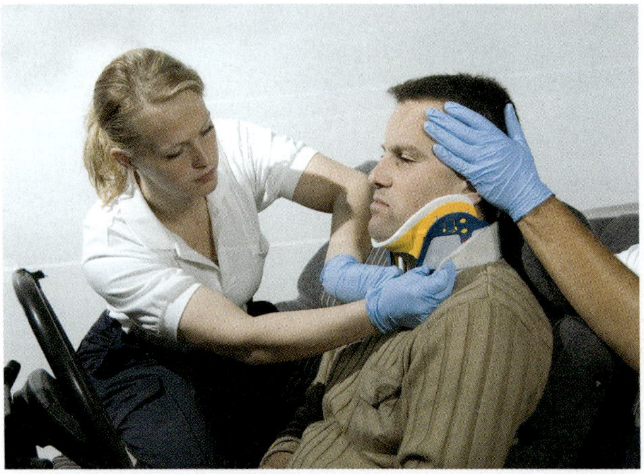

e) HWS-Schiene um den Nacken legen und Klettverschluss fixieren

Abb. 3.2 Anlegen einer HWS-Schiene im Fahrzeug

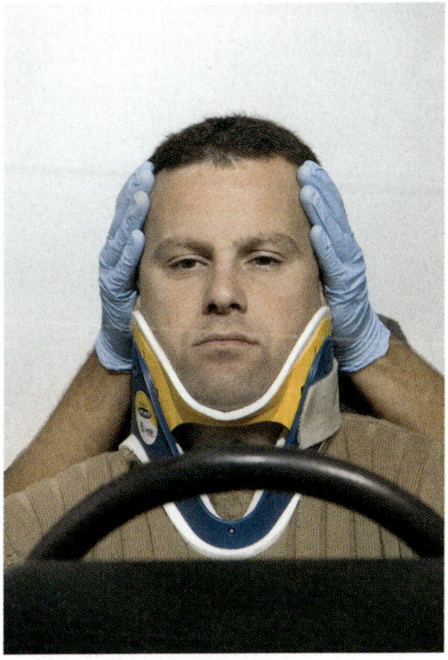

f) Senkrechter Sitz der HWS-Schiene

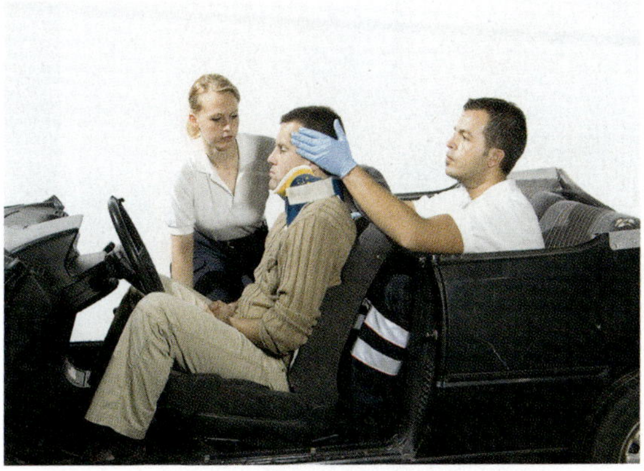

g) Optimal angelegte HWS-Schiene bei PKW-Insassen

Abb. 3.2 Anlegen einer HWS-Schiene im Fahrzeug *(Fortsetzung)*

Patientenvorbereitung

HELFER 1

- Patienten ggf. über die geplante Maßnahme aufklären,
- evtl. zuerst den Motorradhelm abnehmen.

Technik

Muss immer zu zweit durchgeführt werden! HELFER 1 stabilisiert den Patienten. HELFER 2 legt den Immobilisationskragen an.

Im Fahrzeug (> Abb. 3.2)

HELFER 1

- Geht hinter den Patienten, z. B. auf die Rücksitzbank, greift mit den Zeigefingern unterhalb des Jochbeins in den Kieferwinkel (Patienten aufklären, da schmerzhaft) und stabilisiert die HWS in Neutralposition (ohne Extension aufzubauen!), die restlichen Finger werden am Unterkiefer abgestützt, der Daumen am Hinterkopf.

HELFER 2

- Bereitet Krawatte vor:
  - Mit den Fingern Abstand zwischen Trapeziusmuskel und Kinn abmessen,
  - den Abstand mit den Markierungen am Immobilisationskragen (Herstelleranweisungen beachten) vergleichen und Größe einstellen.
- Störende Kleidungsstücke und Schmuck vorher großzügig entfernen, evtl. freischneiden.
- Legt die Krawatte an:
  - Zunächst Kinnstütze von brustwärts fest an den Hals drücken.
  - Unter Beibehaltung des Drucks die Halsstütze um den Nacken legen.
  - Klettverschluss straff befestigen.
  - Auf geraden, d.h. senkrechten Sitz der HWS-Schiene achten

Im Liegen

HELFER 1

- Kniet hinter den Patienten und hält die HWS in Neutralposition (Extension unbedingt vermeiden!).

HELFER 2

- Bereitet Krawatte vor und legt sie an → gleiche Prozedur wie im Fahrzeug,
- HWS in Neutralposition belassen (Ring aus Dreieckstuch unterlegen).

TIPPS

Erwachsene: Mit einer Decke Kopf- und Nackenbereich unterpolstern!
Kinder (< 7 J.): Mit einer ca. 2–3 cm hohen Unterlage, z. B. Decke, die Schulterpartie unterpolstern (der Kopf ist in Relation zum Körper größer als bei Erwachsenen).

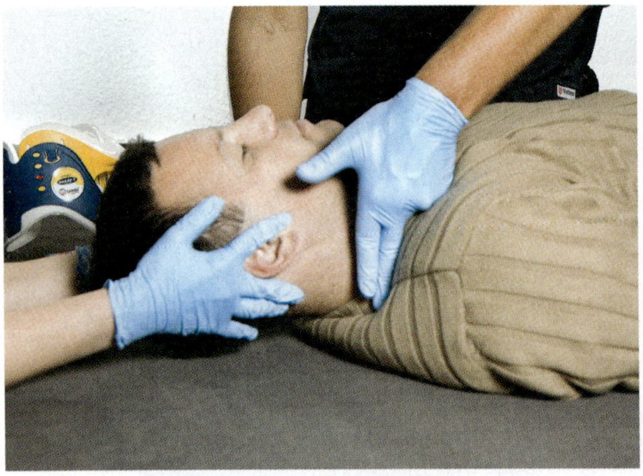

a) Fixierung der HWS in Neutralposition und Abmessung der HWS-Schienen-Größe

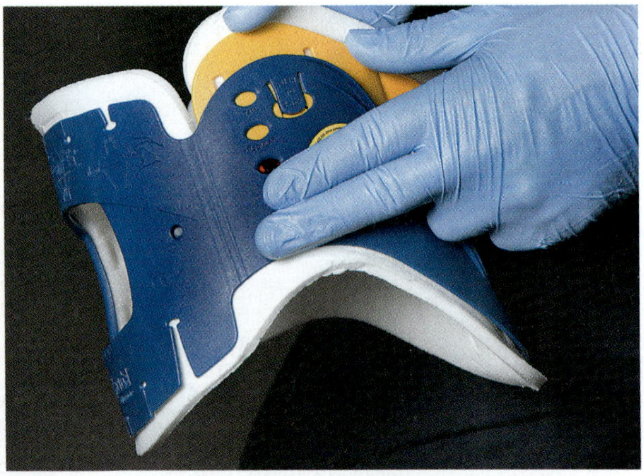

b) Auswahl und Einstellen der geeigneten HWS-Schienen-Größe

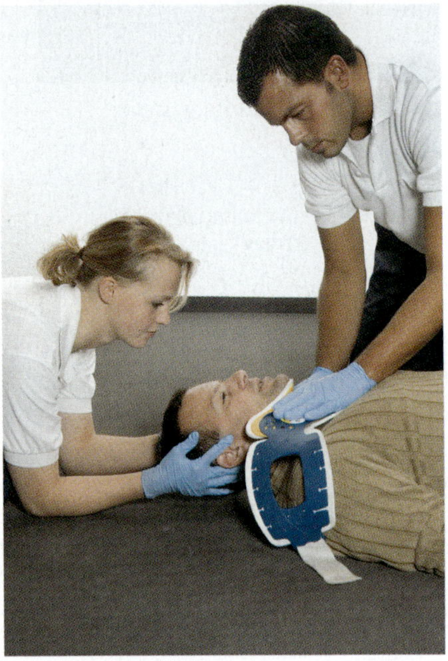

c) Anlegen der HWS-Schiene von brustwärts kommend

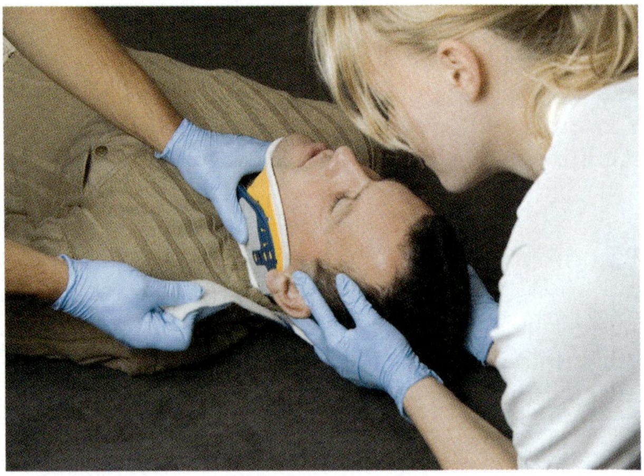

d) Fixierung des Klettverschlusses

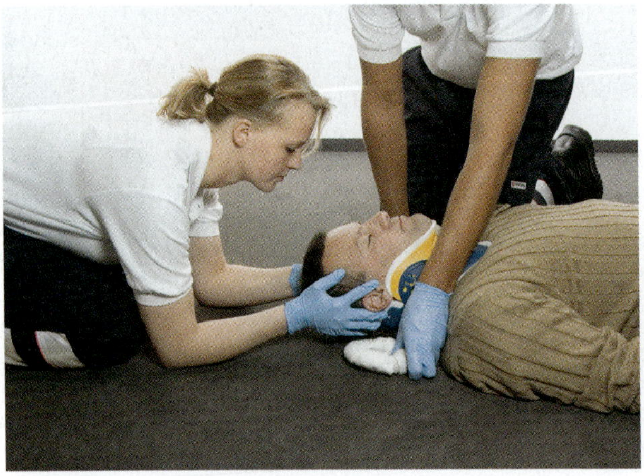

e) Unterlegen eines Rings aus einem Dreieckstuch

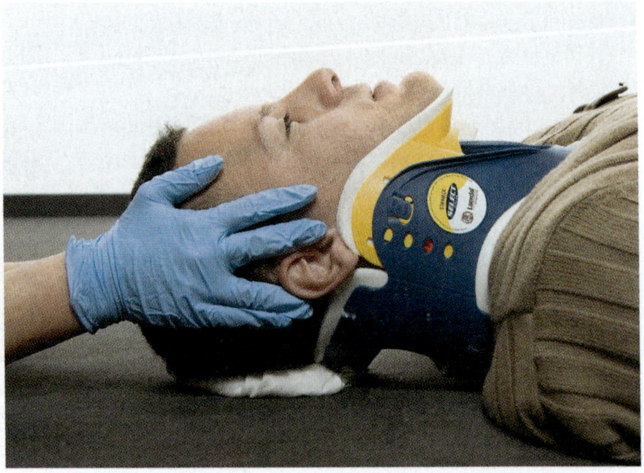

f) Optimal angelegte HWS-Schiene bei liegendem Patienten

Abb. 3.3 Anlegen einer HWS-Schiene im Liegen

Gefahren

- Falsche Größenwahl:
- Zu großer Immobilisationskragen (Kinn liegt tief in der Stütze): Bewegungsmöglichkeit der HWS und damit keine ausreichende Stabilisierung!
- Zu kleiner Immobilisationskragen (Kinn ragt über die Stütze hinaus): erhöhter Druck auf die obere Thoraxapertur mit der Gefahr weiterer Läsionen und möglicher Atembehinderung.
- Ggf. ist eine Erhöhung des intrakraniellen Druckes durch eine venöse Abflussbehinderung der Halsvenen möglich.

3.2.2 Schaufeltrage

Die Schaufeltrage ist ein in der Länge an die Körpergröße des Patienten anpassbares und in der Längsachse teilbares Rettungs-, Immobilisations- und Transportgerät aus Leichtmetall oder Kunststoff.

Die flache Trage besteht aus zwei schaufelartig geformten Hälften mit Kopf-, Körper- und Fußteil. An Kopf- und Fußende befinden sich Sicherheitsverschlüsse, um die beiden Tragehälften trennen bzw. zusammenfügen zu können. An den Seiten sind in den Rahmen Griffaussparungen integriert, um Patientenhaltegurte hindurchführen zu können und um die Trage sicher anheben zu können. Die Längenverstellung gelingt über Arretierhebel oder Drehschnäpper.

Der Einsatz der Schaufeltrage ist immer dann angezeigt, wenn ein Patient möglichst bewegungsfrei gerettet, umgelagert, immobilisiert und/oder transportiert werden muss und ein ausreichend großer Aktionsradius für den Umgang mit dem Rettungsgerät zur Verfügung steht.

Vorteile

- geringes Eigengewicht,
- der Patient kann behutsam gerettet, umgelagert, immobilisiert und transportiert werden; dadurch wird das Komplikationsrisiko erheblich reduziert,
- als Immobilisationsgerät und zum Transport gut geeignet für instabile Patienten,
- wird die Schaufeltrage zum Transport im Fahrzeug unter dem Patienten belassen, stabilisiert sie den Patienten durch die nach innen gerichtete Krümmung der Tragehälften gegen Fliehkräfte,
- bei sachgerechter Fixierung kann der auf der Schaufeltrage liegende Patient zu Untersuchungszwecken (→ Freiraum zwischen den Brustschaufeln ermöglicht die Untersuchung der Wirbelsäule) oder bei Aspirationsrisiko in achsengerechter Neutralposition der Wirbelsäule en bloc auf die Seite gedreht werden,
- Entkleidung des Patienten ist gut möglich,
- gute Zugänglichkeit für erweiterte Maßnahmen,
- platzsparende Unterbringung im RTW durch Zusammenlegen in der Mitte nach Herausziehen und Umklappen des Fußteils bzw. ermöglicht die flache Konstruktion das Aufhängen z. B. an der Innenseite einer Schranktür bei vollständig eingeschobenem Fußteil.

Nachteile

- eingeschränkte Längenverstellung bis ca. 190 cm,
- Sicherheitsverschlüsse am Kopf- und Fußende klemmen oft,
- nur bei liegendem Patienten gut einsetzbar,
- Lordose der Lendenwirbelsäule wird nicht abgestützt,
- Schaufeltechnik erfordert einige Minuten Zeit und viel Übung → nicht geeignet bei instabilen Patienten,
- Ein unebener oder weicher Untergrund (z. B. Matratze, Treppenstufen, Rasen, unwegsames Gelände) und Kleidung erschweren häufig das Unterschieben der Tragehälften → besser Spineboard (➤ Kap. 3.3.3) oder andere Alternativen einsetzen,
- unangenehme Lagerung für den Patienten bei längeren Transporten (z.B. materialbedingter kalter und harter Untergrund),
- Behinderung der Atmung durch den Brustgurt,
- nicht vollständig röntgenstrahlendurchlässig,
- erschwerte Reinigung wegen vieler Verschlüsse und Schlitze,
- keine Möglichkeit zur Integration eines Kopffixiersystems,
- Kombination mit KED®-System ist materialbedingt erschwert → Patient verrutscht leicht → Spineboard (➤ Kap. 3.3.3) bevorzugen.

Indikation

- Möglichst bewegungsfreie und patientengerechte Rettung, Umlagerung, Immobilisation und/oder Transport bei:
  - Polytrauma,
  - Wirbelsäulentrauma,
  - Beckentrauma,
  - Oberschenkeltrauma,
  - Bandscheibenvorfall,
  - Unterkühlung,
  - Reanimation,
  - Aortendissektion, Aortenaneurysma,
- Transport in engen Treppenhäusern,
- schwierige Rettungssituationen:
  - aus Lkw-Kabinen mit und ohne Rettungsplattform,
  - unter Fahrzeugen,
  - Rettung aus Höhen und Tiefen z. B. in Kombination mit der Schleifkorbtrage über Drehleiter mit Rollgliss® oder in Kombination mit der Patiententrage über Drehleiter und Rettungskorb (→ Tragehalterung am Korb).

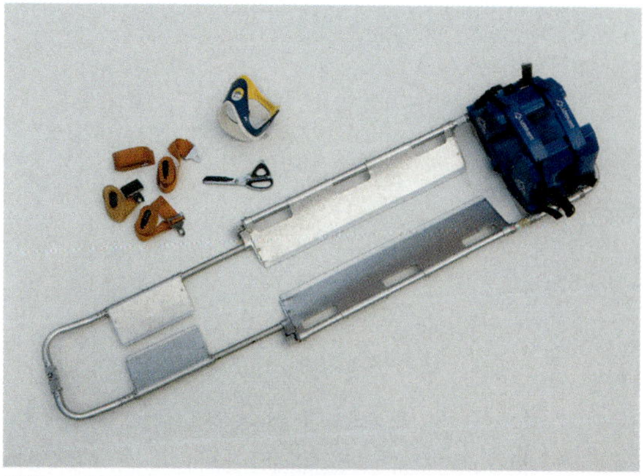

Abb. 3.4 Equipment Schaufeltrage

ACHTUNG

Das Ziehen auf die zusammengesetzte Schaufeltrage z. B. zur Rettung eingeklemmter Fahrzeuginsassen in Kombination mit dem KED®-System (➤ Kap. 3.2.4) ist wegen der unebenen Oberfläche der Schaufeltrage erschwert → besser Spineboard (➤ Kap. 3.2.2) oder andere Alternativen verwenden.

Kontraindikation

- Anwendung der Schaufeltechnik bei instabilen Patienten → Zeitaufwand bedenken → Crash-Rettung mit Spineboard (➤ Kap. 3.2.2) oder manuelles Heben und Lagern mit mehreren Helfern erwägen.
- Immobilisation bei Schädigung der LWS → keine Unterstützung der Lendenlordose → ggf. besser Vakuummatratze einsetzen (➤ Kap. 3.2.3).

Equipment

- Schaufeltrage
- vier Patientenhaltegurte
- ggf. Zervikalstütze (➤ Kap. 3.2.1)
- ggf. Kleiderschere zum Entfernen von Kleidungsstücken
- Patiententrage/Schleifkorbtrage mit oder ohne Vakuummatratze (➤ Kap. 3.2.4)

Patientenvorbereitung

HELFER 1
- Patienten über die geplante(n) Maßnahme(n) aufklären, auf den harten und kalten Untergrund der Schaufeltrage hinweisen und ihn darauf aufmerksam machen, dass er sich nirgendwo festhalten darf.
- Nach Möglichkeit Arme auf der Brust kreuzen.

HELFER 1 und HELFER 2
- Ggf. HWS-Immobilisation (➤ Kap. 3.2.1) durchführen.

HELFER 3
- Kontinuierliche Fixierung des Kopfes des Patienten.

Technik

Vorbereiten der Schaufeltrage

HELFER 1 und HELFER 2
- Schaufeltrage ungeteilt neben dem Patienten positionieren. → Kopf- und Fußteil beachten. Die Mitte des Kopfteils befindet sich auf Höhe der Nase des Patienten.

HELFER 3
- Kontinuierliche Fixierung des Kopfes des Patienten.

TIPPS

Zur Anpassung an die Körperlänge des Patienten die Schaufeltrage nicht teilen → beide Hälften erhalten dieselbe Länge.

- Anpassen der Schaufeltrage an die Körperlänge des Patienten → großzügig abmessen, damit Kopf und Füße sicher innerhalb des Rahmens liegen werden:
  - Arretierhebel oder Drehschnäpper öffnen.
  - Fußteil herausziehen, bis die gewünschte Länge erreicht ist → maximal zulässige Länge nicht überschreiten → ggf. Beine am Fußende der Schaufeltrage überhängen lassen.

TIPPS

Niemals den Kopf überhängen lassen, sollte die Trage für den Patienten nicht ausreichend längenverstellbar sein → ggf. Beine überhängen lassen.

  - Arretierhebel oder Drehschnäpper schließen.
  - Fußteil herausziehen oder einschieben, bis die Arretierstifte hörbar in der Bohrung einrasten → auf sichere Arretierung achten.

Einsatz der Schaufeltrage bei Rückenlage (➤ Abb. 3.5)

HELFER 1
- Position am Kopfende der Schaufeltrage beziehen → Teamleiter → Überblick behalten und Anweisungen geben.

- Schaufeltrage in der Längsachse teilen:
  - gleichzeitiges Öffnen der Sicherheitsverschlüsse,
  - Teilen der Schaufeltrage durch Auseinanderziehen der beiden Tragenseiten.

HELFER 2

- Position am Fußende der Schaufeltrage beziehen.
- Schaufeltrage in der Längsachse teilen:
  - Sicherheitsverschluss lösen.
  - Beide Tragehälften auseinanderziehen.

HELFER 1 und HELFER 2

- Die Tragehälften zu beiden Seiten parallel neben den Patienten legen.

HELFER 1

- Neben den Patienten knien.
- Kleidung des Patienten auf der Gegenseite raffen → Tragehälfte lässt sich leichter unterschieben.

HELFER 2

- Neben den Patienten gegenüber von HELFER 1 knien.
- Tragehälfte an der patientenzugewandten Seite behutsam unter den Patienten schieben, ohne ihn zu bewegen.
- Darauf achten, dass beim Aufschaufeln keine Haare oder Kleidung eingeklemmt werden.
- Ggf. die Tragehälfte mit den Füßen oder mit den Knien abstützen → Zurückgleiten der Tragehälfte wird verhindert.

HELFER 2

- Kleidung des Patienten auf der Gegenseite raffen.

HELFER 1

- Tragehälfte an der patientenzugewandten Seite so weit behutsam unter den Patienten schieben, ohne ihn zu bewegen, bis beide Tragehälften am Kopf- und Fußende wieder miteinander verbunden werden können.
- Darauf achten, dass beim Aufschaufeln keine Haare oder Kleidung eingeklemmt werden.
- Ggf. die Tragehälfte mit den Füßen oder mit den Knien abstützen → Zurückgleiten der Tragehälfte wird verhindert.

HELFER 1

- Kniende Position am Kopfende der Schaufeltrage beziehen.
- Tragehälften am Kopfende verbinden:
  - Tragehälften scherenartig zusammendrücken → in der Regel automatisches Einklinken des Sicherheitsverschlusses → Einrasten muss deutlich zu hören sein.
  - Einschnürungen (z. B. Haare, Kopfhaut) vermeiden.

HELFER 2

- Kniende Position am Fußende der Schaufeltrage beziehen.
- Tragehälften am Fußende verbinden:
  - Tragehälften scherenartig zusammendrücken → in der Regel automatisches Einklinken des Sicherheitsverschlusses → Einrasten muss deutlich zu hören sein.
  - Einschnürungen (z. B. Gesäß, Ober- und Unterschenkel) vermeiden.

HELFER 1 und HELFER 2

- Patienten mit parallel verlaufenden Haltegurten auf der Schaufeltrage sichern:
  - An Thorax (inkl. Arme), Becken, Oberschenkeln und Fußgelenken → Brustgurt darf die Atmung nicht behindern.
  - Haltegurte durch die seitlichen Griffaussparungen ziehen → erleichtert das spätere Entfernen der Haltegurte, ohne die Schaufeltrage anheben zu müssen.
- zusätzliche Immobilisation des Kopfes durch Kopffixiersystem.

Einsatz der Schaufeltrage bei Seitenlage

HELFER 1

- Kniende Position am Kopfende der Schaufeltrage beziehen → Teamleiter → Überblick behalten und Anweisungen geben.
- Schaufeltrage mit der konkaven Fläche an den Rücken des Patienten halten.

HELFER 2

- Kniende Position am Fußende der Schaufeltrage beziehen.
- Schaufeltrage mit der konkaven Fläche an den Rücken des Patienten halten.

HELFER 3

- Neben den Patienten in Höhe des Kopfes knien.
- Kopfimmobilisation: Einschließlich der Zervikalstütze den Kopf mit beiden Händen in achsengerechter Neutralposition halten.

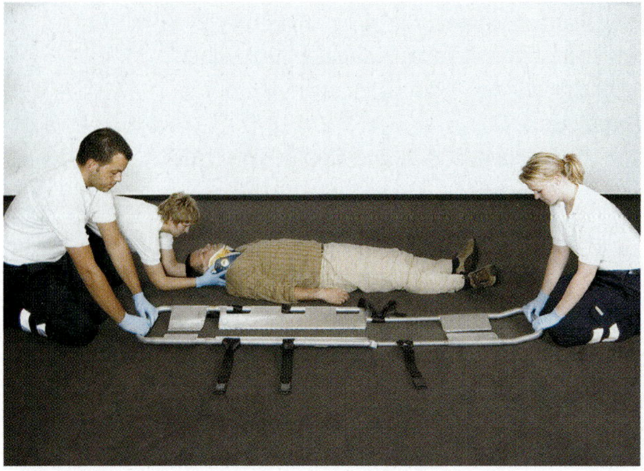

a) Positionierung der Helfer und der Schaufeltrage zu Beginn

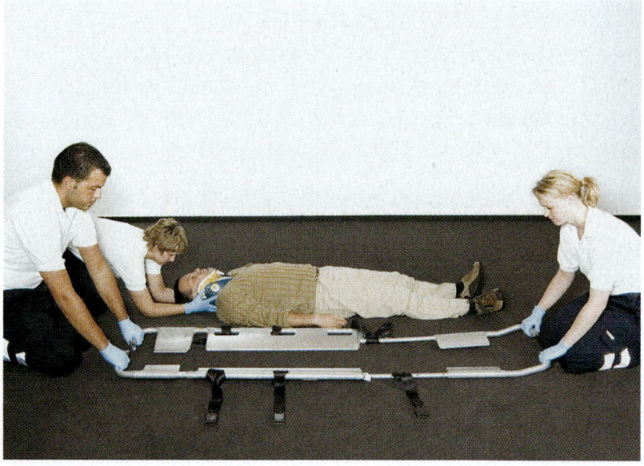

b) Öffnen der Sicherheitsverschlüsse

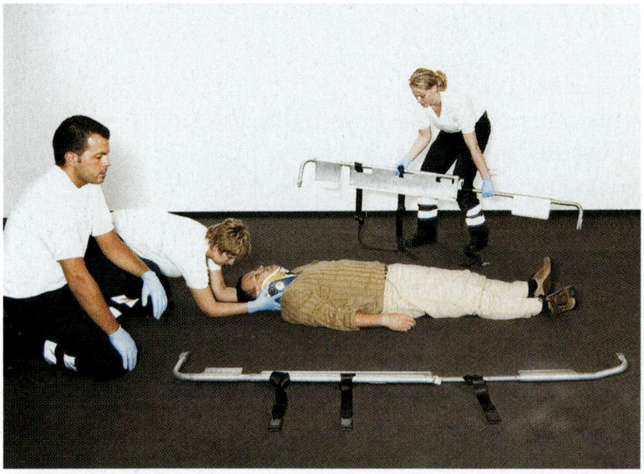

c) Teilen der Schaufeltrage

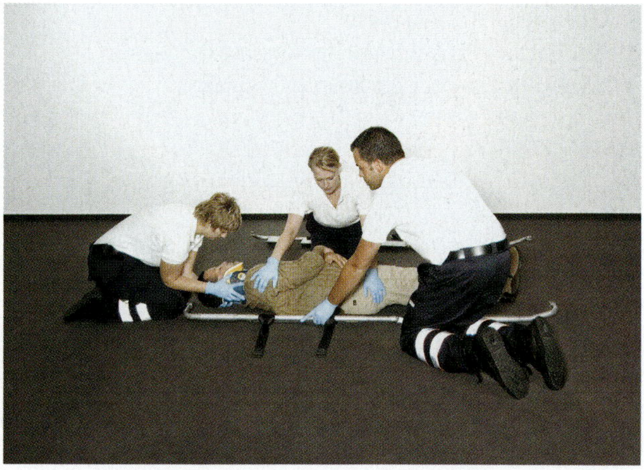

d) Erste Tragehälfte wird unter Patienten geschoben

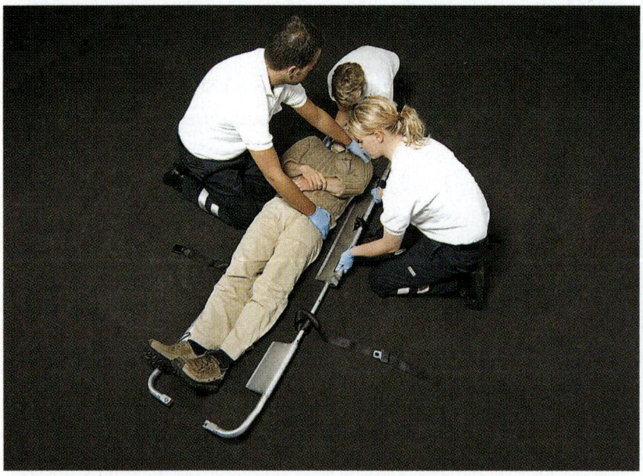

e) Zweite Tragehälfte wird unter Patienten geschoben

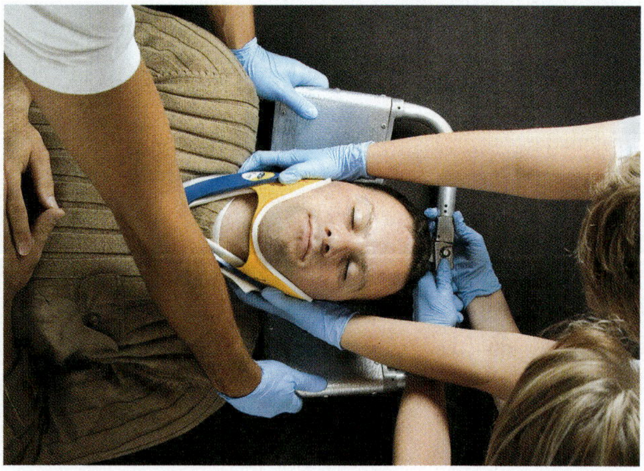

f) Verschließen der beiden Tragehälften am Kopfende

Abb. 3.5 Einsatz der Schaufeltrage bei Rückenlage

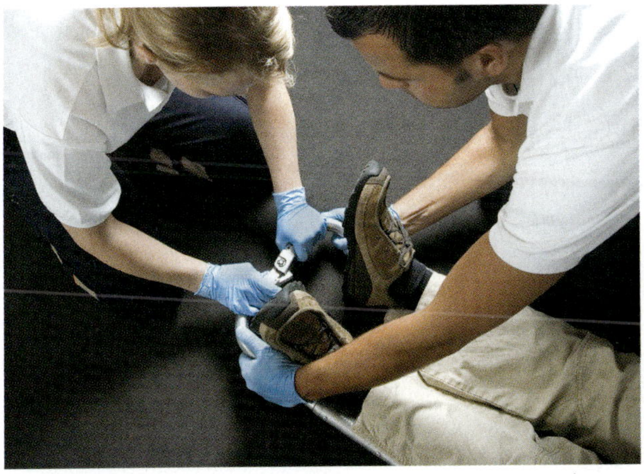

g) Verschließen der beiden Tragehälften am Fußende

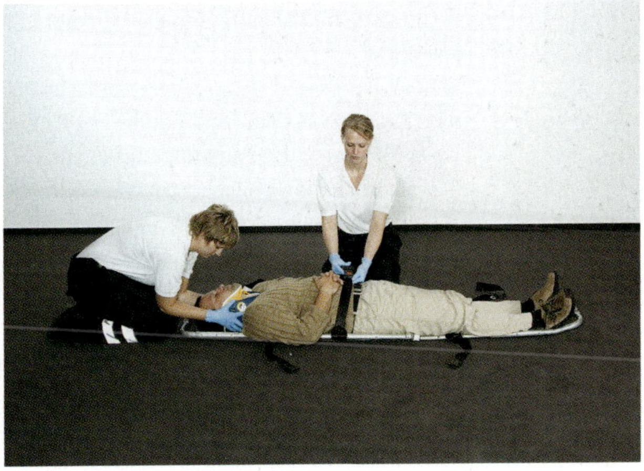

h) Fixierung der Haltegurte

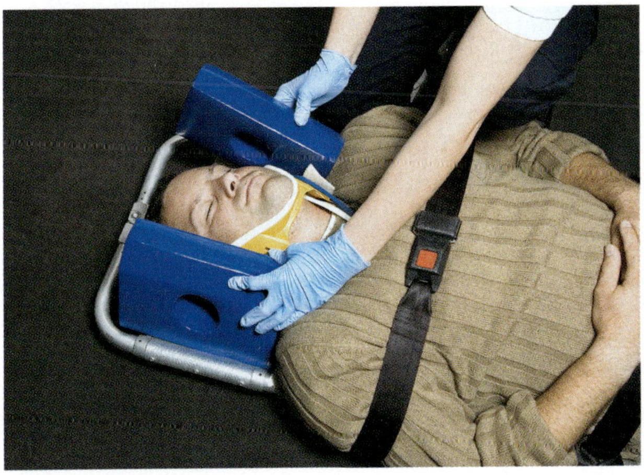

i) Aufbringen der Kopf-Blocs

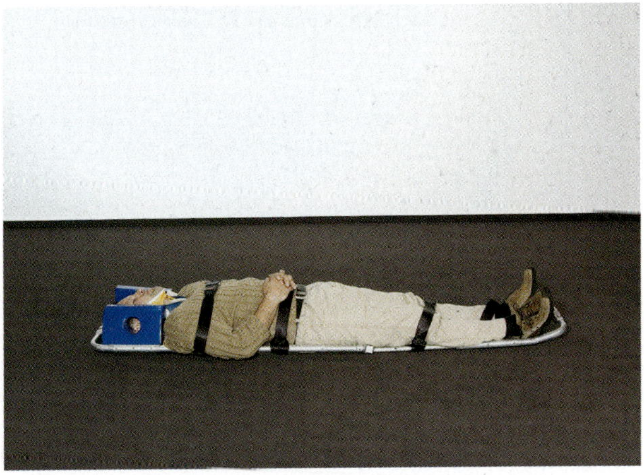

j) Fertige Immobilisation eines Patienten mit einer Schaufeltrage

Abb. 3.5 Einsatz der Schaufeltrage bei Rückenlage *(Fortsetzung)*

HELFER 4
- Neben den Patienten in Höhe des Beckens knien.
- Patientenabgewandte Schulter und Becken fassen und derart den Patienten umklammern.

Alle HELFER
- Schaufeltrage langsam in Richtung Boden kippen.
- Manuell auf der Schaufeltrage fixierten Patienten bei der Drehung achsengerecht mitführen.

HELFER 1 und HELFER 2
- Patienten mit parallel verlaufenden Haltegurten auf der Schaufeltrage sichern:
  - An Thorax (inkl. Arme), Becken, Oberschenkeln und Fußgelenken → Brustgurt darf die Atmung nicht behindern.
  - Haltegurte durch die seitlichen Griffaussparungen ziehen → erleichtert das spätere Entfernen der Haltegurte, ohne die Schaufeltrage anheben zu müssen.

Weiteres Vorgehen

Liegt der Patient gesichert auf der Schaufeltrage, muss das weitere Vorgehen differenziert geplant werden. Der Patient kann entweder auf der Schaufeltrage belassen oder auf die Patiententrage mit oder ohne Vakuummatratze umgelagert werden:
- Schaufeltrage belassen:
  - Bei sachgerechter Fixierung kann der auf der Schaufeltrage liegende Patient zu Untersuchungszwecken (→ Freiraum zwischen den Brustschaufeln ermöglicht die Untersuchung der Wirbelsäule) auf die Seite gedreht werden. Dazu den Patienten mit der Schaufeltrage auf die auf der Patiententrage liegen-

de vorbereitete Vakuummatratze (➤ Kap. 3.2.4) legen und die Schaufeltrage zunächst nicht entfernen.
- Sind an der Einsatzstelle weitere Umlagerungsmanöver wahrscheinlich (z. B. auf die Patiententrage des RTH), sollte der Patient zunächst auf der Schaufeltrage immobilisiert belassen werden. Die Schaufeltrage wird erst entfernt, nachdem das letzte Lagerungsmanöver abgeschlossen ist.
- Wird die Schaufeltrage zum Transport im Fahrzeug unter dem Patienten belassen, stabilisiert sie den Patienten durch die nach innen gerichtete Krümmung der Seitenteile gegen Fliehkräfte. Diese Methode erscheint immer angezeigt, wenn auf die Umlagerung auf die Vakuummatratze bei instabilen Patienten aus zeitlichen Gründen verzichtet werden sollte (→ „Golden Hour of Shock") → Schaufeltrage auf der Patiententrage mit Gurten sichern.

TIPPS

Wird der Patient zum Transport auf der Schaufeltrage belassen, ist für die Dauer des Transportes nicht mit Druckverletzungen zu rechnen. Bei längeren Transporten sollte der Patient wegen des besseren Liegekomforts in der Vakuummatratze (➤ Kap. 3.2.4) immobilisiert werden.
Sollte die Atmung durch den Brustgurt behindert sein → Brustgurt zum Transport lockern.

- Besteht ein Aspirationsrisiko und können die Atemwege nicht definitiv gesichert werden (➤ Kap. 4.5, ➤ Kap. 4.10, ➤ Kap. 4.11), empfiehlt es sich, den auf der Schaufeltrage fixierten Patienten zu belassen. Bei einsetzendem Erbrechen kann dann die Schaufeltrage unter Beibehaltung einer achsengerechten Position der Wirbelsäule en bloc auf die Seite gedreht werden (→ sichere HWS- und Kopffixierung erforderlich, ➤ Kap. 3.2.1).
- Soll der Patient in der Vakuummatratze (➤ Kap. 3.2.4) immobilisiert werden, wird die Schaufeltrage zum Umlagern verwendet. Um die Vakuummatratze effektiv anmodellieren zu können, muss jedoch die Schaufeltrage zuvor entfernt werden.

TIPPS

Auf die Sicherung des Patienten mit Haltegurten auf der Schaufeltrage kann dann verzichtet werden, wenn die Umlagerung auf die dicht daneben liegende Vakuummatratze oder dicht daneben stehende Patiententrage erfolgt.

- Das Umlagern auf die Patiententrage mit anschließendem Entfernen der Schaufeltrage ist nur dann ein geeignetes Verfahren, wenn der Patient keine weitere Immobilisation benötigt (z. B. Einsatz der Schaufeltrage zum Transport im engen Treppenhaus bei Zustand nach Reanimation).

Entfernen der Schaufeltrage

HELFER 1 und HELFER 2
- Patientenhaltegurte lösen und vorsichtig entfernen.

HELFER 1
- Kniende Position am Kopfende der Schaufeltrage beziehen → Teamleiter → Überblick behalten und Anweisungen geben.
- Schaufeltrage in der Längsachse teilen:
  - Sicherheitsverschluss lösen.
  - Beide Tragehälften vorsichtig auseinanderziehen, ohne den Patienten zu bewegen.

HELFER 2
- Kniende Position am Fußende der Schaufeltrage beziehen.
- Schaufeltrage in der Längsachse teilen:
  - Sicherheitsverschluss lösen.
  - Beide Tragehälften vorsichtig auseinanderziehen, ohne den Patienten zu bewegen.

HELFER 1 und HELFER 2
- An jeweils einer Seite der geteilten Schaufeltrage knien.
- Tragehälften seitlich unter dem Patienten vorsichtig herausziehen → Patienten nicht bewegen.

TIPPS

Das Entfernen der Schaufeltrage unter dem Patienten kann alternativ auch vom Kopf her erfolgen. Dazu am Fußende die Schaufeltrage öffnen und weit V-förmig aufklappen, bis die Tragehälften vollständig hervorgetreten sind. Anschließend vom Kopf her herausziehen → sehr viel Platz notwendig.

Zusammenlegen der Schaufeltrage

HELFER 1
- Position am Kopfende der Schaufeltrage beziehen.
- Tragehälften am Kopfende verbinden:
  - Tragehälften scherenartig zusammendrücken → in der Regel automatisches Einklinken des Sicherheitsverschlusses.

HELFER 2
- Position am Fußende der Schaufeltrage beziehen.
- Tragehälften am Fußende verbinden:
  - Tragehälften scherenartig zusammendrücken → in der Regel automatisches Einklinken des Sicherheitsverschlusses.

HELFER 1 und HELFER 2
- Arretierhebel oder Drehschnäpper öffnen.
- Fußteil soweit herausziehen, bis die Klappgelenke sichtbar werden.
- Fußteil auf Körperteil überklappen.
- Schaufeltrage im Fahrzeug in der dafür vorgesehenen Halterung sichern.

TIPPS

Niemals über den Patienten steigen → sinnvolle Positionen an den Enden bzw. an den Seiten der Trage auswählen.
Zur Rettung eines unter einem Fahrzeug liegenden Patienten sollte die Schaufeltrage auf ihre maximale Länge eingestellt werden, wenn die Länge des Patienten nicht bestimmt werden kann.
Ratschläge für das einfachere Öffnen und Schließen der Sicherheitsverschlüsse bei belasteter Schaufeltrage:
- Beim Öffnen des Sicherheitsverschlusses Druck von oben in Richtung Boden ausüben.
- Bereits vor dem Schließen Kopf- bzw. Fußverschluss geöffnet halten. Ein dritter Helfer drückt die Tragehälften zusammen.
- Am Fußende die Tragehälften von der Seite mit den Knien zusammendrücken, wenn der Verschluss am Kopfende geschlossen wird → Auseinandergleiten der Tragehälften am Fußende wird verhindert.

Gefahren

Ein Hauptproblem ist ungenügendes oder falsches Training im Umgang mit der Schaufeltrage, was ungeordnete Abläufe (z. B. Zeitmanagement) im Einsatz und Verunsicherung der Rettungskräfte zur Folge hat. Außerdem sind oft zu wenig Helfer zur Stelle, um die bestimmungsgemäße Anwendung der Schaufeltrage sicherzustellen. Weitere typische Fehler und Komplikationen sind:
- Unsachgemäße Wartung und Pflege → schwergängige Scharniere und Verschlüsse, ausgeschlagene Bohrung, abgebrochene Arretierstifte.
- Die Rettungskräfte steigen über den Patienten.
- Überschreiten der maximal zulässigen Belastungsgrenze → Schaufeltrage biegt sich bedrohlich durch und kann zerbrechen.
- Kopf- und Fußende der Schaufeltrage werden verwechselt und falsch herum positioniert.
- Die Tragenhälften haben nicht die gleiche Länge → Schaufeltrage wurde zu früh geteilt.
- Das Fußteil wurde zu weit herausgezogen, sodass die Klappgelenke sichtbar sind → Schaufeltrage ist maximal instabil.
- Die Schaufeltrage ist zu kurz eingestellt → Kopf und Füße des Patienten ragen über den Rahmen hinaus.
- Bei der Längeneinstellung rasten die Arretierstifte nicht vollständig in die Bohrung ein → Fußteil verzieht sich.
- Der Untergrund ist weich oder unebenen → Tragehälften lassen sich nicht, ohne den Patienten zu bewegen, unterschieben.
- Der Patient wird beim Unterschieben bzw. beim Entfernen der Tragehälften bewegt oder nicht achsengerecht gedreht (z. B. auf der Seite liegender Patient).
- Zwischen den Tragehälften wird Kleidung eingeklemmt.
- Die Tragehälften gleiten beim Unterschieben und beim Schließen der Sicherheitsverschlüsse auseinander.
- Die Sicherheitsverschlüsse rasten belastungsbedingt nicht ein bzw. lassen sich belastungsbedingt nicht öffnen.
- Die Patientenhaltegurte werden unter der Schaufeltrage hindurchgezogen und können nur mühsam wieder entfernt werden.
- Auf die Sicherung des Patienten mit Haltegurten wird verzichtet.
- Der Patient klammert sich während der Rettung fest.
- Zu frühes Entfernen der Schaufeltrage, obwohl weitere Lagerungsmanöver erforderlich werden, z. B. weil vergessen wurde, die Vakuummatratze vorzubereiten oder der Patient im RTH transportiert wird.
- Die Schaufeltrage wird vor dem Absaugen der Vakuummatratze nicht entfernt.

In jedem Fall müssen iatrogene Verletzungen und Zustandsverschlechterungen durch einen unsachgemäßen Umgang mit der Schaufeltrage vermieden werden:
- fehlende HWS- und Kopfimmobilisation,
- Bewegungen und nicht achsengerechte Drehung des Patienten (z. B. zu kurze Länge, Unterschieben und Entfernen der Tragehälften, weicher oder unebener Untergrund) → z. B. Dislokation von Wirbelfragmenten → Querschnittssyndrom,
- Einklemmen oder Quetschen von Haaren, Kopfhaut, Gesäß bzw. Ober- und Unterschenkeln in Scharnieren, Verschlüssen oder zwischen den Tragehälften → Hämatome, Blutungen, Frakturen,
- Behinderung der Atmung durch den Brustgurt,
- Sturzverletzungen (z. B. unsachgemäße Sicherung, Zerbrechen oder Zusammenklappen der Schaufeltrage).

3.2.3 Spineboard

Das ursprünglich aus dem angloamerikanischen Rettungsdienst stammende Spineboard (Synonyme: Backboard, Longboard) ist ein aus Kunststoff oder Holz hergestelltes Rettungs-, Immobilisations- und Transportbrett. Wegen seiner Vielseitigkeit erfreut sich das Spineboard auch im deutschen Rettungsdienst zunehmender Beliebtheit. Insbesondere die Wasserrettungsorganisationen setzen aus Kunststoff gefertigte Spineboards wegen des Vorteils der Schwimmfähigkeit ein und auch im normalen Rettungsdienst setzt sich das Spineboard immer mehr durch.

TIPPS

Das Spineboard ist eine nützliche Ergänzung, aber bei einigen Patienten, z. B. Schwangere und Ältere, kein Ersatz für Schaufeltrage und Vakuummatratze als Rettungs-, Immobilisations- und Transportgerät.

Die Oberfläche des Spineboards ist eben. Umlaufend sind in den Rahmen zahlreiche Öffnungen integriert, die als Befestigungspunkte für die Kopffixierung und für Patientenhaltegurte sowie als Tragegriffe dienen. Die Ecken und Kanten sind abgerundet, was das Verletzungsrisiko bei Patient und Rettungskräften reduziert.

Insbesondere instabile Patienten mit Verdacht auf Wirbelsäulentrauma profitieren vom Einsatz des Spineboards, weil das Unterschieben nur wenig Zeit beansprucht (→ „Golden Hour of shock").

Vorteile

- geringes Eigengewicht bei sehr hoher Belastbarkeit (je nach Hersteller und Fabrikat bis mehrere hundert Kilogramm),
- je nach Hersteller und Fabrikat in verschiedenen Längen lieferbar,
- als Trage und stabile Transportunteralge geeignet (→ hängt nicht durch),
- ebene und flüssigkeitsabweisende Oberfläche,
- sehr gute Eignung für weichen und unebenen Untergrund,
- einfache Reinigung (→ keine Verschlüsse, keine Schlitze),
- schnell einsatzfähig,
- Patienten jeden Alters können aus fast jeder Körperhaltung heraus immobilisiert werden (Rückenlage, Seitenlage, Bauchlage, stehend, sitzend),
- einfacher Umgang (→ keine klemmenden Sicherheitsverschlüsse), innerhalb kurzer Zeit ist eine patientengerechte Rettung und gute Immobilisierung möglich (→ besonders bei instabilen Patienten),
- vollständige Kopfimmobilisation mit integriertem Kopffixiersystem und in Kombination mit einer Zervikalstütze möglich,
- gute Kombinationsmöglichkeit mit KED®-System,
- gute Zugänglichkeit für erweiterte Maßnahmen trotz Immobilisation,
- Bei sachgerechter Fixierung kann der auf dem Spineboard liegende Patient bei Aspirationsrisiko in achsengerechter Neutralposition der Wirbelsäule en bloc auf die Seite gedreht werden.
- schwimmfähig → spezielle Eignung für die Wasserrettung → Einsatz bleibt Wasserrettungskräften vorbehalten,
- platzsparende Unterbringung z. B. an der Innenseite einer Schranktür in entsprechender Halterung.

Nachteile

- Lordose der Lendenwirbelsäule wird nicht unterstützt.
- Trotz der seitens der Hersteller beworbenen rutschfesten Oberfläche des Spineboards können die Patienten leicht verrutschen → umfassende und teilweise zeitintensive Fixierung notwendig.
- Wegen der ebenen Oberfläche sind die Patienten während des Transportes im Fahrzeug trotz sachgerecht angelegter Gurte und Fixierung auf der Patiententrage nicht umfänglich gegen Fliehkräfte geschützt.
- Untersuchung (der Wirbelsäule) und Entkleidung des Patienten sind nach Lagerung und Fixierung auf dem Spineboard erschwert.
- Umlagerungsmanöver sind erschwert und für den Patienten riskant.
- Behinderung der Atmung durch den Brustgurt.
- Für einen optimalen Umgang mit dem Spineboard sind in der Regel mehr als zwei Helfer erforderlich.
- Gurtsystem (z. B. Fastrap®-Begurtung) laut Hersteller nicht waschbar, weil die Klettflächen beschädigt werden.
- Unangenehme Lagerung für den Patienten bei längeren Transporten (z. B. materialbedingter kalter und harter Untergrund).

Indikation

- Patientengerechte Rettung, Immobilisation und/oder Transport bei:
  - Polytrauma,
  - Wirbelsäulentrauma,
  - Beckentrauma,
  - Oberschenkeltrauma,
  - Bandscheibenvorfall,
  - Unterkühlung,
  - Reanimation,
  - Aortendissektion, Aortenaneurysma,
- Transport in engen Treppenhäusern,
- schwierige Rettungssituationen:
  - aus Lkw-Kabinen mit und ohne Rettungsplattform,
  - aus Pkw mit und ohne KED®-System (➤ Kap. 3.2.5) bei entsprechender Arbeits- und Rettungsöffnung,
  - Rettung aus Höhen und Tiefen z. B. in Kombination mit der Schleifkorbtrage über Drehleiter mit Rollgliss® oder in Kombination mit der Patiententrage über Drehleiter und Rettungskorb (→ Tragehalterung am Korb),
  - Wasserrettung,
- harte Unterlage bei Reanimation.

Kontraindikation

- Relative KI: Immobilisation bei Schädigung der LWS → keine Unterstützung der Lendenlordose → besser Vakuummatratze einsetzen.

Equipment

- Spineboard,
- vom Hersteller zugelassenes spezielles Fixierungssystem (z. B. Fastrap®-Begurtung) oder vier Patientenhaltegurte,
- ggf. Zervikalstütze und Kopffixiersystem (➤ Kap. 3.2.1),
- ggf. KED®-System (➤ Kap. 3.2.5),
- ggf. Kleiderschere zum Entfernen von Kleidungsstücken,
- Patiententrage/Schleifkorbtrage.

Patientenvorbereitung

HELFER 1
- Patienten über die geplante(n) Maßnahme(n) aufklären, auf den harten und kalten Untergrund des Spineboards hinweisen sowie ihn darauf aufmerksam machen, dass er sich nirgendwo festhalten darf.
- Nach Möglichkeit Arme auf der Brust kreuzen.

HELFER 1 und HELFER 2
- HWS-Immobilisation (➤ Kap. 3.2.1) durchführen.

Technik

TIPPS
Für einige Lagerungsvarianten wird mehr Personal benötigt, als auf den entsprechenden Rettungsmitteln vorhanden sind. Hierfür können sehr gut Helfer der Polizei, Feuerwehr oder auch umstehende Passanten herangezogen werden.

Log-Roll-Manöver – Standardvariante

HELFER 1
- Hinter den Kopf des Patienten knien → Teamleiter → Überblick behalten und Anweisungen geben.
- Kopfimmobilisation: Einschließlich der Zervikalstütze den Kopf mit beiden Händen in achsengerechter Neutralposition halten (➤ Kap. 3.2.1).

HELFER 2 und HELFER 3
- Spineboard in Längsrichtung neben dem Patienten positionieren → Kopf- und Fußende beachten.

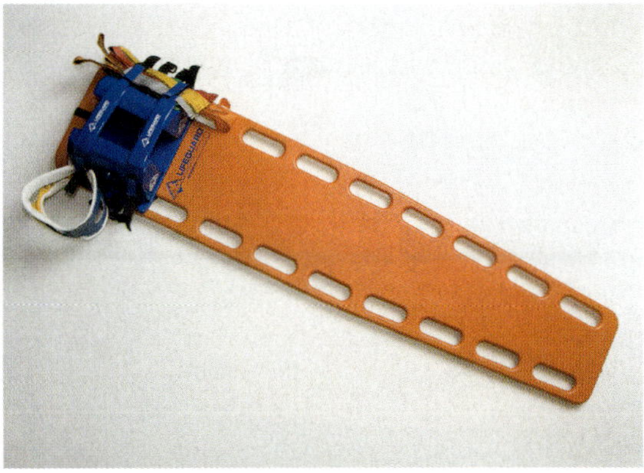

Abb. 3.6 Equipment Spineboard

HELFER 2
- Neben dem Patienten gegenüber dem platzierten Spineboard auf Brusthöhe knien.
- Abgewandte Schulter und Becken (ggf. einen angelegten Gürtel als Haltepunkt nutzen) des Patienten fassen.

HELFER 3
- Auf der gleichen Seite wie HELFER 2 neben dem Patienten in Kniehöhe knien.
- Abgewandtes Gesäß und Wade des Patienten fassen.

HELFER 1, 2 und HELFER 3
- Auf Anweisung des Teamleiters Patienten achsengerecht in Richtung der seitlich knienden Helfer langsam auf die Seite drehen.

TIPPS
In dieser Lage kann nun der Rücken des Patienten auf Verletzungen abgetastet werden.

- Oberschenkel der seitlich knienden Helfer stützten den Patienten ab.

HELFER 2 und HELFER 3
- Spineboard mit jeweils einer Hand an den Rücken des Patienten heranziehen.

Alle HELFER
- Auf Anweisung des Teamleiters Patienten achsengerecht langsam auf den Rücken direkt auf das Spineboard zurückrollen.

TIPPS
Auf diese Weise kann ein bereits auf der Seite liegender Patient auf das Spineboard gebracht werden.

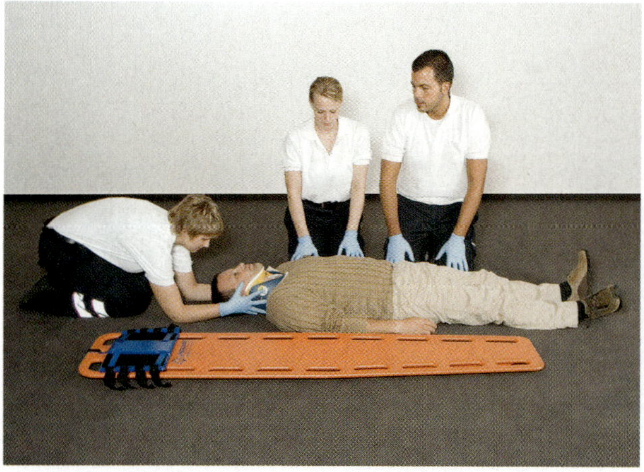

a) Ausgangslage

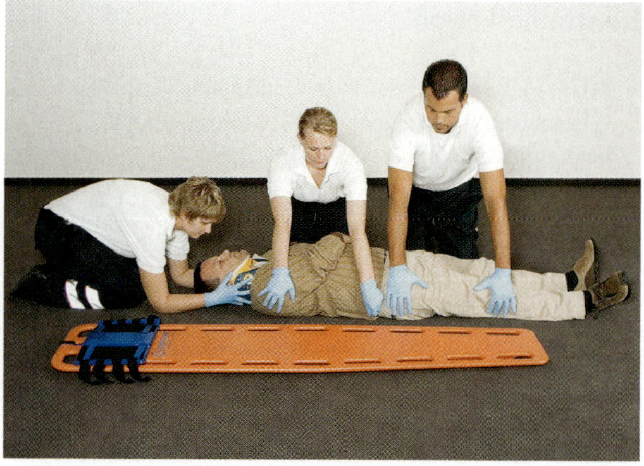

b) Anfasspunkte

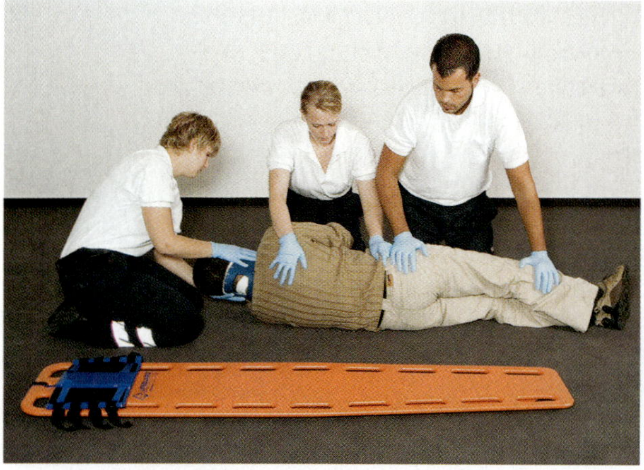

c) Drehen des Patienten

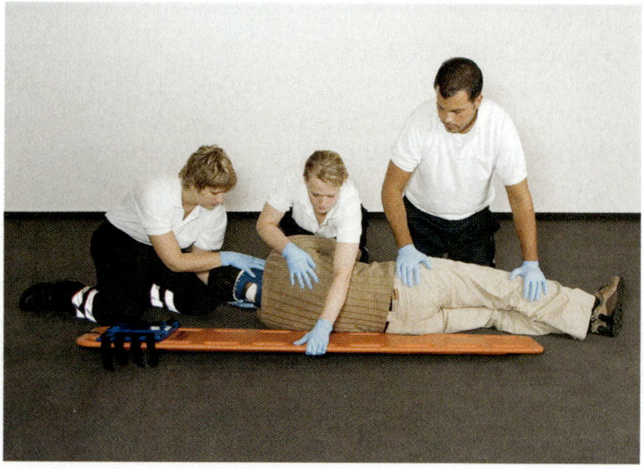

d) Heranziehen des Spineboards

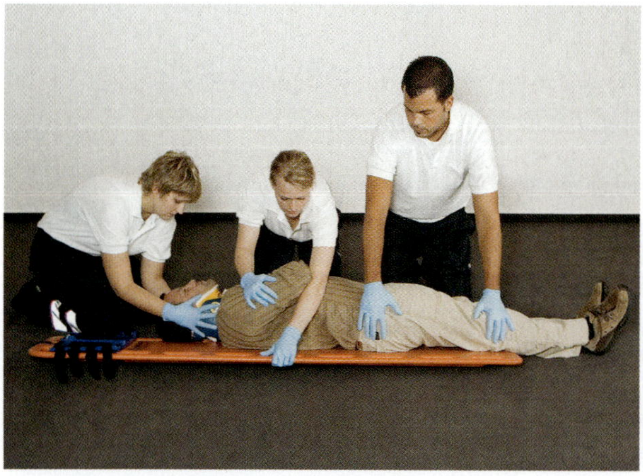

e) Zurückrollen des Patienten

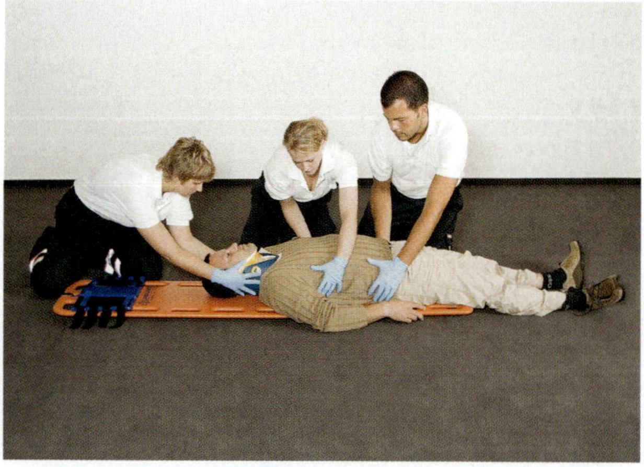

f) Fußwärts ziehen zum Zentrieren des Patienten

Abb. 3.7 Log-Roll-Manöver, Standardvariante

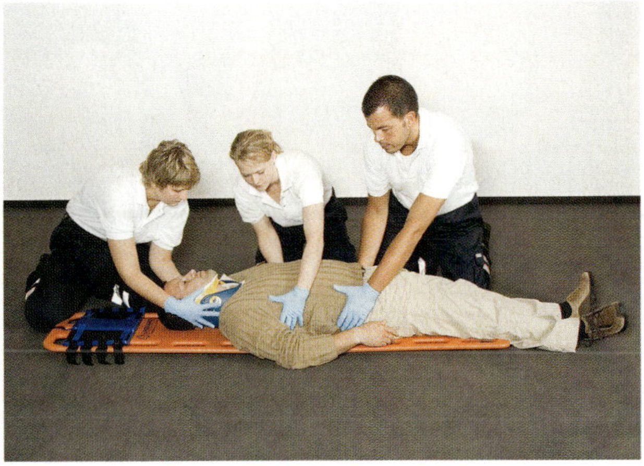

g) Kopfwärts ziehen zum Zentrieren des Patienten

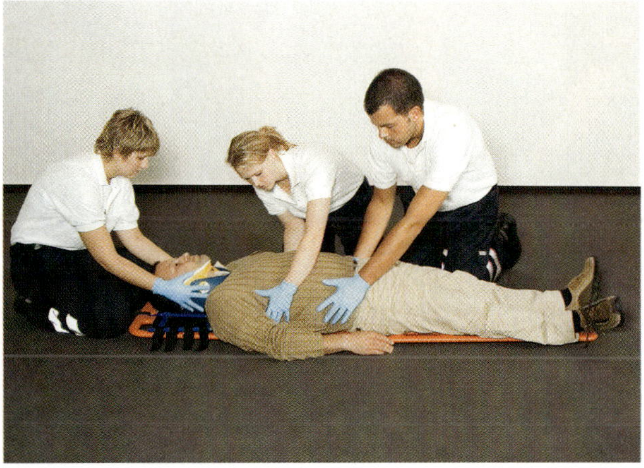

h) Endposition des Patienten auf dem Spineboard

Abb. 3.7 Log-Roll-Manöver, Standardvariante *(Fortsetzung)*

HELFER 2 und HELFER 3

- Ggf. Patienten vorsichtig auf dem Spineboard zentrieren, dabei den Patienten immer in der Horizontalen verschieben. Ggf. zunächst fußwärts und dann wieder kopfwärts ziehen, bis der Patient optimal liegt.

ACHTUNG

Den Patienten niemals z. B. in Höhe des Thorax versuchen, gerade auf das Board zu schieben. Dies könnte bei Verletzungen der Wirbelsäule zu weiteren schweren sekundären Verletzungen durch Verschieben der Wirbelkörper führen.

HELFER 1 und HELFER 2

- Patienten mit vom Hersteller zugelassenem Fixierungssystem (z. B. Fastrap®-Begurtung) oder mit parallel oder kreuzweise verlaufenden Haltegurten auf dem Spineboard sichern → Sicherungsgurte an Kopf, Thorax (inkl. Arme), Becken, Oberschenkeln und Fußgelenken → Brustgurt darf die Atmung nicht behindern.
- Ggf. eine zusammengerollte Decke zwischen die Beine legen, um das Hin- und Herschlagen der Beine zu vermeiden.
- Kopf mittels Kopffixiersystem sichern.

Fixierung auf dem Spineboard (Strapping)

Da das Spineboard sehr glatt ist, kommt der Fixierung eine besondere Bedeutung zu. Ein Patient ist vor dem Transport immer so zu fixieren, dass kein Herunterfallen möglich ist. Die ist notwendig, da sich mitunter Situationen ergeben, bei denen eine Drehung des Boards mit aufliegendem Patienten nötig ist, z. B. bei plötzlichem Erbrechen.

Die Fixierung erfolgt grundsätzlich durch zwei Helfer die sich gegenüber an den Seiten des Spineboards befinden. Alle Maßnahmen werden seiten- und zeitgleich durchgeführt.

HELFER 1 und HELFER 2

- Legen das Gurtsystem der Körpermittellinie folgend auf den Patienten, der orangefarbige oder markierte, V-förmige Teil wird kopfwärts, die grauen Gurte fußwärts positioniert. Der gelbe Gurt sollte in Höhe des Beckens liegen.

TIPPS

Bei großen oder korpulenten Personen ist es oft nicht möglich, den gelben Gurt in Höhe des Beckens zu positionieren. Optimal bieten sich deshalb Gurtsysteme an, bei denen die Mittelgurte verschiebbar sind. Sind diese nicht verfügbar, muss man mit einem Kompromiss leben.

- Der V-förmige (orange) Gurt wird auf beiden Seiten über die Schultern des Patienten gelegt. Er wird durch den tiefsten erreichbaren Handgriff des Spineboards gezogen, danach
- wieder über die Schultern geführt und mit dem Klettband fixiert.
- Als nächstes wird der unterste Gurt (Unterschenkel) angelegt und fixiert. Dadurch wird das gesamte System in der Längsrichtung stramm gezogen und vor Verrutschen geschützt.
- Der nächste Schritt erfolgt wieder am Oberkörper des Patienten. Der rote Brustgurt wird unter den Achseln nach kopfwärts gezogen,
- durch den am höchsten erreichbaren Handgriff geführt und mit den Klettverschlüssen fixiert. Optimalerweise wird das gleiche Loch gewählt wie für den

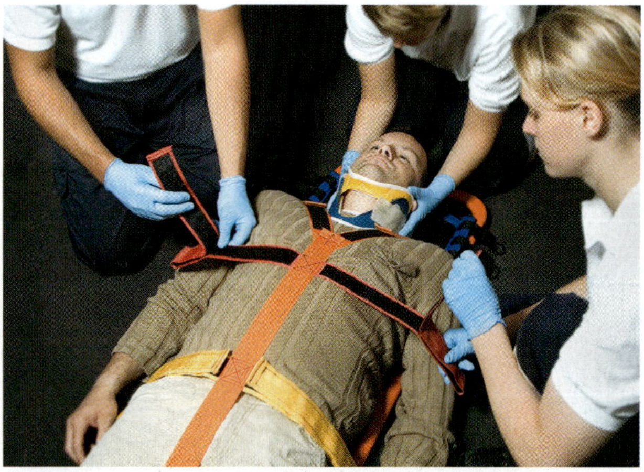

a) Sichern des Patienten auf dem Spineboard mit Fastrap®-Begurtung 1

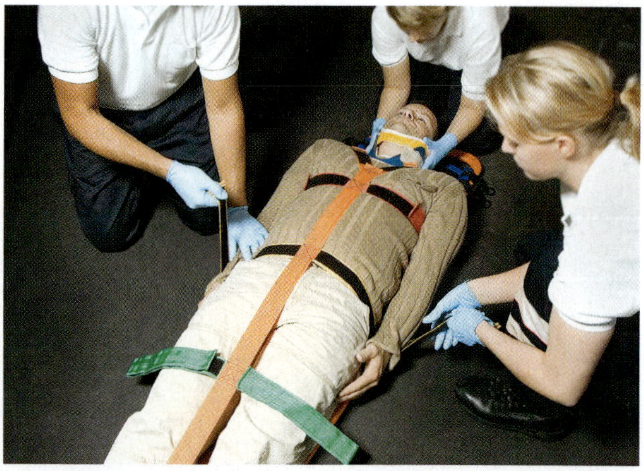

b) Sichern des Patienten auf dem Spineboard mit Fastrap®-Begurtung 2 mit Fixierung der Arme

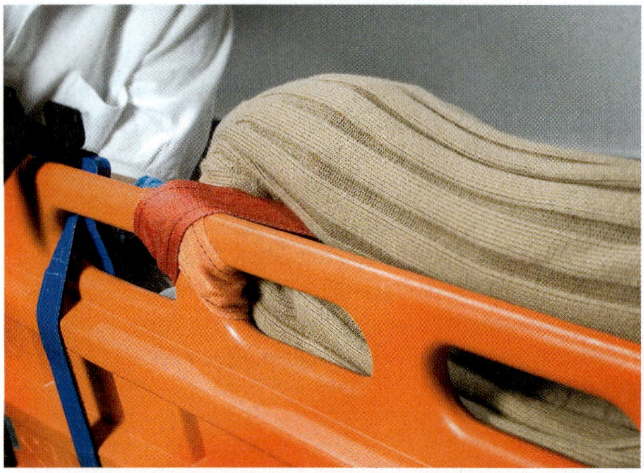

c) Kreuzen der beiden oberen Fixiergurte am Spineboard zur Verhinderung des nach-oben-und-unten-Verrutschens des Patienten

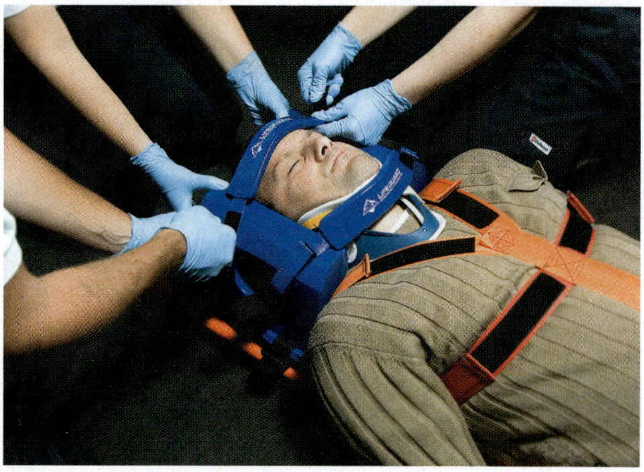

d) Sicherung des Kopfes mittels Kopffixiersystem

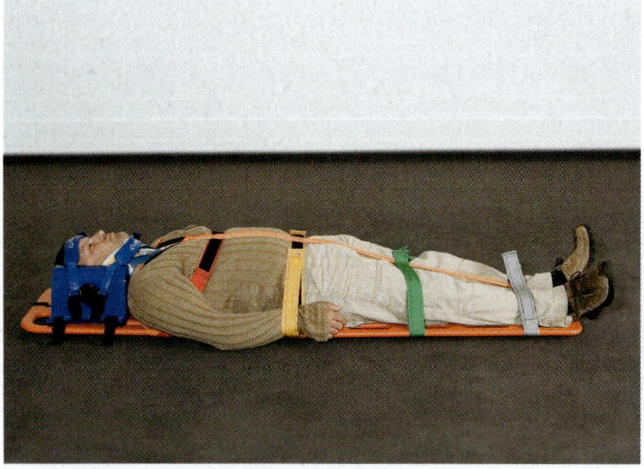

e) Vollständige Fixierung auf dem Spineboard

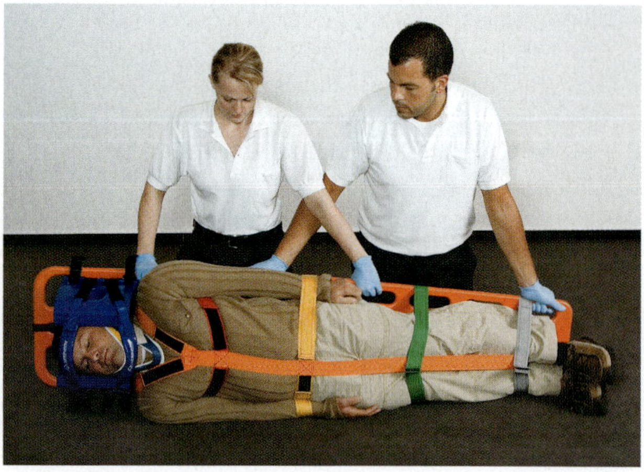

f) Belastbarkeit der Fixierung und Immobilisation auf Spineboard (1)

Abb. 3.8 Sichern des Patienten auf dem Spineboard

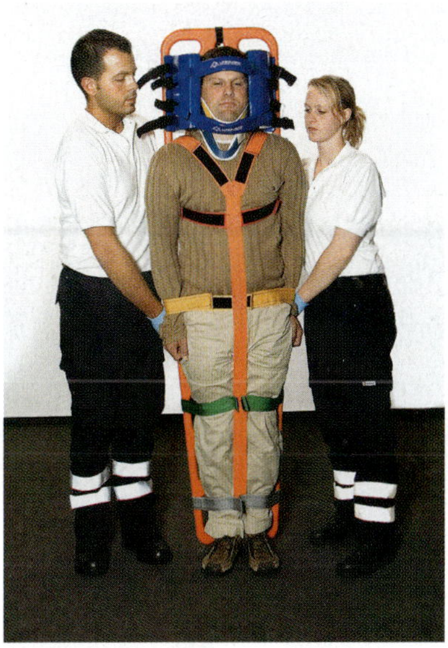

g) Belastbarkeit der Fixierung und Immobilisation auf Spineboard (2)

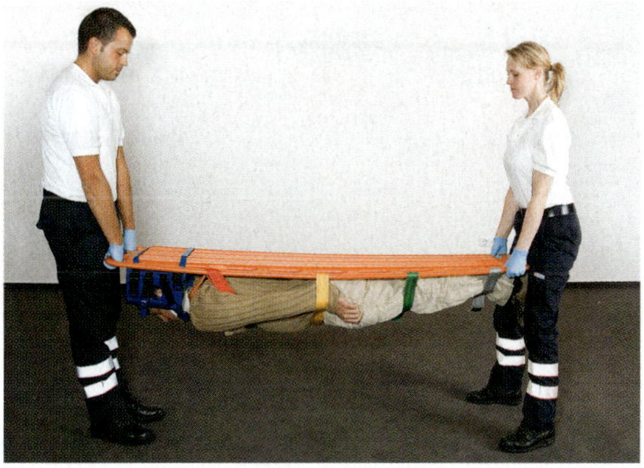

h) Belastbarkeit der Fixierung und Immobilisation auf Spineboard (3)

Abb. 3.8 Sichern des Patienten auf dem Spineboard *(Fortsetzung)*

V-förmigen Schultergurt. Dieser Gurt ist wichtig, um den Oberkörper zu fixieren.

- Nach dem Ampelsystem folgen die weiteren Gurte, zunächst der gelbe Beckengurt, mit welchem auch die Arme des Patienten fixiert werden können. Um die Arme zu fixieren, wird der Gurt erst durch die Griffe des Spineboards geführt. Beim Zurückführen werden die Arme mit fixiert.
- Der grüne Gurt wird über die Oberschenkel gelegt und dort befestigt. Er sorgt für eine achsengerechte Bewegungseinschränkung der Wirbelsäule.
- Sind alle Gurte angelegt, werden die Schultergurte nochmals nachgezogen.
- Anschließend erfolgt die Anlage der Kopfpolster und damit die letztendliche Fixierung der Halswirbelsäule. Werden die Stirn- und Kinngurte angelegt, ist darauf zu achten, dass die Öffnung des Mundes weiterhin gewährleistet ist. Um dies zu überprüfen, wird der Patient aufgefordert, seinen Mund zu öffnen.
- Kopf mittels Kopffixiersystem sichern.

Log-Roll-Manöver in Bauchlage

TIPPS

Ist das Anlegen einer Zervikalstütze in Bauchlage nicht möglich, sollte der Kopf von einem Helfer ständig im Zangengriff manuell gehalten und mitgeführt werden (➤ Kap. 3.2.1).

HELFER 1

- Hinter den Kopf des Patienten knien → Teamleiter → Überblick behalten und Anweisungen geben.
- Kopfimmobilisation: Einschließlich der Zervikalstütze den Kopf mit beiden Händen in achsengerechter Neutralposition halten.

HELFER 2

- Neben dem Patienten auf dem Spineboard in Brusthöhe knien.
- Abgewandte Schulter und Unterarm des Patienten fassen.

HELFER 3

- Auf der gleichen Seite wie HELFER 2 neben dem Patienten auf dem Spineboard in Kniehöhe knien.
- Abgewandtes Becken (ggf. einen angelegten Gürtel als Haltepunkt nutzen) und Fußgelenk des Patienten fassen.

Alle HELFER

- Auf Anweisung des Teamleiters Patienten achsengerecht in Richtung der seitlich knienden Helfer langsam auf die Seite drehen, bis der Patient senkrecht zum Spineboard liegt.
- Spineboard mit jeweils einer Hand an den Rücken des Patienten hochklappen; die andere Hand sichert den Patienten.

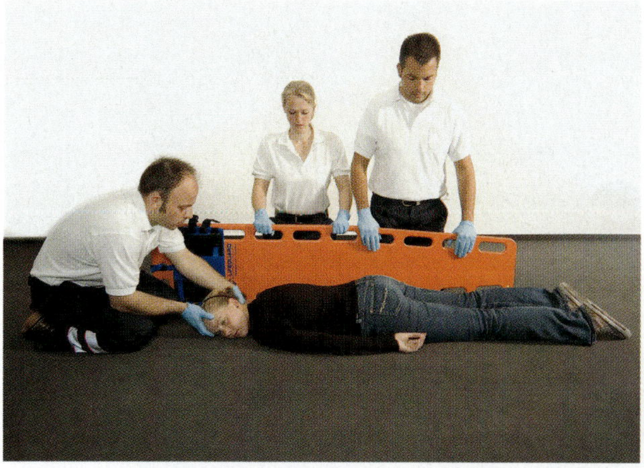

a) Ausgangslage

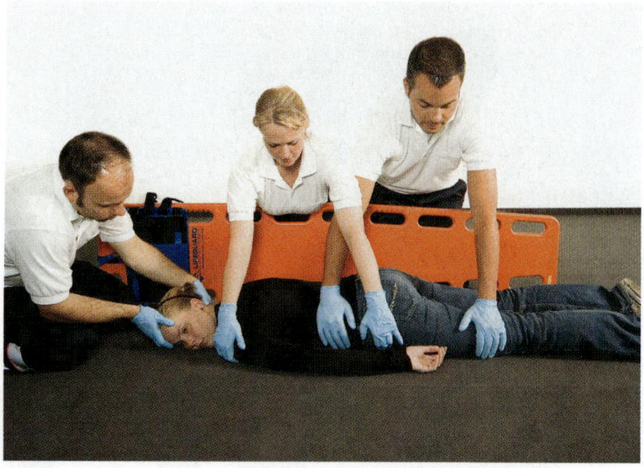

b) Anfasspunkte

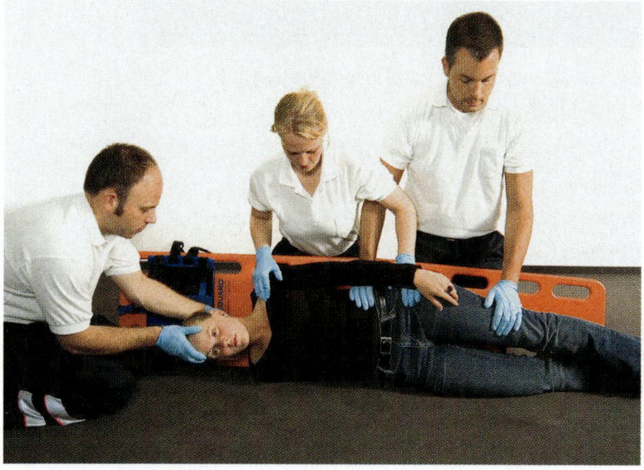

c) Drehen des Patienten

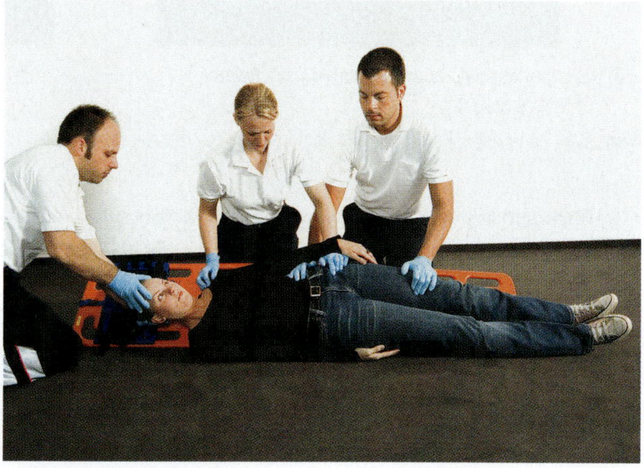

d) Weiterdrehen

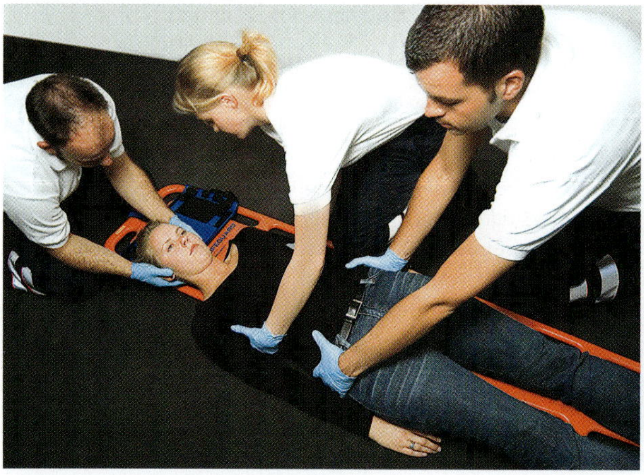

e) Position des Patienten nach dem Drehen

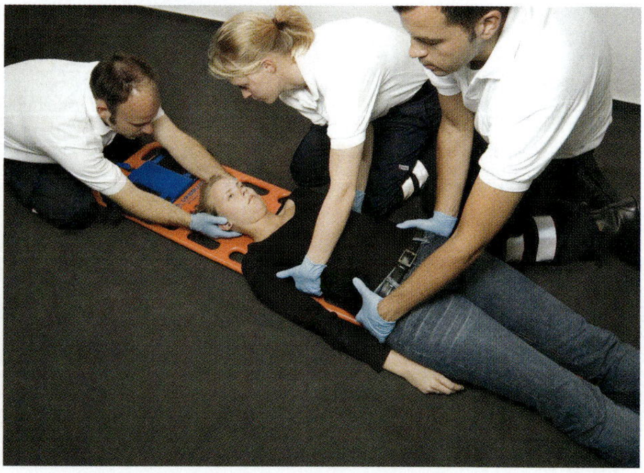

f) Fußwärts ziehen zum Zentrieren des Patienten

Abb. 3.9 Log-Roll-Manöver in Bauchlage

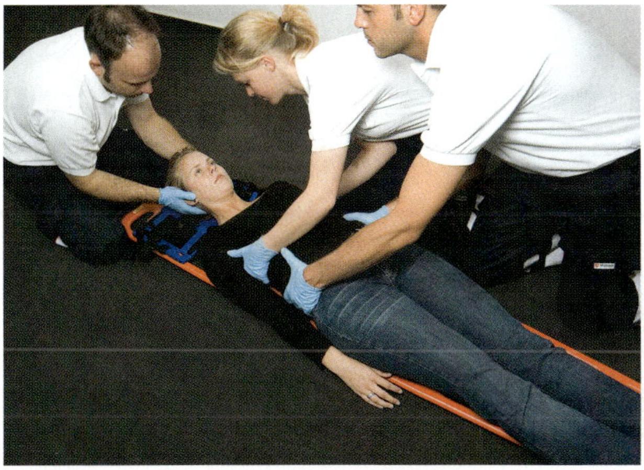

g) Kopfwärts ziehen zum Zentrieren des Patienten

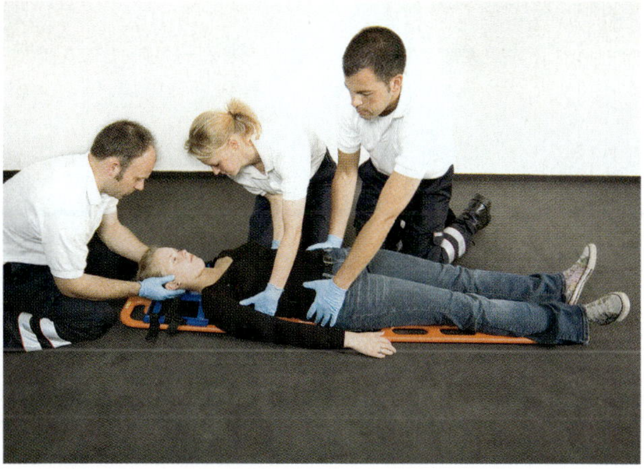

h) Endposition des Patienten

Abb. 3.9 Log-Roll-Manöver in Bauchlage *(Fortsetzung)*

TIPPS
Dieses Lagerungsmanöver funktioniert noch besser, wenn ein vierter Helfer das Anlegen des Spineboards an den Rücken des Patienten übernimmt.

- Auf Anweisung des Teamleiters Patienten achsengerecht langsam auf den Rücken direkt auf das Spineboard zurückrollen.
- Ggf. Patienten vorsichtig auf dem Spineboard zentrieren.

HELFER 1 und HELFER 2
- Kopf mittels Kopffixiersystem sichern.
  - Patienten mit vom Hersteller zugelassenem Fixierungssystem (z. B. Fastrap®-Begurtung) oder mit parallel oder kreuzweise verlaufenden Haltegurten auf dem Spineboard sichern → Sicherungsgurte an Kopf, Thorax (inkl. Arme), Becken, Oberschenkeln und Fußgelenken → Brustgurt darf die Atmung nicht behindern.
  - Ggf. eine zusammengerollte Decke zwischen die Beine legen, um das Hin- und Herschlagen der Beine zu vermeiden.

Einsatz des Spineboards bei Rückenlage (Alternativvariante 1)

HELFER 2 und HELFER 3
- Spineboard in Längsrichtung mit dem Fußende am Kopf des Patienten positionieren.

HELFER 1
- Hinter den Kopf des Patienten knien → Teamleiter → Überblick behalten und Anweisungen geben.
- Kopfimmobilisation: Einschließlich der Zervikalstütze den Kopf mit beiden Händen in achsengerechter Neutralposition halten (➤ Kap. 3.2.1).

HELFER 2
- Mit gegrätschten Beinen auf Brusthöhe über den Patienten stellen und den Brustkorb umklammern.

HELFER 3
- Mit gegrätschten Beinen auf Beckenhöhe hinter HELFER 2 über den Patienten stellen und das Becken umklammern.

HELFER 4
- Mit gegrätschten Beinen auf Kniehöhe hinter HELFER 3 über den Patienten stellen und die Knie umklammern.

Alle HELFER
- Patienten achsengerecht etwas anheben.

HELFER 5
- Spineboard unter den Patienten schieben.

Alle HELFER
- Patienten wieder achsengerecht auf das Spineboard ablegen.

HELFER 1 und HELFER 2
- Kopf mittels Kopffixiersystem sichern.
- Patienten mit vom Hersteller zugelassenem Fixierungssystem (z. B. Fastrap®-Begurtung) oder mit parallel oder kreuzweise verlaufenden Haltegurten auf dem Spineboard sichern → Sicherungsgurte an Kopf, Thorax (inkl. Arme), Becken, Oberschenkeln und Fußgelenke → Brustgurt darf die Atmung nicht behindern.
- Ggf. eine zusammengerollte Decke zwischen die Beine legen, um das Hin- und Herschlagen der Beine zu vermeiden.

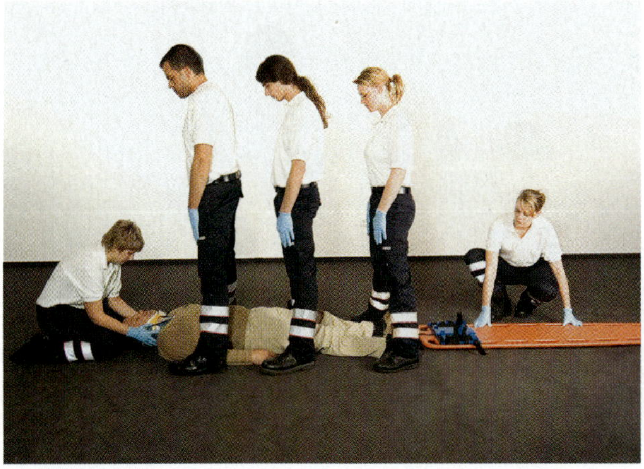

a) Ausgangslage

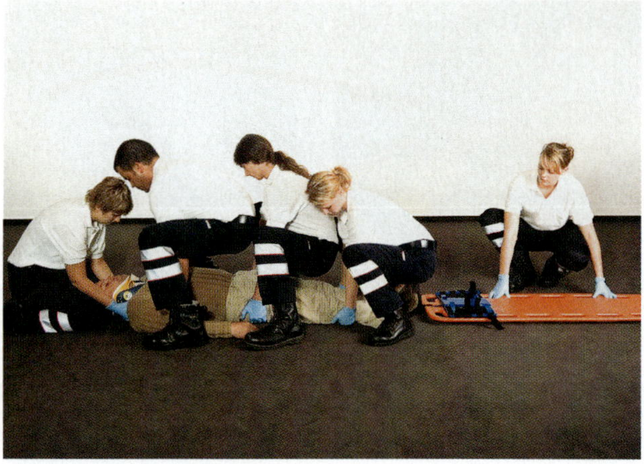

b) Umklammern des Patienten

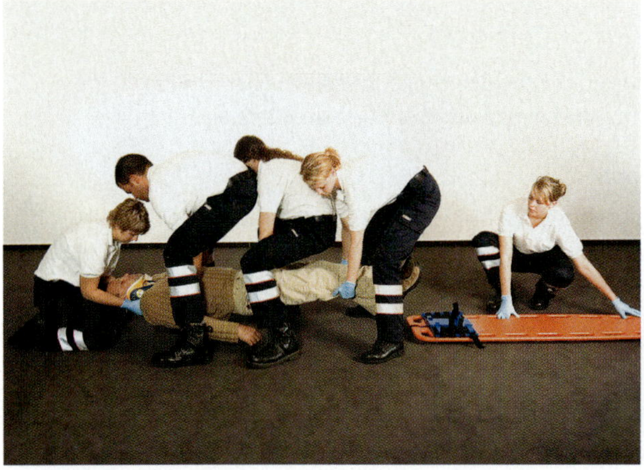

c) Anheben des Patienten

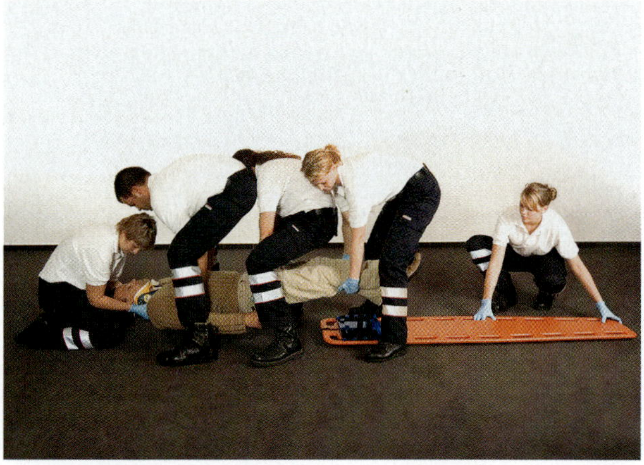

d) Unterschieben 1 des Spineboards

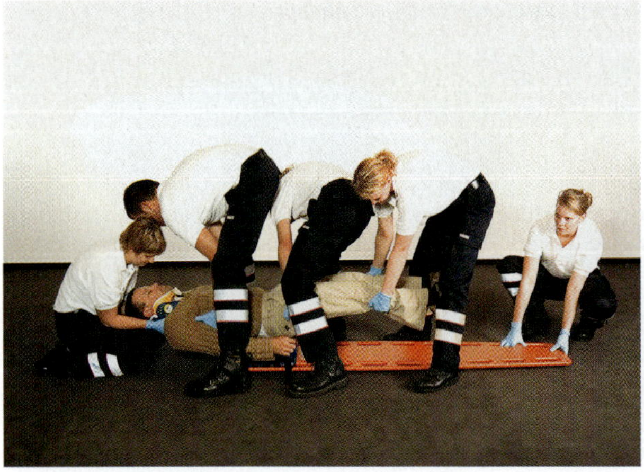

e) Unterschieben 2 des Spineboards

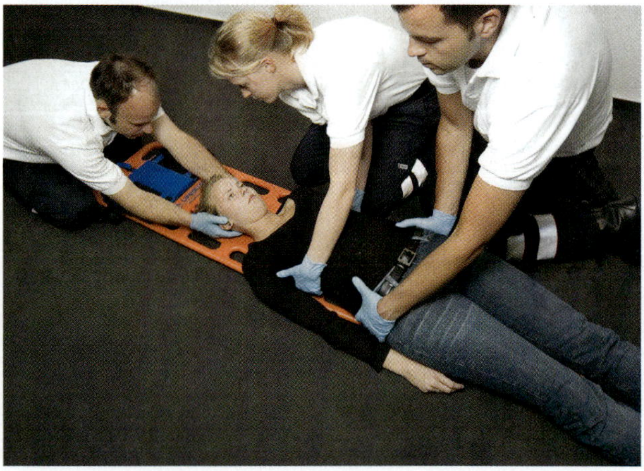

f) Ablegen 1 des Patienten

Abb. 3.10 Einsatz des Spineboards bei Rückenlage, Alternativvariante 1

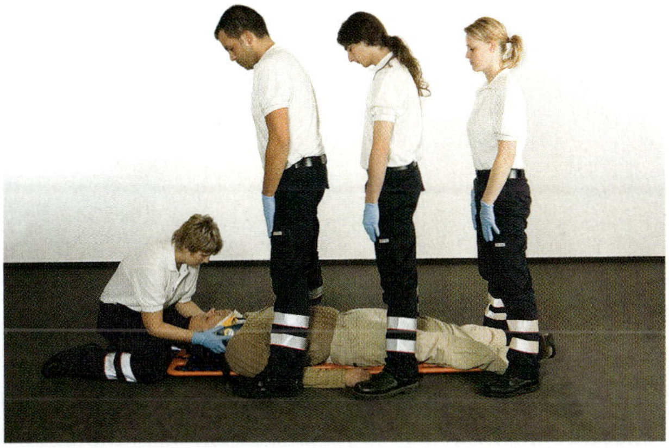

g) Ablegen 2 des Patienten

Abb. 3.10 Einsatz des Spineboards bei Rückenlage, Alternativvariante 1 *(Fortsetzung)*

Einsatz des Spineboards bei Rückenlage (Alternativvariante 2)

HELFER 2 und HELFER 3

- Spineboard in Längsrichtung mit dem Kopfende an den Füßen des Patienten positionieren.

HELFER 1

- Hinter den Kopf des Patienten knien → Teamleiter → Überblick behalten und Anweisungen geben.
- Kopfimmobilisation: Einschließlich der Zervikalstütze den Kopf mit beiden Händen in achsengerechter Neutralposition halten (➤ Kap. 3.2.1).

HELFER 2 und HELFER 3

- Auf einer Seite neben den Patienten hocken und in Höhe Thorax/Becken und Becken/Knie unterfassen.

HELFER 4 und HELFER 5

- Gegenüber HELFER 2 und 3 auf der gegenüberliegenden Seite positionieren und ebenfalls den Patienten an Thorax/Becken und Becken/Knie fassen.

Alle HELFER

- Heben den Patienten gleichzeitig an, rutschen mit dem Patienten in Richtung Spineboard und legen ihn anschließend darauf ab.

TIPPS

Alternativ kann das Spineboard auch von einem weiteren Helfer unter den Patienten geschoben werden.

HELFER 1 und HELFER 2

- Kopf mittels Kopffixiersystem sichern (➤ Kap. 3.2.1).
- Patienten mit vom Hersteller zugelassenem Fixierungssystem (z. B. Fastrap®-Begurtung) oder mit parallel oder kreuzweise verlaufenden Haltegurten auf dem Spineboard sichern → Sicherungsgurte an Kopf, Thorax (inkl. Arme), Becken, Oberschenkeln und Fußgelenken → Brustgurt darf die Atmung nicht behindern.
- Ggf. eine zusammengerollte Decke zwischen die Beine legen, um das Hin- und Herschlagen der Beine zu vermeiden.

Einsatz des Spineboards im Stehen

HELFER 1

- Hinter den Patienten stellen → Teamleiter → Überblick behalten und Anweisungen geben.
- Kopfimmobilisation: Einschließlich der Zervikalstütze den Kopf mit beiden Händen in achsengerechter Neutralposition halten (➤ Kap. 3.2.1).

HELFER 2

- Spineboard hinter dem Patienten positionieren → zwischen den Armen von HELFER 1 hindurch schieben.

HELFER 1 und HELFER 2

- Vor den Patienten stellen.
- Mit jeweils einer Hand den Patienten unter die Achsel und durch eine der Griffaussparungen fassen → verhindert Abrutschen nach unten beim Absenken des Spineboards.

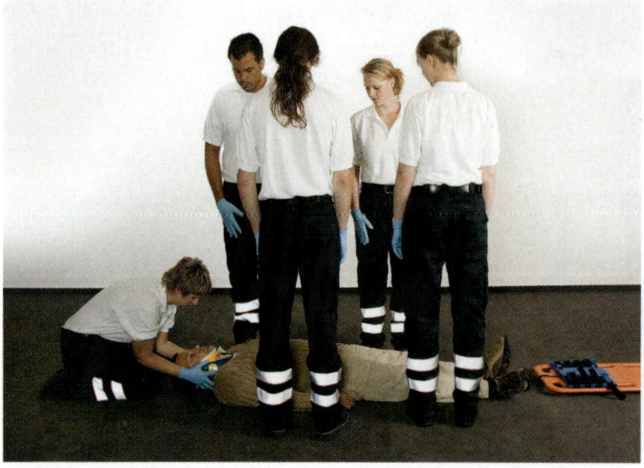

a) Ausgangslage

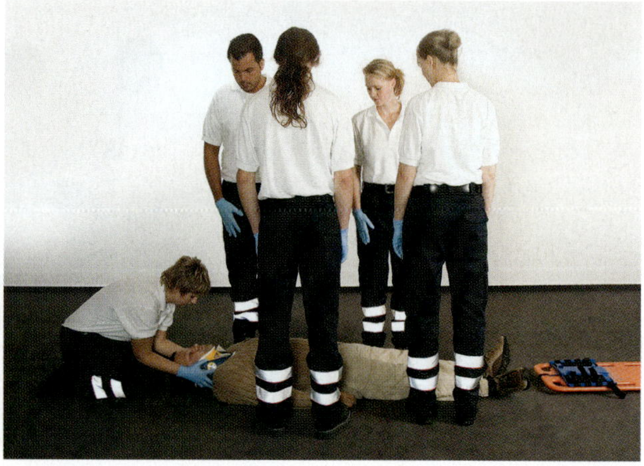

b) Anfasspunkte am Patienten

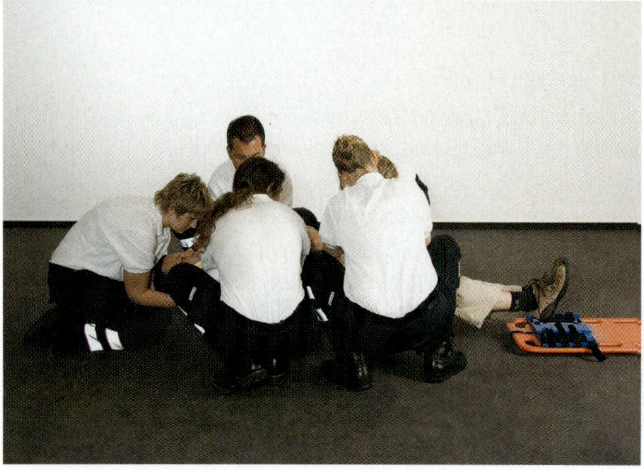

c) Anheben des Patienten

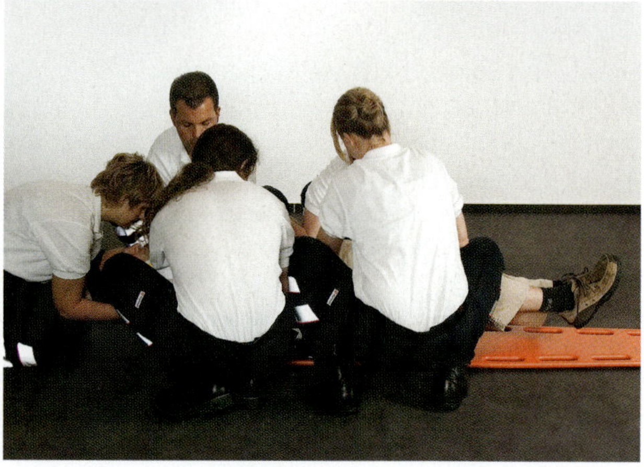

d) Unterschieben des Spineboards

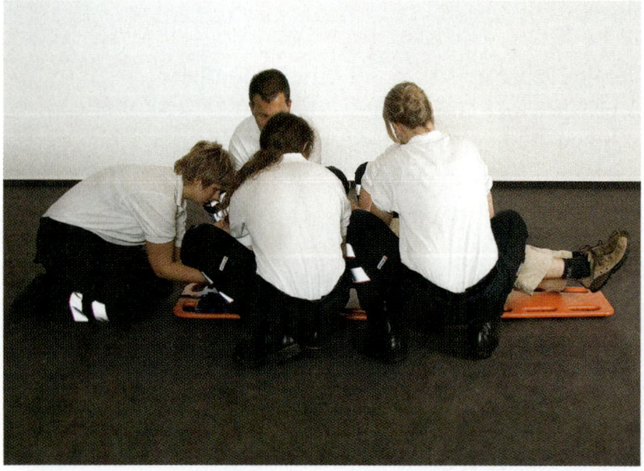

e) Ablegen 1 des Patienten

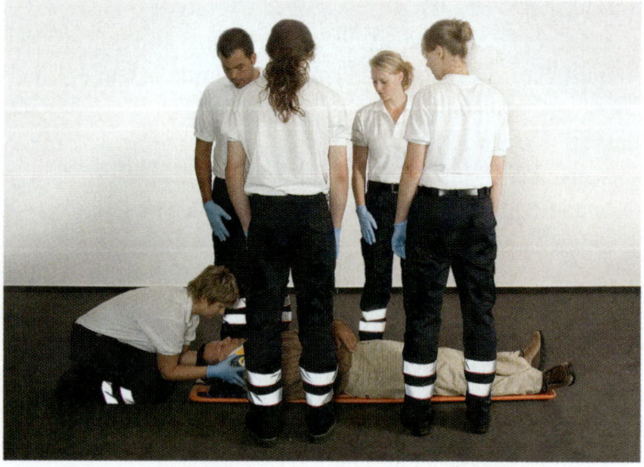

f) Ablegen 2 des Patienten

Abb. 3.11 Einsatz des Spineboards bei Rückenlage, Alternativvariante 2

- Auf Anweisung des Teamleiters das Spineboard langsam auf den Boden absenken.
- Falls erforderlich, Patientenposition auf dem Spineboard verbessern.
- Kopf mittels Kopffixiersystem sichern.
- Patienten mit vom Hersteller zugelassenem Fixierungssystem (z. B. Fastrap®-Begurtung) oder mit parallel oder kreuzweise verlaufenden Haltegurten auf dem Spineboard sichern → Sicherungsgurte an Kopf, Thorax (inkl. Arme), Becken, Oberschenkeln und Fußgelenken → Brustgurt darf die Atmung nicht behindern.

HELFER 1 und HELFER 2

- Ggf. Fixierung nochmals korrigieren und eine zusammengerollte Decke zwischen die Beine legen, um das Hin- und Herschlagen der Beine zu vermeiden.

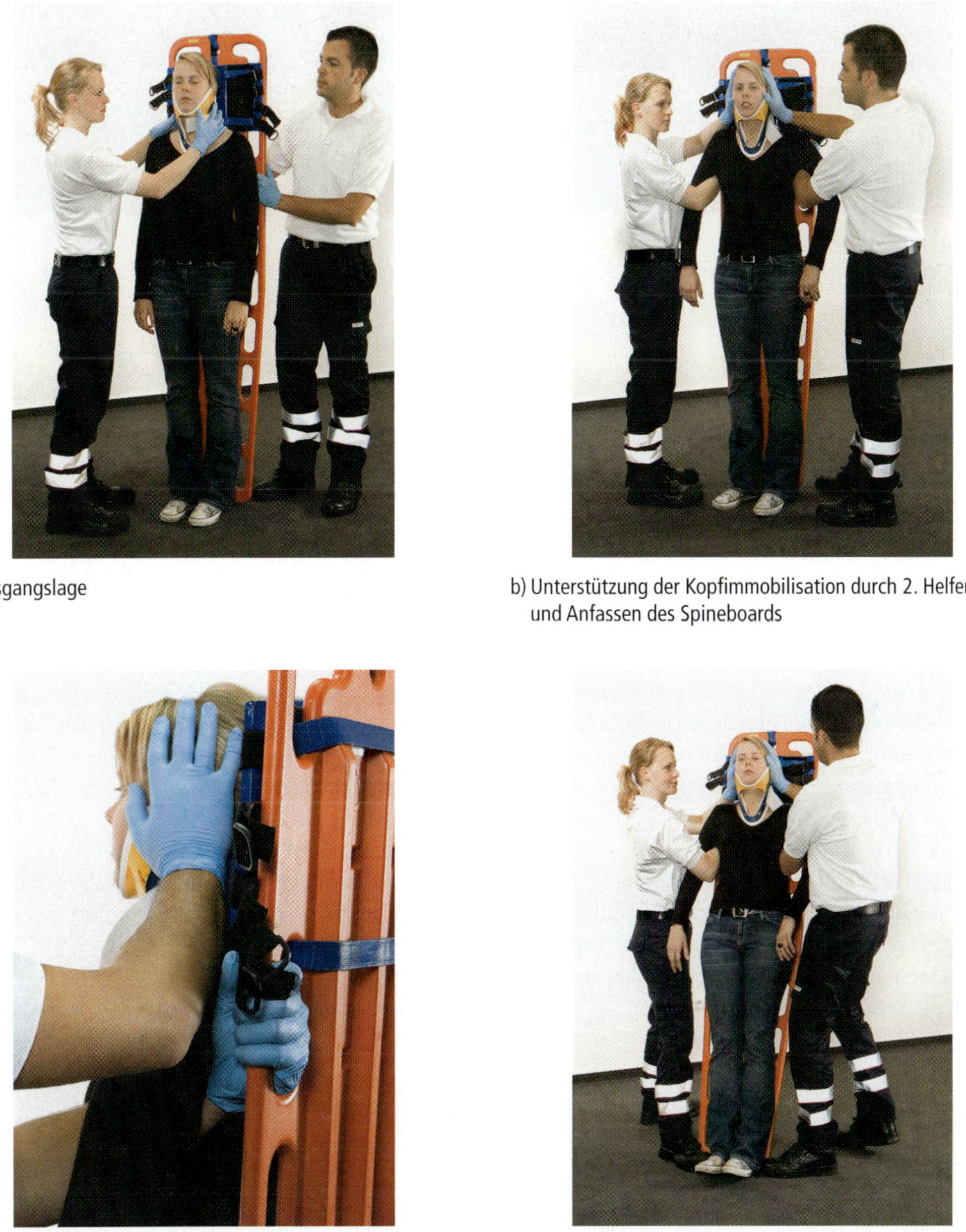

a) Ausgangslage

b) Unterstützung der Kopfimmobilisation durch 2. Helfer und Anfassen des Spineboards

c) Durchfassen durch eine Griffaussparung

d) Absenken 1 des Spineboards

Abb. 3.12 Einsatz des Spineboards im Stehen

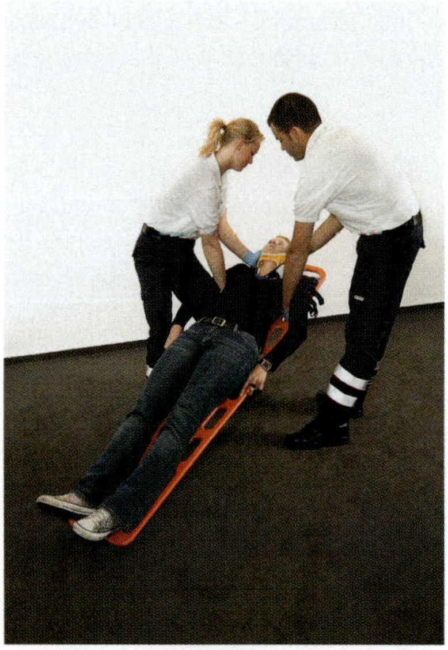

e) Absenken 2 des Spineboards

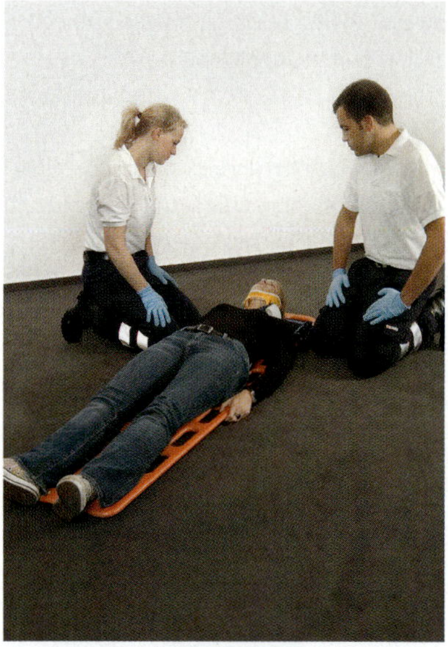

f) Endposition

Abb. 3.12 Einsatz des Spineboards im Stehen *(Fortsetzung)*

Gefahren

Der Einsatz des Spineboards ist bei einer sachgerechten Anwendung in der Regel risiko- und komplikationsarm, was Kenntnisse im Traumamanagement und regelmäßiges Training voraussetzt. Bereits in der Aus- und Fortbildung können die häufigsten Fehler erkannt und berichtigt werden:

- Kopf- und Fußende des Spineboard werden verwechselt oder falsch herum positioniert.
- Der Patient klammert sich während der Rettung fest.
- Überschreiten der maximal zulässigen Belastungsgrenze → Spineboard biegt sich bedrohlich durch und kann zerbrechen → z. B. Sturzverletzungen.
- Nach erfolgreicher Immobilisierung auf dem Spineboard wird die Entscheidung zur Umlagerung auf die Vakuummatratze getroffen.
- Fehlende HWS- und Kopfimmobilisation.
- Bewegung und nicht achsengerechte Drehung des Patienten (z. B. Umlagerungsmanöver, unzureichende oder fehlende Fixierung, Unterschieben und Entfernen des Spineboards)
  - Dislokation von Wirbelfragmenten → Querschnittssyndrom,
  - Sturzverletzungen.
- Behinderung der Atmung durch den Brustgurt.
- Die Patientenhaltegurte werden unter dem Spineboard hindurch gezogen und können nur mühsam wieder entfernt werden.

3.2.4 Vakuummatratze

Das in Deutschland verbreitetste Produkt zur Immobilisation von Rumpf, Becken und Oberschenkeln ist die Vakuummatratze.

Die Vakuummatratze ist ein mit Kunststoffgranulat gefüllter luftundurchlässiger und formbarer Kunststoffsack mit Evakuierungsventil. In der Regel wird der Patient mit einer Schaufeltrage (➤ Kap. 3.2.2) auf die Vakuummatratze gelagert. Nach Entfernen der Schaufeltrage wird die Matratze an den Körper des Patienten angeformt und von mehreren Helfern in der gewünschten Form gehalten. Anschließend wird die Matratze mit einer Vakuumpumpe evakuiert. Auf diese Weise werden die Kunststoffkugeln im Innenraum der Matratze gegeneinander gedrückt, sodass sich die Matratze in der modellierten Form verfestigt und der Patient immobilisiert ist. Abschließend kann der Patient auf der Patiententrage gesichert und stabil transportiert werden.

TIPPS

Da eine Vakuummatratze nachträglich nicht optimal untergeschoben werden kann, muss sie im Rahmen des Einsatzmanagements so früh wie möglich vorbereitet werden und bereits auf der Patiententrage liegen, damit der Patient nach der Rettung direkt auf der Vakuummatratze gelagert wird.

Schaufeltrage (➤ Kap. 3.2.2) und Vakuummatratze bilden im deutschen Rettungsdienst eine funktionelle Einheit zur Rettung, Lagerung, Immobilisation sowie zum Transport und sind als Standard anzusehen. Insbesondere auf dem Bauch liegende Patienten können bei stabilen Vitalfunktionen mit der sogenannten „Sandwich-Technik“ achsengerecht und bewegungsarm auf den Rücken gedreht werden.

In Abhängigkeit vom Hersteller unterscheiden sich die angebotenen Vakuummatratzen erheblich in der Ausstattung. An eine fortschrittliche Vakuummatratze zu stellende Eigenschaften sind:

- optimale Breite von ca. 110 cm, optimale Länge von ca. 200 cm,
- integrierte Beinstabilisierung,
- widerstandsfähige Außenhülle,
- röntgenstrahlendurchlässige Materialien,
- in viele Kammern aufgeteilter Innenraum für eine optimierte Granulatverteilung mit Schwerpunkt auf Kopf, Schulter und Wirbelsäule,
- verringerte Schrumpfung beim Evakuieren durch senkrecht und ggf. waagerecht verlaufende Kunststoffleisten (Zertifizierung nach EN 1865) → erhöhte Stabilität, Stauchung des Patienten wird verhindert,
- niedriges Granulatvolumen bei erhaltener Stabilität, Vakuummatratze sollte sich falten lassen → günstiges Packmaß und niedriges Gewicht,
- seitliche Einschnitte am Schulterbereich für eine optimale Sicherung des Patienten auf der Patiententrage nach EN 1865,
- integrierte Kopffixierung durch Seitenwülste und Stabilisierungsplatte → sichere Kopfimmobilisation,
- integrierte Patientenhaltegurte mit Drucktastenschlössern (→ klettfrei),
- umlaufendes Seil mit mehreren integrierten, aber austauschbaren Tragegriffen,
- auf jede handelsübliche Vakuumpumpe passendes, selbstschließendes Sicherheitsventil,
- Hygiene und Reinigung: waschbare Patientenhaltegurte sowie reinigungs- und desinfektionsmittelresistente Außenhülle.

Vorteile

- optimale Anpassung an den Patienten,
- der Patient kann behutsam immobilisiert und transportiert werden; dadurch wird das Komplikationsrisiko erheblich reduziert,
- gute Stabilisierung des Patienten gegen Fliehkräfte während des Transportes,
- Lordose der Lendenwirbelsäule wird unterstützt,
- guter Liegekomfort für den Patienten bei längeren Transporten.

Nachteile

- sperrig,
- Außenhülle ist anfällig für Beschädigungen durch scharfe Kanten, spitze Ecken,
- Zugänglichkeit für erweiterte Maßnahmen und Entkleidung ist behindert,
- Untersuchung der Wirbelsäule ist nach Lagerung und Fixierung auf der Vakuummatratze erschwert,
- sachgemäßer Einsatz erfordert mehrere Minuten Zeit, erfordert mehrere Helfer und verlangt viel Übung → nicht gut geeignet bei instabilen Patienten,
- nur bei Rücken- oder Bauchlage gut einsetzbar,
- erschwerte Reinigung wegen vieler Falten,
- Kombination mit KED®-System ist eingeschränkt möglich,
- ohne Unterstützung (z. B. Schaufeltrage, ➤ Kap. 3.2.2) als Trage nicht geeignet (→ biegt durch),
- auch bei sachgerechter Fixierung kann der auf der Vakuummatratze liegende Patient bei Aspirationsrisiko nicht in achsengerechter Neutralposition der Wirbelsäule en bloc auf die Seite gedreht werden,
- die hohen Seitenwülste zur Kopfimmobilisation können einen nicht bewusstlosen Patienten verängstigen,
- Umlagerungsmanöver sind erschwert und für den Patienten riskant,
- Faltenbildung auf der Außenhülle beeinträchtigt die Röntgenstrahlendurchlässigkeit,
- Behinderung der Atmung durch den Brustgurt.

Indikation

- Immobilisation und schonender Patiententransport auf der Patiententrage bei:
  - Polytrauma,
  - Wirbelsäulentrauma,
  - Beckentrauma,
  - Oberschenkeltrauma im Bereich von Schenkelhals, proximaler Femur,
  - Bandscheibenvorfall,
  - ggf. Oberarmfraktur → Fixierung am Körper,
  - Unterkühlung,
  - Reanimation,
  - Aortendissektion, Aortenaneurysma,
- schwierige Rettungssituationen:
  - Rettung aus Höhen und Tiefen z. B. in Kombination mit der Schleifkorbtrage über Drehleiter mit Rollgliss® oder in Kombination mit der Patiententrage über Drehleiter und Rettungskorb (→ Tragehalterung am Korb),
  - in der Berg- und Luftrettung in Form eines Bergesacks,
  - Bauchlage → Sandwich-Technik,
- Unterlage bei längeren Transporten,
- harte Unterlage bei Reanimation (wenn evakuiert).

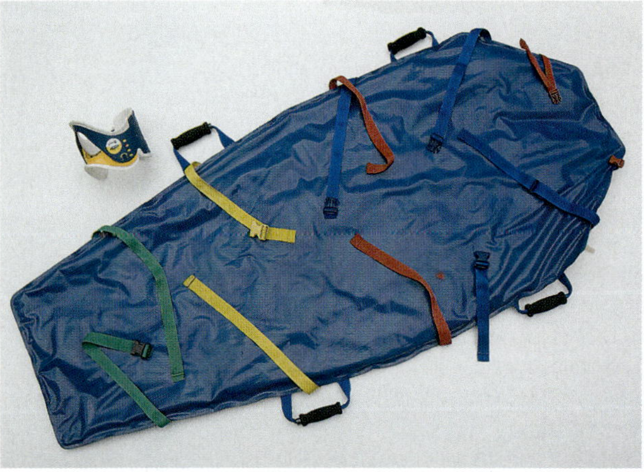

a) Equipment Vakuummatratze

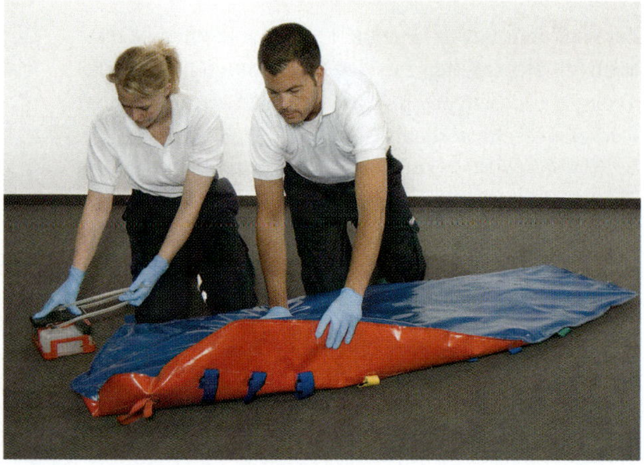

b) Ausbreiten der Vakuummatratze

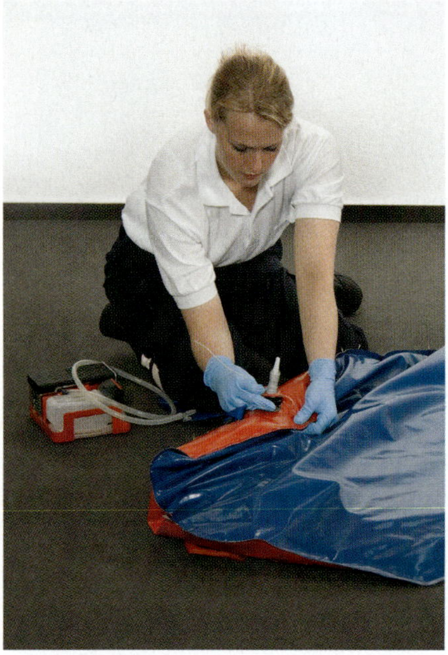

c) Öffnen des Sicherheitsventils

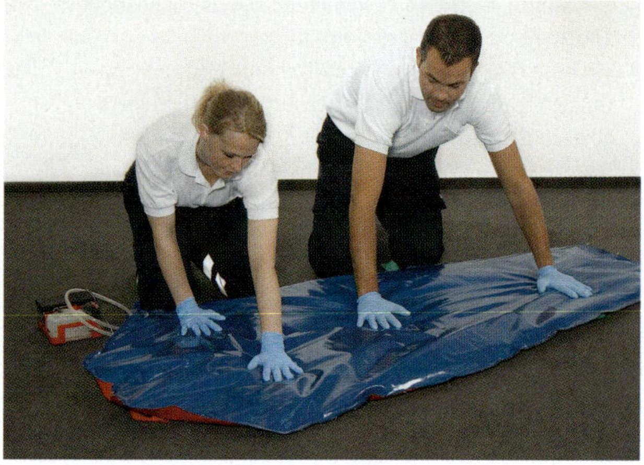

d) Glattstreichen der Vakuummatratze

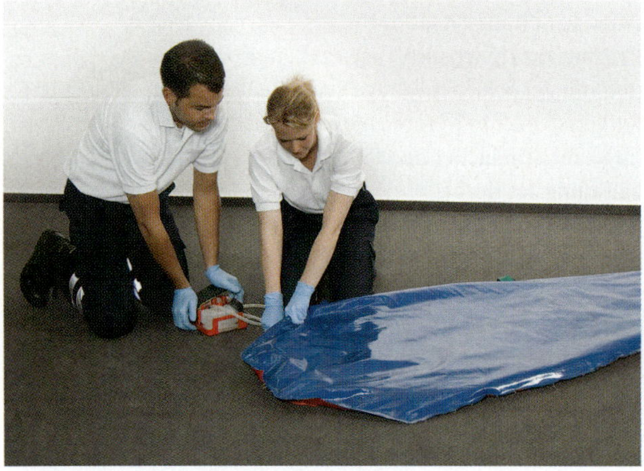

e) Absaugen der leeren Vakuummatratze

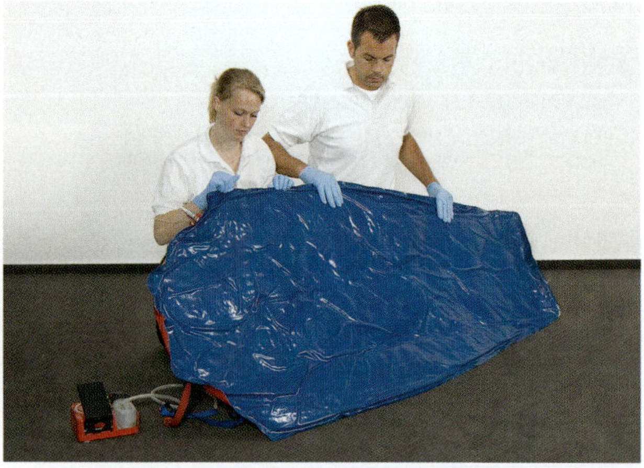

f) Fertig vorbereitete leere Vakuummatratze

Abb. 3.13 Vorbereiten der Vakuummatratze

Kontraindikation

- Anwendung bei instabilen Patienten (vor allem Sandwich-Technik) → Zeitaufwand bedenken → Immobilisation auf Spineboard (➤ Kap. 3.2.3) oder Schaufeltrage (➤ Kap. 3.2.2) bevorzugen.

Equipment

- Vakuummatratze
- manuelle, elektrische oder pneumatische Vakuumpumpe
- ggf. Schaufeltrage (➤ Kap. 3.2.2)
- ggf. Zervikalstütze (➤ Kap. 3.2.1)
- ggf. Kleiderschere zum Entfernen von Kleidungsstücken
- Patiententrage/Schleifkorbtrage
- für Sandwich-Technik fünf Patientenhaltegurte

Patientenvorbereitung

HELFER 1
- Patienten über die geplante(n) Maßnahme(n) aufklären,
- nach Möglichkeit Arme auf der Brust kreuzen.

HELFER 1 und HELFER 2
- Ggf. HWS-Immobilisation (➤ Kap. 3.2.1) durchführen.

Technik

TIPPS
Da die Außenhülle der Vakuummatratze für Beschädigungen durch scharfe Kanten und spitze Ecken anfällig ist, sollte möglichst immer auf einen sauberen Untergrund geachtet werden → Steine und Scherben entfernen, Einmalpatientendecke oder Rettungstuch auf die Vakuummatratze legen (→ schützt zusätzlich vor Verschmutzung).

Vorbereiten der Vakuummatratze

TIPPS
Weil das Präparieren der Vakuummatratze sorgfältig geschehen muss und mehrere Minuten Zeit beansprucht, ist das Vorbereiten der Vakuummatratze keine Arbeit für Ungeübte. Daher sollte nach Möglichkeit ein erfahrener Helfer abgestellt werden, der die Vakuummatratze gleichzeitig zur Basisversorgung des Patienten vorbereitet, sodass die Vakuummatratze rechtzeitig und perfekt vorbereitet ist, wenn der Patient z. B. nach der Rettung aus dem Fahrzeug darauf gelagert werden soll.

HELFER 3
- Vakuummatratze aus der Halterung im Fahrzeug entnehmen.
- Vakuummatratze mit der Patientenseite in Richtung Boden zeigend auf einen ebenen, sauberen und ggf. von scharfkantigen Gegenständen befreiten Untergrund (z. B. Fußboden, Patiententrage) legen → ggf. Patientendecke oder Rettungstuch unterlegen.
- Sicherheitsventil öffnen → Luft strömt ein → Vakuummatratze wird weich.
- Vakuummatratze glatt streichen → darauf achten, dass das Granulat gleichmäßig verteilt ist und sich keine Vertiefung in der Mitte der Vakuummatratze bildet.
- Vakuumpumpe an das Sicherheitsventil anschließen und Vakuummatratze gleichmäßig evakuieren → Vakuummatratze wird fest.
- Ggf. Sicherheitsventil schließen und Vakuummatratze drehen (→ Patientenseite in der Draufsicht).

TIPPS
Diese Arbeitsschritte können entfallen, wenn die Vakuummatratze stets abgesaugt und glatt gestrichen im Fahrzeug untergebracht ist, sodass die Vorbereitungszeit auf ein Minimum reduziert wird.

- Evakuierte und glatt gestrichene Vakuummatratze ggf. auf die Patiententrage legen → das Sicherheitsventil befindet sich am Kopfende der Trage → vereinfachtes Absaugen während des Transportes.

TIPPS
Bei jedem Traumapatienten ist es sinnvoll, die Vakuummatratze prophylaktisch auf der Patiententrage zu platzieren, sodass unnötige Lagerungsmanöver vermieden werden. Ausnahme: Der Patient wird zum Transport auf dem Spineboard (➤ Kap. 3.2.3) immobilisiert oder auf der Schaufeltrage (➤ Kap. 3.2.2) belassen.

ACHTUNG
Zwischen Patiententrage und Vakuummatratze belassene Kopfkissen, Decken, Rettungstücher oder Gurte führen zu einer unebenen Auflagefläche und gefährden eine sichere Immobilisation in der Vakuummatratze und Fixierung auf der Patiententrage.

Einsatz der Vakuummatratze bei Rückenlage (➤ Abb. 3.14)

Alle HELFER
- Patienten z. B. mit der Schaufeltrage auf die abgesaugte Vakuummatratze umlagern (➤ Kap. 3.2.2), sodass beim Umlagern kein Granulat verschoben wird und der Untergrund eben bleibt → Kopf- und Fußende beachten.

TIPPS

Die Patientenposition auf der Vakuummatratze sollte sich an den Verletzungen orientieren:
- Randposition wählen, wenn ein Oberarm oder ein Bein immobilisiert werden soll.
- Zentrale Position wählen, wenn die Wirbelsäule oder das Becken immobilisiert werden soll.

HELFER 1 und HELFER 2
- Ggf. Schaufeltrage entfernen (➤ Kap. 3.2.2).
- Ggf. KED®-System belassen (➤ Kap. 3.2.5) → Hindernis bei einer späteren Entkleidung.

HELFER 1
- Hinter den Kopf des Patienten knien → Teamleiter → Überblick behalten und Anweisungen geben.
- Sicherheitsventil öffnen → Luft strömt ein → Vakuummatratze wird weich → Granulat wird entsprechend Gewicht und Form des Patienten verdrängt.
- Anmodellieren am Kopf: Seitenwülste aufstellen und Granulat in Richtung Kopf ausstreichen → darauf achten, dass sich oberhalb des Kopfes kein Granulat befindet, sodass eine Stauchung des Körpers beim Evakuieren vermieden wird.

TIPPS

Die hohen Seitenwülste zur Kopfimmobilisation können einen nicht bewusstlosen Patienten verängstigen → weil die Kombination mit einem Kopffixierungsset nicht möglich ist, sollte der Kopf trotz angelegter Zervikalstütze für die gesamte restliche Dauer des Einsatzes manuell in einer achsengerechten Neutralposition fixiert werden, was einen weiteren Helfer beansprucht (➤ Kap. 3.2.1).

HELFER 2
- Neben den Patienten auf Höhe des Brustkorbs knien.
- Anmodellieren am Rumpf: Seitliche Ränder der Vakuummatratze mit Knien und Händen vorsichtig an den Rumpf drücken → Vakuummatratze passt sich an die Körperkonturen an → Entwicklung einer Schalenform.

HELFER 3 und HELFER 4
- Jeweils auf einer Patientenseite in Kniehöhe knien.
- Integrierte Beinstabilisierung zwischen den Beinen aufrichten oder mit Granulat ein Polster zwischen den Beinen formen oder eine zusammengerollte Patientendecke zwischen die Beine legen.
- Anmodellieren am Becken und an den Beinen: Seitliche Ränder der Vakuummatratze mit Knien und Händen vorsichtig an das Becken und an die Beine drücken → Vakuummatratze passt sich an die Körperkonturen an → Entwicklung einer Schalenform → darauf achten, dass sich unterhalb der Füße kein Granulat befindet, sodass eine Stauchung des Körpers beim Evakuieren vermieden wird.

TIPPS

Bei einer Oberschenkelfraktur kann es notwendig werden, das verletzte Bein zusätzlich mit einer zusammengerollten Patientendecke zu unterpolstern.

HELFER 1
- Vakuumpumpe an das Sicherheitsventil anschließen,
- Vakuummatratze evakuieren → Vakuummatratze wird fest.

Alle HELFER
- Vakuummatratze während des Evakuierens weiterhin vorsichtig an den Patienten drücken.

ACHTUNG

Beim Evakuieren nimmt das Volumen der Vakuummatratze ab. Die maximal erlaubte Schrumpfung ist in Prozent in der EN 1865 festgelegt. Um eine Extension der Wirbelsäule zu vermeiden, muss während des Absaugens darauf geachtet werden, dass sich die Vakuummatratze in der Mitte nicht bogenförmig aufrichtet.

HELFER 1
- Ggf. Sicherheitsventil schließen.

HELFER 1 und HELFER 2
- Patienten mit parallel verlaufenden Haltegurten auf der Vakuummatratze sichern:
  - an Thorax (inkl. Arme), Becken, Oberschenkeln und Fußgelenken → Brustgurt darf die Atmung nicht behindern.
- Vakuummatratze auf der Patiententrage sichern → Schultergurt der Patiententrage durch die seitlichen Einschnitte im Schulterbereich der Vakuummatratze hosenträgerartig hindurchführen.

TIPPS

Liegt die Vakuummatratze nicht auf der Patiententrage, kann z. B. wie folgt weiter vorgegangen werden:
- Tragen mit Vakuummatratze: Vakuummatratze auf der Schaufeltrage (➤ Kap. 3.2.2) fixieren, um ein Durchbiegen der Vakuummatratze zu vermeiden.
- Steht die Patiententrage unmittelbar neben der Vakuummatratze, kann die Vakuummatratze mit jeweils zwei an einer Seite fassenden Helfern sofort übergehoben werden.

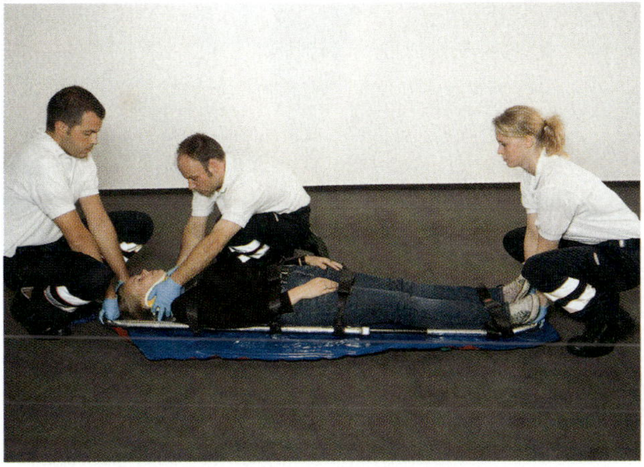

a) Umlagern eines Patienten auf die Vakuummatratze

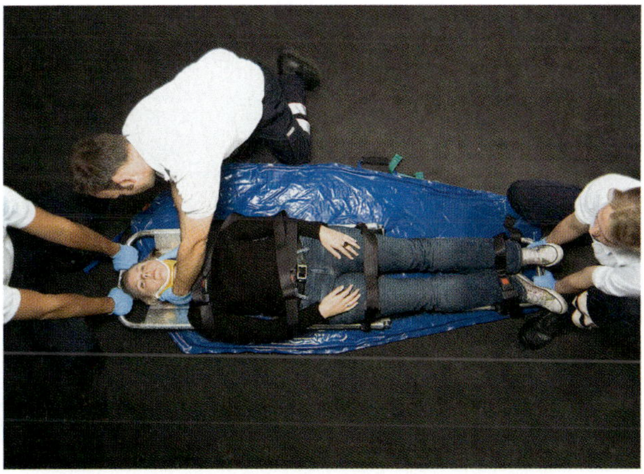

b) Lagerung eines Patienten mit Extremitätenverletzung auf Vakuummatratze (Randposition)

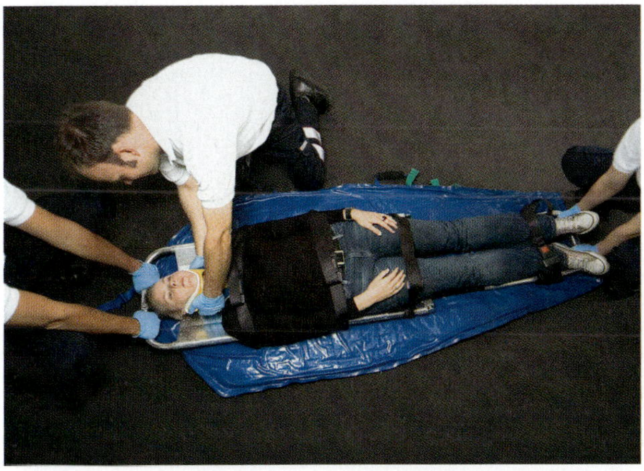

c) Lagerung eines Patienten mit Becken- oder Wirbelsäulenverletzung auf Vakuummatratze (zentrale Position)

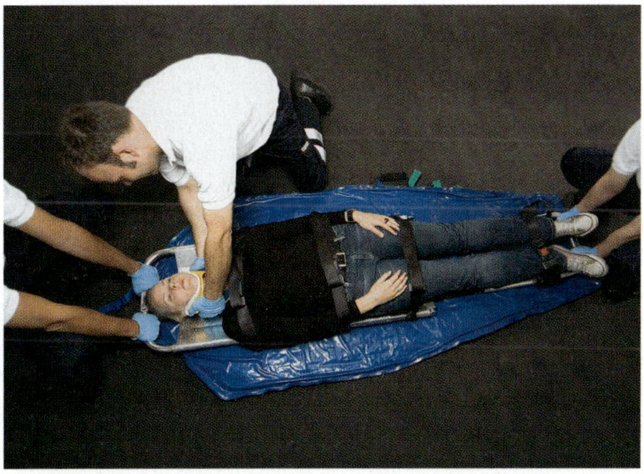

d) Öffnen des Sicherheitsventils bei evakuierter Vakuummatratze

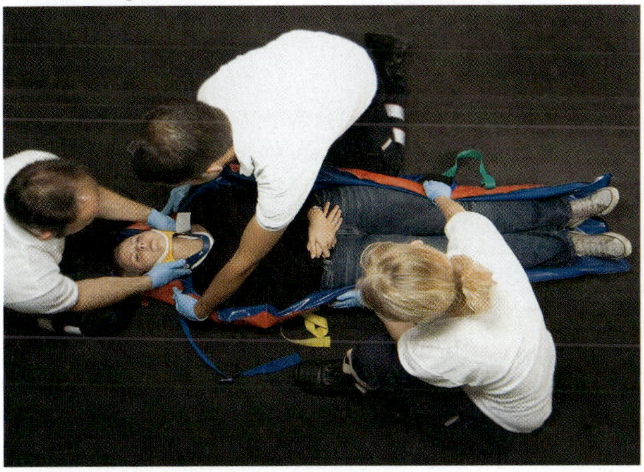

e) Anmodellieren der Vakuummatratze

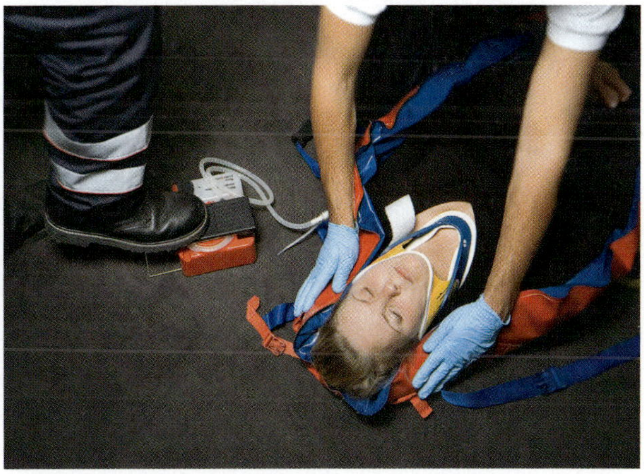

f) Absaugen der Vakuummatratze unter weiterer Anmodellierung

Abb. 3.14 Einsatz der Vakuummatratze bei Rückenlage

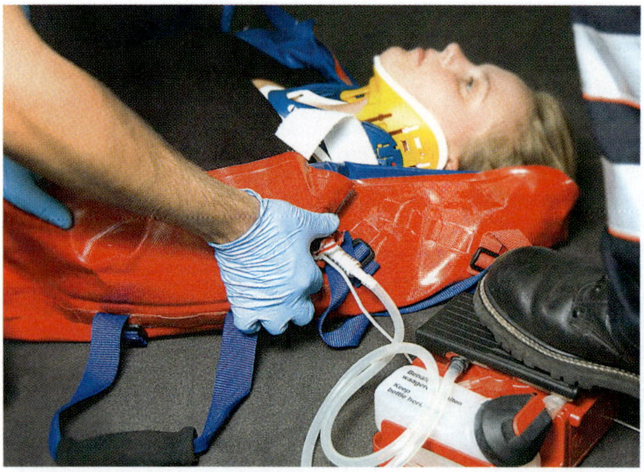

g) Verschließen des Sicherheitsventils nach dem Absaugen

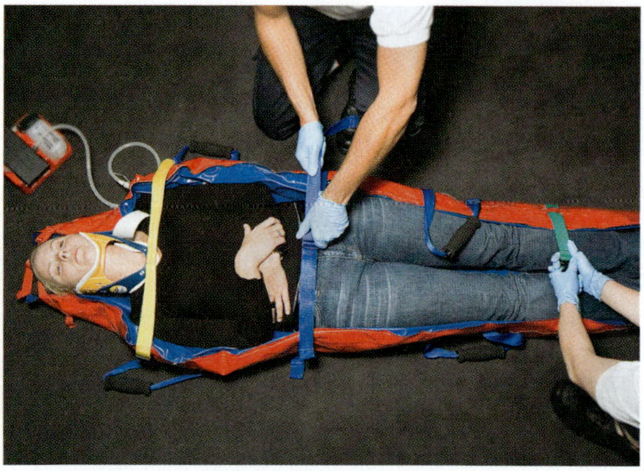

h) Sichern des Patienten auf der Vakuummatratze

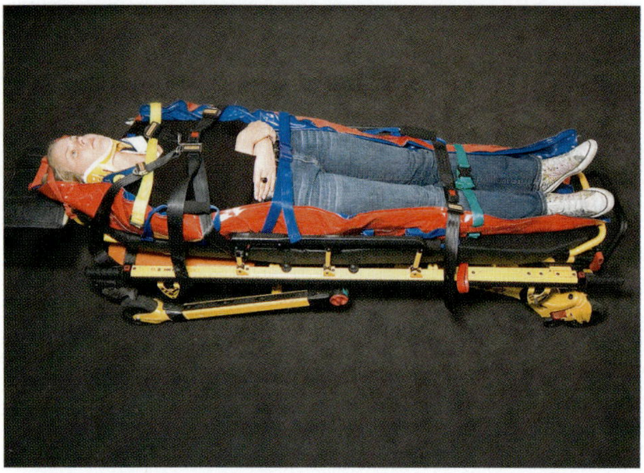

i) Sichern der Vakuummatratze auf der Trage

Abb. 3.14 Einsatz der Vakuummatratze bei Rückenlage *(Fortsetzung)*

Einsatz der Vakuummatratze bei Bauchlage („Sandwich-Technik") (➤ Abb. 3.15)

HELFER 1

- Hinter den Kopf des Patienten knien → Teamleiter → Überblick behalten und Anweisungen geben.
- Kopfimmobilisation: Einschließlich der Zervikalstütze den Kopf mit beiden Händen in achsengerechter Neutralposition halten (➤ Kap. 3.2.1).

TIPPS

Ist das Anlegen einer Zervikalstütze in Bauchlage nicht möglich, sollte der Kopf von einem Helfer ständig im Zangengriff manuell gehalten und mitgeführt werden (➤ Kap. 3.2.1). Eine dauerhafte psychische Betreuung ist besonders wichtig.

HELFER 2 und HELFER 3

- Längenanpassung der Schaufeltrage wie in Rückenlage (➤ Kap. 3.2.2).

HELFER 2

- Position am Kopfende der Schaufeltrage beziehen.
- Schaufeltrage in der Längsachse teilen:
  - Sicherheitsverschluss lösen.
  - Beide Tragehälften auseinanderziehen.

HELFER 3

- Position am Fußende der Schaufeltrage beziehen.
- Schaufeltrage in der Längsachse teilen:
  - Sicherheitsverschluss lösen.
  - Beide Tragehälften auseinanderziehen.

HELFER 2 und HELFER 3

- Die Tragehälften zu beiden Seiten parallel neben den Patienten legen.

HELFER 2

- Neben den Patienten knien.

- Kleidung des Patienten auf der Gegenseite raffen → Tragehälfte lässt sich leichter unterschieben.

HELFER 3
- Neben den Patienten gegenüber von HELFER 1 knien.
- Tragehälfte an der patientenzugewandten Seite behutsam unter den auf dem Bauch liegenden Patienten schieben, ohne ihn zu bewegen.
- Darauf achten, dass beim Aufschaufeln keine Haare oder Kleidung eingeklemmt werden.
- Ggf. die Tragehälfte mit den Füßen oder mit den Knien abstützen → Zurückgleiten der Tragehälfte wird verhindert.

HELFER 3
- Kleidung des Patienten auf der Gegenseite raffen.

HELFER 2
- Tragehälfte an der patientenzugewandten Seite so weit behutsam unter den auf dem Bauch liegenden Patienten schieben, ohne ihn zu bewegen, bis beide Tragehälften am Kopf- und Fußende wieder miteinander verbunden werden können.
- Darauf achten, dass beim Aufschaufeln keine Haare oder Kleidung eingeklemmt werden.
- Ggf. die Tragehälfte mit den Füßen oder mit den Knien abstützen. → Zurückgleiten der Tragehälfte wird verhindert.

HELFER 2
- Kniende Position am Kopfende der Schaufeltrage beziehen.
- Tragehälften am Kopfende verbinden:
  - Tragehälften scherenartig zusammendrücken → in der Regel automatisches Einklinken des Sicherheitsverschlusses → Einrasten muss deutlich zu hören sein.
  - Einschnürungen (z. B. Haare, Kopfhaut) vermeiden.

HELFER 3
- Kniende Position am Fußende der Schaufeltrage beziehen.
- Tragehälften am Fußende verbinden:
  - Tragehälften scherenartig zusammendrücken → in der Regel automatisches Einklinken des Sicherheitsverschlusses → Einrasten muss deutlich zu hören sein.
  - Einschnürungen (z. B. Gesäß, Ober- und Unterschenkel) vermeiden.

HELFER 2 und HELFER 3
- Parallel verlaufenden Haltegurten unter der Schaufeltrage hindurchziehen:
  - an Stirn, Thorax (inkl. Arme), Becken, Oberschenkeln und Fußgelenken → Brustgurt darf die Atmung nicht behindern,
  - Gurte noch nicht schließen.

HELFER 2
- Vakuummatratze mit der Patientenseite auf den Rücken des Patienten legen → Kopf- und Fußteil beachten.
- Sicherheitsventil öffnen → Luft strömt ein → Vakuummatratze wird weich → Granulat wird entsprechend Gewicht und Form des Patienten verdrängt.
- Anmodellieren am Kopf: Seitenwülste aufstellen und Granulat in Richtung Kopf ausstreichen → darauf achten, dass sich oberhalb des Kopfes kein Granulat befindet, sodass eine Stauchung des Körpers beim Evakuieren vermieden wird.

HELFER 3
- Neben den Patienten auf Höhe des Brustkorbs knien.
- Anmodellieren am Rumpf: seitliche Ränder der Vakuummatratze mit Knien und Händen vorsichtig an den Rumpf drücken → Vakuummatratze passt sich an die Körperkonturen an → Entwicklung einer Schalenform.

Ggf. HELFER 4 und HELFER 5
- Jeweils auf einer Patientenseite in Kniehöhe knien.
- Integrierte Beinstabilisierung zwischen den Beinen aufrichten oder mit Granulat ein Polster zwischen den Beinen formen.
- Anmodellieren am Becken und an den Beinen: Seitliche Ränder der Vakuummatratze mit Knien und Händen vorsichtig an das Becken und an die Beine drücken → Vakuummatratze passt sich an die Körperkonturen an → Entwicklung einer Schalenform → darauf achten, dass sich unterhalb der Füße kein Granulat befindet, sodass eine Stauchung des Körpers beim Evakuieren vermieden wird.

HELFER 2
- Vakuumpumpe an das Sicherheitsventil anschließen.
- Vakuummatratze evakuieren → Vakuummatratze wird fest.

Alle HELFER
- Vakuummatratze während des Evakuierens weiterhin vorsichtig an den Patienten drücken.

HELFER 2

- Ggf. Sicherheitsventil schließen.

HELFER 2 und HELFER 3

- Haltegurte der Schaufeltrage um die Vakuummatratze legen und seitlich fest verschließen → ermöglicht den Zugang zu den Verschlüssen nach erfolgter Drehung auf den Rücken.

Alle HELFER

- HELFER 1 steht seitlich am Kopfende und fixiert nach wie vor manuell den Kopf.
- HELFER 2 steht hinter der Schaufeltrage am Kopfende.
- HELFER 3 steht hinter der Schaufeltrage am Fußende.
- Jeweils ein weiterer Helfer positioniert sich an der Seite in der Mitte der Schaufeltrage.
- Schaufeltrage an einem der Griffe von unten umgreifen und Daumen von oben um den Rahmen legen.
- Mit geradem Rücken und Kraft aus den Oberschenkeln Schaufeltrage etwa 50 cm anheben.
- Patienten achsengerecht auf den Rücken drehen und z.B. direkt auf der bereitstehenden Patiententrage ablegen.

HELFER 1 und HELFER 2

- Patientenhaltegurte lösen und vorsichtig entfernen.
- Schaufeltrage vom Patienten abheben und beiseite legen.
- Ggf. jetzt Zervikalstütze anlegen bzw. korrekten Sitz der Zervikalstütze überprüfen und ggf. korrigieren (➤ Kap. 3.2.1).
- Passgenauigkeit der Vakuummatratze überprüfen und ggf. korrigieren.
- Patienten mit parallel verlaufenden Haltegurten auf der Vakuummatratze sichern:
  - an Thorax (inkl. Arme), Becken, Oberschenkeln und Fußgelenken → Brustgurt darf die Atmung nicht behindern.
- Vakuummatratze auf der Patiententrage sichern → Schultergurt der Patiententrage durch die seitlichen Einschnitte im Schulterbereich der Vakuummatratze hosenträgerartig hindurchführen.

TIPPS

Niemals über den Patienten steigen → sinnvolle Positionen an den Enden bzw. an den Seiten der Vakuummatratze auswählen.
Niemals den Kopf überhängen lassen, sollte die Vakuummatratze für den Patienten nicht lang genug sein → ggf. Beine überhängen lassen.
Um Kinder sicher auf der Vakuummatratze fixieren zu können, werden die entstandenen Freiflächen mit Decken gepolstert.
Vakuummatratze während der weiteren Versorgung und während des Transports regelmäßig auf ihre Steifheit überprüfen.

Gefahren

Eine gezielte realitätsnahe Ausbildung und regelmäßiges Üben unter Realbedingungen erhöhen die Sicherheit für Patient und Anwender. Bedeutende Komplikationen, wie z. B. Verletzungen, voranschreitende hämodynamische und respiratorische Insuffizienz sowie Dislokation von Wirbelfragmenten mit Querschnittssyndrom, ergeben sich aus den charakteristischen Fehlern im Umgang mit der Vakuummatratze:

- Falsche Indikationsstellung, z. B. Anwendung bei instabilen Patienten (vor allem Sandwich-Technik) → Zeitaufwand bedenken.
- Es werden zu wenige Einsatzkräfte mit der Immobilisation auf der Vakuummatratze betraut.
- Das Vorbereiten der Vakuummatratze wird Ungeübten überlassen → Vorbereitung ist unvollständig oder fehlerhaft, die Vorbereitung nimmt zuviel Zeit in Anspruch (z. B. zwischen Patiententrage und Vakuummatratze belassene Gegenstände, Liegemulde durch Ausstreichen der Vakuummatratze von innen nach außen, zu frühes Öffnen des Sicherheitsventils).
- Die Vakuummatratze liegt nicht auf der Patiententrage, sondern muss nachträglich untergeschoben werden,
- Die Vakuummatratze wird falsch herum auf der Patiententrage positioniert.
- fehlende HWS- und Kopfimmobilisation (➤ Kap. 3.2.1).
- Schaufeltrage wird nicht entfernt (➤ Kap. 3.2.2).
- Beschädigungen an der Außenhülle, defektes Ventil.
- Die Rettungskräfte steigen über den Patienten.
- Unsachgemäßer Umgang beim Anmodellieren und Absaugen, z. B. Kopf überhängen lassen, beim Anmodellieren wird an den Tragegriffen gezogen, Granulat oberhalb des Kopfes und unterhalb der Füße, Wölben beim Absaugen.
- Auf die Sicherung des Patienten mit Haltegurten wird verzichtet.
- Der Patient klammert sich fest.

- Aufstellen der seitlichen Haltebügel an der Patiententrage → Granulat wird zusammengepresst → achsengerechte Lagerung geht verloren.
- Verwendung der Vakuummatratze als Trage ohne feste Unterlage.

Zusätzliche Fehlerquellen und Komplikation ergeben sich bei der Anwendung der Sandwich-Technik:

- Haltegurte wurden nicht seitlich verschlossen und sind nach erfolgter Drehung auf den Rücken nicht mehr zugänglich.
- Unsachgemäße Wartung und Pflege → schwergängige Scharniere und Verschlüsse, ausgeschlagene Bohrung, abgebrochene Arretierstifte.
- Überschreiten der maximal zulässigen Belastungsgrenze → Schaufeltrage biegt sich bedrohlich durch und kann zerbrechen.
- Kopf- und Fußende der Schaufeltrage werden verwechselt und falsch herum positioniert.
- Die Tragenhälften haben nicht die gleiche Länge → Schaufeltrage wurde zu früh geteilt.
- Das Fußteil wurde zu weit herausgezogen, sodass die Klappgelenke sichtbar sind → Schaufeltrage ist maximal instabil.
- Die Schaufeltrage ist zu kurz eingestellt → Kopf und Füße des Patienten ragen über den Rahmen hinaus.

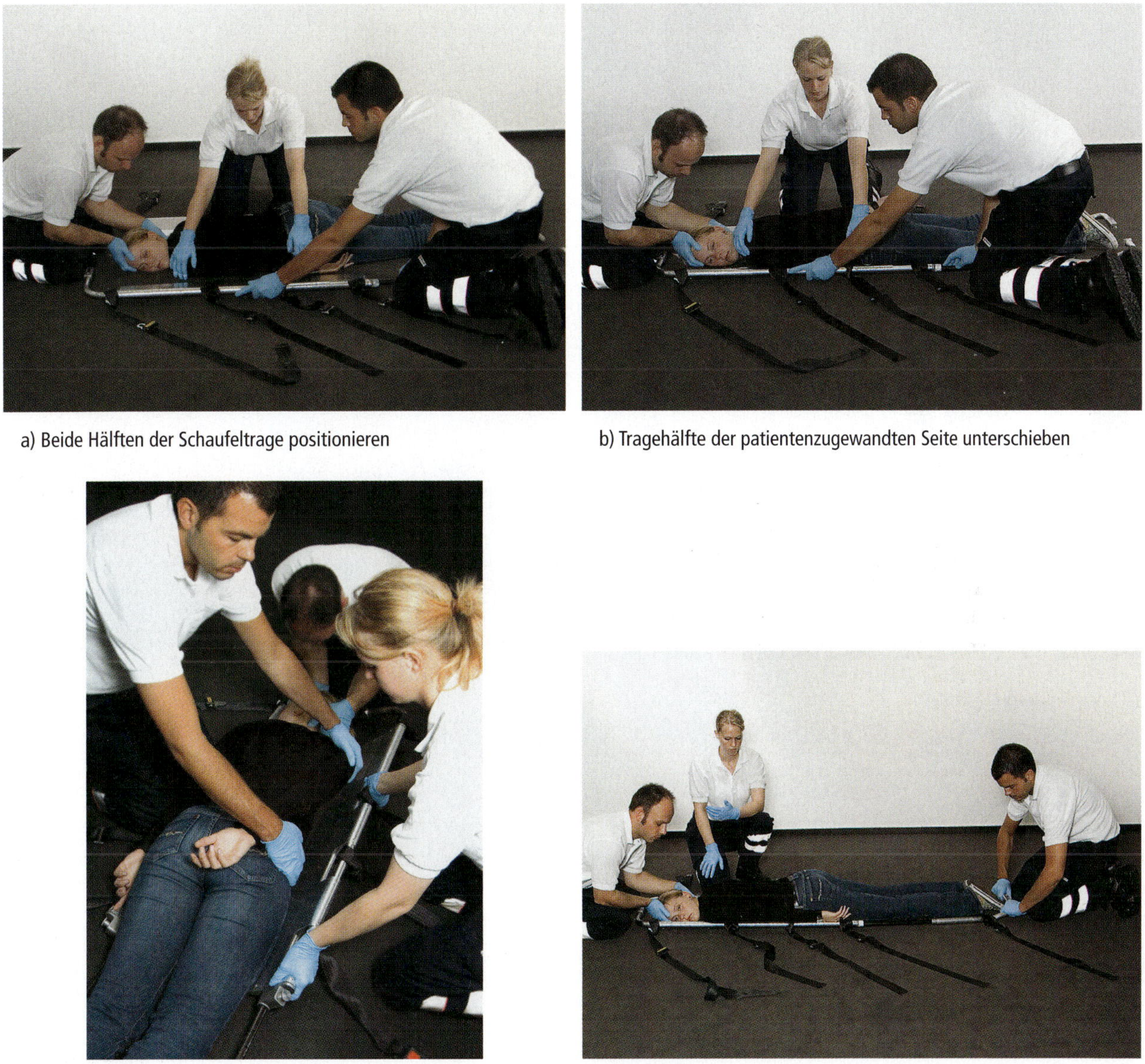

a) Beide Hälften der Schaufeltrage positionieren

b) Tragehälfte der patientenzugewandten Seite unterschieben

c) Tragehälfte der patientenabgewandten Seite unterschieben

d) Tragenhälften miteinander verbinden

Abb. 3.15 Einsatz der Vakuummatratze bei Bauchlage (Sandwich-Technik)

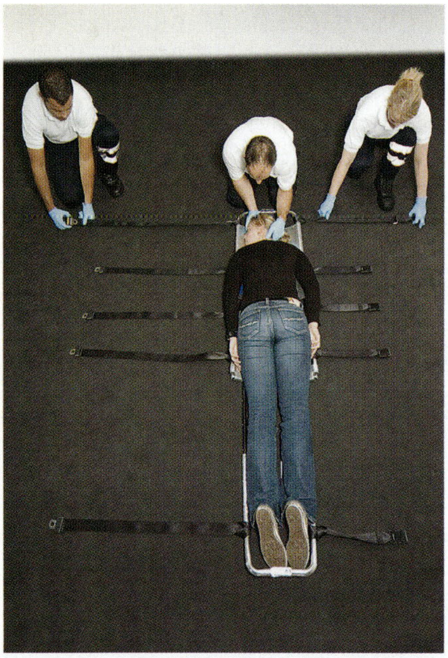

e) Gurte der Länge nach ausbreiten

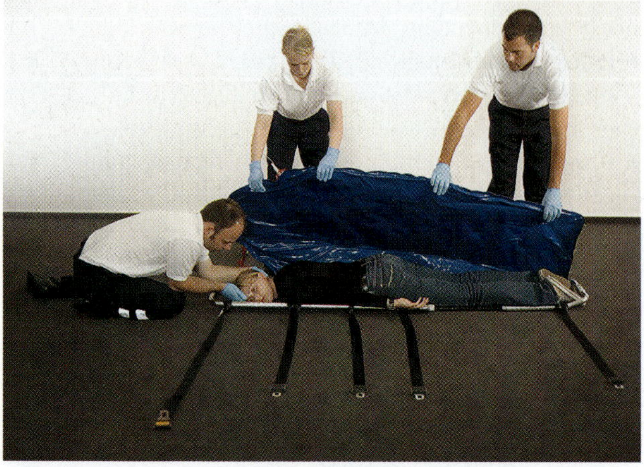

f) Vakuummatratze mit der Patientenseite auf den Rücken des Patienten legen 1

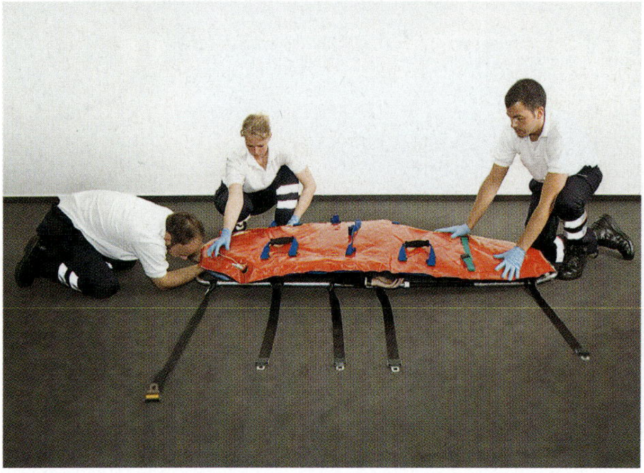

g) Vakuummatratze mit der Patientenseite auf den Rücken des Patienten legen 2

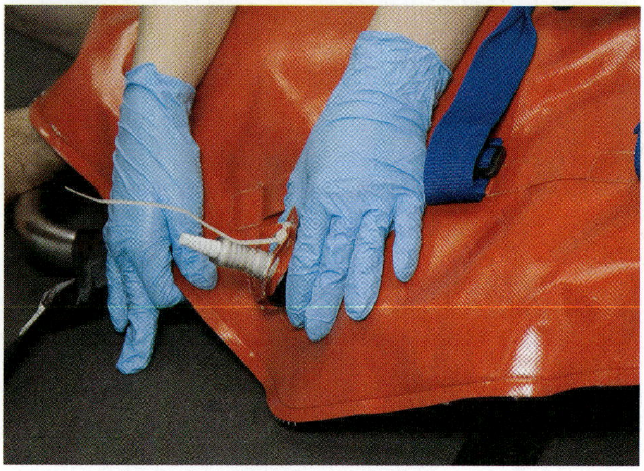

h) Öffnen des Sicherheitsventils

Abb. 3.15 Einsatz der Vakuummatratze bei Bauchlage (Sandwich-Technik) *(Fortsetzung)*

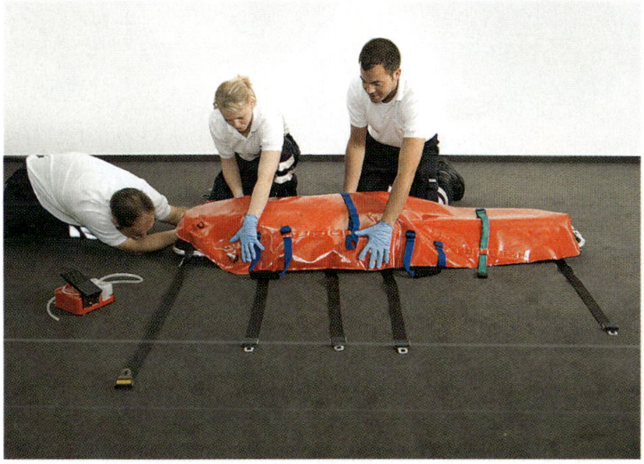

i) Anmodellieren der Vakuummatratze von oben zu einer umgekehrten Schalenform

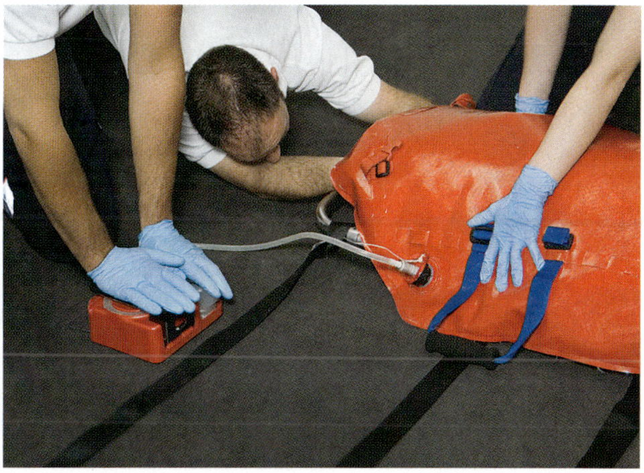

j) Absaugen der Vakuummatratze

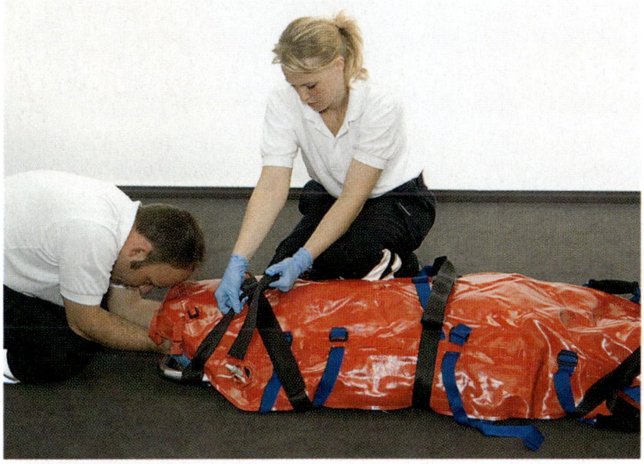

k) Haltegurte der Schaufeltrage um Vakuummatratze legen und seitlich verschließen

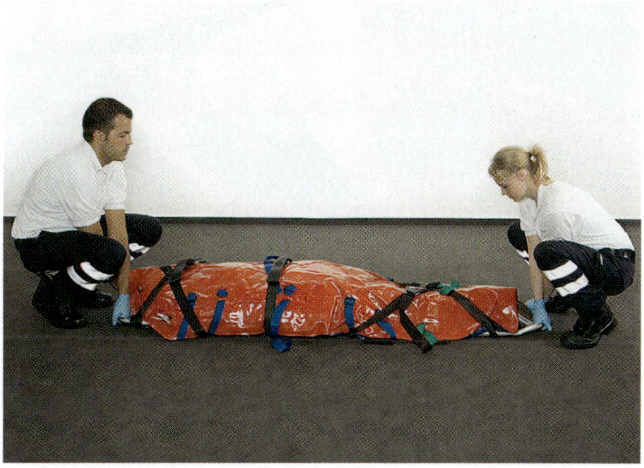

l) Positionierung der Helfer und Umgreifen des Schaufeltragerahmens

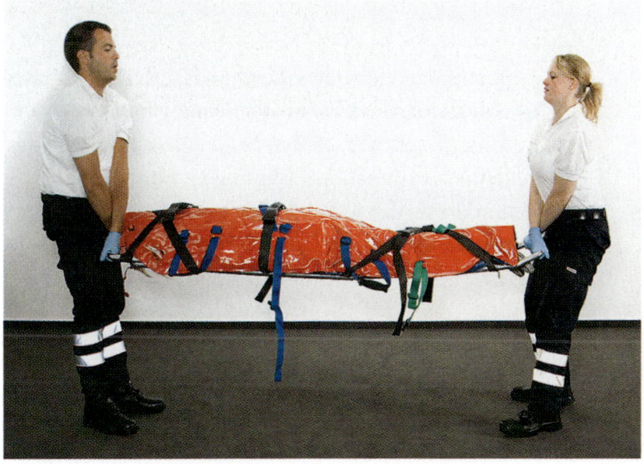

m) Anheben der Schaufeltrage

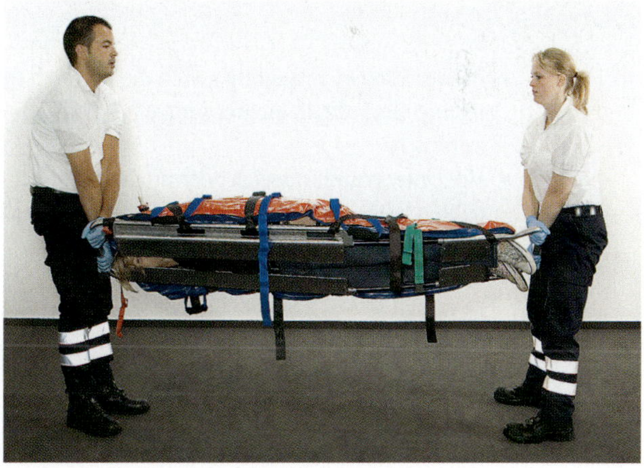

n) Achsengerechtes Drehen auf den Rücken 1

Abb. 3.15 Einsatz der Vakuummatratze bei Bauchlage (Sandwich-Technik) *(Fortsetzung)*

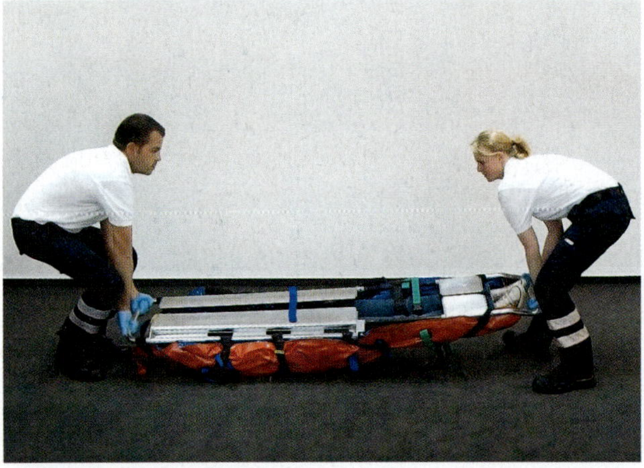

o) Achsengerechtes Drehen auf den Rücken 2

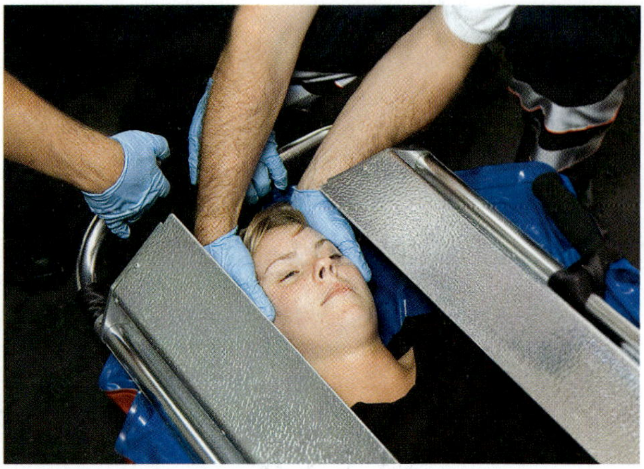

p) Entfernung der Schaufeltrage

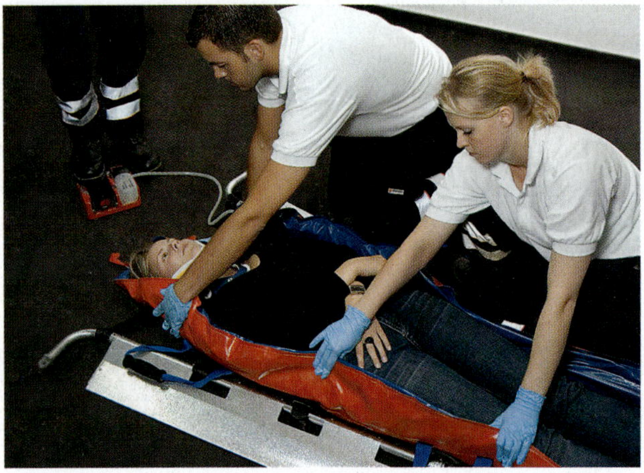

q) Korrektur der Passgenauigkeit der Vakuummatratze

Abb. 3.15 Einsatz der Vakuummatratze bei Bauchlage (Sandwich-Technik) *(Fortsetzung)*

- Bei der Längeneinstellung rasten die Arretierstifte nicht vollständig in die Bohrung ein → Fußteil verzieht sich.
- Der Untergrund ist weich oder unebenen → Tragehälften lassen sich nicht, ohne den Patienten zu bewegen, unterschieben.
- Zwischen den Tragehälften wird Kleidung eingeklemmt.
- Die Tragehälften gleiten beim Unterschieben und beim Schließen der Sicherheitsverschlüsse wieder auseinander.
- Die Sicherheitsverschlüsse rasten belastungsbedingt nicht ein bzw. lassen sich belastungsbedingt nicht öffnen.
- Bewegungen und nicht achsengerechte Drehung des Patienten (z. B. Unterschieben der Tragehälften, zu lockere Fixierung) → z. B. Dislokation von Wirbelfragmenten → Querschnittssyndrom.
- Einklemmen oder Quetschen von Haaren, Kopf- und Gesichtshaut, Gesäß bzw. Ober- und Unterschenkeln in Scharnieren, Verschlüssen oder zwischen den Tragehälften → Hämatome, Blutungen, Frakturen.
- Behinderung der Atmung durch den Brustgurt.
- Sturzverletzungen (z. B. unsachgemäße Sicherung, Zerbrechen oder Zusammenklappen der Schaufeltrage).

3.2.5 KED®-System (Kendrick Extrication Device®)

Das KED®-System (Kendrick Extrication Device®) ist in erster Linie ein Rettungskorsett, das sitzenden Patienten um Kopf und Rumpf angelegt wird. In Verbindung mit einer Zervikalstütze wird auf diese Weise die Wirbelsäule immobilisiert.

Das aus Kunststoff gefertigte System ist senkrecht verstrebt und dadurch sowohl körpergerecht formbar als auch starr. Seitlich werden um Kopf und Rumpf sogenannte Stützklappen gelegt. Im Übergang vom Kopf- zum Rumpfteil befinden sich an der Seite große Aussparungen, sodass die beiden Bruststützklappen fest unter den Achseln sitzen können. Über mehrere verschiedenfarbige Haltegurte wird das KED®-System am Körper fixiert und mithilfe von seitlich angebrachten Trageschlaufen kann der Patient schonend befreit werden.

Vorläufer des KED®-Systems sind die in den USA nach wie vor als Rettungsgeräte gebräuchlichen Shortboards oder Half Spineboards.

Vorteile

- geringes Eigengewicht bei hoher Belastbarkeit (ca. 130 kg),
- vollständige Kopfimmobilisation mit integriertem Kopffixiersystem und in Kombination mit einer Zervikalstütze,
- ein stabiler Patient kann unter optimalen Einsatzbedingungen patientengerecht gerettet, umgelagert, kontinuierlich immobilisiert und transportiert werden; dadurch wird das Komplikationsrisiko erheblich reduziert,
- bei sachgerechter Fixierung kann der im KED®-System immobilisierte Patient bei Aspirationsrisiko in achsengerechter Neutralposition der Wirbelsäule en bloc auf die Seite gedreht werden,
- Lordose der Lendenwirbelsäule wird eingeschränkt unterstützt,
- spezielle Eignung als Alternative bei Verletzungen von Becken (→ Komprimierung des Beckens → Blutung wird nachweislich verringert) und proximalem Oberschenkel (→ sehr gute Immobilisation),
- platzsparende Unterbringung im Tragesack.

Nachteile

- sachgemäßer Einsatz erfordert mehrere Minuten Zeit, bindet mehrere Helfer und verlangt viel Übung → Anlegen des KED®-Systems muss bei einer Zustandsverschlechterung abgebrochen werden → nicht gut geeignet als Rettungs- und Immobilisationsgerät bei instabilen Patienten,
- technische Einsatzbedingungen (z. B. erschwerter Zugang zum eingeklemmten Fahrzeuginsassen, ungenügender Platz) limitieren die Anwendung des KED®-Systems oftmals,
- die Patienten sind während des Transportes im Fahrzeug trotz sachgerecht angelegter Gurte und Fixierung auf der Patiententrage nicht umfänglich gegen Fliehkräfte geschützt → Lagerung in Vakuummatratze erwägen (➤ Kap. 3.2.4),
- ist als Rettungsgerät nur bei sitzenden Patienten gut einsetzbar,
- insbesondere die Stützklappen zur Kopfimmobilisation können einen nicht bewusstlosen Patienten verängstigen,
- Behinderung der Atmung durch den Brustgurt,
- Zugänglichkeit für erweiterte Maßnahmen ist behindert,
- bei Schwangeren ist keine umfassende Immobilisation zu erwarten,
- Untersuchung von Kopf und Rumpf sowie Entkleidung des Patienten ist nach Immobilisation im KED®-System nicht mehr möglich,
- System muss zum Transport belassen werden → unangenehme Lagerung für den Patienten bei längeren Transporten (z. B. im Liegen anders wirkende Zugkräfte der Haltegurte → zu lockere oder zu feste Haltegurte → Nachziehen oder Lockern erforderlich → kontinuierliche Immobilisation kann nicht aufrechterhalten werden),
- Transport auf der Schaufeltrage bzw. in der Vakuummatratze materialbedingt nicht bzw. nur eingeschränkt möglich → Spineboard bevorzugen (➤ Kap. 3.2.3),
- als Tragesystem nicht optimal geeignet,
- erschwerte Reinigung wegen vieler Verschlüsse und Schlitze.

Indikation

- patientengerechte Rettung im Sitzen, kontinuierliche Immobilisation und/oder schonender Transport in der Vakuummatratze oder auf dem Spineboard bei stabilen Patienten mit:
  - Wirbelsäulentrauma,
  - Bandscheibenvorfall,
- schwierige Rettungssituationen in beengten räumlichen Verhältnissen:
  - enge Treppenhäuser,
  - aus Lkw-Kabinen mit und ohne Rettungsplattform,
  - aus Pkw bei entsprechender Arbeits- und Rettungsöffnung,
  - Rettung aus Höhen und Tiefen als Rettungsgeschirr → Trageschlaufen dienen als Einhakvorrichtung für Zugsysteme (z. B. Drehleiter mit Rollgliss®) der technischen Rettungskräfte,
  - in der Bergrettung in Verbindung mit einem Horizontalnetz,
- Immobilisation bei Verletzungen im Bereich von Becken und proximalem Femur,
- harte Unterlage bei Reanimation.

Kontraindikation

- Akute Lebensgefahr bei maximal instabilen Patienten → Crash-Rettung mit z.B. Rettungs-Boa und Spineboard oder Rautek-Griff (➤ Kap. 3.3.1) bevorzugen.

Equipment

- KED®-System im Tragesack mit:
  - Korsett mit flexiblen Stützklappen, verschiedenfarbigen Brust- und Beingurten und Trageschlaufen
  - Kinn- und Stirngurt
  - Kopfpolster
- Zervikalstütze (➤ Kap. 3.2.1)
- Spineboard (➤ Kap. 3.2.3) oder Vakuummatratze (➤ Kap. 3.2.4)
- Patiententrage oder Schleifkorbtrage

Patientenvorbereitung

HELFER 1

- Patienten über die geplante(n) Maßnahme(n) aufklären, auf den harten und kalten Untergrund der Schaufeltrage hinweisen sowie den Patienten darauf aufmerksam machen, dass er sich nirgendwo festhalten darf.

HELFER 1 und HELFER 2

- Beim Einsatz als Rettungskorsett HWS-Immobilisation (➤ Kap. 3.2.1) durchführen.

Technik

TIPPS

Um das KED®-System schnell und effektiv zum Einsatz bringen zu können, muss es sorgfältig nach Bedienungsanleitung zusammengelegt im Tragesack untergebracht sein. Insbesondere müssen die Brustgurte jeweils von der Gurtzunge ausgehend zickzackartig gefaltet und in den Halterungen sicher verschlossen werden.

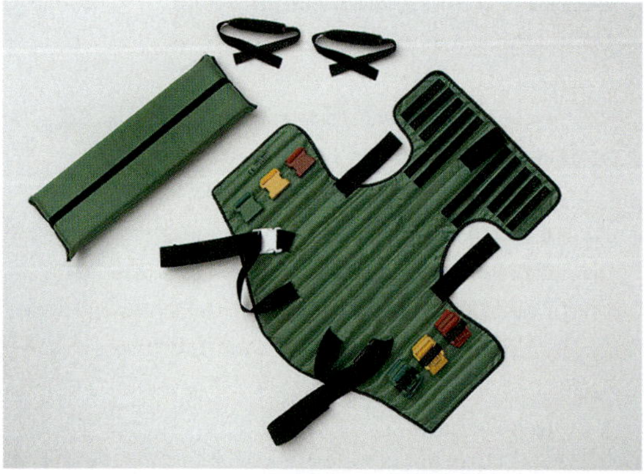

Abb. 3.16 Equipment KED®-System

Anbringen des KED®-Systems im Sitzen (Pkw/Lkw) (➤ Abb. 3.17)

HELFER 1

- Position hinter dem Patienten (z. B. auf der Rückbank) einnehmen → Teamleiter → Überblick behalten und Anweisungen geben.
- Kopf- und Rumpfimmobilisation: Einschließlich der Zervikalstütze Kopf und Oberkörper mit beiden Händen in achsengerechter Neutralposition halten (➤ Kap. 3.2.1).

HELFER 2

- Position an der patientenzugewandten Fahrzeugtür einnehmen.
- Ggf. zur Verbesserung der Platzverhältnisse in Abstimmung mit HELFER 1 Rückenlehne zurückdrehen und/oder Fahrzeugsitz nach hinten schieben → auf eingeklemmte Füße achten.
- KED®-System aufklappen, entsprechend drehen, sodass die Hinterseite des Systems mit Schlössern und Gurten vom Rücken des Patienten abgewandt ist und die Kopfstützklappen nach oben zeigen.

HELFER 3

- Position an der patientenabgewandten Seite im Fahrzeug einnehmen.

TIPPS

Ein dritter Helfer ist nicht zwingend erforderlich, aber hilfreich.

HELFER 2 und HELFER 3

- Am Patientenkopf beginnend, das KED®-System mit der weichen Hinterfläche zum Patientenrücken zeigend vorsichtig zwischen Rückenlehne des Fahrzeugssitzes und Rücken schieben, bis sich die Oberkante des KED®-Systems in Kopfhöhe befindet → jede unnötige Bewegung vermeiden → bei korrekter Position berührt das KED®-System den Fahrzeugsitz.

ACHTUNG

Die Beingurte dürfen sich beim Positionieren des KED®-Systems weder abwickeln noch verdrillen oder zwischen Fahrzeugsitz und Patienten verhaken.
Darauf achten, dass keine Haare oder Kleidung eingeklemmt werden.
Patienten nicht bewegen.

- Mittelteil des KED®-Systems auf die Wirbelsäule des Patienten ausrichten → Bruststützklappen befinden

sich gerade unter den Achseln → Patienten nicht bewegen.
- Beingurte auf beiden Seiten fassen, abwickeln und beiseite legen.
- Bruststützklappen auf beiden Seiten um den Thorax herumlegen.
- Das Korsett an den Trageschlaufen fassen und, ohne den Patienten zu bewegen, bis unter die Arme hochziehen → die Oberkanten der beiden Bruststützklappen müssen direkt den Achselhöhlen anliegen.

TIPPS

Die Bruststützklappen tragen beim Anheben des KED®-Systems das Gewicht des Patienten und verhindern, dass der Patient beim Anheben des Systems nach unten durchrutscht.

HELFER 3
- Bruststützklappen in der Position unter den Achselhöhlen manuell sichern, bis der untere und mittlere Brustgurte festgezogen wurden.

HELFER 2
- Sichern der Bruststützklappen:
  - Mittleren Brustgurt (gelb) aus der Halterung nehmen, Gurtzunge in das gegenüberliegende gelbe Gurtschloss einklinken und durch Zug und Gegenzug straffen.
  - Unteren Brustgurt (rot) aus der Halterung nehmen, Gurtzunge in das gegenüberliegende rote Gurtschloss einklinken und durch Zug- und Gegenzug straffen.
  - Oberen Brustgurt (grün) aus der Halterung nehmen und Gurtzunge in das gegenüberliegende grüne Gurtschloss einklinken → zunächst nicht festziehen, um die Atmung nicht zu behindern.

ACHTUNG

Die Gurte müssen hörbar im Gurtschloss einhaken.
Darauf achten, dass keine Kleidung eingeklemmt wird.
Brustgurte dürfen die Atmung nicht behindern.

TIPPS

Das Festziehen der Gurte ist besonders wichtig, weil mithilfe der Gurte Patient und KED®-System fest miteinander verbunden werden. Solange die Gurte aber nicht sicher gespannt sind, droht der noch nicht immobilisierte Patient durch das Festziehen der Gurte bewegt zu werden. Das Zug-und-Gegenzug-Prinzip kann eine Bewegung des Patienten beim Festziehen der Gurte zuverlässig verhindern. Ggf. kann ein weiterer Helfer das Festziehen der Gurte unterstützen.

HELFER 2 und HELFER 3
- Beingurte anlegen:
  - Die Beingurte auf beiden Seiten mit sägeartigen Bewegungen unter Gesäß und Oberschenkel hindurch zwischen die Beine des Patienten ziehen.
  - Ggf. mehrere Wundkompressen zur Polsterung vor den Genitalbereich legen → Einschnürungen vermeiden.
  - Die Beingurte im Schritt kreuzen und die weißen Gurtzungen jeweils in das gegenüberliegende weiße Gurtschloss einklinken
- Beide Beingurte unter Zug und Gegenzug stramm ziehen.

TIPPS

Korrekter Sitz: → Die Beingurte berühren die Beckenknochen. Wie die Bruststützklappen halten die Beingurte das Gewicht des Patienten. Um ein „Durchhängen" des Patienten bei angehobenem KED®-System zu verhindern, müssen die Beingurte daher besonders fest angezogen werden und dürfen in keinem Fall verdrillt sein.
Bei Verletzungen im Bereich von Leiste, Becken und Oberschenkel empfiehlt der Hersteller, die Beingurte nicht zu kreuzen, sondern auf ihrer jeweiligen Abgangsseite in dem weißen Gurtschloss einzuklinken. Bei sehr schweren Verletzungen rät der Hersteller von der Verwendung der Beingurte ganz ab.
Darauf achten, dass keine Kleidung eingeklemmt wird.
Patienten nicht bewegen.

- Zwischenraum zwischen Hinterkopf und KED®-System ausfüllen, um Kopf und Hals bequem zu stützen:
  - Kopfpolster je nach Größe des Zwischenraums falten und zwischen Hinterkopf und KED®-System stecken → der Kopf darf durch das Polster die achsengerechte Neutralposition nicht verlieren.
- In Abstimmung mit HELFER 1 nacheinander zu beiden Seiten unter Aufrechterhaltung der Kopfimmobilisation die Kopfstützklappen um den Kopf legen.
- Patientenkopf mittels Stirn- und Kinngurt am Kopfstützteil kreuzweise unter Aufrechterhaltung der Kopfimmobilisation befestigen:
  - Den Stirngurt von vorne nach hinten unten um die Stirn des Patienten anlegen und die Gurtenden an den seitlichen Klettflächen des Kopfstützteils befestigen.
  - Die zentrale Polsterfläche des Stirngurtes auffalten.
  - Die zentrale Polsterfläche am Kinngurt muldenartig auffalten und das Kinn des Patienten hineinlegen.
  - Den Kinngurt von unten nach hinten oben anlegen und die Gurtenden an den seitlichen Klettflächen des Kopfstützteils befestigen.

ACHTUNG

Die Kopfstützklappen wirken bedrohlich und können den Patienten verängstigen → eine dauerhafte psychische Betreuung ist besonders wichtig.

Darauf achten, dass keine Haare oder Kleidung eingeklemmt werden.

Durch das Anbringen von Stirn- und Kinngurt darf der Kopf nicht rekliniert werden.

Muss der Patient erbrechen, Kinngurt sofort lösen.

- Oberen Brustgurt (grün) durch Zug- und Gegenzug über dem Brustkorb straffen → Brustgurt darf die Atmung nicht behindern.
- Alle Gurte auf festen und sicheren Sitz überprüfen (→ ggf. Oberschenkel zur Überprüfung der Beingurte leicht anheben) → ggf. Gurte nachziehen.

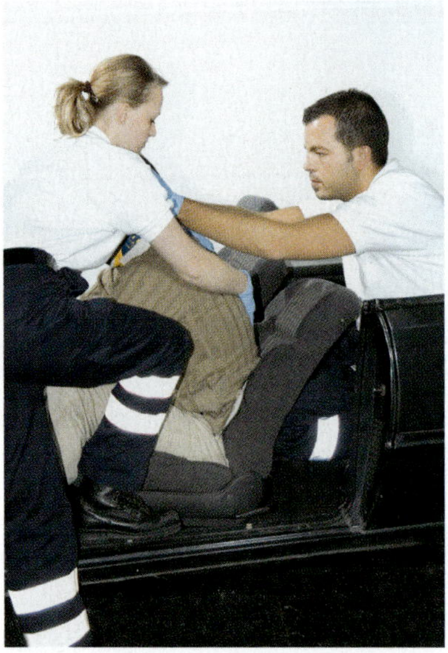

a) Platz schaffen für Einsatz des KED®-Systems

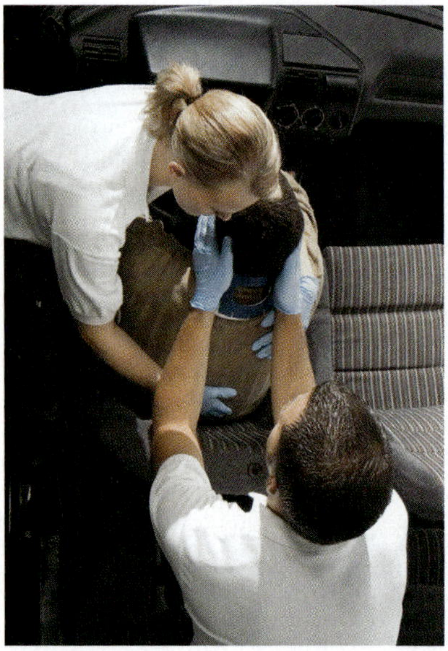

b) Platz schaffen für Einsatz des KED®-Systems, Blick von oben

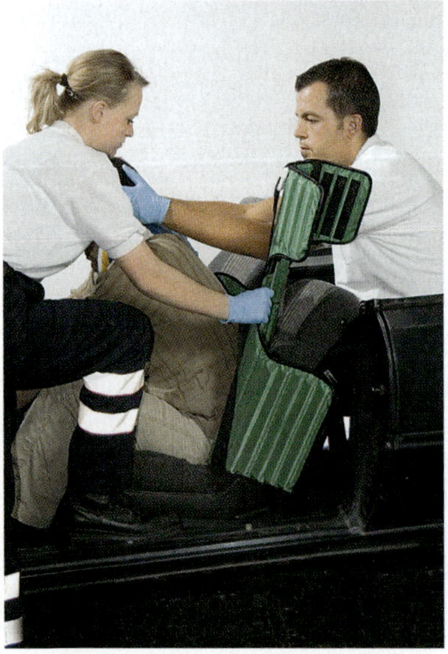

c) KED®-System zwischen Patientenrücken und Fahrzeuglehne einschieben

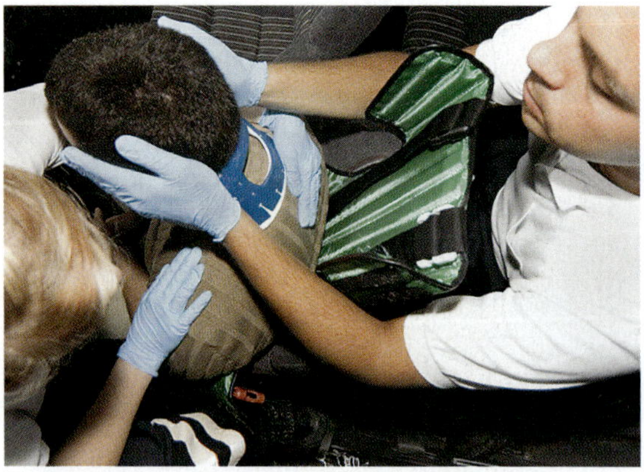

d) KED®-System vollständig und korrekt eingeschoben

Abb. 3.17 Anbringen des KED®-Systems im Sitzen

Rettung mit KED®-System ohne Spineboard über eine Fahrzeugtür (➤ Abb. 3.18)

HELFER 1 und HELFER 2
- HELFER 1: Teamleiter → Überblick behalten und Anweisungen geben.
- Vorsichtig von beiden Seiten unter Verwendung der Trageschlaufen Patienten durch Drehen, Heben oder Kippen mit dem Gesicht zur patientenzugewandten Türöffnung ausrichten → Füße und Beine müssen frei sein.
- Von beiden Seiten mit jeweils einer Hand an der seitlichen Trageschlaufe und mit der anderen Hand unter die zugewandte Kniekehle greifen.
- Die Finger der Hände unter den Kniekehlen fest gegeneinander verschränken.
- Patienten achsengerecht anheben und mit dem Kopf voran befreien → Beine dürfen nicht her-

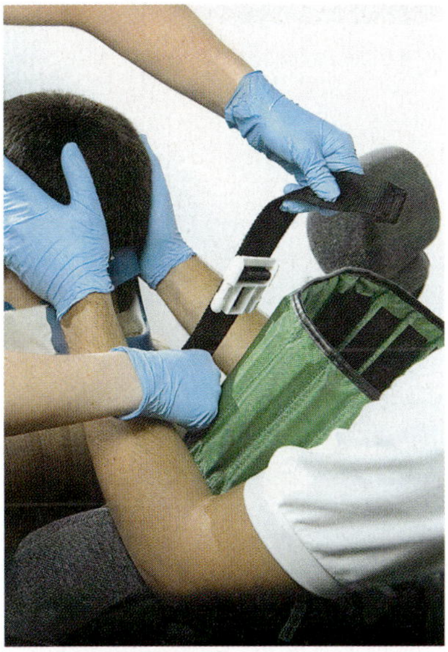

e) Abwickeln der Beingurte

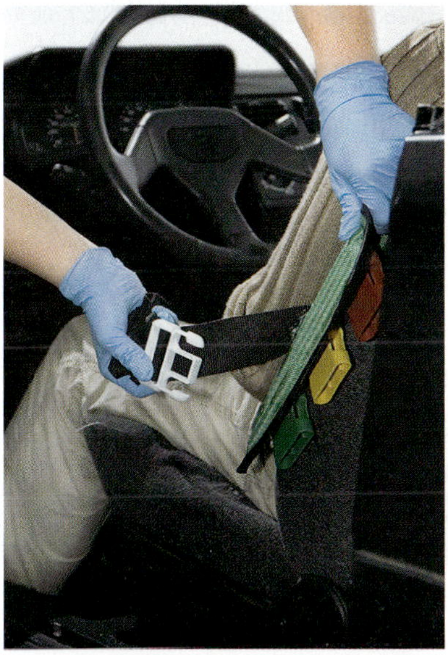

f) Beingurte nach unten führen

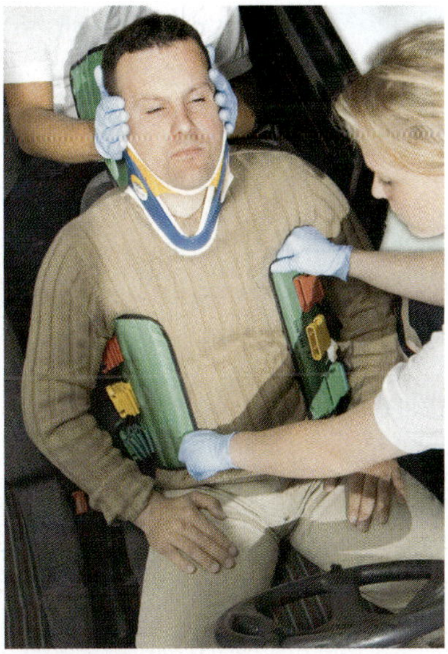

g) Bruststützklappen um den Thorax legen

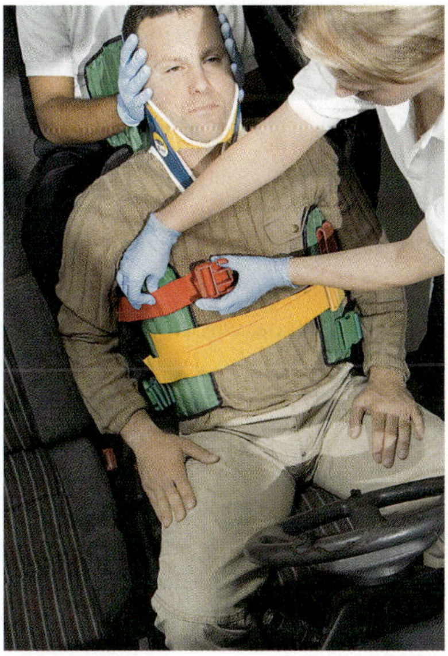

h) Anziehen der Brustgurte

Abb. 3.17 Anbringen des KED®-Systems im Sitzen *(Fortsetzung)*

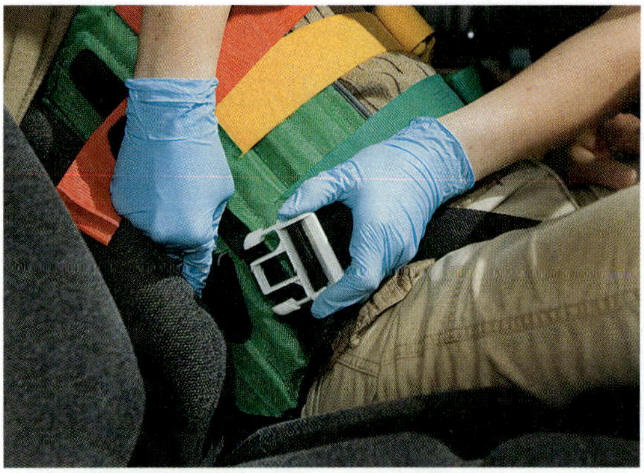

i) Anziehen der Beingurte

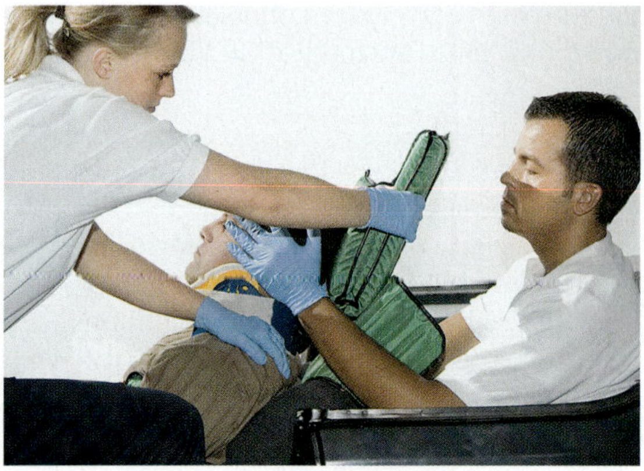

j) Anlegen des gefalteten Kopfpolsters

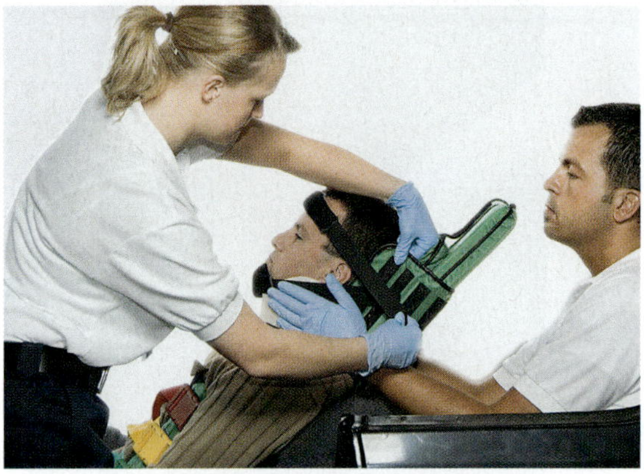

k) Fixierung des Kopfes mit Kinn- und Stirngurt

Abb. 3.17 Anbringen des KED®-Systems im Sitzen *(Fortsetzung)*

abhängen → beim Herausheben auf einen festen Stand achten.

TIPPS

Der Patient kann auch über die patientenabgewandte Fahrzeugtür oder auch mit vorangehendem Kopf gerettet werden.

- Patienten sofort auf die vorbereitete Vakuummatratze (➤ Kap. 3.2.4) oder das bereitstehende Spineboard (➤ Kap. 3.2.3) absetzen.
- In Abhängigkeit von der respiratorischen Situation:
  - Brustgurte lockern bzw. oberen Brustgurt ganz öffnen,
  - Kinngurt lockern oder ganz entfernen.
- Zur Verbesserung des Liegekomforts und zur Vermeidung von Einschnürungen im Genitalbereich → Beingurte lockern.
- Weiterer Umgang mit der Vakuummatratze ➤ Kap. 3.2.4.

Rettung mit KED®-System und Spineboard über eine Fahrzeugtür

HELFER 1
- Teamleiter → Überblick behalten und Anweisungen geben.
- Position im Fahrzeug neben dem Patienten → darauf achten, dass der Patient nirgendwo hängen bleibt.

HELFER 2 und HELFER 3
- Stehen außerhalb des Fahrzeugs an der patientenzugewandten Fahrzeugtür,
- Positionieren des Spineboard mit dem Fußende vorangehend senkrecht zur Fahrertür; Spineboard liegt auf dem Fahrersitz,
- vorsichtig von beiden Seiten unter Verwendung der Trageschlaufen Patienten durch Drehen, Heben oder Kippen mit dem Gesicht zur patientenabgewandten Türöffnung ausrichten → Füße und Beine müssen frei sein.

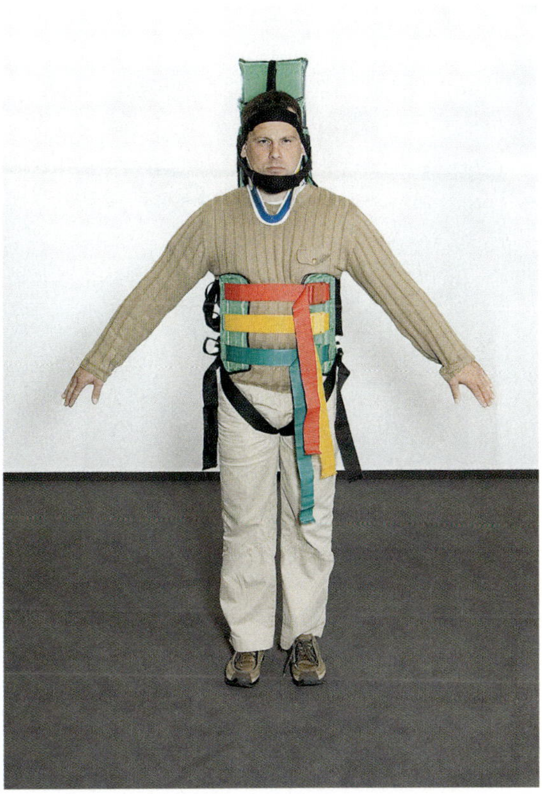

Abb. 3.18 Vollständig angelegtes KED®-System von vorne

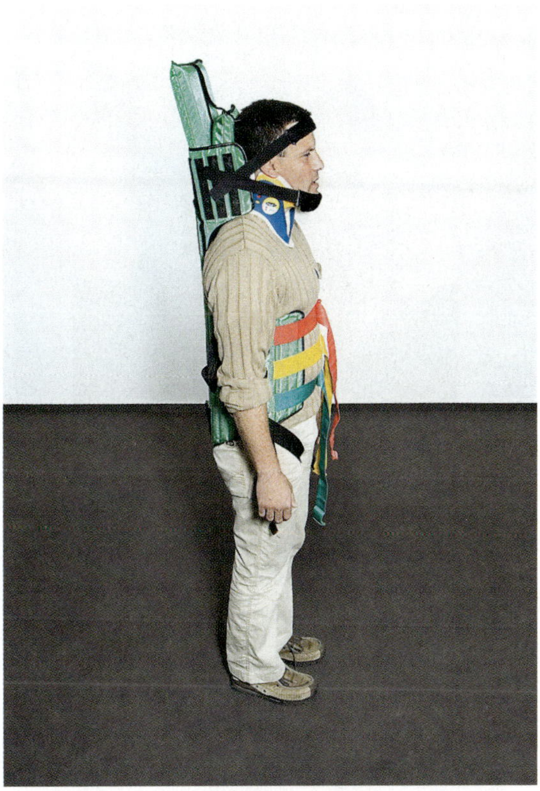

Abb. 3.19 Vollständig angelegtes KED®-System von der Seite

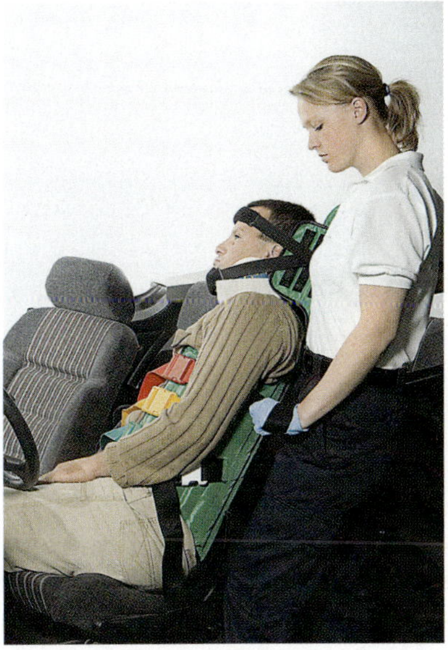

a) Anfassen des KED®-Systems an den Trageschlaufen

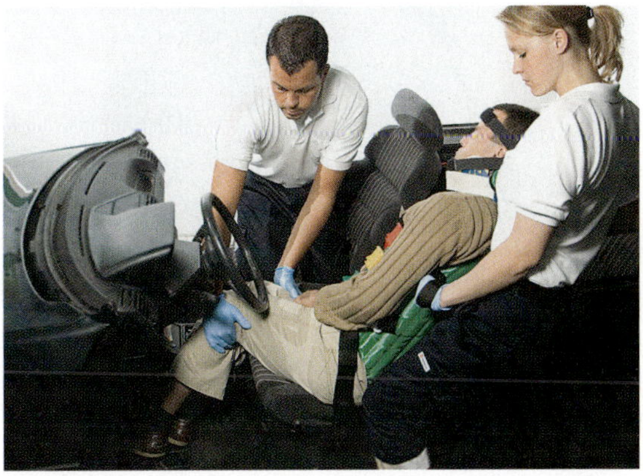

b) Anheben des Patienten mit KED®-System

Abb. 3.20 KED®-System: Rettung ohne Spineboard

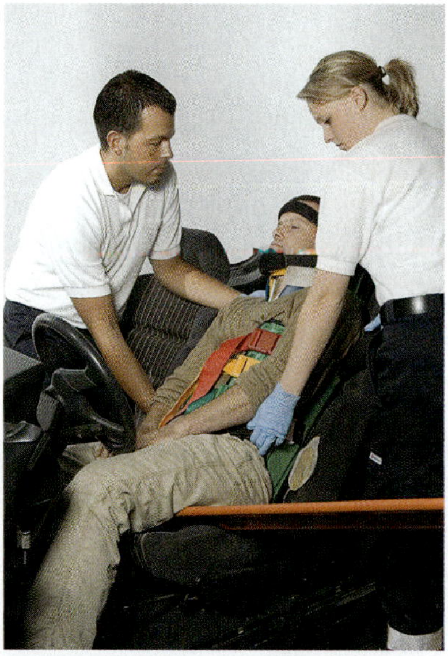

a) Unterschieben des Spineboards

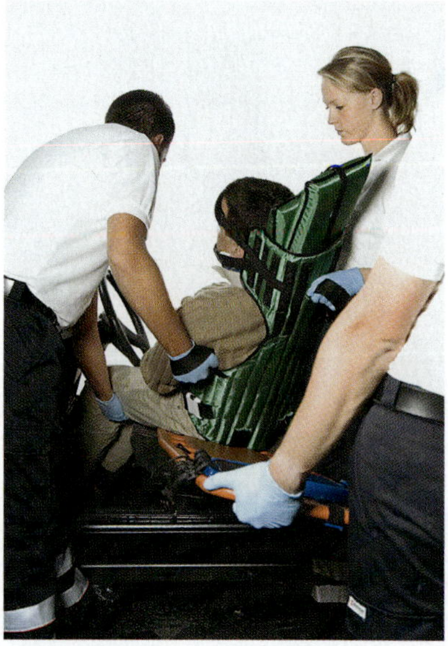

b) Ziehen des Patienten auf das Spineboard

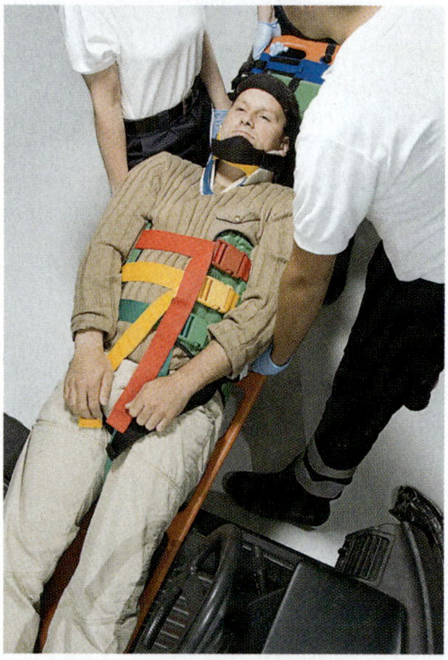

c) Zentrale Positionierung des Patienten auf dem Spineboard

Abb. 3.21 KED®-System: Rettung mit dem Spineboard

HELFER 3

- Position am Kopfende der Fahrtrage einnehmen.
- Fahrtrage und Spineboard vor Wegrutschen mit Füßen und Händen sichern → auf einen festen Stand achten.

HELFER 1 und HELFER 2

- Von beiden Seiten mit jeweils einer Hand an der seitlichen Trageschlaufe und mit der anderen Hand an der unteren Trageschlaufe greifen → auf einen festen Stand achten.
- Patienten vorsichtig achsengerecht mit dem Kopf voran auf das Spineboard ziehen.
- In Abhängigkeit von der respiratorischen Situation:
  - Brustgurte lockern bzw. oberen Brustgurt ganz öffnen,
  - Kinngurt lockern oder ganz entfernen.
- Zur Verbesserung des Liegekomforts und zur Vermeidung von Einschnürungen im Genitalbereich → Beingurte lockern.
- Weiterer Umgang mit dem Spineboard ➤ Kap. 3.2.3.

Rettung mit KED®-System und Spineboard über das Fahrzeugheck bei abgetrenntem Fahrzeugdach

HELFER 1

- Teamleiter → Überblick behalten und Anweisungen geben,
- Position im Fahrzeug neben dem Patient.

HELFER 3

- Spineboard mit vorangehendem Fußende über das Heck des Fahrzeugs zwischen Patienten und Fahrzeugsitz positionieren → auf einen festen Stand achten.

HELFER 2

- Position außerhalb des Fahrzeugs an der patientenseitigen Fahrzeugtür,
- Absenken der Rückenlehne inkl. Spineboard und Patient, bis Patient auf dem Spineboard liegt.

HELFER 1 und HELFER 2

- Von beiden Seiten mit jeweils einer Hand an der seitlichen Trageschlaufe und mit der anderen Hand an der unteren Trageschlaufe greifen → auf einen festen Stand achten.
- Patienten vorsichtig achsengerecht mit dem Kopf voran auf das Spineboard ziehen.

HELFER 3

- Position am Kopfende des Spineboards einnehmen und Spineboard mit den Händen sichern → auf einen festen Stand achten.

Alle HELFER

- Jeweils ein Helfer befindet sich am Kopf- und Fußende sowie an einer Seite des Spineboards.
- Patienten auf dem Spineboard sichern (➤ Kap. 3.2.3).
- Spineboard vorsichtig aus dem Fahrzeug herausheben und auf dem Boden absetzen → auf einen festen Stand achten.
- In Abhängigkeit von der respiratorischen Situation:
  - Brustgurte lockern bzw. oberen Brustgurt ganz öffnen.
  - Kinngurt lockern oder ganz entfernen.
- Zur Verbesserung des Liegekomforts und zur Vermeidung von Einschnürungen im Genitalbereich → Beingurte lockern.

Einsatz des KED®-Systems bei Becken- und Oberschenkeltrauma

HELFER 1

- Teamleiter → Überblick behalten und Anweisungen geben.
- KED®-System auf dem Spineboard oder auf der Patiententrage ausbreiten → die Hinterseite des Systems mit Schlössern und Gurten zeigt in Richtung Boden.

HELFER 1 und HELFER 2

- Patienten mit der Schaufeltrage in Längsrichtung auf das KED®-System legen.
- Schaufeltrage entfernen (➤ Kap. 3.2.2).
- Bei Beckenverletzung:
  - Der Patient liegt zentral mittig auf dem KED®-System.
  - Die Unterkante der Brustklappen befindet sich etwas oberhalb des Beckenkamms.
  - Die Oberkante der Kopfklappen befindet sich unterhalb der Kniegelenke.
- Bei Oberschenkelverletzung:
  - Der verletzte Oberschenkel liegt zentral mittig auf dem KED®-System.
  - Die Unterkante der Brustklappen befindet sich auf Höhe des Beckenkamms.
  - Die Unterkante der Kopfklappen befindet sich auf Höhe der Kniegelenke.

HELFER 1

- Position neben dem Patienten auf Beckenhöhe einnehmen.

HELFER 2

- Position gegenüber von HELFER 1 neben dem Patienten auf Beckenhöhe einnehmen.

HELFER 1 und HELFER 2

- Die Brustklappen mit den verschiedenfarbigen Gurten über Becken und Oberschenkeln verbinden.
- Brustgurte durch Zug und Gegenzug festziehen → Becken wird komprimiert und proximaler Oberschenkel sowie Becken immobilisiert.
- Die Kopfklappen mit Stirn- und Kinngurt unter Einbeziehung beider Beine verbinden.
- Fixierung der Kopfgurte im Bereich der Kniegelenke.

HELFER 1

- Durchblutung, Motorik und Sensibilität prüfen (➤ Kap. 1.3) → dokumentieren.

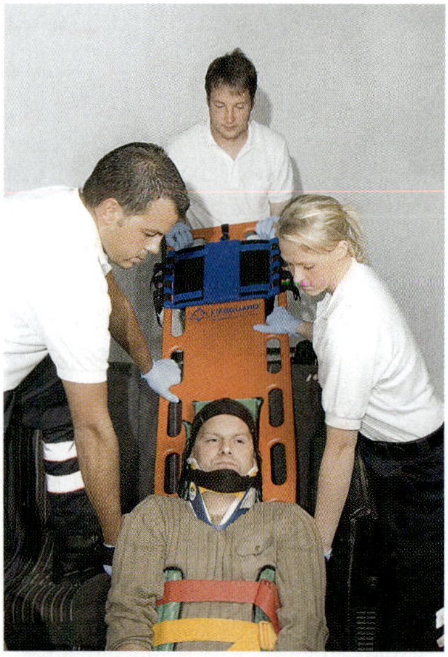

a) Positionierung des Spineboards zwischen Patienten und Fahrzeugsitz

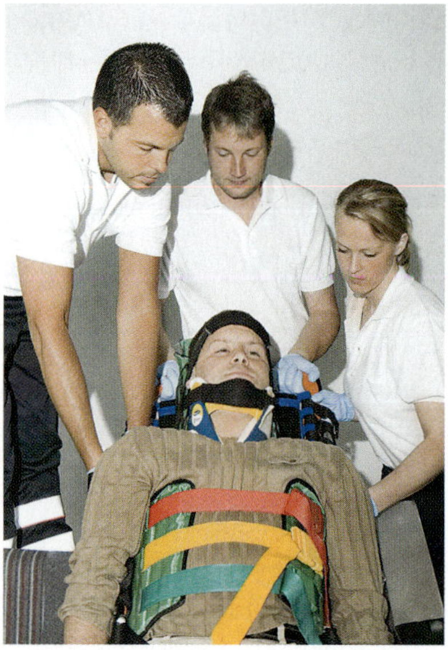

b) „Aufladen" des Patienten auf Spineboard

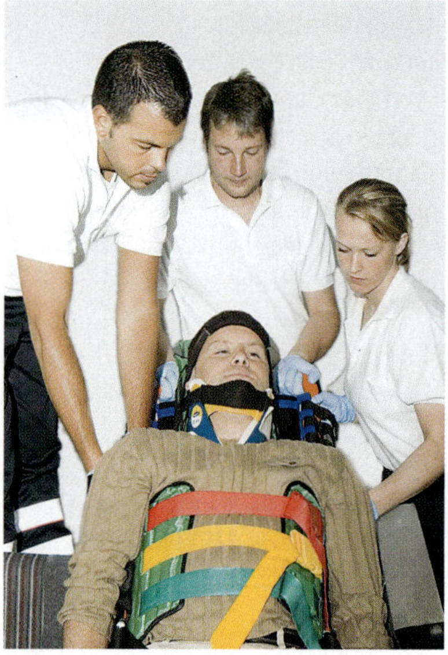

c) Heraufziehen des Patienten auf das Spineboard

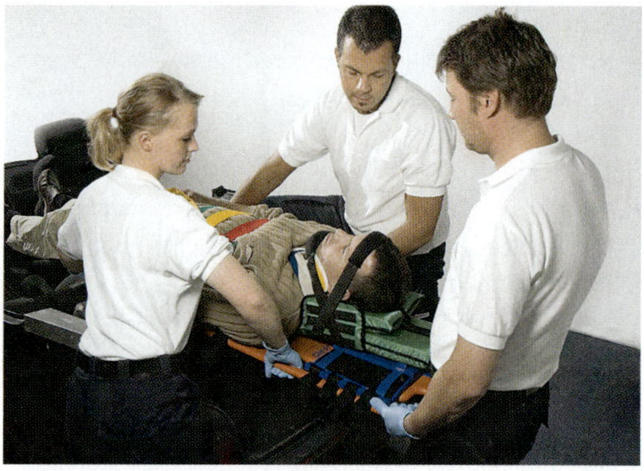

d) Herausheben des Spineboards aus dem Fahrzeug

Abb. 3.22 Rettung mit KED®-System und Spineboard über das Fahrzeugheck bei abgetrenntem Fahrzeugdach

HELFER 1 und HELFER 2

- Patienten auf Spineboard oder Patiententrage sichern (➤Kap. 3.2.3).

TIPPS

Das KED®-System muss unter dem Patienten belassen werden, bis die Diagnostik im Krankenhaus abgeschlossen ist.
Der Patient kann unter Aufrechterhaltung der Immobilisation nach Lösen der beiden oberen Brustgurte sicher defibrilliert werden. Für erweiterte Maßnahmen am Rumpf können die Bruststützklappen nach innen umgelegt werden.
Bei Schwangeren den Bauch frei lassen → an jeder Bruststützklappe jeweils zwei Leisten nach außen umlegen. Unteren Brustgurt und Beingurte nicht schließen → besser Alternative erwägen.
Verletzten Kindern eine gefaltete Decke vor Brust und Bauch legen, bevor die Bruststützklappen geschlossen werden
Kann der Kopf nicht in eine Neutralposition gebracht werden bzw. ist das Anlegen einer Zervikalstütze aus anatomischen Gründen nicht möglich → manuelle HWS- und Kopfimmobilisation (➤Kap. 3.2.1) → Kopfstützklappen nach innen einklappen, Zwischenräume mit Polstern füllen, Kopf mit Stirn- und Kinnband fixieren.
Besteht ein Aspirationsrisiko und können die Atemwege nicht definitiv gesichert werden (➤Kap. 4.5, ➤Kap. 4.10, ➤Kap. 4.11), kann der im KED®-System fixierte Patient bei einsetzendem Erbrechen unter Beibehaltung einer achsengerechten Position der Wirbelsäule en bloc auf die Seite gedreht werden.

Gefahren

Der Umgang mit dem KED®-System ist bei viel Erfahrung mit dem System und bei regelmäßigem Training unter wirklichkeitsnahen Bedingungen trotz der Vielzahl an zu beachtenden Einzelschritte ein effektives System mit breiter Indikationspalette. Dennoch ist vielen Rettungskräften der korrekte Umgang häufig nicht bekannt, was sich insbesondere in der Indikationsstellung zeigt:

- unzureichende Kenntnisse in der Aufbau- und Ablauforganisation (z. B. Zeitpunkt der Rettung, unvollständige oder fehlerhafte Vorbereitung durch Ungeübte, nicht ausreichende Personalkapazitäten),
- Einsatz bei instabilen Patienten ohne Beachtung des Zeitfaktors und unter Inkaufnahme einer Zustandsverschlechterung,
- Einsatz bei zu beengten räumlichen Bedingungen.

Besonders schwer wiegt als Fehler, wenn das KED®-System nach der Rettungsaktion wieder vollständig entfernt wird, um dem Patienten einen besseren Liegekomfort zu bieten. Weitere typische Fehler sind:

- keine dauerhafte psychische Betreuung,
- die Taschen des Patienten werden vor Anlegen des KED®-Systems nicht entleert,
- unzureichende HWS-Immobilisation und Kopffixierung,
- KED®-System wird nicht an der Wirbelsäule des Patienten ausgerichtet und sitzt schief bzw. das KED®-System berührt beim Anlegen nicht den Fahrzeugsitz und ist nicht genügend abgestützt,
- die Bruststützklappen sitzen nicht fest unter den Achseln und werden nicht manuell gesichert, bis der untere und mittlere Brustgurte festgezogen wurde,
- Reklination oder Inklination des Patientenkopfes durch das Kopfpolster,
- unsachgemäße Bewegungen
  - beim Anbringen des KED®-Systems (z. B. Unterschieben, Festziehen der Gurte, nicht ausreichender Platz),
  - bei der Rettung mit dem KED®-System (z. B. Durchrutschen beim Anheben wegen zu lockerer Gurte und/oder falsch sitzenden Bruststützklappen, Abknicken der Beine beim Anheben, nicht achsengerechtes Drehen, Kippen und Ziehen),
- nicht fachgerechter Umgang mit der Begurtung, z. B.
  - verdrillte Gurte,
  - Gurte verhaken an Fahrzeugteilen,
  - Gurtzungen klinken nicht ein,
  - zu fest oder zu locker angezogene Gurte,
  - zu frühes Festziehen des oberen (grünen) Brustgurtes,
  - Beingurte berühren nicht die Beckenknochen,
  - Beingurte werden bei Verletzungen im Beckenbereich gekreuzt und bei Schwangeren angelegt,
  - Brustgurte werden beim Zusammenlegen des KED®-Systems aufgerollt,
  - Stirn- und Kinngurte reklinieren den Kopf, Kinngurt wird nach der Rettungsaktion nicht geöffnet,
- beim Anlegen des KED®-Systems werden Kleidung, Haare, Kopfhaut, Gesäß, Genitalien und Oberschenkelgewebe eingeschnürt,
- beim Anheben des Patienten wird nicht auf die Mobilität der Füße geachtet,
- der Patient klammert sich während der Rettung fest,
- Überschreiten der maximal zulässigen Belastungsgrenze,
- unsachgemäße Wartung und Pflege (z. B. Verlust der Längsstabilität durch feuchte Streben).

Sowohl zu einer unsicheren Immobilisation führende Fehler als auch eine direkte Gefährdung des Patienten können weitere Schädigungen hervorrufen, z. B.

- Sturz- und Einklemmungsverletzungen → Frakturen, Hämatome, Quetschungen,
- Aspiration,
- Dislokation von Wirbelfragmenten → Querschnittssyndrom.

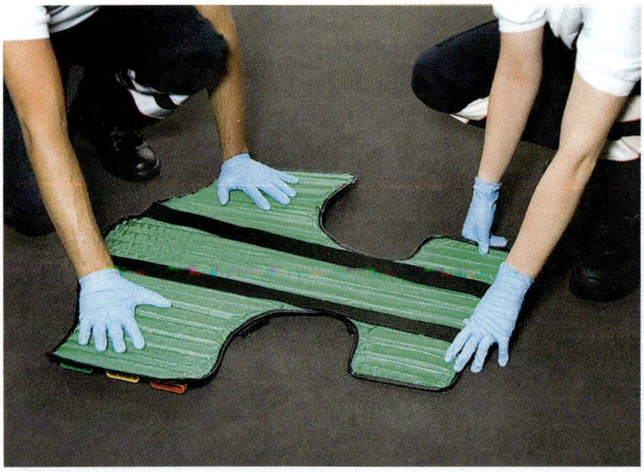

a) Ausbreitung des KED®-System

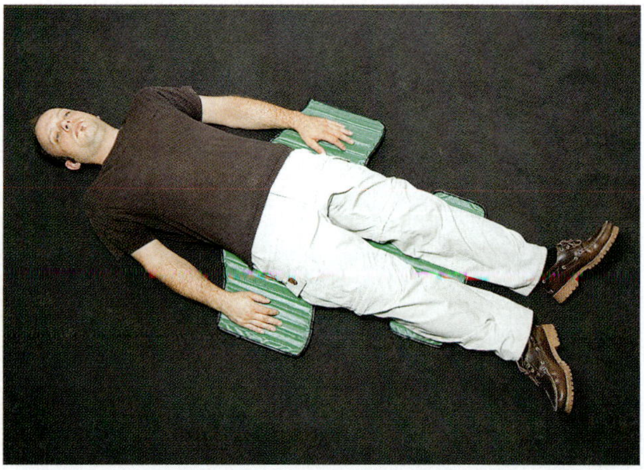

b) Lagerung des Patienten auf dem KED®-System bei Beckenverletzung

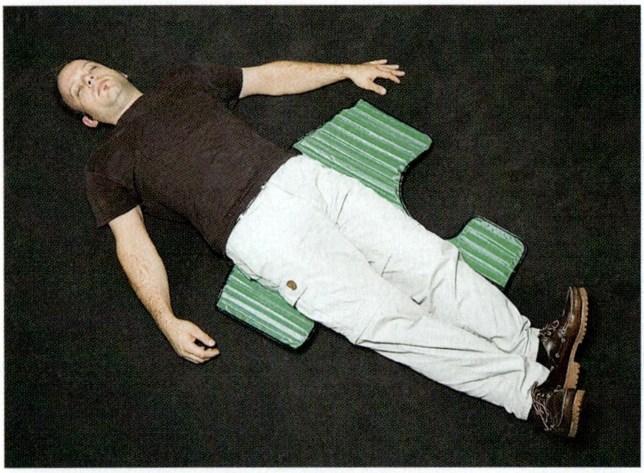

c) Lagerung des Patienten auf dem KED®-System bei Oberschenkelverletzung

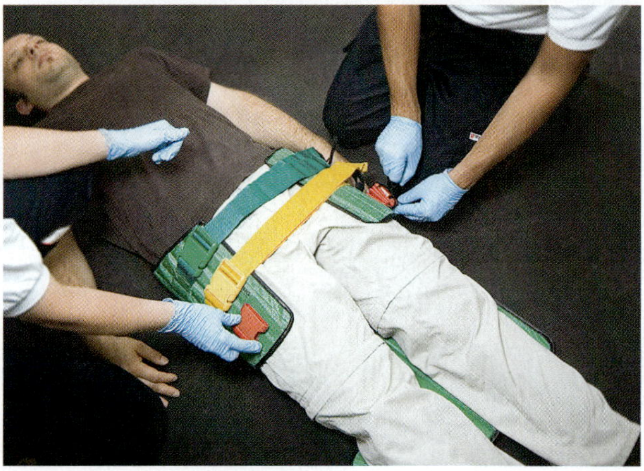

d) Verbindung der Brustklappen mit Gurten

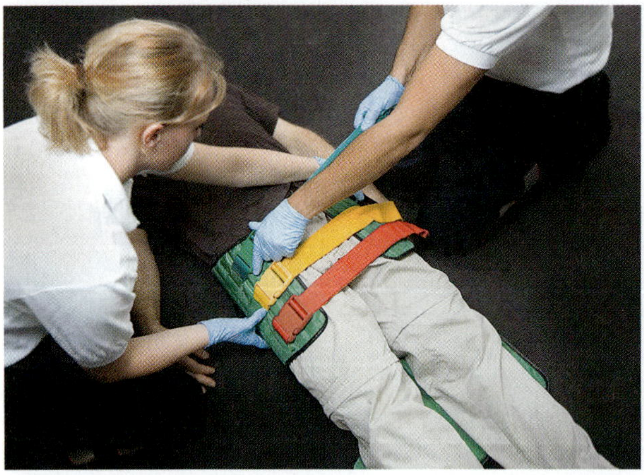

e) Kompression und Immobilisation durch Zug und Gegenzug

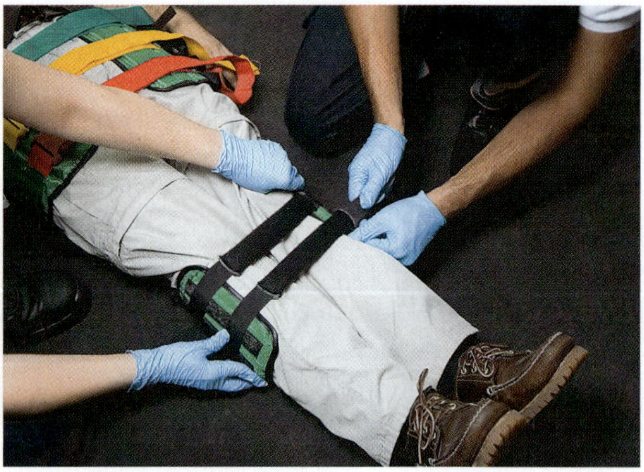

f) Fixierung der Kopfgurte im Bereich der Kniegelenke

Abb. 3.23 Einsatz des KED®-Systems bei Becken- und Oberschenkeltrauma

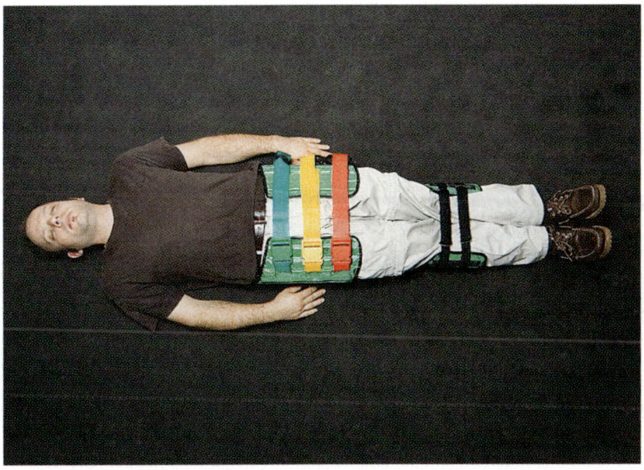

g) Fertige Immobilisation einer Beckenverletzung mit KED®-System

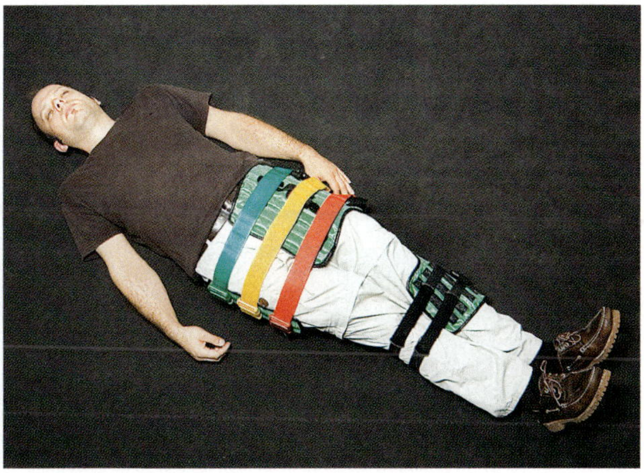

h) Fertige Immobilisation einer Oberschenkelverletzung mit KED®-System

Abb. 3.23 Einsatz des KED®-Systems bei Becken- und Oberschenkeltrauma *(Fortsetzung)*

3.3 Rettungsgriffe

Frank Flake, Klaus Runggaldier

Die hier beschriebenen Rettungsgriffe dienen ausschließlich zum Retten von Patienten aus Gefahrenlagen, z. B. brennendes Fahrzeug → Rautek-Griff. Aufgrund der Verletzungsgefahren, die sie bergen, dürfen sie nicht zum Umlagern benutzt werden. Sie stellen damit eine sehr seltene Maßnahme dar, die dann angewendet wird, wenn andere Maßnahmen nicht zum gewünschten Erfolg führen oder geführt haben.

3.3.1 Rautek-Griff

Rettungsgriff nach „Rautek" zur ausschließlichen Rettung von Personen aus Gefahrenzonen, z. B. Rettung aus Pkw.

Vorteile

Schnell und einfach anzuwenden.

Nachteile

Zum Teil unangenehm für den Patienten mit der Gefahr, Verletzungen zu provozieren.

Indikation

- Bewusstloser oder bewegungsunfähiger Patient, der sich in unmittelbarem Gefahrenbereich befindet (Brand-, Explosionsgefahr),
- alle Situationen, bei denen aufgrund schwerer vitaler Störungen des Patienten (z. B. Atem- und/oder Kreislaufstillstand) dessen schnelle Rettung und indikationsgerechte Lagerung erforderlich ist.

Kontraindikation

- Patienten mit Atemnot,
- Umlagerungen auf die Trage.

Equipment

- entfällt

Patientenvorbereitung

HELFER 1
- Patienten über die geplante Maßnahme aufklären,
- Patienten ggf. in Rückenlage bringen.

Technik

TIPPS

Bei der Durchführung auf eine rückenschonende Haltung achten.

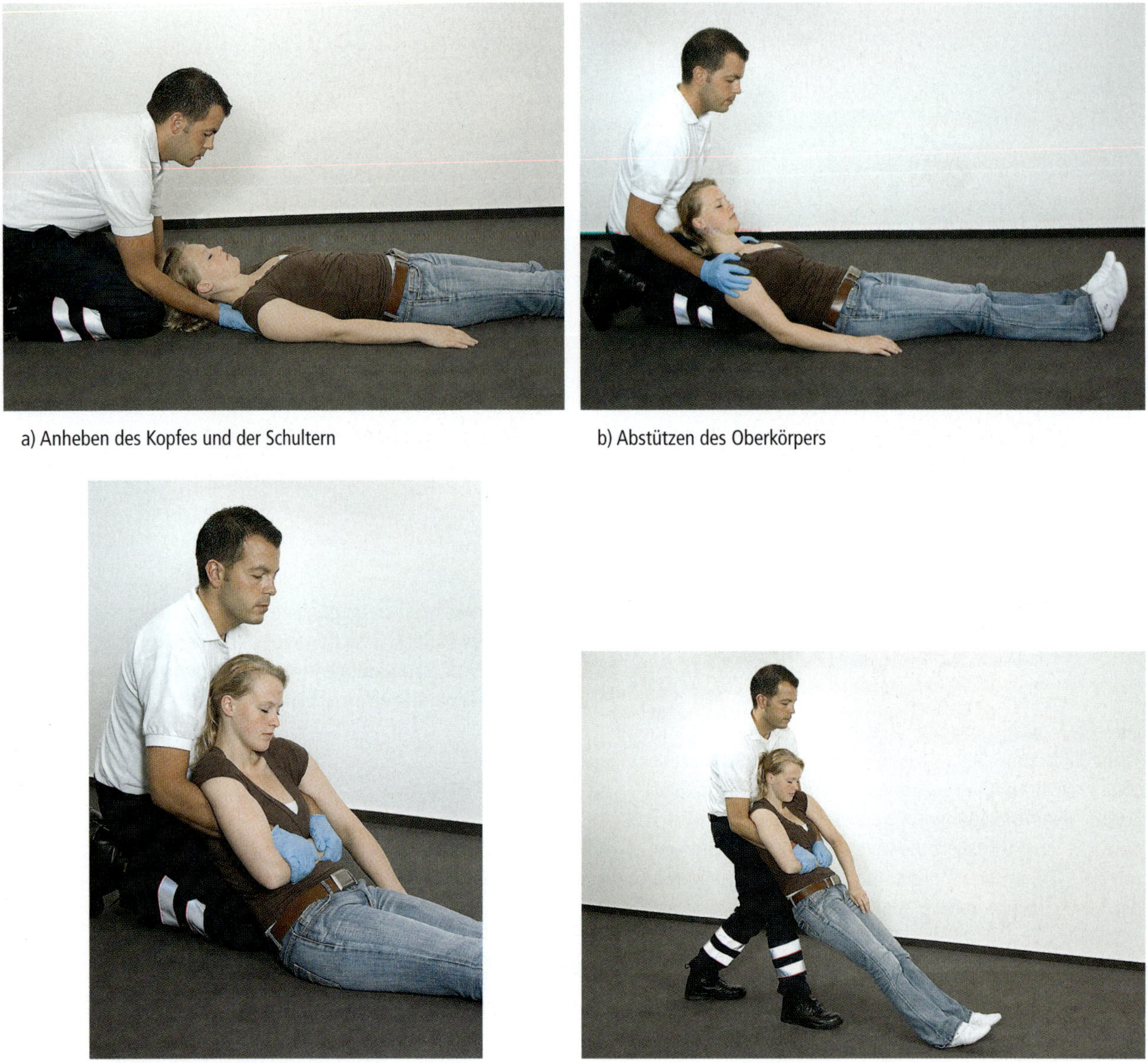

a) Anheben des Kopfes und der Schultern

b) Abstützen des Oberkörpers

c) Umgreifen des angewinkelten Unterarms

d) Wegziehen des Patienten

Abb. 3.24 Rautek-Griff beim liegenden Patienten

Beim liegenden Patienten

HELFER 1

- Vom Kopfende her dicht an Patienten herantreten, dabei auf Standsicherheit achten.
- Mit beiden Händen Schultern und Nacken untergreifen.
- Den Kopf so auf die Unterarme legen, dass er nicht seitlich fallen kann.
- Mit Schwung den Patienten in eine sitzende Lage bringen und ihn mit den Knien stützen.
- Mit den Armen unter die Achseln greifen.
- Einen Unterarm des Patienten anwinkeln und mit beiden Händen von oben her umgreifen → Daumen zeigen dabei nach vorne.
- Aus den Knien heraus eigenes Körpergewicht nach hinten verlagern und dabei Patienten auf die Oberschenkel ziehen.
- Mit leicht gebeugten Knien nun Patienten nach hinten wegziehen, Arme dabei gestreckt lassen.
- Patienten an sicherem Ort vorsichtig absetzen und lagern.

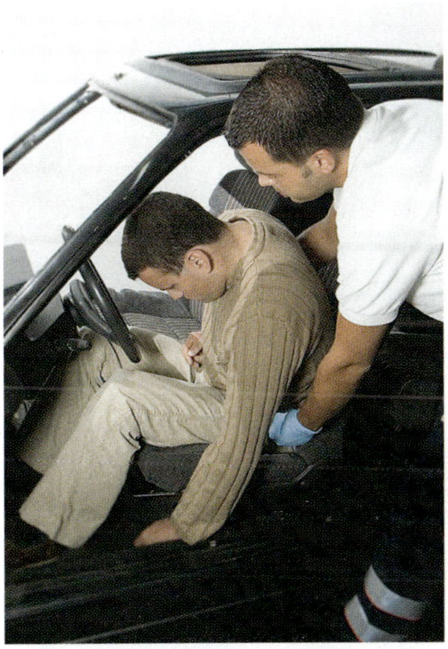

a) Herantreten an den Patienten

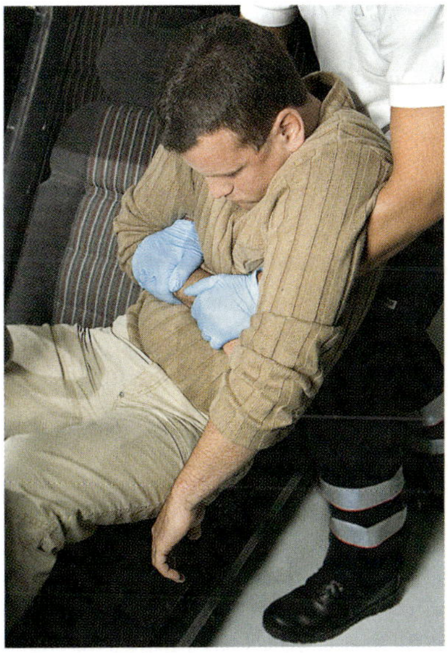

b) Umgreifen des angewinkelten Unterarms

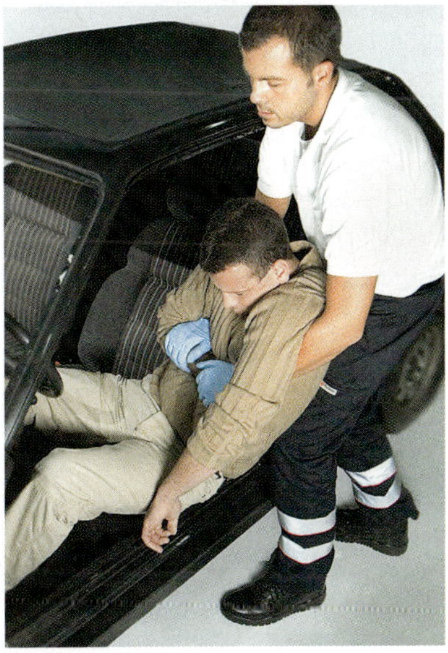

c) Patienten auf die Oberschenkel ziehen

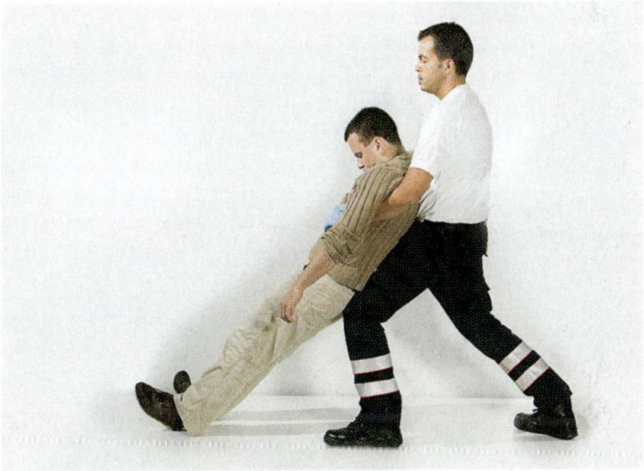

d) Wegziehen des Patienten

Abb. 3.25 Rautek-Griff: Rettung aus Kfz

HELFER 2

- Evtl. zur Unterstützung von HELFER 1 die Beine des Patienten in Höhe der Kniekehle halten und mittragen.

Aus einem Kfz

HELFER 1

- Zündung ausschalten, Sicherheitsgurt lösen, evtl. durchschneiden, wenn möglich, Sitz zurückschieben.

ACHTUNG
Auf nicht ausgelösten Airbag achten.

- Ggf. eingeklemmte Füße des Patienten befreien.
- Kleidung des Patienten in Sitzhöhe der fernen Hüfte mit einer Hand fassen.
- Mit kräftiger Bewegung den Patienten herumziehen, während die andere Hand gegen das zugewandte Knie drückt.
- Weiteres Vorgehen wie beim liegenden Patienten.

HELFER 2

- Darauf achten, dass die Füße nicht an der Türschwelle verhaken.

Gefahren

Durch den speziellen Griff kann es zu Ober- oder Unterarmfrakturen kommen. Bei der Rettung von Traumatisierten besteht ebenfalls die Gefahr von Sekundärverletzungen, da eventuelle Frakturen noch nicht fixiert sind.

3.3.2 Heimlich-Handgriff

Rettungsgriff nach „Heimlich", um beim Bolusgeschehen den Fremdkörper durch Druckerhöhung im Tracheobronchialsystem wieder herauszubefördern. Während dies beim Erwachsenen i. d. R. beim Essen passiert, steht beim Kind das Verschlucken von kleinen Gegenständen im Vordergrund. Da diese Maßnahme zu Verletzungen beim Patienten führen kann, ist diese eine Maßnahme Ultima Ratio.

Vorteile

- Bei genauer Sachkenntnis schnell und einfach anzuwenden.

Nachteile

- Sehr unangenehm und mitunter schmerzhaft beim noch ansprechbaren Patienten. Das Vorgehen der verschiedenen Altersgruppen unterscheidet sich, sodass eine genaue Kenntnis der Technik erforderlich ist. Ebenfalls können schwere Verletzungen entstehen.

Indikation

- Kompletter Verschluss der Luftwege durch einen Bolus, wenn keine andere Maßnahme zum Erfolg geführt hat.

Kontraindikation

- Bei vorheriger Durchführung aller anderen geeigneten Maßnahmen keine.

Equipment

- entfällt

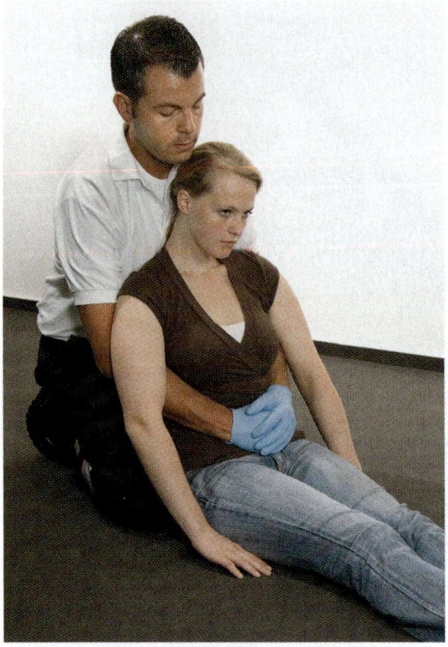

Abb. 3.26 Heimlich-Handgriff im Sitzen

Patientenvorbereitung

HELFER 1

- Patienten über die geplante Maßnahme aufklären → meist aufgrund des Zustandes des Patienten nicht erforderlich.

Technik

HELFER 2

Wenn möglich, bei allen Prozeduren die Atemwege kontrollieren und Absaugbereitschaft herstellen, um den Bolus ggf. unverzüglich entfernen zu können.

Erwachsener im Sitzen

HELFER 1

- Patienten von hinten umfassen,
- beide Hände zwischen Bauchnabel und Rippenbogen platzieren,
- stoßweise 3–5 kräftige Kompressionen auf den Oberbauch in Richtung Zwerchfell.

Erwachsener im Liegen

- Patienten in Rückenlage bringen,
- etwa in Hüfthöhe über Patienten knien,
- Hände übereinander legen und zwischen Bauchnabel und Schwertfortsatz positionieren,

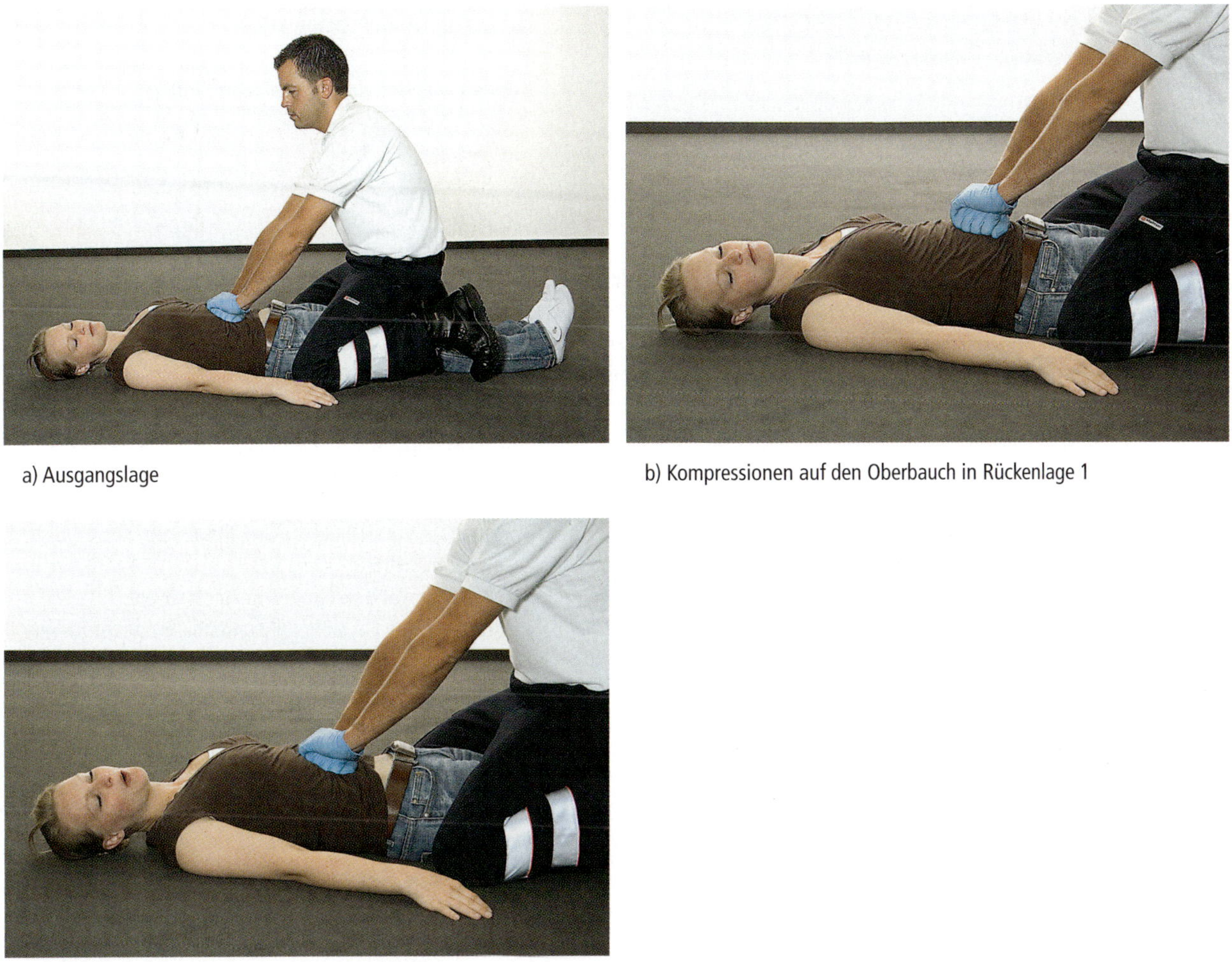

a) Ausgangslage

b) Kompressionen auf den Oberbauch in Rückenlage 1

c) Kompressionen auf den Oberbauch in Rückenlage 2

Abb. 3.27 Heimlich-Handgriff in Rückenlage

- stoßweise 3–5 kräftige Kompressionen auf den Oberbauch, leicht schrag in Richtung Zwerchfell.

Kinder

- Kind in Kopftieflage bringen, ggf. Kind dabei auf dem Schoß des Helfers lagern.
- Falls dies nicht möglich ist, Kind in vorn übergebeugte Position bringen.
- Rückenschläge zwischen die Schulterblätter platzieren, bis Fremdkörper herausfällt.
- Bei Erfolglosigkeit Kind von hinten umfassen und abdominelle Kompressionen anwenden.

Säuglinge

- Säugling in Kopftieflage bringen, am besten auf dem Schoß des Helfers platzieren.
- Kopf des Säuglings dabei stützen.
- 5 Schläge mit dem Handballen zwischen die Schulterblätter verabreichen, bis Fremdkörper herausfällt.
- Bei Erfolglosigkeit 5 Thoraxkompressionen ggf. in Kopftieflage.

ACHTUNG

Das Ziel ist, den Fremdkörper mit jedem einzelnen Schlag zu entfernen, und nicht, alle 5 Schläge auszuführen.

TIPPS

Auch nach erfolgreicher Entfernung des Fremdkörpers muss der Patient in einer Klinik vorgestellt werden → Ausschluss von Verletzungen.

Gefahren

- Ruptur innerer Organe (Leber, Milz, Magen, Gefäße) und Regurgitation von Mageninhalt

3.4 Heben und Tragen

Frank Flake, Thomas Semmel

Das Heben und Tragen von Patienten ist eine der oft unterschätzten, aber wichtigen im Rettungsdienst zu verrichtenden Tätigkeiten. Sie wird praktisch bei jedem Patienten angewendet. Die Möglichkeiten sind hier außerordentlich vielfältig. Viele der Techniken werden in den Gebrauchsanleitungen der Hersteller z. B. von Fahrtragen beschrieben, sodass hier eine erneute Auflistung wenig sinnvoll erscheint. Vielmehr sollen die Techniken beschrieben werden, die selten durchgeführt oder mit speziellen Handgriffen versehen sind.

3.4.1 Tragen mit Tragestuhl

Tragestühle werden in nahezu jedem Rettungsmittel vorgehalten, entweder in der stabilen Variante zum Rollen, z. B. auf dem KTW, oder in einer einfachen Variante zum ausschließlichen Tragen und dem anschließenden Umlagern auf eine Trage. Tragestühle werden vor allem genutzt, um Patienten möglichst schonend eine Treppe herauf oder herunter zu transportieren, da dies mit der Trage nur eingeschränkt bis gar nicht möglich ist.

Mittlerweile werden Stühle angeboten, die am Rückenteil mit einer Art Raupe versehen sind, um damit die Treppe herunterzugleiten. Somit würde das Tragen durch das Rettungsfachpersonal entfallen. Das Gleiten ist wesentlich einfacher und rückenschonender. Allerdings funktioniert dies nicht in allen Treppenhäusern. Bei sehr steilen Treppen oder sehr engen, verwinkelten Treppen ist das Gleiten nur eingeschränkt möglich.

Vorteile

- Sicherer Transport von Patienten durch z. B. Treppenhäuser oder über unwegsames Gelände, bei denen eine spezielle Immobilisation nicht erforderlich ist,
- einfacherer Transport als mit der Trage.

Nachteile

- keine

Indikation

- nicht gehfähige Patienten,
- Patienten, die aufgrund ihrer Erkrankung/Verletzung nicht gehen sollen.

Kontraindikation

- bewusstloser, nicht intubierter Patient

Equipment

- Tragestuhl
- evtl. Rettungstuch, um den Patienten auf den Tragestuhl umzusetzen

Patientenvorbereitung

HELFER 1 und HELFER 2

- Patienten über geplantes Vorgehen aufklären.
- Patienten vorsichtig auf den Tragestuhl setzen lassen oder überheben.
- Patienten mit den Gurten sicher fixieren.
- Patienten bitten, sich während des Tragevorganges nicht am Treppengeländer festzuhalten.

Technik

Patienten die Treppe heruntertransportieren

- Beide Helfer postieren sich vor und hinter dem Tragstuhl. Dabei schauen sie in die Tragerichtung. HELFER 1 am Rücken des Tragestuhls gibt die Kommandos.

HELFER 1

- Trageholme am Rückenteil des Tragestuhls greifen.

HELFER 2

- Trageholme an der Front des Tragestuhls greifen.

HELFER 1

- Gibt Kommando zum gleichzeitigen Anheben des Stuhls.

HELFER 1 und HELFER 2

- Heben gleichzeitig an und tragen den Patienten herunter. Dabei ist es ggf. erforderlich, vorhandenes Gefälle durch Anheben oder Ablassen des Tragestuhls auszugleichen.

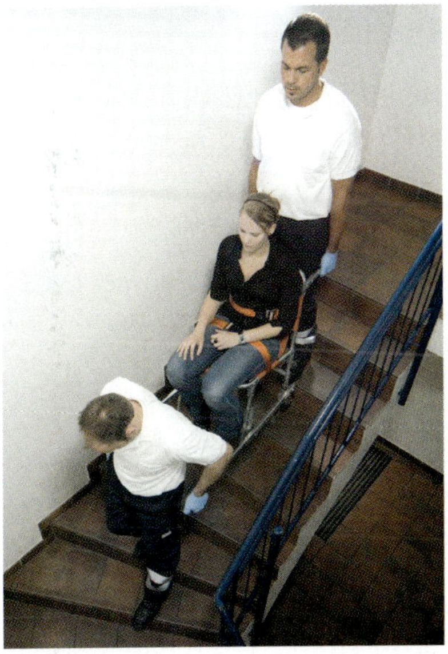

a) Die Treppe herunter

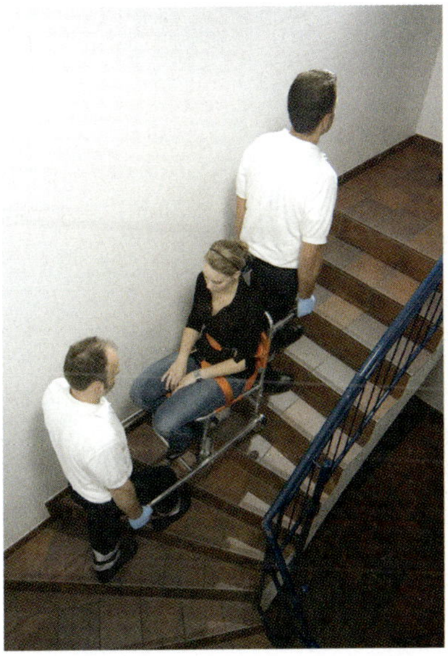

b) Die Treppe herauf mit Blick entgegen der Tragerichtung

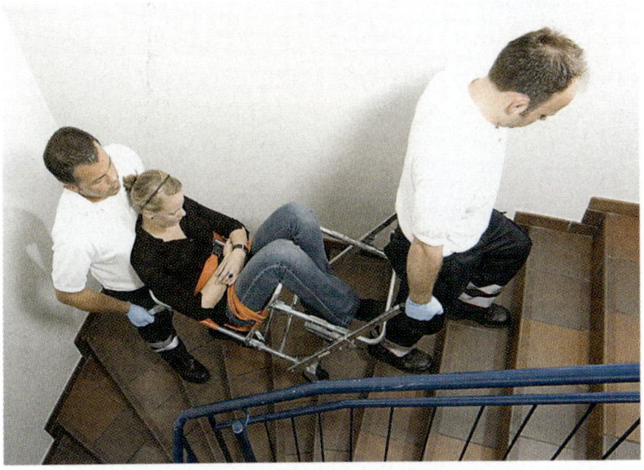

c) Die Treppe herauf mit Blick in Tragerichtung

Abb. 3.28 Tragen mit Tragestuhl

Patienten die Treppe herauftransportieren

- Die Hebetechnik entspricht der gleichen wie beim Heruntertragen, allerdings sitzt der Patient entgegen der Tragerichtung.
- Eine alternative Technik die Treppe herauf ist das Tragen des Patienten mit Blick in Tragerichtung.

Gefahren

- Bei nicht rückengerechtem Heben und Tragen sind Schäden an der Wirbelsäule des Helfers möglich,
- bei falscher Tragtechnik sehr mühevoll und kräftezehrend.

3.4.2 Tragen mit dem Rettungstuch

Das Rettungstuch dient zum sicheren Tragen von Patienten. Rettungstücher haben die Standardgröße 70 × 200 cm und sind entweder aus Complan, Nylon oder Baumwolle gefertigt. Die Rettungstücher haben 6 symmetrisch angeordnete Griffe und sind teilweise zusätzlich mit einem Fußsack ausgestattet. Weiterhin stehen spezielle Schwerlastrettungstücher zur Verfügung, diese haben durchschnittliche Abmessungen von 120 × 200 cm und sind bis zu einem Gewicht von 250 kg belastbar.

Vorteile

- Sicherer Transport von Patienten durch z. B. Treppenhäuser oder über unwegsames Gelände, bei denen eine spezielle Immobilisation nicht erforderlich ist.
- Beim Standardrettungstuch können je nach räumlicher Möglichkeit bis zu sechs Helfer den Patienten tragen.
- Durch die Flexibilität des Tuches kann es bei Patienten in den verschiedensten Auffindepositionen einfach und schnell unter dem Patienten platziert werden.
- Sind nicht ausreichend Helfer vor Ort, können in Notsituationen auch zwei bzw. drei Helfer den Patienten tragen (CAVE: Rückenbelastung der Helfer unter Umständen sehr hoch!).

Nachteile

- keine

Indikation

- Transport von Patienten, bei denen keine spezielle Immobilisation erforderlich ist,
- Transport durch unwegsames Gelände.

Kontraindikation

- Patienten, die spezielle Immobilisationsmaßnahmen erfordern

Equipment

- Rettungstuch
- evtl. Auflage für Rettungstuch

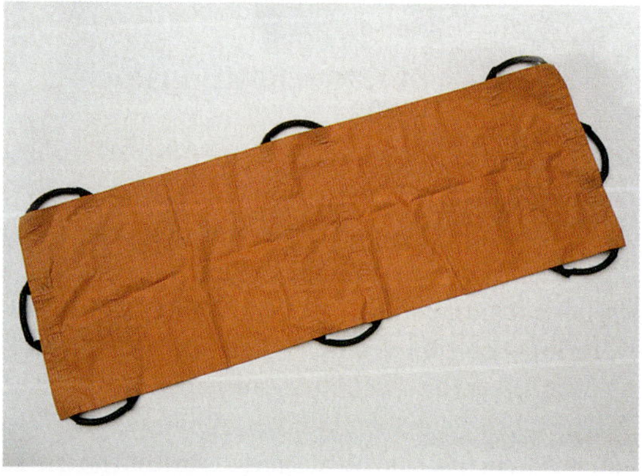

Abb. 3.29 Equipment Rettungstuch

Technik

Auf dem Rücken liegender Patient (seitlicher Zugang möglich)

HELFER 1

- Tuch in drei Drittel falten.
- Tuch dicht an die Seite des Patienten legen.

HELFER 2

- Patienten auf die Seite drehen.

HELFER 1 und HELFER 2

- Tuch soweit wie möglich unter den Patienten schieben.
- Patienten auf den Rücken drehen.

HELFER 2

- An den Griffen einer Seite vorsichtig ziehen und Tuch unter dem Patienten entfalten.

Auf dem Rücken liegender Patient (Zugang nur vom Fußende oder vom Rücken her möglich)

HELFER 1

- Tuch in Längsrichtung in drei Drittel falten.

HELFER 1 und HELFER 2

- Vom Fußende her: Beine des Patienten anheben und Tuch vorsichtig unter das Becken schieben. Anschließend das Tuch vorsichtig an den Griffen kopfwärts ziehen, bis der Kopf vollständig im Tuch liegt.
- Vom Rücken her: Patienten vorsichtig aufsetzen und Tuch vorsichtig unter das Gesäß schieben. Anschließend den Patienten wieder in Rückenlage bringen und das Tuch vorsichtig fußwärts ziehen.

Sitzender Patient (auf einem Stuhl)

HELFER 1

- Weiteren Stuhl neben den Patienten platzieren.
- Rettungstuch auf den Stuhl legen, hierbei darauf achten, dass kopfwärts ausreichend Tuch überhängt.

HELFER 1 und HELFER 2

- Patienten vorsichtig überheben.

ACHTUNG

Patienten auf Transport vorbereiten (psychische Betreuung) und erklären, dass der Patient während des Transportes im Rettungstuch die Arme verschränkt auf der Brust oder dem Bauch halten soll. Sind die Ängste des Patienten zu groß, dem Patienten erlauben, sich am Unterarm eines Helfers anzuhalten.

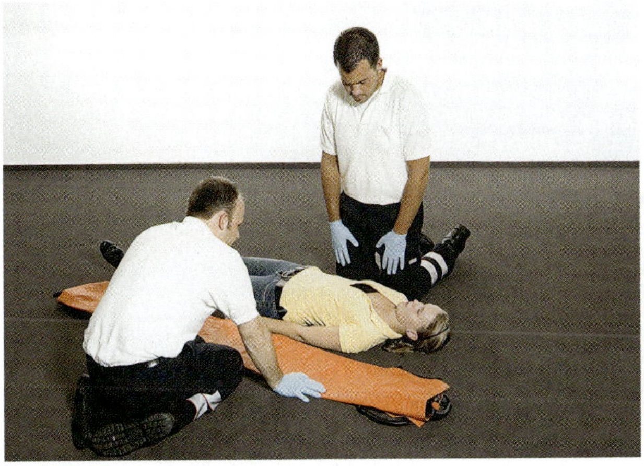

a) Gefaltetes Tragetuch in Position bringen

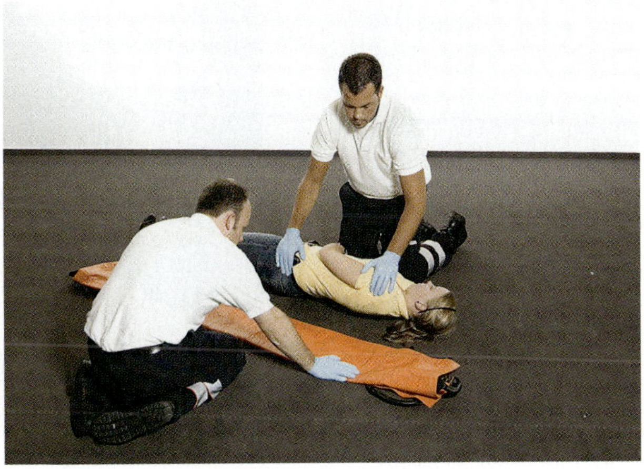

b) Anfassen des Patienten an dem Helfer abgewandter Schulter und Becken und Drehen des Patienten in Seitenlage

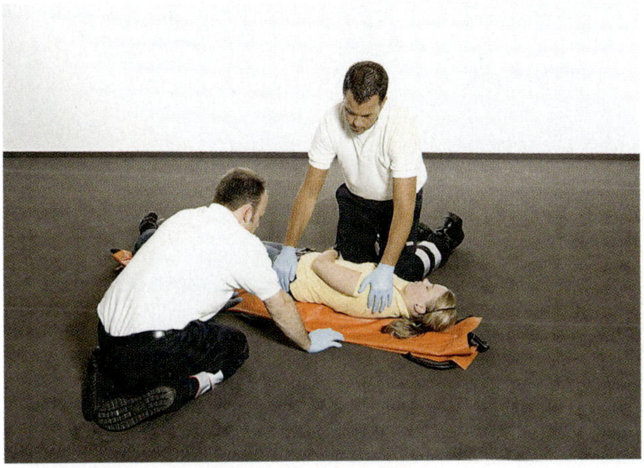

c) Schieben des Tuches unter den Patienten

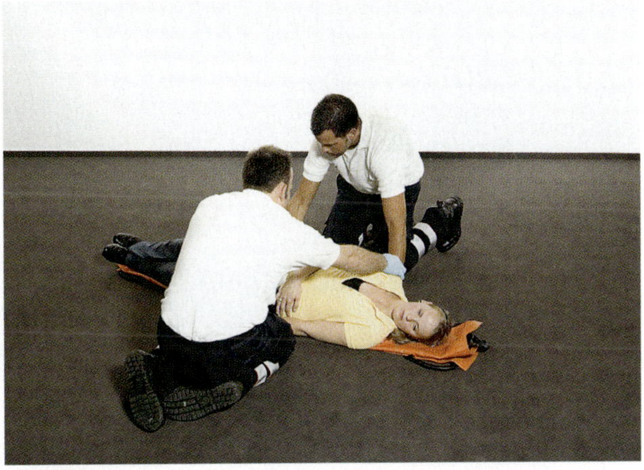

d) Patienten auf den Rücken drehen und andere Seite leicht anheben

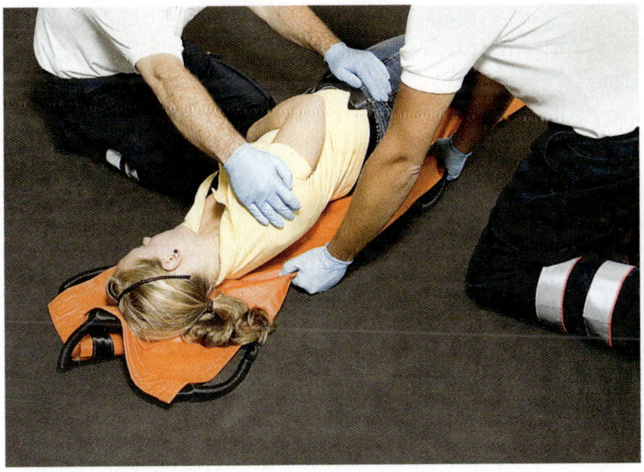

e) Am Tragetuch ziehen

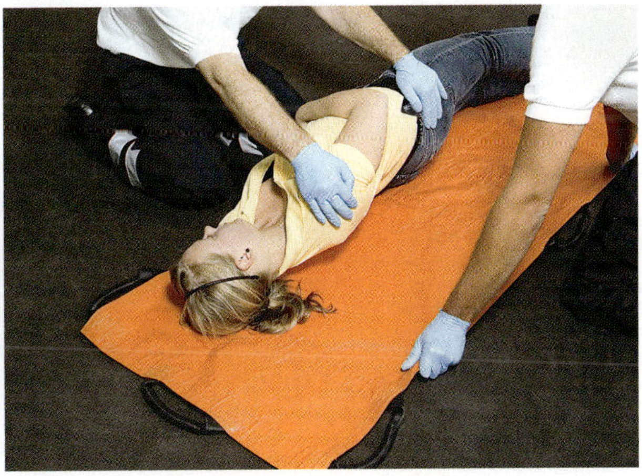

f) Vollständiges Entfalten des Tuches

Abb. 3.30 Tragen mit dem Rettungstuch

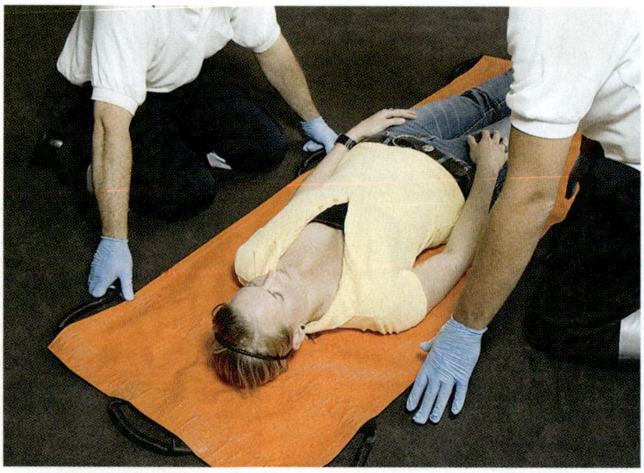

g) Lagerung des Patienten in zentraler Position auf dem Tragetuch

Abb. 3.30 Tragen mit dem Rettungstuch *(Fortsetzung)*

Gefahren

Bei nicht rückengerechtem Heben und Tragen sind Schäden an der Wirbelsäule des Helfers möglich.

3.4.3 Spezielle Tragetechniken

Besondere Situationen erfordern manches Mal besondere Vorgehensweisen, so auch beim Transport von Patienten. Einen bedingt gehfähigen Patienten muss man ggf. über Treppen oder schwieriges Gelände tragen. Ebenso ist es möglich, dass ein Patient nur mit aufrechtem Oberkörper transportiert werden kann, aber sowohl Tragestuhl als auch Tragenoberteil aufgrund räumlicher Enge nicht eingesetzt werden können. Hierzu ist es hilfreich, noch ein paar Tricks zu kennen, die auch hier das relativ sichere Tragen des Patienten möglich machen.

Vorteile

- In speziellen Situationen noch die Möglichkeit, den Patienten einigermaßen schonend zu transportieren.

Nachteile

- Oft für das Rettungsfachpersonal nicht rückenschonend,
- z. T. sind die Techniken gegen Stürze nicht hundertprozentig sicher.

Equipment

- Rettungstuch
- Trageringe (aus Dreiecktuchkrawatte, sofern Dreiecktücher aus Textilmaterial vorhanden)

Technik

Tragering aus Dreiecktuchkrawatte

HELFER 1
- Dreiecktuchkrawatte falten,
- Dreiecktuchkrawatte zu einem stabilen Ring zusammenlegen.

Tragen eines Patienten mit dem Tragering

HELFER 1 und HELFER 2
- Beide Helfer stellen sich neben den Patienten.
- Patienten bitten, die Arme über die Schulter der Helfer zu legen.
- Arme der Helfer hinter dem Rücken des Patienten verschränken.
- Mit den anderen Armen greifen die Helfer unter die Oberschenkel des Patienten in den Tragering und heben den Patienten an.
- Ring Richtung Kniegelenk des Patienten verlagern und Arme hinter dem Rücken des Patienten nachgreifen.

Tragesitz mit Rückenteil aus Rettungstuch

HELFER 1 und HELFER 2
- Eine Hälfte des Rettungstuchs übereinanderfalten, sodass die Tragegriffe direkt übereinanderliegen.
- Patienten auf gefaltetes Tuch setzen.
- Nicht gefaltetes Tuch am Rücken des Patienten kopfwärts ziehen.

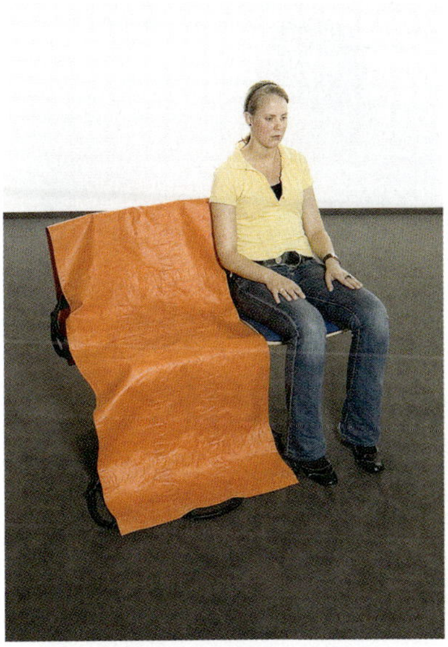

a) Platzierung eines zweiten Stuhles

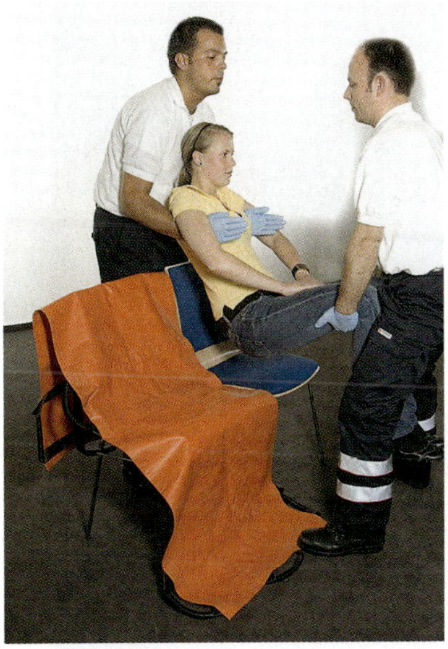

b) Anheben des Patienten

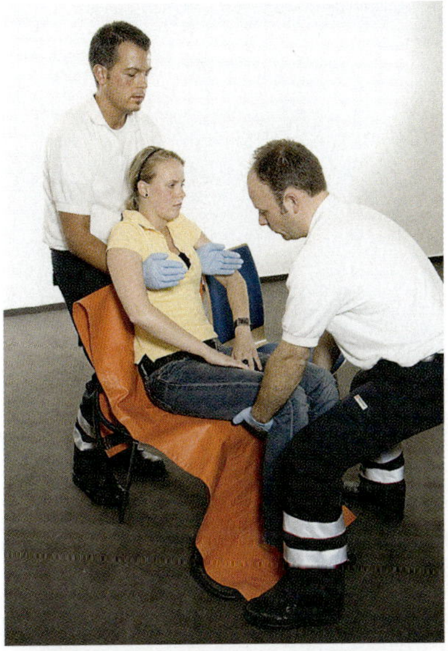

c) Absetzen des Patienten auf das Tragetuch

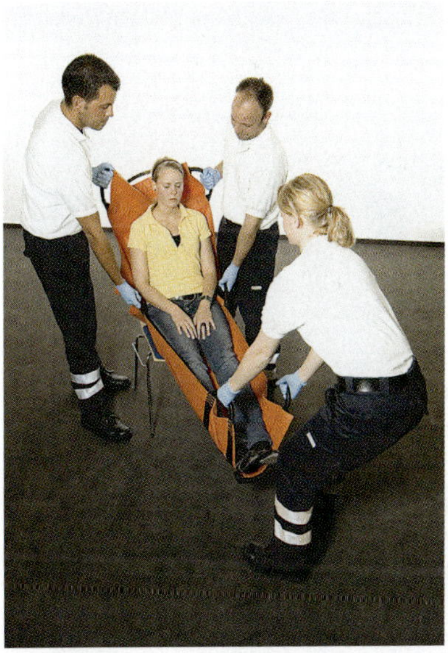

d) Tragen des Patienten mit Tragetuch vom Stuhl

Abb. 3.31 Überheben und Tragen eines sitzenden Patienten mit dem Rettungstuch

- Mit einem Arm durch den oberen Tragegriff durchgreifen und die Hand zum unteren, hinteren Tragegriff führen und dort festhalten.
- Anderen Arm an vorderen Tragegriff, festhalten und Patienten vorsichtig anheben.
- Für diese Tragevariante muss der Patient sehr kooperativ sein.

Tragesitz aus Rettungstuch

HELFER 1 und HELFER 2

- Rettungstuch komplett übereinanderfalten, sodass die Griffe übereinanderliegen.
- Patienten auf Tuch setzen.
- Helfer stellen sich neben den Patienten.
- Patienten bitten, die Arme über die Schulter der Helfer zu legen.
- Helfer verschränken die Arme hinter dem Rücken des Patienten.

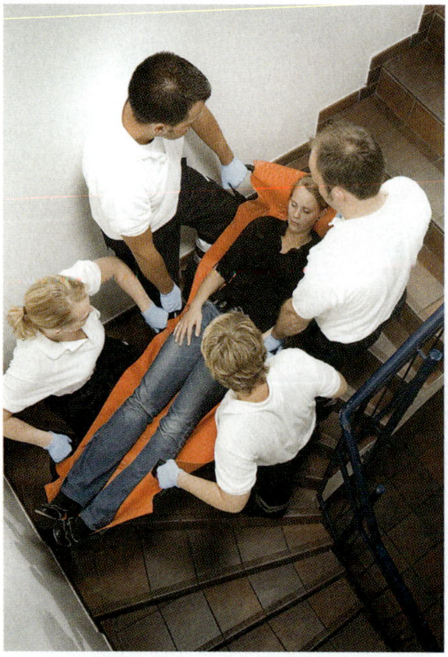

Abb. 3.32 Tragen eines Patienten mit Tragetuch durchs Treppenhaus

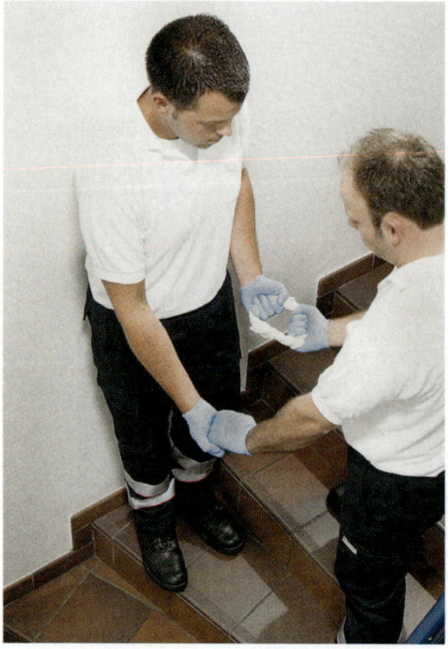

Abb. 3.33 Tragering aus Dreiecktuchkrawatte

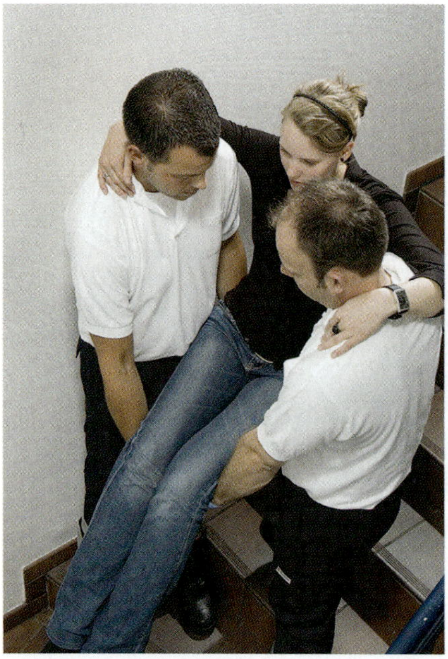

Abb. 3.34 Tragen eines Patienten mit Tragering

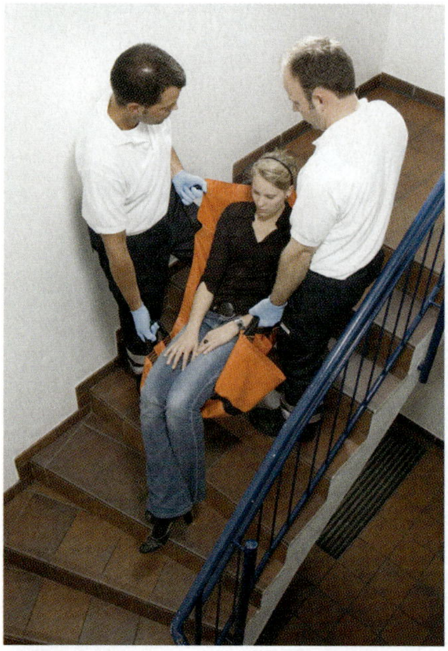

Abb. 3.35 Tragen eines Patienten mit Tragesitz aus Rettungstuch

- Andere Arme greifen in die Tragegriffe des Rettungstuches.
- Patienten anheben.

ACHTUNG
Patienten auf Transport vorbereiten (psychische Betreuung).

Gefahren

Bei nicht rückengerechtem Heben und Tragen sind Schäden an der Wirbelsäule des Helfers möglich.

KAPITEL

4 Therapie

4.1 Medikamente vorbereiten

Michael Knieps

Das Vorbereiten von Medikamenten gehört zu den täglichen Routineaufgaben des Rettungsfachpersonals. Insofern müssen bei ihnen nicht nur weitreichende Kenntnisse über die Medikamente im Einzelnen bestehen, sondern auch das Verständnis für die verschiedenen Applikations- und Darreichungsformen. Der Umgang mit den zur Verfügung stehenden Materialien muss sicher beherrscht werden, was in der Ausbildung zu üben und in der Fort- und Weiterbildung regelmäßig zu wiederholen ist.

Die Darreichung von flüssigen Fertigarzneimitteln aus Ampullen oder Fertigspritzen zur intravenösen Applikation über Spritzen ist das Standardverfahren zur Medikamentengabe in der Notfallmedizin (➤ Kap. 4.3.3). Eine Injektion erfordert unter allen Applikationsformen die aufwendigsten Vorbereitungsmaßnahmen.

4.1.1 Ampullen

Das Aufbewahrungsbehältnis für Arzneimittel zu Injektionszwecken wird Ampulle genannt. Ampullen stehen in verschiedenen Größen und Formen zur Verfügung. Zumeist sind sie aus Glas, seltener aus Kunststoff gefertigt. Lichtempfindliche Arzneistoffe werden in gefärbten Ampullen (z. B. Braunglas) abgefüllt. Das Fassungsvermögen einer Ampulle liegt in der Regel zwischen einem und fünfzig Milliliter. Der in einer Ampulle enthaltene Arzneistoff ist entweder als Einzeldosis für eine einmalige Injektion oder als Mehrfachdosis für mehrere Injektionen geeignet. Das enthaltene Arzneimittel kann flüssig sein oder in Pulverform als Trockensubstanz zur Verfügung stehen. Jedem Arzneimittel ist eine Fachinformation beigefügt, in der unter anderem arzneimittelspezifische Lagerungshinweise gegeben werden, z. B.

- trocken lagern,
- lichtgeschützt aufbewahren,
- gekühlt lagern.

Glasampullen

Glasampullen sind zylindrisch geformte Aufbewahrungsbehältnisse für Injektionslösungen mit einem flachen Boden und einer sich verjüngenden Spitze (Ampullenhals, Ampullenspieß) am gegenüberliegenden Ende. Obwohl bei Glasampullen einige Nachteile festzustellen sind, sind sie die verbreitetsten Behältnisse für Arzneimittel zu Injektionszwecken. Glasampullen stehen mit 1, 2, 3, 4, 5, 10, 20 und 50 ml Fassungsvermögen zur Verfügung.

Glasampullen werden mit der Hand am Ampullenhals aufgebrochen. Dazu befindet sich an jedem Ampullenspieß entweder eine Sollbruchstelle, die durch einen farbigen Punkt markiert ist, oder ein farbiger Ring kennzeichnet das Vorhandensein eines umlaufenden Brechringes, der in den Ampullenhals eingearbeitet wurde.

TIPPS

Die früher verbreiteten Ampullen, bei denen vor dem Öffnen der Ampullenhals mit einer speziellen Miniatursäge angefeilt werden musste, sind nicht mehr gebräuchlich. Insofern ist das Mitführen von Ampullensägen nicht mehr erforderlich.

Nach dem Öffnen einer Glasampulle muss das Medikament umgehend in eine Spritze aufgezogen und verbraucht werden.

Vorteile

- In Bezug auf die Stabilität (z. B. Haltbarkeit) des abgefüllten Arzneimittel ist Glas das sicherste Behältnis.

Nachteile

- Sollbruchstellen sind bisweilen unzuverlässig → Glasbruch mit Verletzungsgefahr beim Öffnen, Injektionslösung wird unbrauchbar.
- Die nach dem Öffnen entstehende Brechkante ist scharf → Verletzungsgefahr.
- Kleinste Glassplitter können mit in die Spritze aspiriert und konsekutiv in den Körper injiziert werden → Verletzungsgefahr.
- Glasbruch durch die starre Form bei Lagerungsstress im Notfallkoffer/-rucksack → Medikament steht nicht zur Verfügung, erhöhte Folgekosten.
- Nur für Einmalentnahme geeignet (Medikamente müssen umgehend verwendet werden).

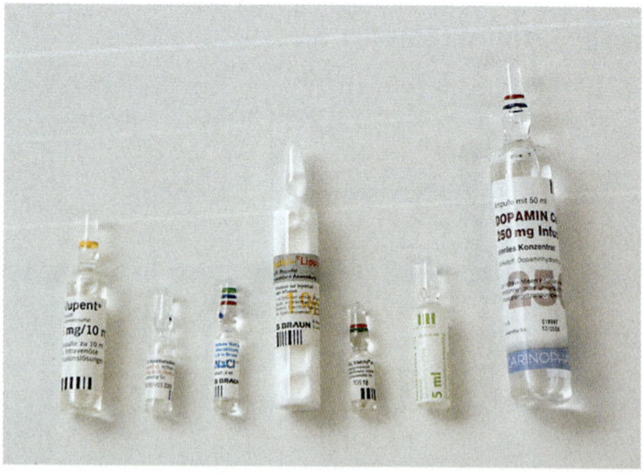

Abb. 4.1 Glasampullen

Plastikampullen

Kunststoff eignet sich ebenso wie Glas als Material zur Ampullenherstellung. Obwohl Plastikampullen (Miniplascos) im Vergleich zu Glasampullen einige Vorteile aufweisen, werden nur sehr wenige Medikamente in Plastikampullen abgefüllt. Miniplascos gibt es mit 10, 20 und 50 ml Inhalt. Nach dem Öffnen sind auch Medikamente aus Plastikampullen umgehend zu verwenden.

Vorteile

- unzerbrechlich,
- geringe Verletzungsgefahr,
- einfaches Öffnen,
- in Grenzen formbar.

Nachteile

- Eingeschränkte Lagerungsstabilität des Arzneimittels bzw. Plastik ist nicht für alle Arzneimittel als Aufbewahrungsbehältnis zugelassen,
- nur für Einmalentnahme geeignet (Medikamente müssen umgehend verwendet werden).

Stechampullen

Stechampullen (Vial, Mehrwegampulle, Durchstechflasche, Mehrdosenbehälter) sind flaschenähnliche Behältnisse zumeist aus Glas. Im Gegensatz zu Glasampullen besitzen Durchstechflaschen keinen Ampullenhals, sondern sind mit einem Durchstichgummi (Septum) verschlossen. Dieses Durchstichgummi wird von einer äußeren Krampe aus Blech oder Kunststoff steril bedeckt.

Stechampullen gibt es in verschiedenen Größen zwischen 5 und 100 ml mit darin enthaltenen flüssigen oder pulverförmigen Arzneistoffen. Wegen des Durchstichgummis sind Durchstechflaschen sehr gut für Mehrfachentnahmen geeignet oder sie werden verwendet, wenn Trockensubstanzen zuerst mit einem Lösungsmittel aufgelöst werden müssen.

Nach Anbruch einer Stechampulle sind die darin abgefüllten oder aufgelösten Arzneimittel in der gemäß der Fachinformation vorgesehenen Zeit zu verbrauchen, zumeist sind sie aber noch 24 Stunden verwendbar. Daher müssen angebrochene Durchstechflaschen immer mit dem Datum und der Uhrzeit des Anbruchs sowie dem Namen des Mitarbeiters, der die Stechampulle geöffnet hat, beschriftet werden.

Vorteile

- Mehrfachentnahmen möglich,
- Injektion eines Lösungsmittels zu einer Trockensubstanz möglich,
- geringe Verletzungsgefahr,
- nach Anbruch zumeist noch weitere 24 Stunden verwendbar.

Nachteile

- teilweiser erhöhter Platzbedarf bei größeren Nennvolumina (z. B. 100 ml NaCl 0,9% Durchstechflasche),
- teilweise erhöhtes Gewicht durch Verwendung von Glasflaschen,
- sperrig bei der Unterbringung.

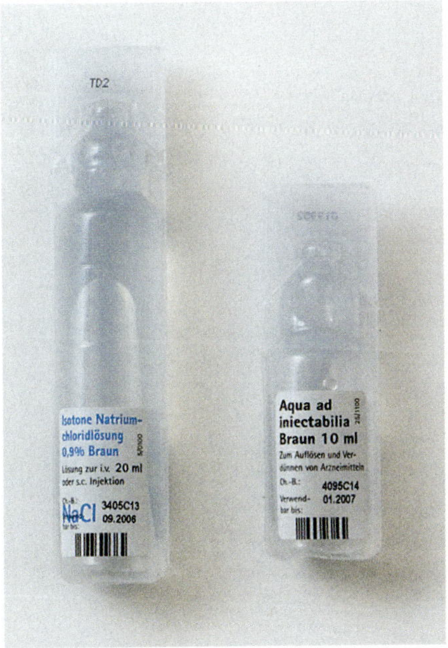

Abb. 4.2 Plastikampullen

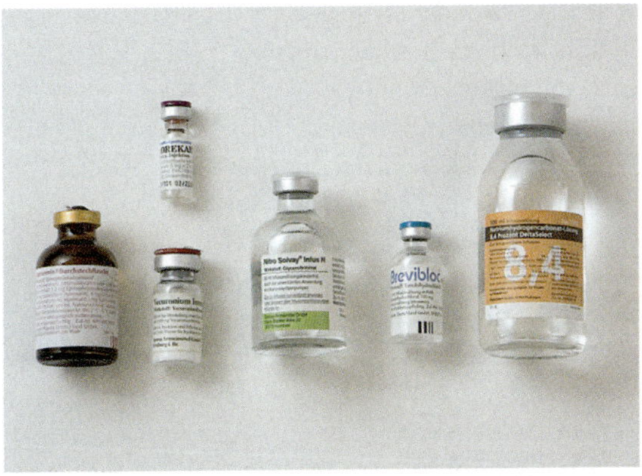

Abb. 4.3 Stechampullen

Indikation

- Herstellen einer Injektionslösung/-suspension aus flüssigen Arzneimittel zur parenteralen Applikation,
- Herstellen einer Injektionslösung/-suspension aus Trockensubstanzen zur parenteralen Applikation,
- Herstellen einer Verdünnung konzentrierter gelöster oder suspendierter Arzneimittel zur parenteralen Applikation.

TIPPS

Für die Injektion von Arzneimitteln gilt der Leitsatz:
„Das
richtige Medikament in der
richtigen Dosierung und in der
richtigen Darreichung zum
richtigen Zeitpunkt am
richtigen Patienten."

Kontraindikation

- im Notfall keine,
- Weniger invasive Darreichungsformen und Applikationswege sollten immer in Betracht gezogen werden, z. B. Rektiole beim Kindernotfall oder nasale Applikation.

Equipment

- geeignetes Medikament in einer Ampulle entsprechend der medizinischen Indikation,
- Trockentupfer zum Öffnen der Ampulle,
- Hautdesinfektionsmittel mit (sterilem) Tupfer zur Desinfektion des Septums bei Verwendung von Durchstechflaschen,
- ggf. Lösungs- oder Verdünnungsmittel (z. B. Aqua Ad Injectabilia, NaCl 0,9%) in einer Ampulle,
- sterile zwei- oder dreiteilige Einwegspritze aus Kunststoff entsprechender Größe (z. B. 2, 5, 10, 20, 50 ml) mit:
  - graduiertem (ggf. eine über das Nennvolumen hinaus verlängerte Skala), transparentem, wischfestem Zylinder (z. B. ml) und weiblichem zentrischem oder exzentrischem Luer-(Lock-)Konus zum Aufsetzen einer Hohlnadel,
  - leichtgängigem Kolben mit sicherem Kolbenstopp (→ problemloses Aufziehen bis zum Maximalvolumen),
  - minimalem Restvolumen (→ kein Verlust des Medikaments),

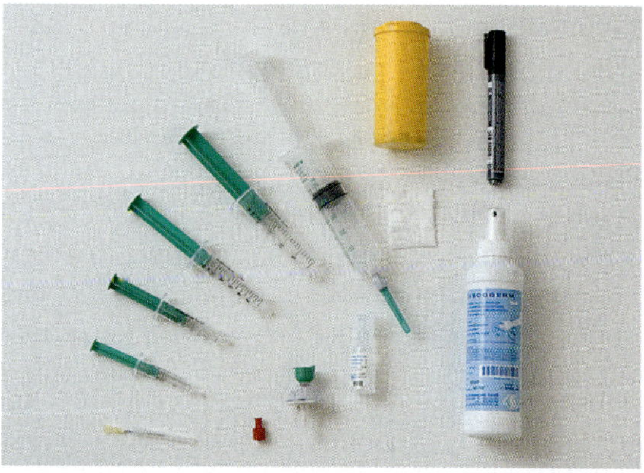

Abb. 4.4 Equipment zum Medikamentaufziehen

- Einmalkanüle mit männlichem Luer-(Lock-)Konus und stumpfer (→ minimiertes Verletzungsrisiko) oder schräg geschliffener Spitze zum Aufziehen des Medikaments,
- ggf. Entnahmeadapter („Spike") mit Belüftungs- und Partikelfilter für reduziertes Kontaminationsrisiko und leichteres Arbeiten bei der Mehrfachentnahme aus Stechampullen,
- Abwurfbox gemäß TRBA 250 zur Entsorgung von Kanülen, Entnahmeadaptern und geöffneten Glasampullen,
- ggf. wasserfester Stift,
- ggf. Verschlusskonus.

4.1.2 Medikamente aufziehen

ACHTUNG

Zum Ausschluss von Verwechslungen bei der Medikamentenauswahl und zum Schutz vor nicht mehr verkehrsfähigen Medikamenten muss jedes Arzneimittel dreifach kontrolliert werden:
- einmal beim Bereitlegen,
- einmal vor dem Aufziehen,
- einmal vor der Applikation.

Die Überprüfung umfasst:
- richtiges Medikament (→ unbeschädigtes, lesbares Etikett),
- Haltbarkeitsdatum nicht überschritten,
- Konzentration des Arzneimittels stimmt mit der Verordnung überein,
- Übereinstimmung zwischen der geplanten und der zugelassenen Darreichungsform,
- unbeschädigte Ampulle,
- Unversehrtheit des Arzneimittels (z. B. klar, unverfärbt, frei von Ausflockungen).

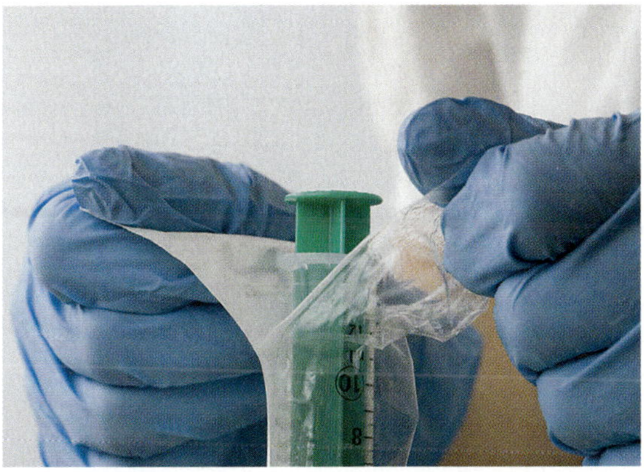

a) Einwegspritze aus der Verpackung nehmen

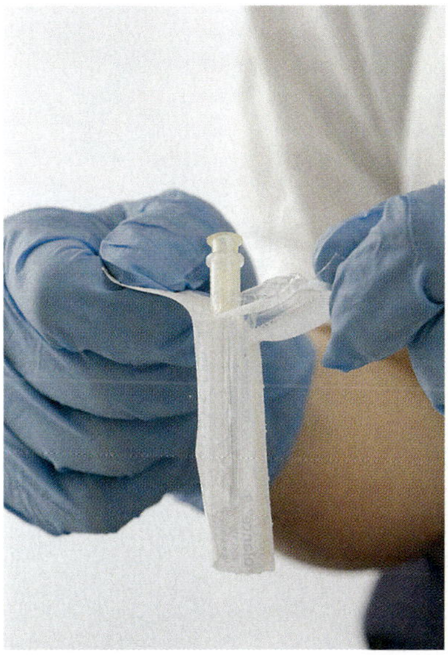

b) Einmalkanüle aus der Verpackung nehmen

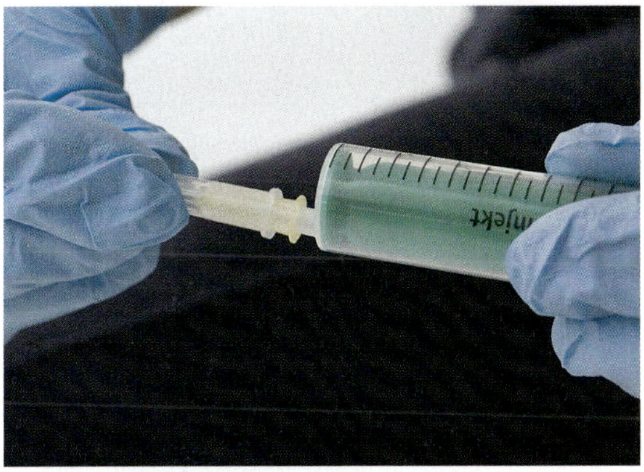

c) Spritze und Kanüle verbinden

Abb. 4.5 Einwegspritze vorbereiten

Technik mit flüssigen Arzneimitteln

HELFER 1

- Verordnetes Medikament aus dem Ampullarium entnehmen und zum ersten Mal überprüfen → Vorsichtsregel.
- Einwegspritze mit einem geeigneten Nennvolumen (muss mindestens der Menge des Arzneimittels entsprechen) bereitlegen und aus der Verpackung entnehmen:
  - mit jeweils Daumen und Zeigefinger einer Hand eine unverklebte Verpackungslasche im Bereich des Spritzenkolbens fassen,
  - die Verpackung um zwei Drittel auseinanderziehen.
- Einmalkanüle bereitlegen und aus der Verpackung entnehmen:
  - mit jeweils Daumen und Zeigefinger einer Hand eine unverklebte Verpackungslasche im Bereich des Luer-(Lock-)Konus fassen,
  - die Verpackung um zwei Drittel auseinanderziehen.
- Einwegspritze und Einmalkanüle vollständig aus den Verpackungen entnehmen und die Ansatzstücke miteinander verbinden.

ACHTUNG

Die Hohlnadel muss aus Gründen der Sterilität und zum Schutz vor Stichverletzungen auf jeden Fall in der Schutzkappe verbleiben! Diese darf erst unmittelbar vor der Medikamentenentnahme entfernt werden!

Medikamentenampulle öffnen

- Glasampulle: Ampulle mit zwei Fingern einer Hand senkrecht (mit dem Ampullenhals nach oben) halten. Durch Herunterschütteln oder sanftes Beklopfen des Ampullenhalses mit einem Fingernagel der anderen Hand gewährleisten, dass sich das Medikament vollständig im Ampullenkörper befindet. Trockentupfer als Bruch- und Schnittschutz um den Ampullenspieß

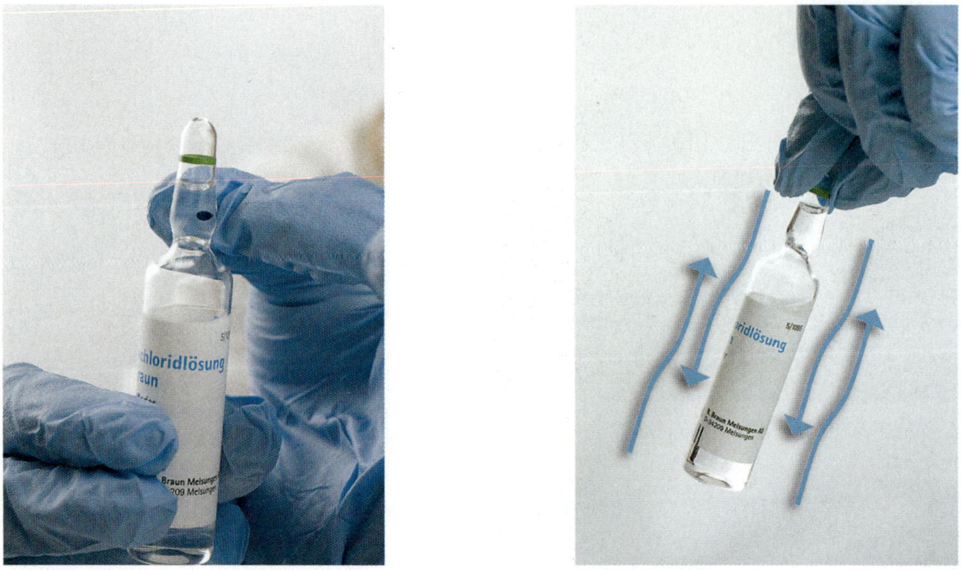

a) Ampulle von Luftblasen befreien (beklopfen)

b) Ampulle von Luftblasen befreien (Herunterschütteln)

Abb. 4.6 Ampulle von Luftblasen befreien

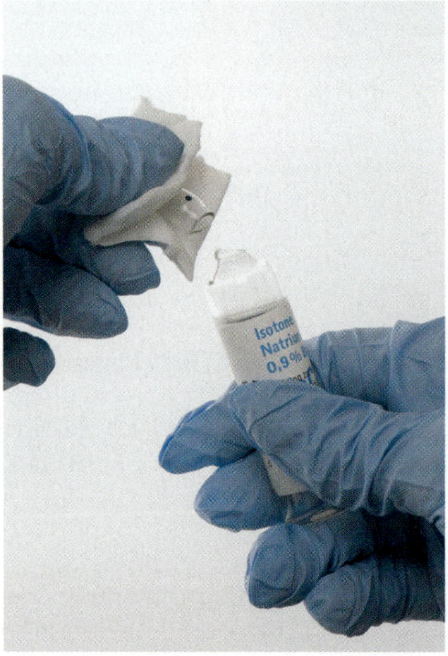

Abb. 4.7 Ampulle mit Tupfer öffnen

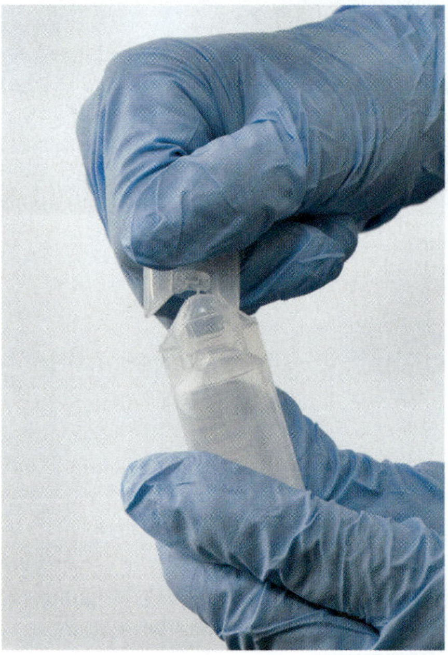

Abb. 4.8 Plastikampulle öffnen

legen und Ampullenhals mit einer Hand an der Sollbruchstelle abbrechen (→ darauf achten, dass beim Abbrechen des Ampullenkopfes keine Glassplitter in die Injektionslösung gelangen).

TIPPS

Wenn kein Trockentupfer zur Verfügung steht, kann hilfsweise die Verpackung der Einwegspritze als Schutzvorrichtung dienen.

- Plastikampulle: Ampulle mit zwei Fingern einer Hand am Ampullenkörper senkrecht (mit dem Ampullenhals nach oben) halten und mit zwei Fingern der anderen Hand den Ampullenkopf mit einer Drehbewegung vom Ampullenkörper trennen.
- Stechampulle: Mit zwei Fingern einer Hand die Kunststoffkappe oder die Blechlasche entfernen. Septum mit Hautdesinfektionsmittel desinfizieren.

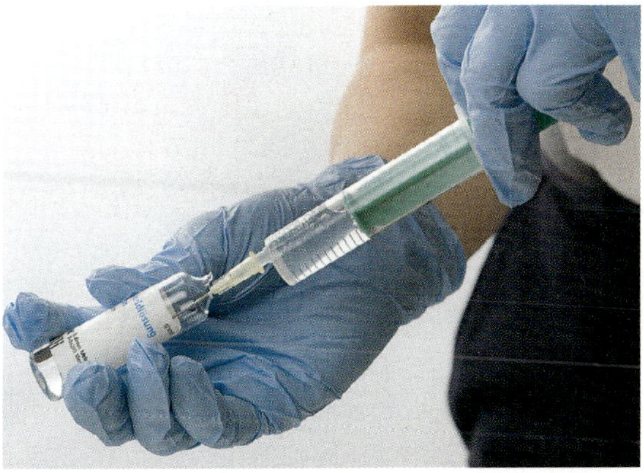

a) Medikament aus Glasampulle aufziehen (Plastikampulle gleiches Verfahren)

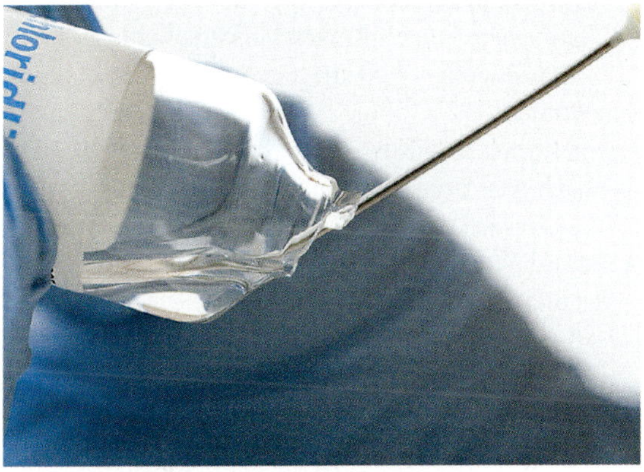

b) Medikament aus Glasampulle aufziehen

Abb. 4.9 Medikament aufziehen

- Verordnetes Medikament zum zweiten Mal überprüfen und in die Einwegspritze aspirieren:
  - Glas- und Plastikampullen: Schutzkappe von der Hohlnadel entfernen. Ampulle mit einer Hand fassen und nahezu horizontal halten. Mit der anderen Hand die vorbereitete Einwegspritze zwischen Spritzenzylinder und -kolben greifen und die auf die Spritze aufgesetzte Kanüle vorsichtig in die Ampulle einführen, ohne dabei die Außenseite des Ampullenhalses zu berühren und ohne mit der Kanülenspitze auf dem Ampullenboden aufzustoßen. Durch Zug am Spritzenkolben mit einer Hand den Ampulleninhalt vollständig in die Spritze aspirieren.

TIPPS

Bei Ampullen mit großen Nennvolumina können Restmengen der Injektionslösung einfacher in die Spritze aufgezogen werden, wenn die Ampullenöffnung unter gleichzeitigem Zug am Spritzenkolben leicht nach unten gehalten wird.

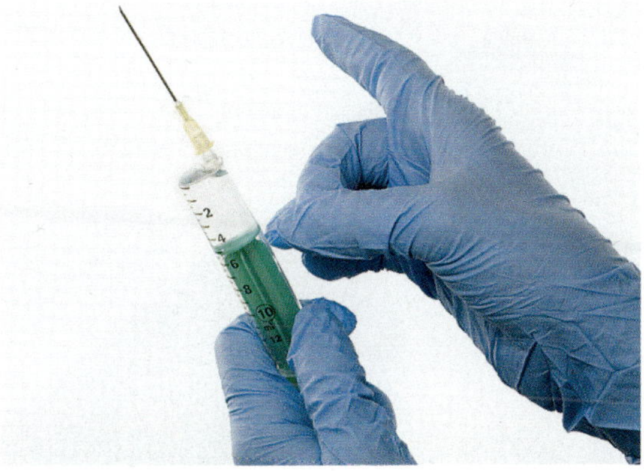

Abb. 4.10 Luft aus der Spritze klopfen

  - Stechampulle: Schutzkappe von der Hohlnadel entfernen. Mit einer Hand die vorbereitete Einwegspritze zwischen Spritzenzylinder und -kolben fassen und eine äquivalente Menge Luft durch Zug am Spritzenkolben in die Spritze aspirieren, wie anschließend Injektionslösung aus der Ampulle entnommen werden soll → Technik vereinfacht das spätere Entnehmen der Medikamentenlösung, indem kurzfristig ein Überdruck in der Ampulle hervorgerufen wird. Mit der anderen Hand die Stechampulle senkrecht (mit dem Septum nach oben) halten und die Kanüle durch die Gummikappe stechen. Durch Druck auf den Spritzenkolben die aspirierte Luft in die Ampulle drücken. Spritze und Ampulle drehen, sodass der Gummistopfen senkrecht nach unten zeigt. Durch erneuten Zug am Spritzenkolben die gewünschte Menge der Injektionslösung aus der Durchstechflasche entnehmen.
- Hohlnadel aus der Ampulle ziehen.
- Aufziehkanüle von der Einwegspritze abziehen und in der Abwurfbox entsorgen.

Entnahme mittels Entnahmeadapter („Spike")

Falls dieser zur Verfügung steht, sollte er bevorzugt zur Medikamentenentnahme aus einer Stechampulle eingesetzt werden, weil durch integrierte Partikelfilter und durch die entbehrlich gewordene Injektion von Luft das Kontaminationsrisiko minimiert sowie die Medikamentenentnahme durch entsprechende Belüftungskanäle erheblich vereinfacht wird:

- Schutzkappe von der Spitze des Entnahmeadapters entfernen.
- Stechampulle mit einer Hand senkrecht (mit dem Septum nach oben) halten.
- Gummistopfen mit der Spitze des Entnahmeadapters mit der anderen Hand perforieren.
- Ggf. zusätzlichen Belüftungskanal öffnen.

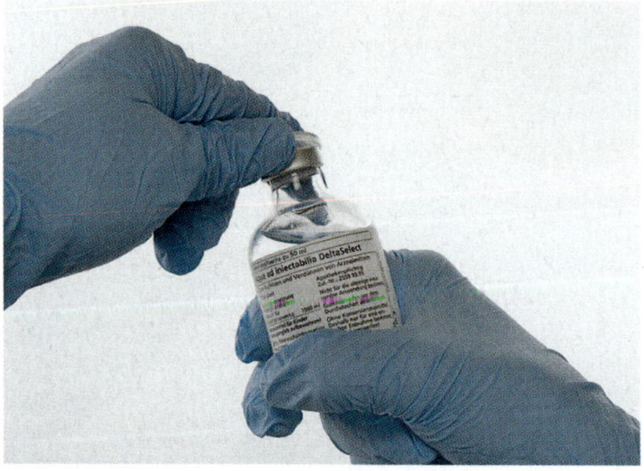

Abb. 4.11 Kunststoffklappe entfernen

- Schutzkappe von dem Luer-(Lock-)Konus des Entnahmeadapters entfernen.
- Vorbereitete Einwegspritze (ohne aufgesteckte Kanüle) anschließen (ggf. bereits gefüllt mit Lösungs- oder Verdünnungsmittel).
  - Spritze und Ampulle drehen, sodass der Gummistopfen senkrecht nach unten zeigt.
  - Durch Zug am Spritzenkolben die gewünschte Menge der Injektionslösung aus der Durchstechflasche entnehmen.
  - Gefüllte Spritze von Entnahme-Spike trennen.
  - Der Spike kann für Mehrfachentnahmen in der Durchstechflasche belassen werden. Dazu ggf. den akzessorischen Belüftungskanal schließen und den Luer-(Lock-)Anschluss des Entnahmeadapters mit der Schutzkappe verschließen.

ACHTUNG

Zum Aufziehen verwendete Kanüle in keinem Fall zur Punktion verwenden!
Zum Schutz vor Nadelstichverletzungen niemals versuchen, die Schutzkappe zurück auf die Kanüle zu setzen → sogenanntes Recapping!

- Injektionslösung von zurückbleibenden Lufteinschlüssen befreien:
  - Spritze mit dem Anschlusskonus senkrecht nach oben halten,
  - ggf. durch leichtes Beklopfen der Zylinderwand mit einem Fingern eingeschlossene Luftbläschen mobilisieren → Luft steigt in Richtung Anschlusskonus,
  - die unter dem Konus gesammelte Luft durch vorsichtigen Druck auf den Spritzenkolben aus der Spritze herausdrücken.
- Verordnetes Medikament zum dritten Mal überprüfen und zur Injektion vorbereiten:
  - Kennzeichnung: Spritzenzylinder mit dem Namen und der Konzentration (z. B. mg/ml) des Medikaments beschriften oder das selbstklebende Etikett von der leeren Ampulle abziehen und auf den Spritzenzylinder kleben, dabei nicht die Graduierung überschreiben/verdecken,
  - leere Ampulle in der Abwurfbox entsorgen,

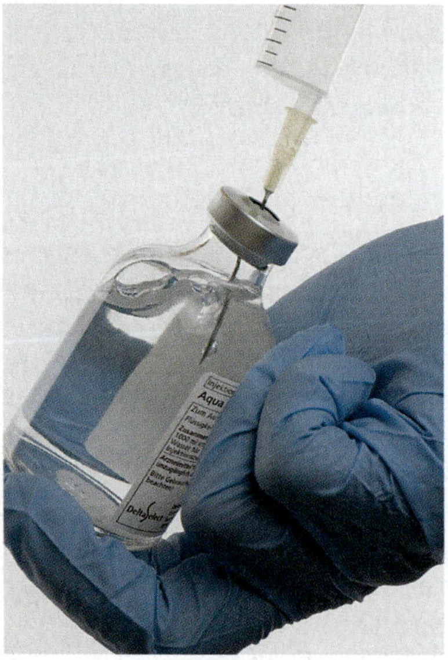

a) Luft in die Stechampulle geben

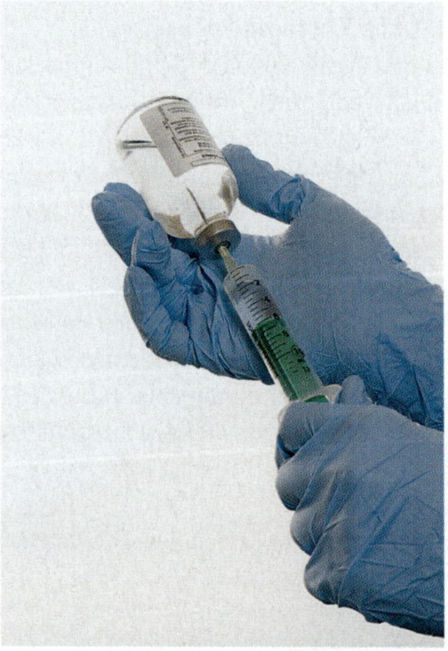

b) Medikament aus Stechampulle entnehmen

Abb. 4.12 Medikamentenentnahme aus Stechampulle

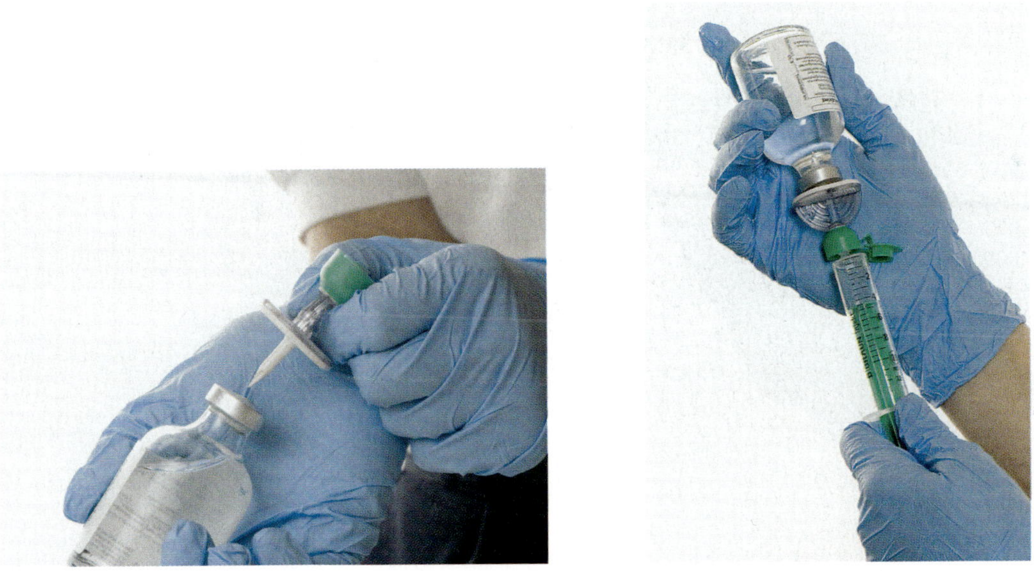

a) Spike in Stechampulle stechen

b) Medikament durch Spike entnehmen

Abb. 4.13 Medikamentenentnahme mit Entnahme-Spike

- bei sofortiger Injektion die gebrauchsfertige Injektion (mit der Medikamentenampulle → zur Kontrolle) anreichen (➤ Kap. 4.3.3) bzw. bei späterer Injektion den Spritzenkonus mit einem Verschlusskonus verschließen und griffbereit beiseite legen.

Technik mit Trockensubstanzen

HELFER 1

- Das verordnete Medikament und das Lösungsmittel (z. B. Aqua Ad Injectabilia, NaCl 0,9%) aus dem Ampullarium entnehmen und beide Substanzen zum ersten Mal überprüfen.
- Die Einwegspritze mit einem geeigneten Nennvolumen (→ muss mindestens der Menge des gelösten Arzneimittels entsprechen) bereitlegen und aus der Verpackung entnehmen.
- Eine Einmalkanüle bereitlegen und aus der Verpackung entnehmen.
- Einwegspritze und Einmalkanüle vollständig aus den Verpackungen entnehmen und die Ansatzstücke miteinander verbinden.
- Das Lösungsmittel zum zweiten Mal überprüfen und eine definierte Menge in die Einwegspritze aspirieren.
  - Die Hohlnadel aus der Lösungsmittelampulle ziehen.
- Das Lösungsmittel von zurückbleibenden Lufteinschlüssen befreien.
- Mit zwei Fingern einer Hand die Kunststoffkappe oder die Blechlasche der Stechampulle mit der enthaltenen Trockensubstanz entfernen. Septum mit Hautdesinfektionsmittel desinfizieren.
- Das verordnete Medikament zum zweiten Mal überprüfen.
  - Mit einer Hand die Einwegspritze mit dem Lösungsmittel fassen und mit der anderen Hand die Stechampulle senkrecht (mit dem Septum nach oben) halten.
  - Die Kanüle durch die Gummikappe stechen.
  - Durch Druck auf den Spritzenkolben das Lösungsmittel in die Ampulle drücken.
  - Durch Schütteln der Ampulle die Trockensubstanz in Lösung bringen.
  - Spritze und Ampulle drehen, sodass der Gummistopfen senkrecht nach unten zeigt.
  - Durch erneuten Zug am Spritzenkolben die Injektionslösung aus der Durchstechflasche entnehmen.
  - Die Hohlnadel aus der Ampulle ziehen.
- Die Aufziehkanüle von der Einwegspritze abziehen und in der Abwurfbox entsorgen.
- Die Injektionslösung von zurückbleibenden Lufteinschlüssen befreien.
- Das verordnete (aufgelöste) Medikament zum dritten Mal überprüfen und zur Injektion vorbereiten.

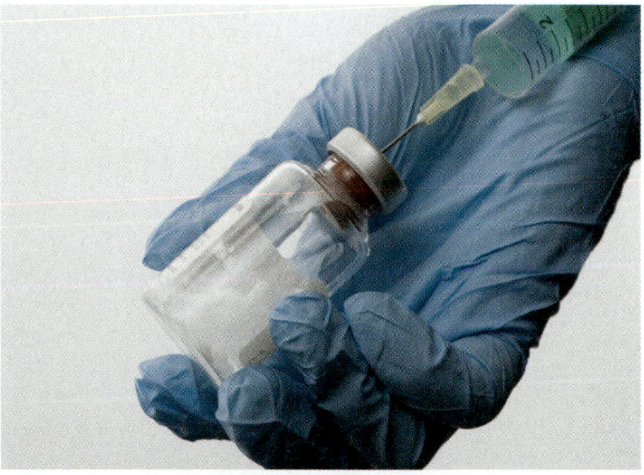

a) Lösungsmittel in die Trockensubstanz injizieren

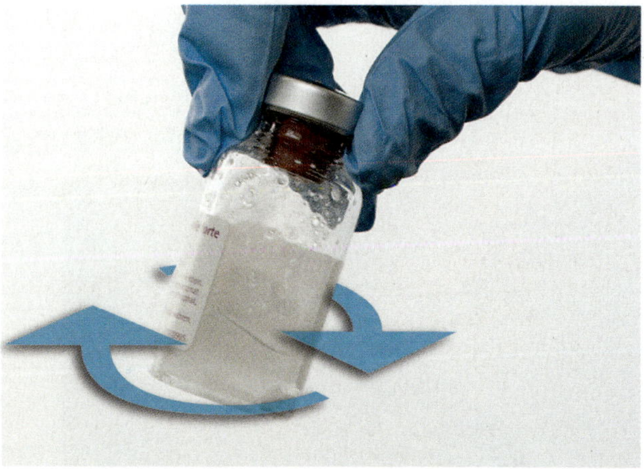

b) Ampulle schütteln

Abb. 4.14 Trockensubstanz auflösen

4.1.3 Medikamente verdünnen

In vielen Fällen ist es medizinischer Standard, hochwirksame Medikamente vor der Injektion mit einem geeigneten Verdünnungsmittel (z. B. Aqua Ad Injectabilia, NaCl 0,9%) in ein optimales Mischungsverhältnis zu bringen, um das Arzneimittel besser dosieren zu können und derart schwerwiegende Nebenwirkungen und Überdosierungen zu vermeiden. Das Verdünnungsverhältnis (z. B. 1:10) richtet sich nach dem zu verdünnenden Wirkstoff. Häufig verdünnte Substanzgruppen sind unter anderem Katecholamine und Analgetika.

Es gehört zu den Kompetenzen des Rettungsfachpersonals, derartige Verdünnungen herzustellen, was grundlegende Kenntnisse in den Grundrechenarten voraussetzt.

TIPPS

Rechenbeispiel

Aufgabe: Wie viel Milligramm Wirkstoff pro Milliliter Flüssigkeit enthält eine Verdünnung von Adrenalin 1:10.000 in 10 ml?

Antwort: 0,1 mg/ml.

Durchführung

HELFER 1

- Das verordnete Medikament und das Verdünnungsmittel (z. B. Aqua Ad Injectabilia, NaCl 0,9%) aus dem Ampullarium entnehmen und beide Substanzen zum ersten Mal überprüfen.
- Die Einwegspritze mit einem geeigneten Nennvolumen (→ muss mindestens der Gesamtmenge des verdünnten Arzneimittels entsprechen) bereitlegen und aus der Verpackung entnehmen.
- Eine Einmalkanüle bereitlegen und aus der Verpackung entnehmen.
- Einwegspritze und Einmalkanüle vollständig aus den Verpackungen entnehmen und die Ansatzstücke miteinander verbinden.
- Das Verdünnungsmittel zum zweiten Mal überprüfen und eine definierte Menge (z. B. 9 ml NaCl 0,9%) in die Einwegspritze aspirieren.
  - Die Hohlnadel aus der Verdünnungsmittelampulle ziehen.
- Das Verdünnungsmittel von zurückbleibenden Lufteinschlüssen befreien.
- Das verordnete Medikament zum zweiten Mal überprüfen.
- Die Medikamentenampulle öffnen.
  - Das zu verdünnende Medikament (z. B. 1 ml Adrenalin 1:1000) zur Verdünnungslösung durch erneuten Zug am Spritzenkolben hinzufügen.
  - Die Hohlnadel aus der Ampulle ziehen.
- Die Aufziehkanüle von der Einwegspritze abziehen und in der Abwurfbox entsorgen.
- Die verdünnte Lösung von zurückbleibenden Lufteinschlüssen befreien.
- Das verdünnte Medikament zum dritten Mal überprüfen und zur Injektion vorbereiten.

Gefahren

ACHTUNG

Vorausgesetzt, dass alle Bestimmungen beachtet werden, ist der Umgang mit Injektionslösungen wenig fehleranfällig; allerdings kann bereits ein kleiner Fehler weitreichende Folgen für den Patienten haben. Insofern ist allergrößte Sorgfalt und unter den Rettungsfachkräften gegenseitige Vorsicht hinsichtlich mutmaßlicher Fehler erforderlich.
Selbst unterlaufene oder beim Kollegen beobachtete Fehler müssen sofort deutlich hörbar mitgeteilt werden, um den Patienten vor einem möglichen Schaden zu bewahren.

Typische Fehler und Gefahren beim Herrichten von Injektionen sind:

- Unsachgemäßer Umgang mit der Einmalkanüle:
  - Die durch das Aufziehen stumpf gewordene Kanüle wird ebenfalls zur Punktion verwendet → schmerzhafte Punktion für den Patienten und Gefahr der Injektion von zuvor aspirierten mikroskopisch kleinen Glassplittern,
  - Gefahr von Nadelstichverletzungen z. B. bei Verwendung von geschliffenen Kanülen zum Aufziehen von Medikamenten, bei zu frühem Entfernen der Schutzkappe, durch Recapping und/oder durch Verzicht auf eine Entsorgung in einer Abwurfbox.
- Unsachgemäßer Umgang mit der Einwegspritze:
  - Das Nennvolumen der Spritze entspricht nicht mindestens der Gesamtmenge des (gelösten, verdünnten) Arzneimittels → ungenaue Medikamentendosis und -konzentration.
  - Ein schwergängiger Spritzenkolben erschwert die Aspiration von Arzneimitteln → unhandlicher Umgang mit der Einwegspritze → Risiko für Fehler und Verletzungen steigt.
- Unsachgemäßer Umgang mit der Ampulle sowie dem Arznei-, Lösungs- und Verdünnungsmittel:
  - Auswahl eines falschen Medikaments (z. B. Verwechslung der Ampullen, fehlerhafte Kennzeichnung, beschädigte Ampulle, unleserliches Etikett),
  - Herstellen einer falschen Lösung bzw. Verdünnung (z. B. Lösungs- oder Verdünnungsmittel wird nicht zuerst aufgezogen, erforderliche Menge des Lösungs- oder Verdünnungsmittels wird nicht eingehalten) → zu hohe bzw. zu niedrige Konzentration,
  - geplante Darreichung entspricht nicht der zugelassenen Darreichung → Gefäßschäden, Nekrosebildung, Überdosierung,
  - Zeitpunkt der Applikation falsch gewählt (z. B. Halbwertszeit nicht beachtet),
  - Das ausgewählte Medikament hat das Haltbarkeitsdatum überschritten bzw. wirkt z. B. aufgrund von Ausflockung oder untypischer Trübung als nicht verwendbar, wird jedoch dennoch vorbereitet und appliziert,
  - Angebrochene Durchstechflaschen werden nicht mit dem Datum und der Uhrzeit des Anbruchs sowie dem Namen des Mitarbeiters, der die Stechampulle geöffnet hat, beschriftet,
  - Vor dem Aufziehen wird nicht der gesamte Ampulleninhalt in den Ampullenkörper befördert bzw. Restmengen der Injektionslösung werden nicht sorgfältig aspiriert,
  - Verzicht auf Be- bzw. Entlüftung bei Verwendung von Durchstechflaschen durch Entnahme-Spikes, sondern Überdruckbelüftung durch Injektion von Luft → der Arzneistoff kann unkontrolliert entweichen → unklare Medikamentendosis und -konzentration,
  - Verwendung eines ungeeigneten Lösungs- oder Verdünnungsmittels bei Nichtbeachtung der Fachinformation („Wechselwirkungen") → Trockensubstanz geht nicht in Lösung oder schäumt übermäßig stark auf,
  - zu kraftvolles Schütteln der Ampulle zur Lösung einer Trockensubstanz → übermäßiges Aufschäumen,
  - Verzicht auf Entfernung von zurückbleibenden Lufteinschlüssen in der Einwegspritze → Luftembolie (→ besonders bei kleinen Kindern),
  - Zerbrechen von Glasampullen durch z. B. zu kraftvolles Aufbrechen, fehlerhafte Sollbruchstellen, Lagerungsstress, zu kräftiges Beklopfen des Ampullenhalses, Durchstoßen des Ampullenbodens mit der Einmalkanüle → Schnittverletzungen, Injektionslösung wird unbrauchbar, Medikament steht (nicht mehr) zur Verfügung, erhöhte Folgekosten,
  - Verzicht auf einen Trockentupfer als Schnitt- und Bruchschutz beim Öffnen von Glasampullen → Schnittverletzungen, Kontamination der Injektionslösung mit Blut,
  - Gefahr der Schnittverletzung an der Bruchkante nach dem Öffnen von Glasampullen, insbesondere wenn eine sachgemäße Entsorgung in einer geeigneten Abwurfbox entbehrlich scheint,
  - Gefahr der Injektion von zuvor aspirierten mikroskopisch kleinen Glassplittern durch beim Abbrechen des Ampullenkopfes in die Injektionslösung gelangte Glassplitter oder infolge Berührung der Außenseite des Ampullenhalses und/oder des Ampullenbodens mit der Kanülenspitze →

schmerzhafte Punktion, mikroskopisch kleine Perforationsverletzungen.
- Verzicht auf ein antiseptisches Vorgehen bei der Medikamentenvorbereitung → erhöhtes Kontaminationsrisiko:
  - zu frühes Entfernen der Verpackungen an Einwegspritze und Einmalkanüle,
  - zu frühes Entfernen der Schutzkappe an der Einmalkanüle,
  - keine Desinfektion des Septums bei Verwendung von Durchstechflaschen,
  - Verzicht auf die Verwendung von Entnahme-Spikes an Mehrdosenbehältern → durch integrierte Partikelfilter und durch die entbehrlich gewordene Injektion von Luft würde das Kontaminationsrisiko minimiert,
  - Berührung der Außenseite des Ampullenhalses und/oder des Ampullenbodens mit der Kanülenspitze,
  - Verzicht auf Verschluss der Einwegspritze mit einem Stopfen bei späterer Injektion,
  - Verzicht auf Verschluss des akzessorischen Belüftungskanals und des Luer-(Lock-)Anschlusses mit der Schutzkappe bei Verwendung von Entnahmeadaptern an Durchstechflaschen.

4.2 Infusionen vorbereiten

Michael Knieps

Werden mehr als 100 Milliliter einer körperfremden Flüssigkeit in den Körper eingebracht, wird von einer Infusion gesprochen. Die Zusammensetzung einer Infusionsflüssigkeit kann sehr unterschiedlich sein, was zur Entfaltung verschiedener pharmakologischer Eigenschaften im Organismus führt. In der Notfall- und Rettungsmedizin werden Infusionen über einen intravenösen Zugang (➤ Kap. 4.3.3) als sogenannte Schwerkraftinfusion bzw. bei entsprechender Indikation (z. B. Substitution schwerer Volumenverluste) auch als Druckinfusion verabreicht. Infusionsflüssigkeiten gelten als Arzneimittel, daher obliegen im Grundsatz dem Notarzt die Indikationsstellung und die Auswahl einer geeigneten Infusion im Rettungseinsatz.

Die Therapie mit Infusionen wird in der modernen Rettungsmedizin bei fast allen Notfallpatienten eingesetzt und hat sich als unverzichtbar erwiesen. Daher gehören zu den Schlüsselqualifikationen des Rettungsfachpersonals

- genaue Kenntnisse über die pharmakologischen Eigenschaften der zur Verfügung stehenden Infusionsflüssigkeiten,
- die Vorbereitung einer Infusion,
- die Applikation einer Infusion und die
- Überwachung der Infusionstherapie.

Jeder Infusion ist eine Fachinformation beigefügt, in der unter anderem arzneimittelspezifische Lagerungshinweise gegeben werden.

Die korrekte und hygienisch einwandfreie Vorbereitung einer Infusion ist im Vergleich zur Vorbereitung einer Injektion (➤ Kap. 4.1) weniger aufwendig, beansprucht aber Zeit und spezielles Material.

Behältnisse für Infusionslösungen

Als Behältnisse für Infusionslösungen finden sich Glasflaschen, Kunststoffflaschen oder Kunststoffbeutel mit einem Nennvolumen zwischen 100 und 2500 ml, wobei im Rettungsdienst meistens Behältnisse bis 500 ml zur Anwendung kommen.

An einem Ende findet sich oft eine Öse zum Einhängen in einen Infusionshalter. Das gegenüberliegende Ende ist herstellerabhängig mit einem oder zwei separaten Durchstichgummis verschlossen, die von einer äußeren Krampe aus Blech oder Kunststoff steril überdeckt sind.

Nach Anbruch einer Infusion ist diese in der gemäß der Fachinformation vorgesehenen Zeit zu verbrauchen, oft ist sie aber aus mikrobiologischer Sicht noch 24 Stunden verwendbar. Daher müssen angebrochene Infusionen immer mit dem Datum und der Uhrzeit des Anbruchs sowie dem Namen des Mitarbeiters, der die Infusion geöffnet hat, beschriftet werden.

Glasflaschen

Vorteile

- In Bezug auf die Stabilität (z. B. Haltbarkeit) ist Glas das sicherste Behältnis.

Nachteile

- Gewicht,
- Zerbrechlichkeit,
- Platzbedarf,
- Formstarre,
- Belüftung von Beginn der Infusion an erforderlich,
- kaum geeignet für Druckinfusion,
- oft ohne Öse am Flaschenboden zum Einhängen in einen Infusionshalter.

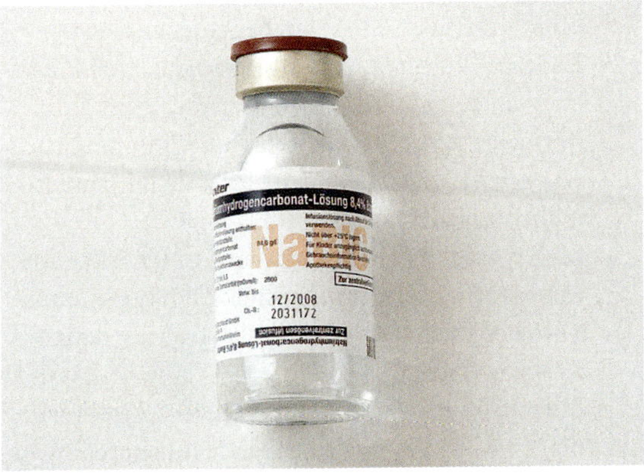

Abb. 4.15 Infusionsglasflasche

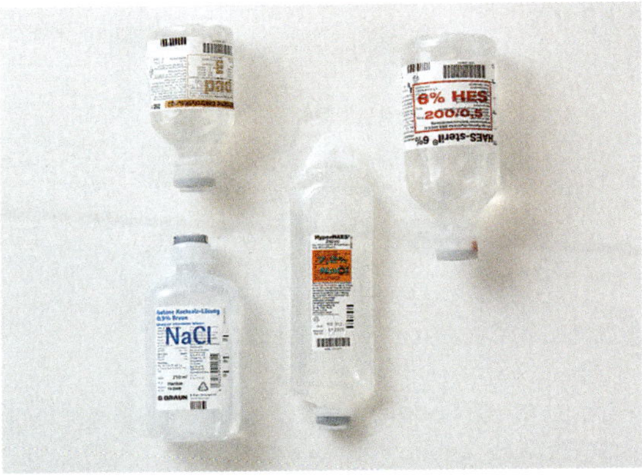

Abb. 4.16 Kunststoffflaschen

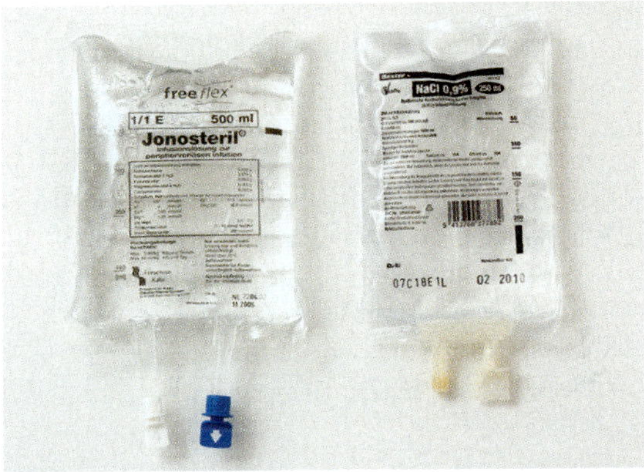

Abb. 4.17 Kunststoffbeutel

Kunststoffflaschen

Vorteile

- niedrigeres Gewicht als Glasflaschen,
- unzerbrechlich,
- relativ gut geeignet für Druckinfusion.

Nachteile

- schwerer als Kunststoffbeutel,
- Platzbedarf,
- Formstarre,
- eingeschränkte Lagerungsfähigkeit bzw. Kunststoff ist nicht für alle Inhaltsstoffe als Aufbewahrungsbehältnis zugelassen,
- oft zusätzliche Belüftung gegen Ende der Infusion erforderlich.

Kunststoffbeutel

Vorteile

- niedriges Gewicht,
- unzerbrechlich,
- relativ kleiner Platzbedarf,
- formflexibel,
- sehr gut geeignet für Druckinfusion,
- keine zusätzliche Belüftung erforderlich (Beutel fällt in sich zusammen).

Nachteile

- Eingeschränkte Lagerungsfähigkeit bzw. Kunststoff ist nicht für alle Inhaltsstoffe als Aufbewahrungsbehältnis zugelassen.

Indikation

Die Einsatzbereiche für Infusionen sind vielfältig. Nachfolgend sind die wichtigsten notfallmedizinischen Indikationen aufgelistet:

- Offenhalten der Venenverweilkanüle zur Sicherung eines dauerhaften venösen Zugangs mit z. B. Vollelektrolytlösung,
- Trägerlösung zur kontinuierlichen Applikation kompatibler Medikamente mit z. B. Vollelektrolytlösung,
- Applikation von Blutersatzstoffen (z. B. hämorrhagischer Schock) mit z. B. Hydroxyethylstärke,
- Small Volume Resuscitation (z. B. hämorrhagischer Schock) mit hypertonen-hyperonkotischen Flüssigkeiten,
- Korrektur von Störungen im Wasser-Elektrolyt-Haushalt (z. B. Exsikkose, Verbrennung) mit z. B. Vollelektrolytlösungen,
- Azidoseausgleich mit Natriumhydrogencarbonat,
- Substratzufuhr bei Hypoglykämie mit z. B. Glucose 10%.

TIPPS

Wie für die Injektion von Arzneimittel gilt auch für Infusionen der Leitsatz:
„Das richtige Medikament in der richtigen Dosierung und in der richtigen Darreichung zum richtigen Zeitpunkt am richtigen Patienten."

Kontraindikation

Wichtige Kontraindikationen resultieren in erster Linie aus dem ausgewählten Infusionspräparat:

- kolloide Infusionen (z. B. HAES-steril® 10%)
  - schwere Herzinsuffizienz
  - Nierenversagen
  - schwere Blutgerinnungsstörungen
  - Hyperhydratationszustände, Lungenödem
  - intrazerebrale Blutung
  - bekannte Überempfindlichkeit
- Small Volume Resuscitation (z. B. HyperHAES®)
  - bekannte Überempfindlichkeit
  - Hyperhydratationszustände, Lungenödem
  - schwere Herzinsuffizienz
  - schwere Leberfunktionsstörung
  - bekannte Störung der Hämostase
  - Nierenversagen
  - Hyperosmolarität
  - Dehydratation
- kristalloide Infusionen (z. B. Jonosteril®)
  - Ödeme
  - hypertone Dehydratation
  - Niereninsuffizienz
  - Hyperhydratationszustände
- Pufferlösungen (z. B. Natriumhydrogencarbonat 8,4%)
  - Beginn eines Azidoseausgleichs ohne vorhergehende Bestimmung des Blut-pH-Wertes z. B. über eine Blutgasanalyse
  - Alkalosen
- Glucose 10%
  - Hyperglykämie
  - Hyperhydratationszustände
  - hypotone Dehydratation

Equipment

- geeignete Infusion entsprechend der medizinischen Indikation,
- Infusionsgerät (Infusionssystem, Infusionsbesteck, Infusionsleitung) für die Schwerkraft-Infusion als Verbindung zwischen Infusionsbehältnis und Venenverweilkanüle mit:
  - scharfem Einstichdorn am patientenentfernten Ende der Verbindungsleitung zum leichten Einstechen in das Septum des Infusionsbehälters,
  - flexibler Pump- bzw. Tropfkammer mit durchsichtigem Schauglas und mit verschließbarer bakteriendichter Belüftung,
  - transparenter Verbindungsleitung möglichst mit elastischem und selbstabdichtendem Injektionszwischenstück (Zuspritzmöglichkeit) am patientennahen Ende,
  - Rollenklemme zur Dosierung der Tropfgeschwindigkeit und mit einer Haltevorrichtung am Rollenklemmengehäuse zum Befestigen der Verbindungsleitung,
  - Luer-(Lock-)Konus am patientennahen Ende der Verbindungsleitung zur Verbindung mit dem Venenverweilkatheter mit integriertem Rückschlagventil,

TIPPS

Transfusionsgeräte können hilfsweise auch als Infusionsgeräte eingesetzt werden.
Bei einigen Infusionsgeräten ist die Tropfkammer durch eine integrierte Filtermembran zum Schutz vor groben Partikeln zweigeteilt.

- Hautdesinfektionsmittel mit (sterilem) Tupfer zur Desinfektion des Septums,
- ggf. Druckinfusionsmanschette mit Handgebläse und Manometer,
- ggf. Heidelberger-Verlängerung zur Verlängerung des Infusionssystems,
- ggf. Dreiwegehahn zur gleichzeitigen Verabreichung mehrerer Infusionen über einen Venenzugang,
- ggf. wasserfester Stift zum Beschriften des Infusionsbehälters,

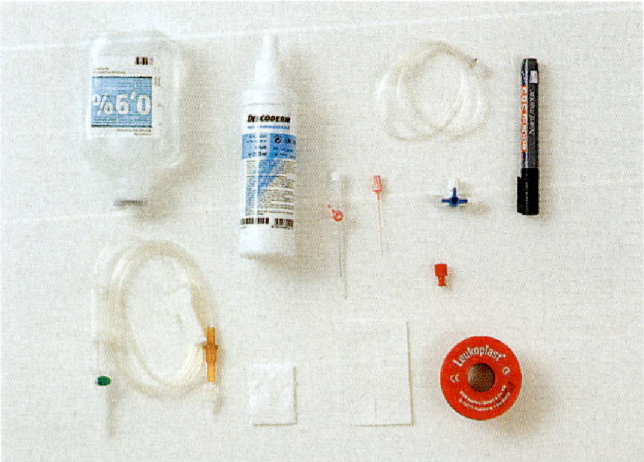

Abb. 4.18 Equipment zur Applikation einer Infusion

- ggf. Verschlusskonus mit weiblichem und männlichem Luer-(Lock-)Konus zum hygienischen Verschluss des Patientenanschlusses bei späterer Infusion,
- Pflasterstreifen zur Fixierung der Infusionsleitung auf der Haut des Patienten.

Technik

ACHTUNG

Zum Ausschluss von Verwechslungen bei der Infusionsauswahl und zum Schutz vor nicht mehr verkehrsfähigen Infusionen muss jede Infusion dreifach kontrolliert werden:
- einmal beim Bereitlegen,
- einmal vor dem Herrichten,
- einmal vor der Applikation.

Die Überprüfung umfasst:
- richtige Infusion (→ unbeschädigtes, lesbares Etikett),
- Haltbarkeitsdatum nicht überschritten,
- Konzentration der Infusionsflüssigkeit stimmt mit der Verordnung überein,
- Übereinstimmung zwischen der geplanten und der zugelassenen Darreichungsform,
- unbeschädigtes Behältnis,
- Unversehrtheit der Infusionsflüssigkeit (z. B. klar, unverfärbt, frei von Ausflockungen).

HELFER 1
- Verordnete Infusion entnehmen, zum ersten Mal überprüfen und öffnen:
  - ggf. Kunststoffbeutel aus der Verpackung entnehmen: mit jeweils Daumen und Zeigefinger einer Hand eine unverklebte Verpackungslasche fassen und die Verpackung vollständig auseinander ziehen,
  - Infusionsbehälter mit der Öffnung nach oben ausrichten,
  - Verschluss von der Infusion entfernen (z. B. Kappe abdrehen, Lasche abziehen).

TIPPS

Manche Kunststoffbehältnisse haben möglicherweise zwei unterschiedlich farblich gekennzeichnete Öffnungen. Die eine Öffnung dient als Zuspritz- und Injektionszugang und kann herstellerabhängig nur für diese Zwecke verwendet werden. Die andere Öffnung ist der eigentliche Zugangsweg für das Infusionsgerät.

- Infusionsgerät bereitlegen und aus der Verpackung entnehmen:
  - mit jeweils Daumen und Zeigefinger einer Hand eine unverklebte Verpackungslasche fassen,
  - die Verpackung vollständig auseinanderziehen → darauf achten, dass das Infusionsgerät dabei nicht zu Boden fällt,
  - Infusionsgerät aus der geöffneten Verpackung entnehmen → ggf. Knoten entfernen.

TIPPS

Zur besseren Handhabung werden die meisten Infusionsgeräte in der Verpackung in Schlaufen gelegt und zusätzlich mit einem Gummiband gesichert.

- Infusionsbehälter anstechen:
  - Infusionsbehälter mit der Öffnung nach oben ausrichten,
  - Septum mit Hautdesinfektionsmittel desinfizieren,
  - Schutzkappe von dem Einstichdorn abziehen,
  - mit einer kräftigen Drehbewegung den Einstichdorn in das Septum spießen.

ACHTUNG

Der Einstichdorn muss aus hygienischen Gründen und als Schutz vor Stichverletzungen auf jeden Fall in der Schutzkappe verbleiben. Diese darf erst unmittelbar vor Verbindung mit dem Infusionsbehältnis entfernt werden!

- Verordnete Infusion zum zweiten Mal überprüfen und in der Tropfkammer einen Flüssigkeitsspiegel schaffen:
  - Rollenklemme am Infusionssystem schließen → Rolle im Gehäuse nach unten drehen, bis die Verbindungsleitung vollständig abgedrückt ist,
  - angestochenen Infusionsbehälter drehen, sodass die Öffnung mit dem verbundenem Infusionsgerät nach unten zeigt,
  - Infusionsbehälter ggf. an einer Infusionshalterung aufhängen → für eine ungestörte Infusion sollte der Infusionsbehälter mindestens 20 cm über dem Herzniveau hängen,
  - ggf. an formstarren Infusionsbehältnissen (→ Glas- und Plastikflaschen) die Belüftungsklappe öffnen,
  - Tropfkammer mit Daumen und Zeigefinger einer Hand mehrfach zusammendrücken, bis die Kammer etwa zur Hälfte bzw. bis zur Markierung gefüllt ist.

ACHTUNG

Die Belüftungsöffnung an der Tropfkammer des Infusionssystems muss bei Verwendung von Infusionen in Kunststoffbeuteln geschlossen bleiben!

- Verbindungsleitung entlüften:
  - Verbindungsleitung aus der Haltevorrichtung am Rollenklemmengehäuse lösen und mit einer Hand unter das Infusionsniveau absenken,
  - mit der anderen Hand Rollenklemme am Infusionssystem öffnen → Rolle im Gehäuse nach oben drehen, bis die Verbindungsleitung vollständig geöffnet ist,
  - Infusionsflüssigkeit durch die Infusionsleitung bis zum Anschlusskonus laufen lassen,
  - Rollenklemme am Infusionssystem schließen → Rolle im Gehäuse nach unten drehen, bis die Verbindungsleitung vollständig abgedrückt ist.

TIPPS

Falls vorgesehen ist, die Verbindungsleitung mit einer Heidelberger-Verlängerung und/oder einem Dreiwegehahn zu verbinden, sollten diese bereits vor dem Entlüften an die Verbindungsleitung angeschlossen werden, um sie zeitgleich entlüften zu können.
An verschiedenen Infusionssystemen dient die Schutzkappe am Anschlusskonus zugleich als Stopp-Vorrichtung, wenn der Verbindungsschlauch vollständig entlüftet wurde. Auf diese Weise geht keine Infusionsflüssigkeit verloren und der Anschlusskonus wird vor Kontamination geschützt.

- Verordnete Infusion zum dritten Mal überprüfen und zur Applikation vorbereiten:
  - sofortige Infusion: Schutzkappe am Anschlusskonus durch Wegdrücken entfernen, Anschlusskonus mit der Venenverweilkanüle verbinden (→ Luer-Lock), Rollenklemme am Infusionssystem so weit lösen, bis die gewünschte Tropfenrate erreicht ist, Dokumentation im Einsatzprotokoll,
- spätere Infusion: Verbindungsleitung im Bereich des Anschlusskonus an der Haltevorrichtung am Rollenklemmegehäuse einhaken und Anschlusskonus mit der zugehörigen Schutzkappe oder mit einem Verschlussstopfen vor Kontamination schützen.

ACHTUNG

Um ein versehentliches Herausziehen der Venenverweilkanüle durch Zugbelastung am Infusionssystem zu verhindern, sollte die Infusionsleitung zusätzlich im Bereich der Venenverweilkanüle als Schlaufe (sog. „Siphon") auf der Haut des Patienten fixiert werden.

TIPPS

Für eine herkömmliche Tropfkammer an einem Infusionssystem gilt, dass ein Tropfen einer Flüssigkeitsmenge von 0,05 ml entspricht; folglich entsprechen 20 Tropfen einer Flüssigkeitsmenge von 1 ml.
Das applizierte Infusionsvolumen wird berechnet: Tropfenzahl (pro Minute) × Infusionsdauer (in Minuten) : 20 = appliziertes Infusionsvolumen (pro Minute).
Die Tropfenrate für eine vorgegebene Infusionsdauer wird berechnet: Infusionsvolumen (ml) × 20 : geplante Infusionsdauer (in Minuten) = Tropfenzahl (pro Minute).

ACHTUNG

Die Infusion muss fortlaufend überwacht und an den Patientenzustand angepasst werden:
- Hautreaktionen (z. B. Schwellung, Rötung, Schmerzen, Parästhesien) → Infusionstherapie abbrechen und erforderliche Maßnahmen einleiten (z. B. Venenkatheter neu platzieren, bei allergischen Reaktionen Infusionspräparat mit dem Infusionssystem austauschen),
- Kreislaufverhältnisse → Infusionsgeschwindigkeit zustandsorientiert anpassen.

Möglicherweise kann ein nicht optimal platzierter Venenkatheter die gewünschte Infusionsgeschwindigkeit einschränken, sodass eine Lagekorrektur des Venenkatheters erforderlich werden kann (➤ Kap. 4.4.1).
Der wesentliche Nachteil der Schwerkraft-Infusionssets ist, dass eine genaue Dosierung der Tropfenrate über die Rollenklemme ein sehr fehleranfälliges Verfahren und somit nur eingeschränkt möglich ist, wenngleich es für notfallmedizinische Zwecke meistens ausreicht. Wenn die Infusionsrate jedoch optimal gesteuert werden muss (z. B. Einsatz von hochkalorischen Infusionen zur parenteralen Ernährung), sollten entweder drehbare Tropfenzähler oder empfehlenswerter elektrische Infusionspumpen (Synonym: Infusomat®) bevorzugt werden. Infusionspumpen sind in der Intensivmedizin weit verbreitet.

Druckinfusion

HELFER 1

- Verordnete Infusion (Kunststoffflasche oder Kunststoffbeutel) entnehmen, zum ersten Mal überprüfen und öffnen.
- Infusionsgerät bereitlegen und aus der Verpackung entnehmen.
- Infusionsbehälter in die Druckinfusionsmanschette einlegen (➤ Abb. 4.20).
- Schlinge des Druckinfusionsgerätes durch die Öse des Infusionsbehälters ziehen.
  - Druckinfusionssystem mit der Schlinge der Druckinfusionsmanschette an einer Infusionshalterung aufhängen.

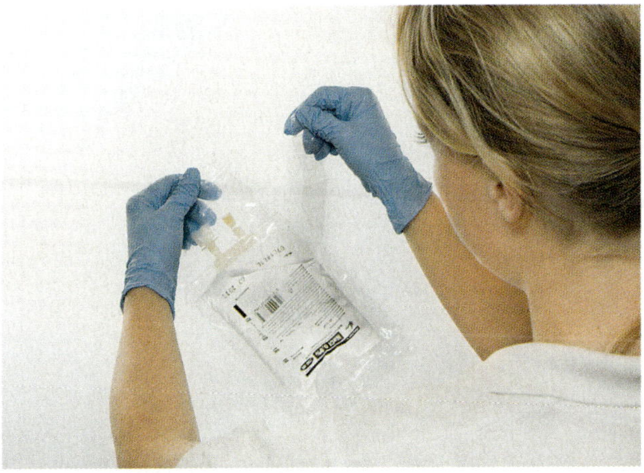

a) Infusion überprüfen und aus der Verpackung nehmen

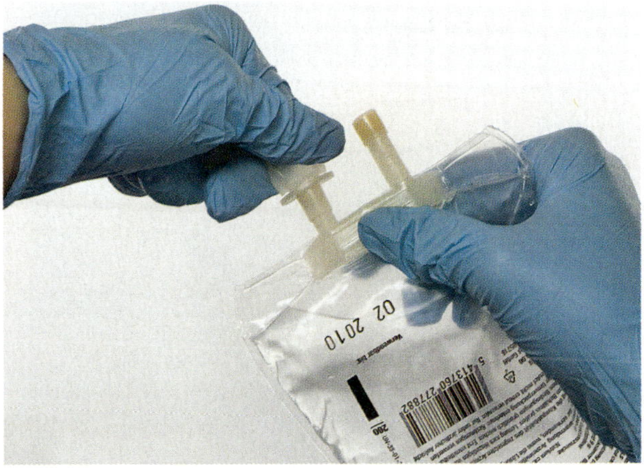

b) Verschluss von der Infusion entfernen

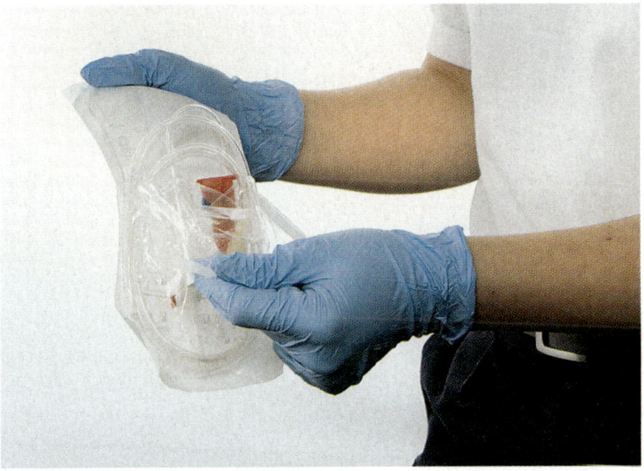

c) Infusionsgerät aus der Verpackung nehmen

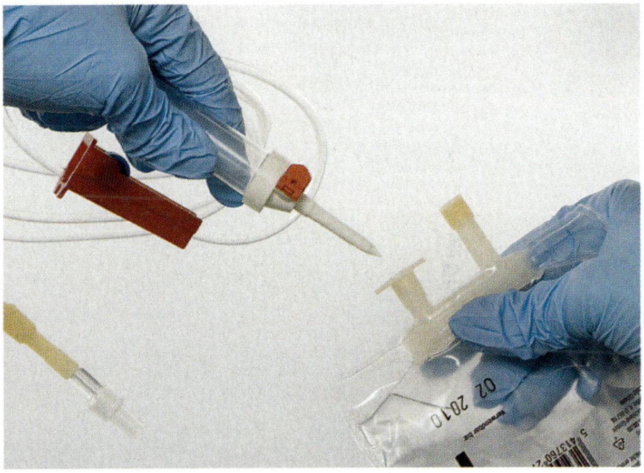

d) Infusion anstechen

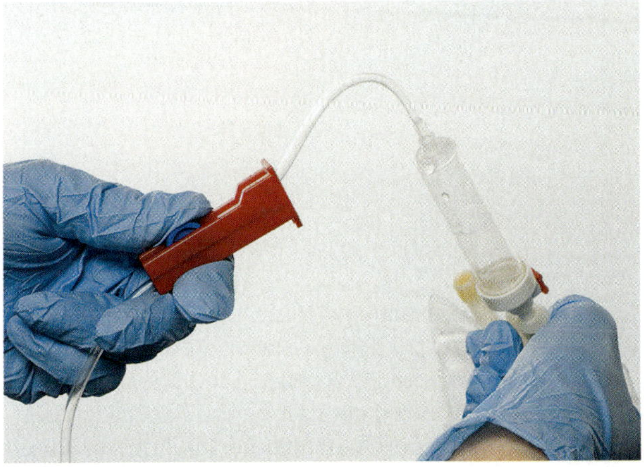

e) Rollenklemme schließen

Abb. 4.19 Vorbereitung einer Infusion

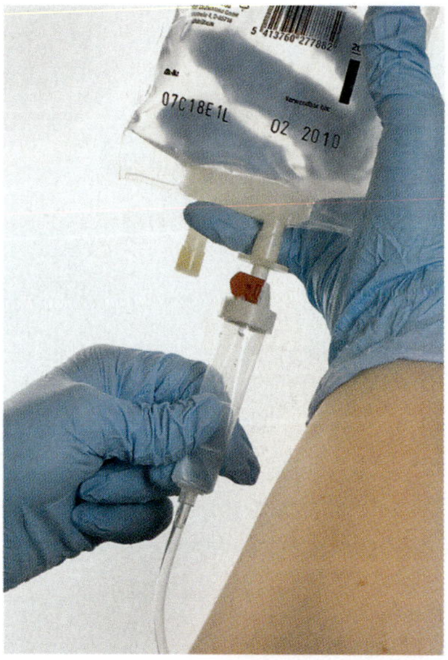

f) Tropfkammer füllen

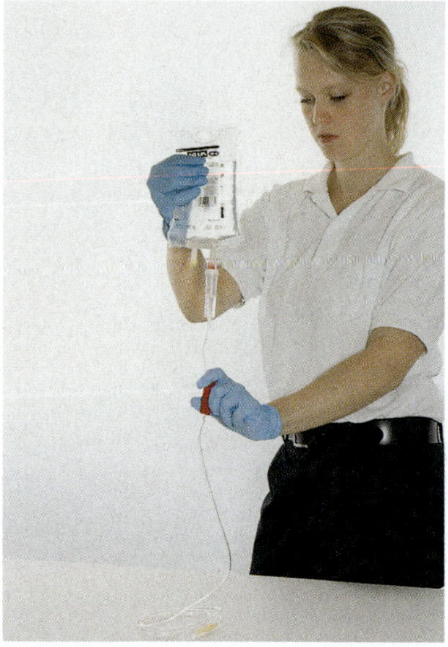

g) Infusionssystem entlüften

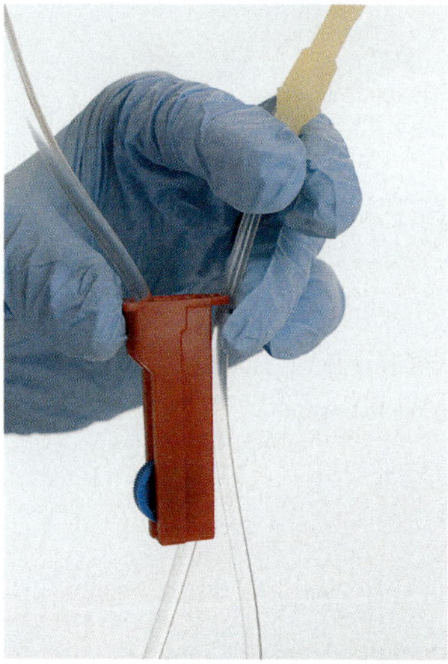

h) Infusionsschlauch an Haltevorrichtung einhaken

Abb. 4.19 Vorbereitung einer Infusion *(Fortsetzung)*

- Infusionsbehälter anstechen:
  - Septum mit Hautdesinfektionsmittel desinfizieren,
  - Schutzkappe von dem Einstichdorn abziehen,
  - mit einer kräftigen Drehbewegung den Einstichdorn in das Septum spießen.
- Verbindungsleitung im Bereich des Anschlusskonus an der Haltevorrichtung des Rollenklemmegehäuses einhaken.
- Verordnete Infusion zum zweiten Mal überprüfen und in der Tropfkammer einen Flüssigkeitsspiegel schaffen:
  - Rollenklemme am Infusionssystem schließen → Rolle im Gehäuse nach unten drehen, bis die Verbindungsleitung vollständig abgedrückt ist,
  - Tropfkammer mit Daumen und Zeigefinger einer Hand mehrfach zusammendrücken, bis die Kammer etwa zur Hälfte bzw. bis zur Markierung gefüllt ist.

ACHTUNG

Die Belüftungsöffnung der Tropfkammer muss für die Dauer der Druckinfusion geschlossen bleiben!

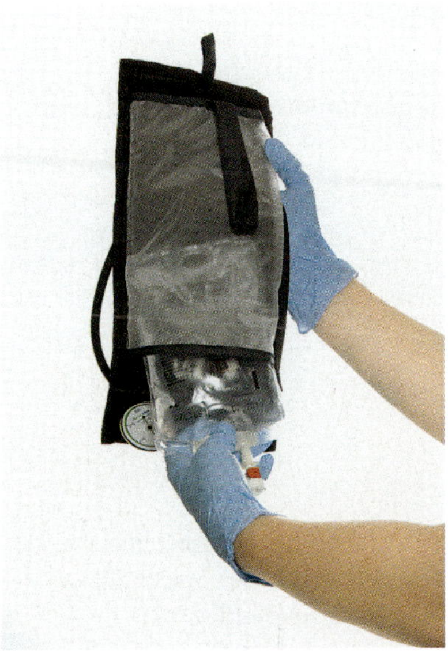

a) Infusion in Druckinfusionsmanschette legen

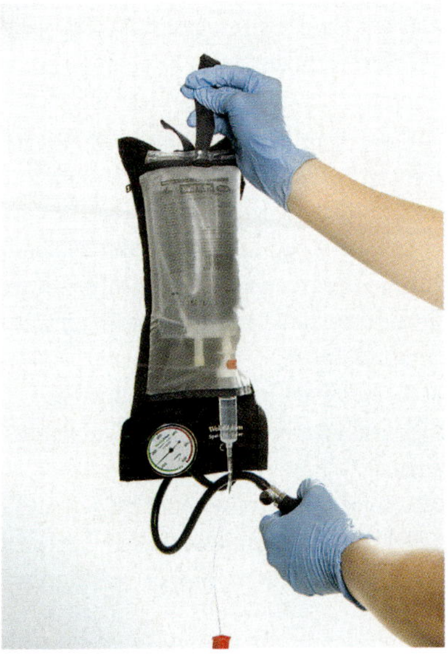

b) Druckinfusionsmanschette aufpumpen

Abb. 4.20 Druckinfusion vorbereiten

- Verbindungsleitung entlüften.
- Verordnete Infusion zum dritten Mal überprüfen und zur Applikation vorbereiten:
  - Schutzkappe am Anschlusskonus durch Wegdrücken entfernen,
  - Anschlusskonus mit der Venenverweilkanüle verbinden (→ Luer-Lock),
  - Rollenklemme am Infusionssystem maximal lösen,
  - Druckinfusionsmanschette mit dem Handgebläse aufpumpen, bis der gewünschte Druck am Manometer angezeigt wird → Infusionsgeschwindigkeit wird erhöht.
- Dokumentation im Einsatzprotokoll.

TIPPS

Der Druck in der Infusionsmanschette muss mit fortschreitender Infusionsdauer angepasst werden, um die gewünschte Infusionsrate zu erhalten.
Wenn keine Druckinfusionsmanschette verfügbar ist, kann die Infusionsgeschwindigkeit alternativ auch durch eine um das Infusionsbehältnis gelegte Blutdruckmanschette oder durch manuellen Druck erhöht werden.

Infusionswechsel

Insbesondere bei Langstreckentransporten und im Rahmen der Volumensubstitution kann es vorkommen, dass eine leer gelaufene Infusion gegen eine neue Infusion ersetzt werden muss.

Technik

HELFER 1

- Infusion stoppen → Rollenklemme am Infusionssystem schließen → Rolle im Gehäuse nach unten drehen, bis die Verbindungsleitung vollständig abgedrückt ist.
- Überprüfen, ob der Verbindungsschlauch frei von Lufteinschlüssen ist → Infusionssystem kann belassen werden; ansonsten muss ein neues Infusionssystem verwendet werden.

TIPPS

Verschiedene Hersteller bieten Infusionsgeräte mit einer Schutzvorrichtung am Boden der Tropfkammer an, die den Eintritt von Luft in die Verbindungsleitung beim Leerlaufen verhindert und den Infusionswechsel erleichtert.

- Verordnete Infusion entnehmen, zum ersten Mal überprüfen und öffnen.
- Einstichdorn aus dem leeren Infusionsbehälter ziehen.
- Neuen Infusionsbehälter anstechen:
  - Infusionsbehälter mit der Öffnung nach oben ausrichten,
  - Septum mit Hautdesinfektionsmittel desinfizieren,
  - mit einer kräftigen Drehbewegung den Einstichdorn in das Septum spießen.

- Verordnete Infusion zum zweiten Mal überprüfen und ggf. in der Tropfkammer einen Flüssigkeitsspiegel schaffen:
  - angestochenen Infusionsbehälter drehen, sodass die Öffnung mit dem verbundenem Infusionsgerät nach unten zeigt,
  - Infusionsbehälter ggf. an einer Infusionshalterung aufhängen → für eine ungestörte Infusion sollte der Infusionsbehälter mindestens 20 cm über dem Herzniveau hängen,
  - ggf. an formstarren Infusionsbehältnissen (→ Glas- und Plastikflaschen) die Belüftungsklappe öffnen,
  - Tropfkammer mit Daumen und Zeigefinger einer Hand mehrfach zusammendrücken. bis die Kammer etwa zur Hälfte bzw. bis zur Markierung gefüllt ist,
- Verordnete Infusion zum dritten Mal überprüfen und Rollenklemme am Infusionssystem so weit lösen, bis die gewünschte Tropfenrate erreicht ist.
- Dokumentation im Einsatzprotokoll.

4.2.1 Medikamente zur Infusion hinzumischen

Einige Infusionspräparate (z. B. isotonische Kochsalzlösung, Vollelektrolytlösung, Ringer-[Laktat-]Lösung, Glukose-Lösung) eignen sich als Trägerlösung für Medikamente.

In Infusionen gemischte Medikamente können entweder als sogenannte Kurzinfusion mit niedrigem Volumen (z. B. 100 ml) über wenige Minuten oder über die Regulierung der Tropfenrate als Dauerinfusion kontinuierlich appliziert werden. Auf diese Weise sinkt das Risiko für Überdosierungen und Nebenwirkungen. Im Rettungsdienst häufig zu Infusionen hinzu gemischte Medikamente sind:

- Analgetika (z. B. Metamizol, ASS, Tramadol)
- Antiemetika (z. B. MCP, Dimenhydrinat)
- Bronchospasmolytika (z. B. Reproterol)
- Elektrolyte (z. B. Kalzium)
- Spasmolytika (z. B. Butylscopolamin)
- Sympathomimetika (z. B. Adrenalin, Noradrenalin, Dopamin, Etilefrin, Akrino®)

Vorteile

- kontinuierliche Applikation möglich,
- Schutz vor Überdosierungen und Nebenwirkungen.

Nachteile

- Hochwirksame Medikamente wie z. B. Katecholamine lassen sich über die Regulierung der Tropfenzahl nur ungenau dosieren → Spritzenpumpen (Synonym: Perfusor®) bevorzugen, um einen möglichst gleich bleibenden Plasmaspiegel zu erhalten.

Technik

HELFER 1

- Verordnetes Medikament vorbereiten (➤ Kap. 4.1).
- Neue Einmalkanüle auf den Spritzenkonus stecken.
- Infusion vorbereiten (➤ Kap. 4.2).
- Zuspritzmöglichkeit an der Infusion schaffen:
  - vorgesehenen Injektionszugang nutzen → Schutzkappe entfernen, Septum desinfizieren,
  - eine Stelle neben dem Einstichdorn des Infusionssystems wählen → Punktionsstelle desinfizieren.

ACHTUNG

Auf keinen Fall darf bei Verwendung von Kunststoffbehältnissen direkt durch den Kunststoffmantel punktiert werden → Kontaminationsgefahr!

- Schutzkappe von der Hohlnadel entfernen.
- Mit der Einmalkanüle das Septum punktieren.
- Das Arzneimittel in die Infusion spritzen.
- Spritze mit Kanüle entfernen → Septum verschließt sich.
- Kanüle von der Einwegspritze abziehen und in der Abwurfbox entsorgen.
- Mehrfach das Infusionsbehältnis heben und senken → Durchmischung.

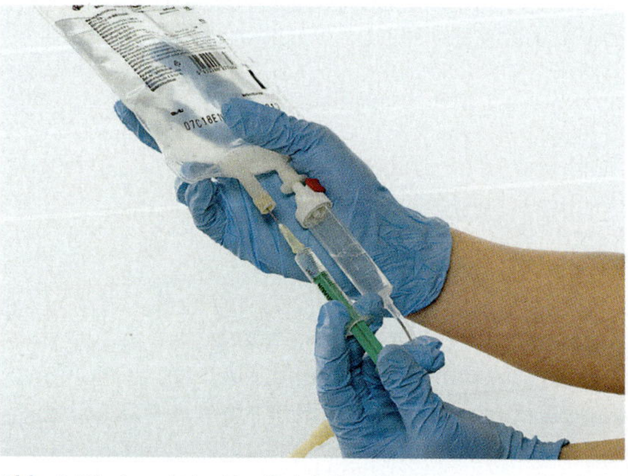

Abb. 4.21 Arzneimittel in die Infusion spritzen

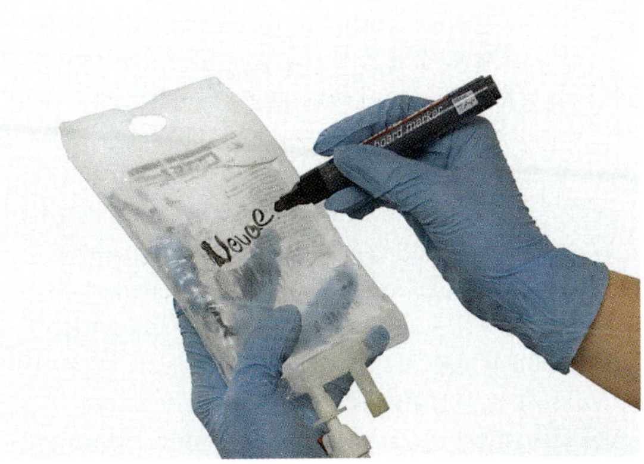

Abb. 4.22 Infusion beschriften

- Rollenklemme am Infusionssystem so weit lösen, bis die gewünschte Tropfenrate erreicht ist → Mischungsverhältnis berücksichtigen.
- Infusionsbehältnis mit Uhrzeit und Datum sowie dem Namen und der Konzentration des Medikaments beschriften oder das selbstklebende Etikett von der leeren Ampulle abziehen und auf den Infusionsbehälter kleben (→ nicht das Etikett der Infusion überschreiben/verdecken),
- Dokumentation im Einsatzprotokoll.

ACHTUNG

Ist das Hinzumischen von Medikamenten in eine Infusion notwendig, so ist auf hygienisch einwandfreies Zuspritzen, das richtige Mischungsverhältnis, gute Durchmischung und vor allem auf Kompatibilität zu achten!
Werden mehrere Medikamente zu einer Infusion hinzugegeben, so sind auch Wechselwirkungen zwischen den Arzneimitteln zu beachten! → Empfehlenswert ist die Erstellung einer Mischungs- und Kompatibilitätstabelle für die gebräuchlichsten Medikamente.
Mit Medikamenten versetzte Infusionen dürfen auf keinen Fall aufbewahrt werden!

Gefahren

Wie jede Arbeitstechnik muss auch die Verwendung von Infusionen in der Ausbildung grundsätzlich erlernt und in der Praxis vertieft werden. Im Rahmen von Fortbildungen sind besonders die pharmakologischen Eigenschaften regelmäßig zu wiederholen sowie die Weiterentwicklung bei den Gerätschaften mitzuteilen.

Der Umgang mit Infusionen kann als überwiegend routiniert und sicher eingeschätzt werden. Trotzdem kommt es regelmäßig zu Fehlern, die die Vorbereitung und die Durchführung einer Infusion erschweren und gefährden können. Das Fehlermanagement muss zugleich so weit entwickelt sein, dass ein Patientenschaden in jedem Fall ausbleibt:

- Unsachgemäße Verwendung des Infusionssystems:
  - Gefahr von Stichverletzungen z. B. bei zu frühem Entfernen der Schutzkappe vom Einstichdorn,
  - Knoten im Infusionssystem bleibt unbemerkt → Entlüftung und Infusionsdurchführung unmöglich,
  - Verwendung des Zuspritz- und Injektionszugangs zum Einbringen des Einstichdorns bei Gebrauch von Infusionsbehältnissen mit zwei Öffnungen → Infusionsflüssigkeit fließt nicht bzw. nicht in der gewünschten Geschwindigkeit,
  - Lage im Infusionsbehälter und ggf. bauartbedingte Form des Einstichdorns ermöglicht keine restfreie Entleerung der Infusion → ungenaue Bilanzierung,
  - fehlerhafte Entlüftung (z. B. Rollenklemme wird vor Befüllen der Tropfkammer nicht geschlossen, Schutzkappe am Anschlusskonus wird entfernt, Heidelberger-Verlängerung und/oder Dreiwegehahn werden nicht gleichzeitig entlüftet) → Infusionsflüssigkeit geht verloren,
  - beim Wechseln der Infusion wird nicht darauf geachtet, dass die Verbindungsleitung leer gelaufen ist → Luftinfusion → Luftembolie, Infusionsflüssigkeit fließt nicht bzw. nicht in der gewünschten Geschwindigkeit.
- Unsachgemäßer Umgang mit dem Infusionsbehältnis sowie mit der Infusionsflüssigkeit:
  - Auswahl einer falschen Infusionsflüssigkeit (z. B. Verwechslung der Infusionen, fehlerhafte Kennzeichnung, beschädigtes Behältnis, unleserliches Etikett),
  - Die ausgewählte Infusion hat das Haltbarkeitsdatum überschritten bzw. wirkt wegen falscher Lagerung z. B. aufgrund von Ausflockung oder untypischer Trübung als nicht verwendbar, wird jedoch dennoch vorbereitet und appliziert,
  - geplante Darreichung entspricht nicht der zugelassenen Darreichung → Gefäßschäden, Nekrosebildung,
  - Indikation falsch gestellt,
  - Kontraindikationen nicht beachtet,
  - Zeitpunkt der Applikation falsch gewählt (z. B. Halbwertszeit nicht beachtet),
  - Zerbrechen von Glasflaschen durch z. B. Lagerungsstress wegen Formstarre, fehlende Öse am Flaschenboden zum Einhängen in eine Infusionshalterung → Schnittverletzungen, Infusion steht nicht (mehr) zur Verfügung, erhöhte Folgekosten,
  - Unsicherheit bei der Belüftung hinsichtlich der verschiedenen Infusionsbehälter und Infusions-

techniken (z. B. Belüftungsöffnung wird für die Dauer einer Druckinfusion oder bei Verwendung von Kunststoffbeuteln geöffnet, Belüftungsöffnung bleibt bei Verwendung von Glasflaschen geschlossen) → Infusionsflüssigkeit fließt nicht bzw. nicht in der gewünschten Geschwindigkeit,
- Infusionsbehälter hängt nicht ausreichend hoch über dem Herzniveau → Infusionsflüssigkeit fließt nicht bzw. nicht in der gewünschten Geschwindigkeit,
- unzureichende Infusionsüberwachung (z. B. allergische Reaktionen werden nicht bemerkt, veränderte Kreislaufverhältnisse bleiben unerkannt) → Schock, Lungenödem,
- nicht optimal platzierter Venenkatheter schränkt die Infusionsrate ein →Infusionsflüssigkeit fließt nicht bzw. nicht in der gewünschten Geschwindigkeit,
- durch Zugbelastung am ungesicherten Infusionssystem wird der Venenkatheter herausgezogen → Blutung mit Infektionsgefahr, fehlende Möglichkeit zur Medikamentengabe,
- bei einer Druckinfusion wird der Druck in der Infusionsmanschette nicht mit fortschreitender Infusionsdauer angepasst → Infusion fließt nicht in der gewünschten Geschwindigkeit,
- Inkompatibilität zwischen Trägerlösung und hinzugemischtem Medikament → Ausfällung, Wirkungsverlust, ausgeprägte Nebenwirkung,
- Inkompatibilität zwischen zwei Medikamenten in der gleichen Trägerlösung („Wechselwirkungen") → Wirkungsverlust, Wirkungsverstärkung, ausgeprägte Nebenwirkungen,
- zu kraftvolles Schütteln der Infusion nach Hinzugeben eines Medikamentes → übermäßiges Aufschäumen, Ausfällung,
- zu geringes Schütteln der Infusion nach Hinzugeben eines Medikamentes → keine ausreichende Durchmischung → keine kontinuierliche Dosierung,
- mit Medikamenten versetzte Infusionen werden nicht sofort verbraucht bzw. Datum und Uhrzeit des Anbruchs wurde nicht dokumentiert → Inkompatibilitäten, Wirkungsverlust, gesteigerte Gefahr von Nebenwirkungen,
- beim Hinzumischen von Medikamenten wird nicht auf das richtige Mischungsverhältnis geachtet → Unter- oder Überdosierung, gesteigerte Gefahr von Nebenwirkungen,
- nach Hinzumischen eines Medikamentes wurde die Infusion nicht mit dem Namen und der Konzentration des Arzneimittels gekennzeichnet → die übernehmende Einrichtung hat keine Kenntnis über den zusätzlichen Inhaltsstoff → unwissentliche Überdosierung, gesteigerte Gefahr von Nebenwirkungen,
- ungenaue Tropfgeschwindigkeit der Infusion bei Steuerung über die Rollenklemme → ungleichmäßige Dosierung, Unter- oder Überdosierung von hinzugemischten Medikamenten, gesteigerte Gefahr von Nebenwirkung von hinzugemischten Medikamenten.

• Verzicht auf ein hygienisch einwandfreies Vorgehen bei der Infusionsvorbereitung und -durchführung → erhöhtes Kontaminationsrisiko:
  - durch unachtsames Öffnen fällt das gesamte Infusionsgerät zu Boden oder das Infusionssystem rollt sich ab, sodass der Einstichdorn oder der Anschlusskonus Kontakt mit dem Boden haben,
  - zu frühes Entfernen der Verpackungen am Infusionsbehältnis und am Infusionssystem,
  - zu frühes Entfernen der Schutzkappe am Einstichdorn,
  - zu frühes Entfernen der Schutzkappe am Anschlusskonus bzw. Verzicht auf Verschluss des Anschlusskonus mit einem Verschlusskonus,
  - die Verbindungsleitung wird nicht an der Haltevorrichtung am Rollenklemmengehäuse eingehakt,
  - Überlagerung einer angebrochenen Infusion, weil z. B. Datum und Uhrzeit des Anbruchs nicht dokumentiert wurden,
  - keine Desinfektion des Septums unmittelbar vor der Punktion,
  - Punktion des Kunststoffmantels bei der Zumischung von Medikamenten.

4.3 Medikamentenapplikation

Hendrik Sudowe

Eine elementare Säule in der Therapie von Notfallpatienten ist die Verabreichung von Medikamenten. Damit diese Medikamente ihre gewünschte Wirkung am Zielorgan effektiv, schnell und sicher entfalten können, muss eine geeignete Applikationsform gewählt werden. Folgende Möglichkeiten der Verabreichung sind für den Rettungsdienst relevant:

• Oral verabreichte Medikamente werden vom Patienten geschluckt und über die Schleimhäute des Darms in den Blutkreislauf aufgenommen. Nach der Leberpassage über die Pfortader werden sie über das Blut

zum Zielorgan transportiert. Diese Applikationsform findet im Rettungsdienst kaum Anwendung.
- Sublingual applizierte Medikamente werden von den Schleimhäuten unter der Zunge resorbiert, ➤ Kap. 4.3.1.
- Bukkal eingesetzte Wirkstoffe gelangen über die Mundschleimhaut der Wangentaschen in das Blut.
- Nasal verabreichte Medikamente werden über die Nasenschleimhäute aufgenommen, ➤ Kap. 4.3.6.
- Inhalativ eingebrachte Präparate werden eingeatmet und von den Schleimhäuten des Bronchialsystems aufgenommen, ➤ Kap. 4.3.2.
- Endobronchial applizierte Medikamente werden über einen liegenden Endotrachealtubus in das Bronchialsystem eingespritzt, ➤ Kap. 4.3.5.
- Rektal zugeführte Medikamente (Zäpfchen, Rektiolen) werden von der Darmschleimhaut aufgenommen.
- Subkutan injizierte Medikamente werden aus dem Unterhautfettgewebe resorbiert.
- Intramuskulär gespritzte Wirkstoffe gelangen über das gut durchblutete Muskelgewebe in den Kreislauf.
- Intravasal eingesetzte Medikamente werden über eine periphere Vene oder zentralvenös appliziert, ➤ Kap. 4.3.3.
- Intraossär gespritzte Medikamente werden dem Blutkreislauf über den gut durchbluteten Markraum eines Knochens zugeführt, ➤ Kap. 4.4.3.

ACHTUNG

Fehler bei der Medikamentenapplikation können zu fatalen Konsequenzen führen. Eine größtmögliche Sicherheit lässt sich durch Beachtung der folgenden Kriterien erreichen:
- Richtiges Medikament beim jeweiligen Patienten:
  Wurde das korrekte Medikament aufgezogen und eindeutig gekennzeichnet? Bestehen Kontraindikationen? Schließt sich die Gabe aufgrund möglicher Wechselwirkungen mit der Dauermedikation aus – z. B. Nitro-Gabe bei Einnahme von Sildenafil?
- Richtige Dosis:
  Passt die Dosis zum Gewicht des Patienten, z. B. bei einer geplanten Blutdrucksenkung zu den therapiebedürftigen Ausgangswerten, oder wäre eine übertriebene Wirkung zu erwarten?
- Richtiger Verabreichungsweg:
  Ist das Medikament z. B. für die schnelle i. v. Applikation mit sofortiger Wirkung oder die langsame s.c. Gabe mit Depotwirkung vorgesehen?

4.3.1 Sublingual

Sublingual verabreichte Medikamente werden z. B. als Spray oder Zerbeißkapsel auf die gut durchbluteten Mundschleimhäute unter der Zunge aufgebracht und vom Blut resorbiert. Anders als bei der oralen Gabe, bei der das Medikament von der Darmschleimhaut aufgenommen und über das Pfortadersystem zur Leber transportiert wird, erfolgt eine sofortige Stoffverteilung über den Blutkreislauf. Der „First-pass-Effekt", bei dem große Anteile des Wirkstoffes in der Leber durch Stoffwechselvorgänge inaktiviert werden können, entfällt somit.

Vorteile
- einfach durchführbar,
- relativ schneller Wirkungseintritt.

Nachteile
- Nur wenige Medikamente sind für diesen Applikationsweg vorgesehen bzw. zugelassen.
- Die Dosierung ist weniger präzise, weil der Patient Teile des Wirkstoffes einatmen bzw. verschlucken kann oder die Spraywolke den Mund verfehlt.

Indikation

- Z. B. Gabe von Nitrolingual-Spray beim akuten Koronarsyndrom

Kontraindikation

- keine

Equipment

- Medikament in Sprayform zur sublingualen Gabe zugelassen (z. B. Nitrolingual-Spray)

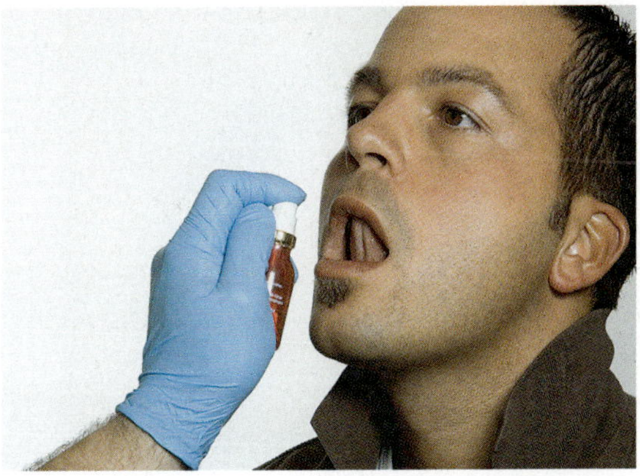

Abb. 4.23 Mund öffnen, Zunge anheben, Sprühstoß auslösen

Patientenvorbereitung

HELFER 1

- Patienten über die geplante Maßnahme aufklären.

Technik

Spray

HELFER 1

- Verschlusskappe entfernen.
- Mehrere Hübe in die Luft abgeben, bis eine volle Wirkstoffwolke freigesetzt wird.

TIPPS

Wenn der Patient bei weit geöffnetem Mund lang anhaltend den Konsonanten „L" ausspricht, wird der Benetzungsort gut eingestellt.

- Der Patient wird aufgefordert, den Mund weit zu öffnen und die Zunge anzuheben.
- Patienten auffordern, die Luft anzuhalten, um ein Einatmen des Wirkstoffs zu vermeiden.
- Das senkrecht mit dem Sprühkopf nach oben gehaltene Spray wird nah an die Mundhöhle herangebracht. Der Ausführdüse zielt genau unter die Zunge. Durch Herunterdrücken des Sprühkopfes wird die Spraywolke freigesetzt.
- Mund schließen lassen.

Zerbeißkapsel

HELFER 1

- Kapsel durch den Patienten zerbeißen und den Wirkstoff unter der Zunge zergehen lassen.
- Alternativ kann die Zerbeißkapsel mit einer Kanüle angestochen werden, bevor der Inhalt unter die Zunge gegeben wird.

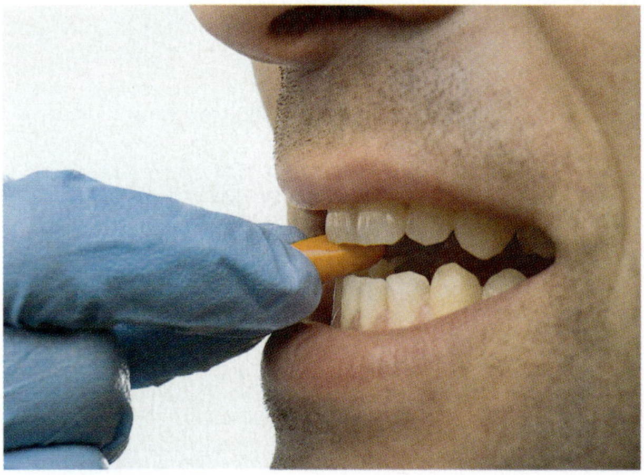

a) Kapsel zerbeißen lassen

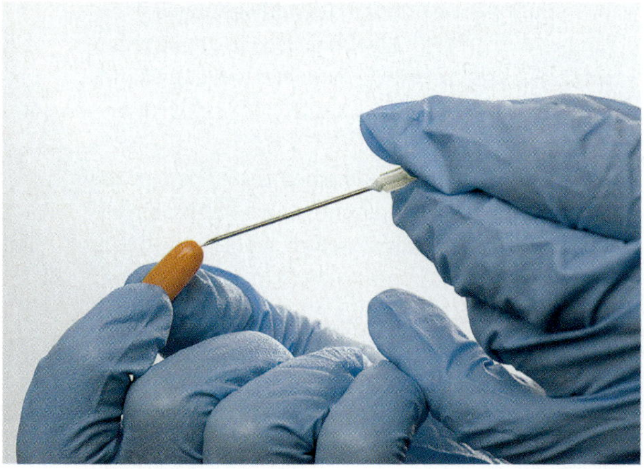

b) Kapsel mit Kanüle anstechen

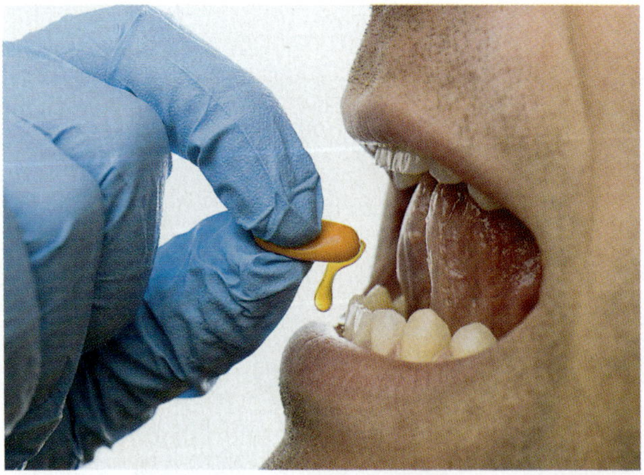

c) Kapselinhalt unter die Zunge geben

Abb. 4.24 Medikamentenapplikation: Zerbeißkapsel

Gefahren

Medikament wird eingeatmet und gelangt damit nicht zur Wirkung bzw. an den falschen Wirkort.

4.3.2 Inhalativ (Spray, Vernebler)

Zur inhalativen Medikamenteneinnahme atmet der Patient einen flüssigen oder festen Wirkstoff in einem gasförmigen Gemisch ein, der über die Schleimhäute des Bronchialsystems resorbiert wird. Zur inhalativen Medikamentengabe werden entweder Dosieraerosole oder Vernebler eingesetzt.

Vorteile

- Neben einer systemischen Wirkung nach Resorption des Wirkstoffs in das Blut vermittelt z. B. die Gabe von bronchienerweiternden Sprays eine sofortige und direkte Wirkung am Atemtrakt.

Nachteile

- Zur effektiven Inhalation ist die Mitarbeit des Patienten von entscheidender Bedeutung. So muss beim Einsatz von vielen Dosieraerosolen die Wirkstofffreigabe mit der Inspiration synchronisiert sein.
- Eine erfolgreiche Anwendung der Verneblermaske ist nur dann möglich, wenn sie vom Patienten toleriert wird.
- Bei schwerwiegender Obstruktion der Bronchien ist die Inhalationstiefe ggf. unzureichend, sodass die resorbierte Wirkstoffmenge zu niedrig ist.

Indikation

- Asthma bronchiale
- chronisch obstruktive Lungenerkrankung
- Laryngotracheobronchitis
- Anaphylaxie mit Atemnot
- Inhalationstrauma mit Bronchospastik

Equipment

Dosieraerosol

TIPPS

Dosieraerosole werden als Set aus Wirkstofftank und dem Freisetzungsmechanismus geliefert. Da unterschiedliche Techniken (Autohaler, Spacer, Treibgasdosieraerosole) eingesetzt werden, empfiehlt sich die vorbereitende Auseinandersetzung mit der Gebrauchsanweisung im konkreten Fall.

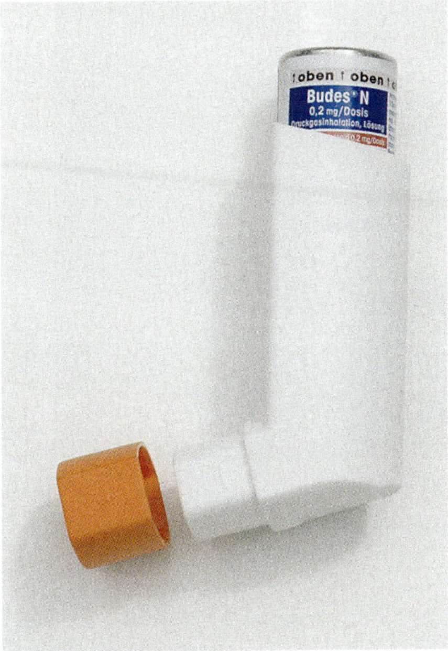

Abb. 4.25 Dosieraerosol

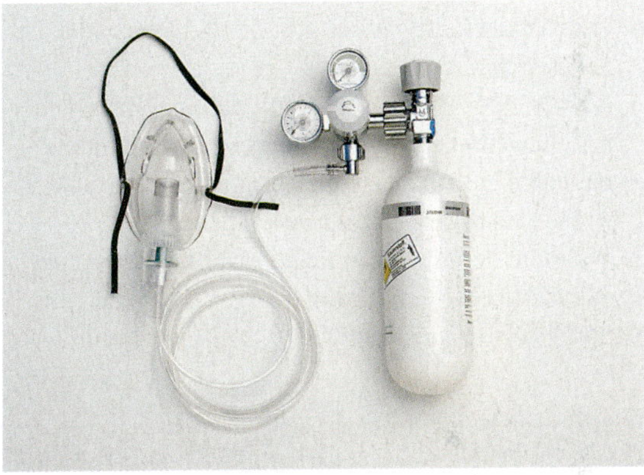

Abb. 4.26 Equipment Vernebler

Verneblung

- Verneblermaske mit Verneblertop
- Sauerstoff mit Flowmeter
- Medikament (z. B. NaCl, Adrenalin, Salbutamol)
- ggf. Spritze

Patientenvorbereitung

HELFER 1

- Patienten über die geplante Maßnahme aufklären.

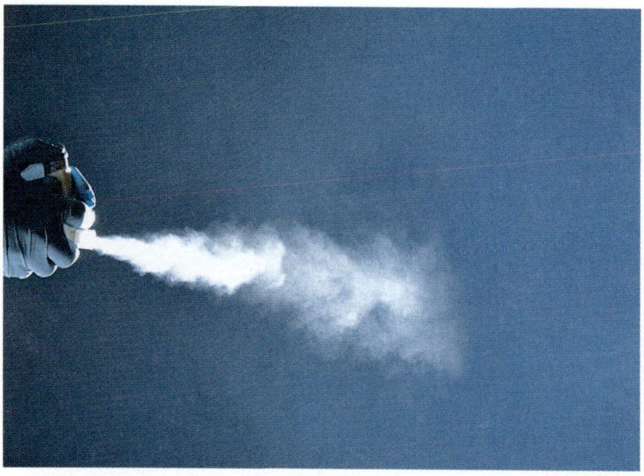

a) Abgabe eines Hubes in die Luft

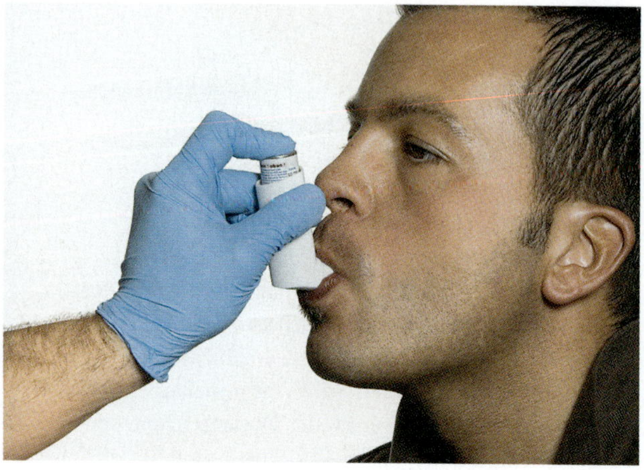

b) Sprühstoß auslösen. Patient inhalieren lassen

Abb. 4.27 Medikamentenapplikation: Dosieraerosol

Technik (Dosieraerosol)

HELFER 1

- Die Schutzkappe vom Mundstück entfernen.
- Das Aerosol kräftig schütteln. Der Behälterboden ist dabei nach oben gerichtet.
- Abgabe eines Hubes in die Luft, dadurch kann sichergestellt werden, dass sich eine volle Dosis entlädt.
- Patienten ausatmen lassen, anschießend umschließt er das Mundstück mit seinen Lippen.
- Während der folgenden tiefen Inspiration wird der Wirkstoffbehälter nach unten gedrückt, sodass ein Sprühstoß ausgelöst wird.

ACHTUNG

Das Dosieraerosol muss mit dem Behälterboden nach oben gerichtet sein. Eine seitenverkehrte Anwendung mit nach unten gerichtetem Behälterboden wird zu einer unzureichenden oder ausbleibenden Sprühdosis führen.

- Den Patienten auffordern, das Medikament tief zu inhalieren und, wenn möglich, die Luft anzuhalten, um eine bestmögliche Verteilung auf den Schleimhäuten zu gewährleisten, bevor ein Teil des Wirkstoffs mit der nächsten Exspiration den Atemtrakt verlassen wird.

Technik (Vernebler)

HELFER 1

- Der Verneblertopf wird aufgeschraubt und mit dem gewünschten Medikament befüllt. Anschließend wird das System wieder zugeschraubt.
- Sauerstoffschlauch am Druckminderer der Sauerstoffflasche anschließen.
- Flasche aufdrehen und gewünschten Sauerstoffflow einstellen. Der erforderliche Flow variiert je nach Art des zu vernebelnden Medikamentes und der gewünschten Geschwindigkeit der Wirkstofffreisetzung. Üblicherweise beträgt er 6–8 l/Min.
- Verneblermaske je nach System z. B. über Mund und Nase des Patienten aufsetzen. Das Fixiergummi wird oberhalb der Ohren um den Hinterkopf herum geführt.
- Patienten langsam und tief einatmen und, wenn möglich, nach den Inspirationen kurz die Luft anhalten lassen.

TIPPS

Die Anwendung von Verneblern ist in der Regel am sitzenden Patienten vorgesehen. Bei einigen Verneblersystemen kann die Anwendung auch am liegenden Patienten erfolgen.

Gefahren

Einatmung des Patienten reicht nicht aus, um genügend Wirkstoff an den Wirkort zu befördern.

4.3.3 Intravasal

Ein intravasal verabreichtes Medikament wird über eine Kanüle oder einen Katheter direkt in ein Blutgefäß eingespritzt (➤ Abb. 4.30). Prinzipiell können sowohl Venen als auch Arterien als Applikationsorte dienen. Allerdings ist die arterielle Gabe von z. B. Kontrastmitteln

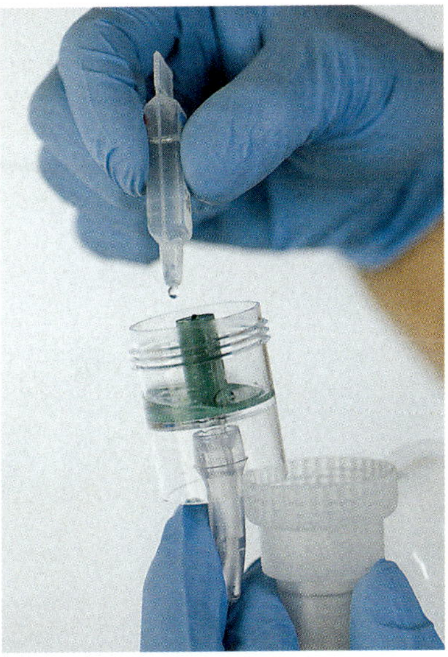

a) Vernebler mit Medikament füllen

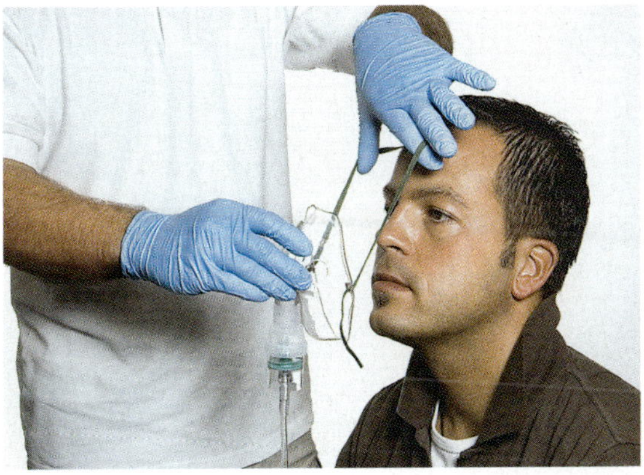

b) Verneblermaske aufsetzen

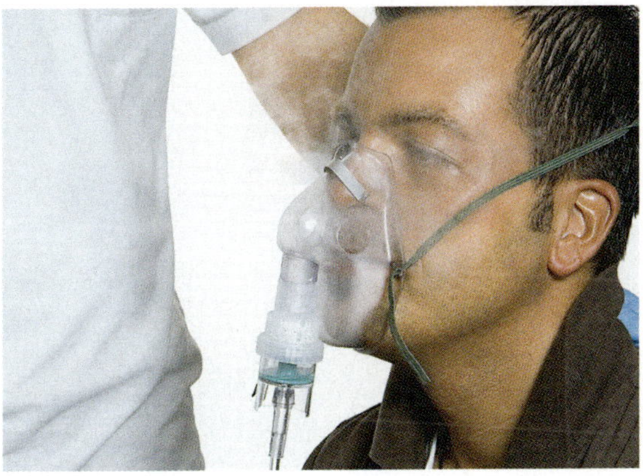

c) Patient langsam und tief einatmen lassen

Abb. 4.28 Medikamentenapplikation: Vernebler

oder Thrombolytika rettungsdienstlich ohne Relevanz, sodass die intravasale Medikamentengabe präklinisch immer über eine Vene erfolgt. Die meisten Notfallmedikamente werden über diesen Applikationsweg zugeführt, sodass er rettungsdienstlich von größter Bedeutung ist.

Vorteile

- unmittelbare Verteilung über den Blutkreislauf und schnelle Wirkung am Zielorgan,
- Gabe größerer Flüssigkeitsmengen möglich,
- unabhängig vom Bewusstseinszustand des Patienten anwendbar,
- kein „First-pass-Effekt" in der Leber.

Nachteile

- ggf. schmerzhaft und mit möglichen Komplikationen wie Infektionen oder Nervenverletzungen versehen

Kontraindikationen

- Ggf. Kontraindikationen des zu applizierenden Medikamentes beachten.

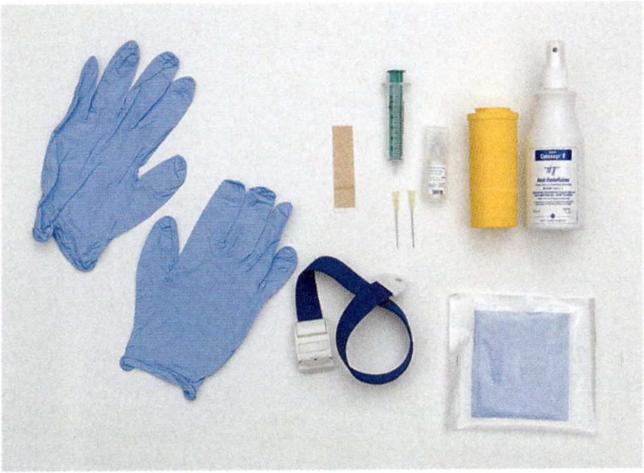

Abb. 4.29 Equipment zur Injektion

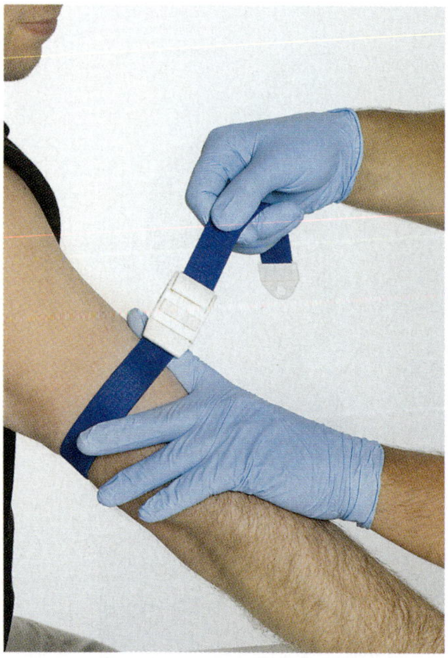

a) Stauschlauch am Oberarm anbringen

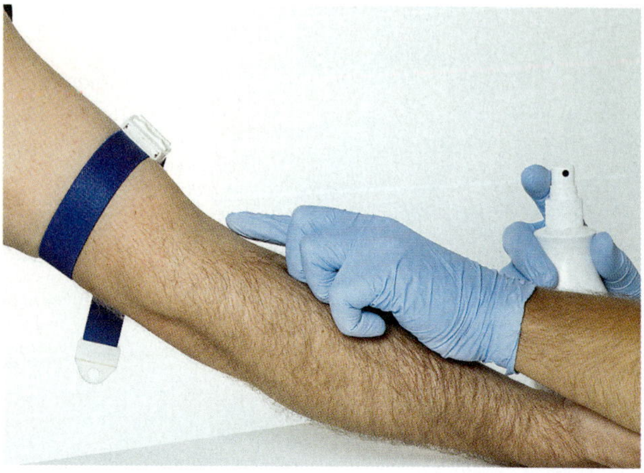

b) Vene darstellen. Haut desinfizieren

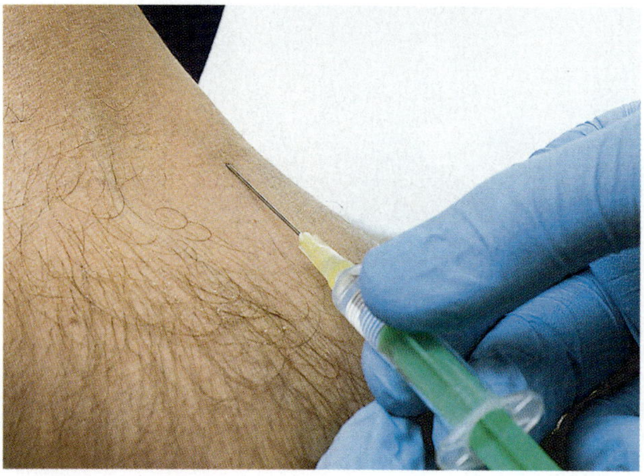

c) Vene wird punktiert

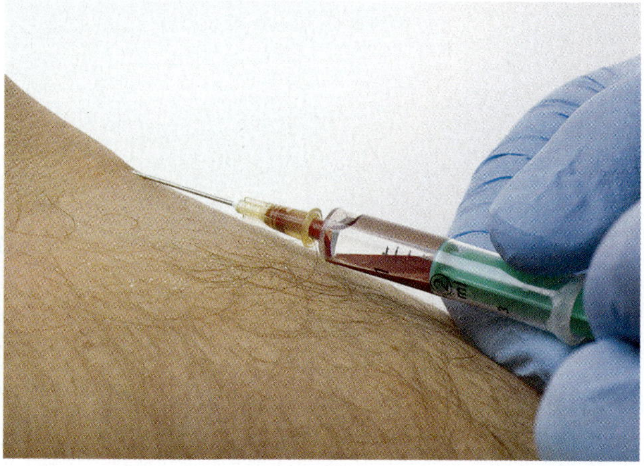

d) Blutaspiration zur Lagekontrolle

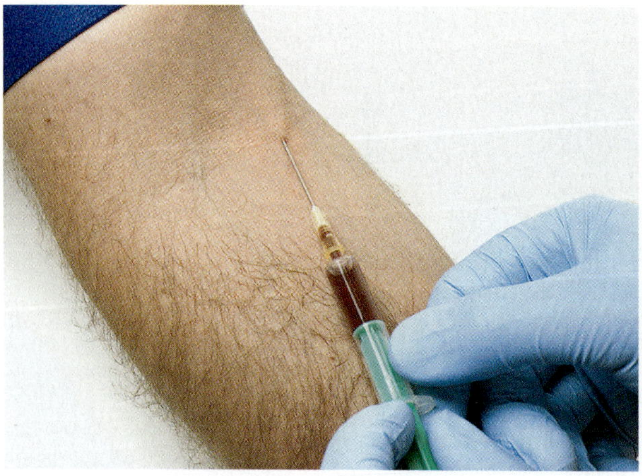

e) Medikament wird injiziert

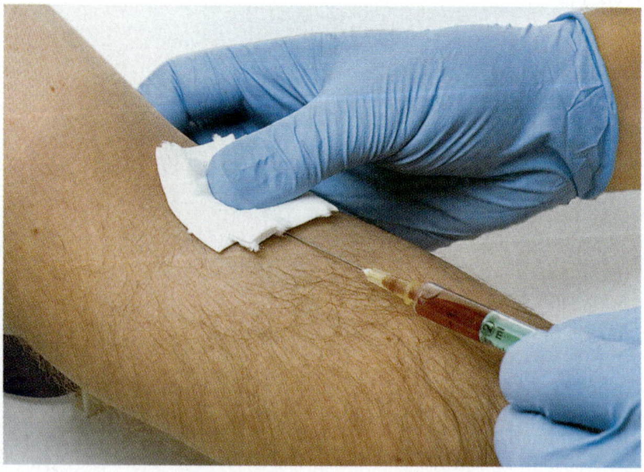

f) Kanüle herausziehen, mit Tupfer komprimieren

Abb. 4.30 Medikamentenapplikation: Injektion

Indikation

- Krankheitsbilder, bei denen eine sofortige Medikamentenwirkung erforderlich ist.

TIPPS

Da Notfallpatienten häufig mehrere Medikamente benötigen und ggf. durch Komplikationen ihres Krankheitsbildes gefährdet sind, ist die Anlage eines dauerhaften Venenzugangs (➤ Kap. 4.4) meistens deutlich vorteilhafter als die Applikation über eine Einmalkanüle. Der Patient muss nur ein Mal gestochen werden und kann jederzeit mit Medikamenten oder Volumen versorgt werden.

Equipment

Venenzugänge: ➤ Kap. 4.4.1 und ➤ Kap.4.4.2

Injektion über Kanüle:

- Handschuhe für den Anwender
- Stauschlauch
- Hautdesinfektionsmittel
- sterile Tupfer
- Spritze
- 2 Kanülen (zur Punktion Sicherheitskanüle verwenden)
- Ampulle mit dem gewünschten Medikament
- Kanülenabwurfbox
- Wundschnellverband

Patientenvorbereitung

HELFER 1

- Patienten über die geplante Maßnahme aufklären.

Technik

HELFER 1

Venenzugänge: ➤ Kap. 4.4.1 und ➤ Kap. 4.4.2

Injektion über Kanüle:

- Das Medikament wird mit einer Kanüle aus der Ampulle aufgezogen. Anschließend wird die Kanüle gewechselt, weil sie bei der Berührung mit der Ampullenwand abgestumpft sein kann.
- Der Stauschlauch wird am Oberarm des Patienten angebracht. Der Puls am Handgelenk muss tastbar bleiben.
- Die Vene wird dargestellt (➤ Kap. 4.4.1) und die darüberliegende Haut wird desinfiziert.
- Während eine Hand die Haut spannt, um ein Verrutschen der Vene zu vermeiden, fasst die andere Hand die Spritze mit der aufgesetzten Kanüle. Die Vene wird punktiert.
- Zur Lagekontrolle wird Blut aspiriert.
- Die Stauung am Oberarm wird gelöst.
- Das Medikament wird injiziert. Dabei hält die nicht injizierende Hand die Spritze samt Kanüle in Position, um eine sekundäre Perforation der Venenwand zu vermeiden.
- Nach der Injektion wird die Kanüle aus der Vene herausgezogen. Unmittelbar nach der Hautpassage der Nadel wird ein steriler Tupfer auf die Punktionsstelle gedrückt.

ACHTUNG

Eine Kompression der Punktionsstelle vor der Entfernung der Kanüle könnte zu Schmerzen und Verletzungen führen, da die scharfe Nadelspitze gegen die weichen Gewebestrukturen gepresst würde.

- Die Kompression der Punktionsstelle wird ca. 2 Minuten lang aufrechterhalten.
- Die Punktionsstelle wird mit einem Wundschnellverband versorgt.

Gefahren

- Infektionen,
- Durchstechen der Vene mit paravenöser Injektion,
- Verletzung von Arterien oder Nerven.

4.3.4 Intramuskulär

Ein intramuskulär verabreichtes Medikament wird über eine Kanüle in einen Skelettmuskel eingebracht (➤ Abb. 4.31) und von den dortigen Kapillaren aufgenommen. Die intramuskuläre Injektion eines Medikamentes wird im Rettungsdienst sehr selten angewendet.

Vorteile

- leicht durchführbar,
- keine technischen Voraussetzungen (z. B. i. v. Zugang) erforderlich – somit auch dann durchführbar, wenn die Anlage eines i. v. Zugangs nicht möglich ist,
- kein „First-pass-Effekt" in der Leber,
- relativ schneller Wirkungseintritt.

Nachteile

- Nicht alle Medikamente können i. m. injiziert werden.
- Es können nur geringe Flüssigkeitsmengen injiziert werden.
- Bei Patienten im Schock sinkt aufgrund der geringeren Durchblutung die Resorptionsgeschwindigkeit.

Indikation

- Analgesie (z. B. Ketamin) bei Patienten, die für die Anlage eines i. v. Zugangs nicht zugänglich sind (z. B. im Pkw-Wrack eingeklemmt),
- nichtkooperative Patienten in Erregungszuständen (z. B. Haldol bei Psychosen).

Kontraindikationen

- Patienten mit akutem Koronarsyndrom dürfen keine i. m. Injektion erhalten, da sowohl die Enzymdiagnostik als auch die Therapieoption einer Lysetherapie verkompliziert würde.
- Patienten mit Lungenembolie, Schlaganfall oder sonstigen venösen oder arteriellen Verschlüssen dürfen aufgrund einer evtl. folgenden Lysetherapie ebenfalls keine i. m. Injektionen erhalten.
- Marcumartherapie,
- Hautentzündungen, Ödeme, Vernarbungen an der Einstichstelle.

Equipment

- Handschuhe für den Anwender
- Hautdesinfektionsmittel
- sterile Tupfer
- Ampulle mit dem gewünschten Medikament
- Spritze
- Kanüle zum Aufziehen des Medikamentes
- i. m. Sicherheitskanüle zur Injektion (Länge je nach Punktionsort und Beleibtheit des Patienten wählen: zur Oberschenkelpunktion nach von Hochstetter bei Erwachsenen z. B. 21 G, grün)
- Wundschnellverband

Patientenvorbereitung

HELFER 1
- Patienten über die geplante Maßnahme aufklären.

Lokalisation des Punktionsortes:

Rechter Gluteus medius (mittlerer Gesäßmuskel) nach von Hochstetter
- Der Zeigefinger der linken Hand ertastet den oberen vorderen Darmbeinstachel (Spina iliaca anterior superior = markanter Knochenvorsprung am vorderen Ende des Darmbeinkamms).
- Der Mittelfinger derselben Hand gleitet etwa 7 cm entlang des Darmbeinkamms.
- Die Hand wird jetzt so gedreht, dass der Zeigefinger in Position bleibt, während der Mittelfinger ca. 2 cm nach unten rutscht. Der Handteller liegt jetzt auf dem großen Rollhügel (Trochanter maior) des Oberschenkelknochens.
- Der Punktionsort liegt in der Spitze des Dreiecks zwischen Zeigefinger und Mittelfinger und kann z. B. durch leichtes Eindrücken der Schutzkappe der Kanüle in die Haut markiert werden.

Linker Gluteus medius (mittlerer Gesäßmuskel)
- Zur einfachen Lokalisation des Punktionsortes am linken Oberschenkel wird entsprechend der Beschreibung zur Auffindung des Punktionsortes für den rechten Oberschenkel nicht die linke, sondern die rechte Hand eingesetzt.

Gluteus medius bei Kindern nach Sachtleben
- Der Daumen der suchenden Hand wird abgespreizt. Der Zeigefinger wird entlang des Darmbeinkamms zwischen oberem vorderen Darmbeinstachel und dem höchsten Punkt des Darmbeinkamms angelegt. Der Daumen wird abgespreizt und fußwärts gerichtet entlang des absteigenden Darmbeinkamms aufgesetzt.
- Der Punktionsort befindet sich bei Säuglingen und Kleinkindern 3 Querfinger und bei Kindern 2 Querfinger unterhalb des Zeigefingers in der verlängerten mittleren Axillarlinie.

M. deltoideus (Oberarm)
- Etwa 3 Querfinger unterhalb der Schulterhöhe (Acromion = Knochenvorsprung am höchsten Punkt des Schulterblattes) an der höchsten Muskelerhebung des M. deltoideus.

Technik

HELFER 1
- Aufziehen des Medikaments
- Kanülenwechsel
- Hautdesinfektion
- Die Spritze mit der aufgesetzten Kanüle wird wie ein Kugelschreiber gehalten. Der Einstich in den Muskel erfolgt senkrecht und zügig. Die Eindringtiefe variiert beträchtlich in Abhängigkeit von dem subkutanen Fettgewebe. Bei Erwachsenen sollte die Kanüle bei-

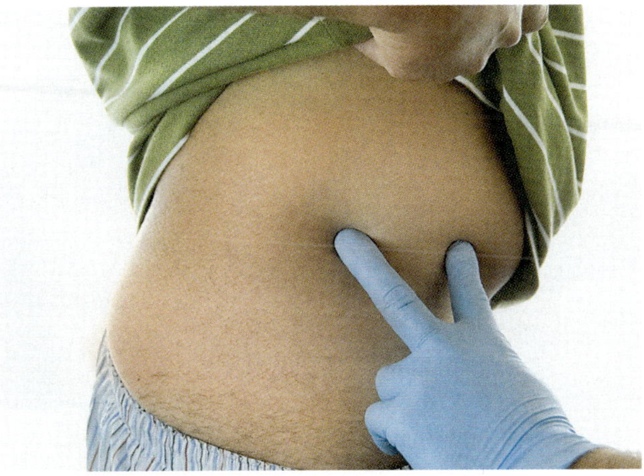

a) Aufsuchen Darmbeinstachel und Darmbeinkamm

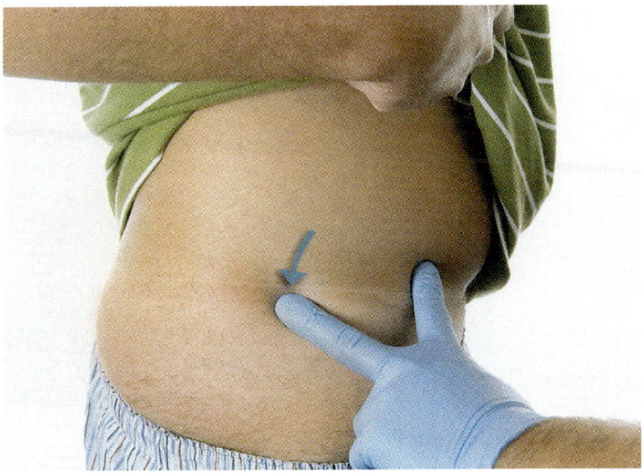

b) Mit Mittelefinger 2 cm nach unten rutschen

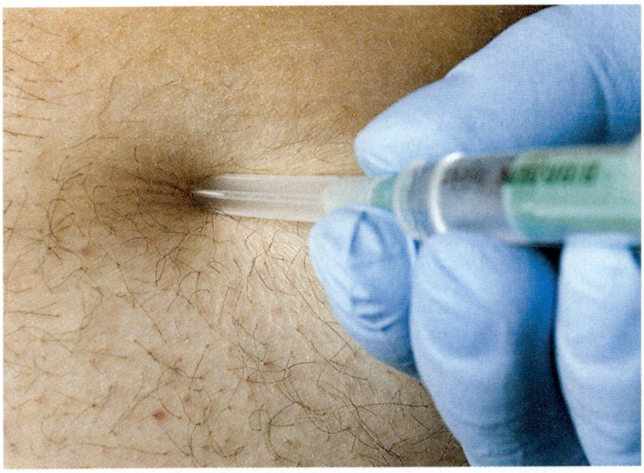

c) Markierung des Punktionsortes

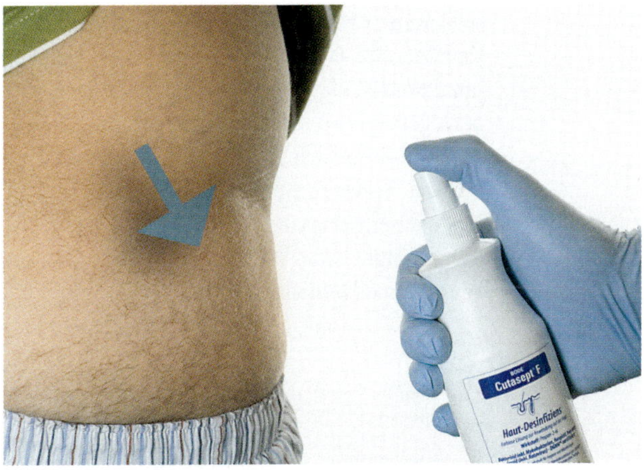

d) Desinfektion des Punktionsortes

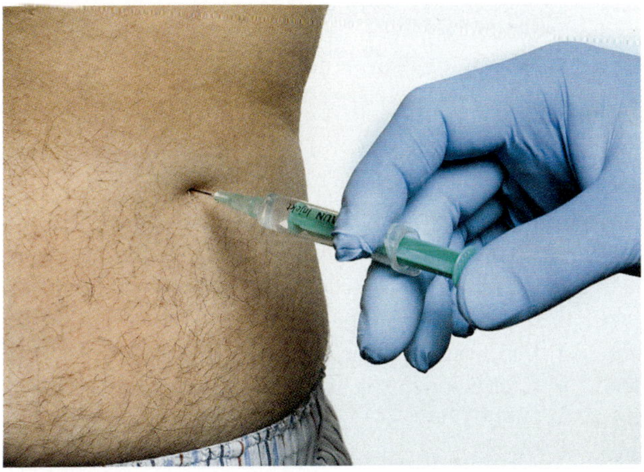

e) Punktion Gluteus Medius

Abb. 4.31 Intramuskuläre Medikamentenapplikation

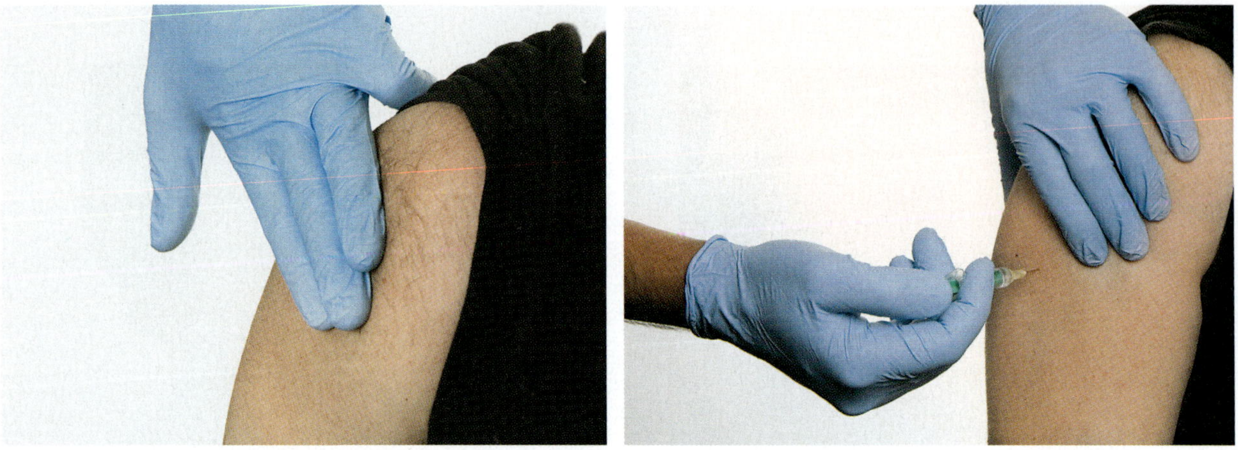

a) Punktionsort M. deltoideus (Oberarm) suchen b) Punktion M. deltoideus

Abb. 4.32 Intramuskuläre Medikamentenapplikation in den M. deltoideus

spielsweise ca. 2–3 cm tief eingestochen werden. Die Kanüle sollte allerdings nicht bis zum Schaft eingeführt werden, da sie im Falle eines Abbrechens so noch gefasst und entfernt werden kann.

- Aspirationsversuch (kann Blut aspiriert werden, liegt die Nadelspitze in einem Gefäß),
- Medikament langsam injizieren,
- Kanüle zügig herausziehen und sicher entsorgen,
- Wundschnellverband aufbringen.

Gefahren

- Infektionsgefahr, Abszessbildung
- Hämatome

4.3.5 Endobronchial

Bei der endobronchialen Applikation wird ein Medikament in der Regel durch einen Endotrachealtubus hindurch auf die Schleimhäute der Bronchien gespritzt. Wenn nicht spezielle Verabreichungshilfen (Katheter) verwendet werden, über die das Medikament tief in den Bronchialbaum eingebracht wird, gelangt ein Großteil des Medikaments nicht bis in die Bronchien, sondern wird von der Trachealschleimhaut resorbiert. Für die Wirkung des Medikamentes ist dieser Umstand allerdings wenig relevant. Meistens kommt der endobronchiale/endotracheale Applikationsweg im Rahmen einer Reanimation zum Einsatz.

Vorteile

- Im Rahmen einer rettungsdienstlichen Reanimation kann ein Endotrachealtubus häufig schneller als ein i. v. Zugang platziert werden, da ggf. zunächst nur wenige Helfer zur Verfügung stehen und die Venenverhältnisse des Patienten schlecht sind.
- kein „First-pass-Effekt" in der Leber.

Nachteile

- Insbesondere im Rahmen eines Kreislaufstillstands sinkt die Lungendurchblutung trotz Herzdruckmassage rapide ab, sodass die Resorption der applizierten Medikamente mangelhaft ist.
- Es kann sich ein ungewolltes Wirkstoffdepot bilden, das bei wiederhergestelltem Kreislauf ins Blut gelangt und unerwünschte Wirkungen entfaltet. Die Resorption kann zusätzlich durch Blut, Schleim oder aspiriertes Erbrochenes beeinträchtigt werden.
- Nur wenige Medikamente können endobronchial appliziert werden.

Indikation

Grundsätzlich kommen Naloxon, Atropin, Diazepam, Adrenalin und Lidocain für diesen Applikationsweg in Betracht. Gebräuchliche rettungsdienstliche Indikationen sind:

- Gabe von Adrenalin bei einer Reanimation,
- Gabe von Naloxon bei Heroinintoxikation.

Kontraindikation

- nicht intubierter wacher Patient

Equipment

- Spritze mit zu applizierendem Medikament
- ggf. spezieller Instillationskatheter

TIPPS
Da unter Reanimation die endobronchiale Gabe der trachealen Gabe nicht überlegen ist, müssen nicht zwingend Instillationshilfen verwendet werden.

Patientenvorbereitung

HELFER 1
- Beatmungsbeutel bzw. Beatmungsgerät diskonnektieren und Tubusöffnung freilegen.

Technik

HELFER 1
- Das Medikament wird in eine Spritze aufgezogen. Dabei ist den jeweiligen Empfehlungen entsprechend ggf. eine höhere Dosis als bei der intravenösen Gabe zu verwenden. Eine zusätzliche Verdünnung durch Aqua dient der besseren Verteilung.
- Im Falle einer laufenden Reanimation wird die Herzdruckmassage zur Applikation kurz unterbrochen.
- Das Medikament wird durch den Tubus oder den Katheter einer etwaigen Instillationshilfe (z. B. EDGAR®-Tubus, MADett®) eingespritzt. Wenn das Medikament durch einen Katheter eingebracht wird, sollten zusätzlich einige ml Luft nachinjiziert werden, um Wirkstoffreste aus dem Schlauch zu entfernen.
- Nach der Gabe werden einige Ventilationen durchgeführt.

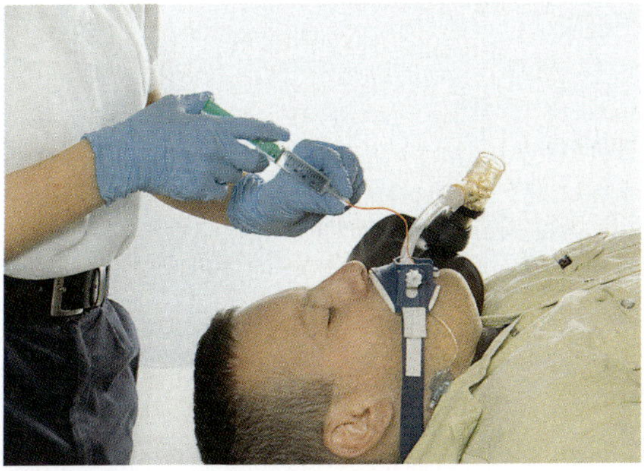

Abb. 4.33 Endobronchiale Gabe über EDGAR®-Tubus

4.3.6 Nasal

Die nasale Applikation eines Medikamentes kann neben lokalen Effekten (z. B. Vasokonstriktion bei Nasenbluten) auch zur Herbeiführung einer systemischen Wirkung führen. Die gut durchblutete Nasenschleimhaut resorbiert den Wirkstoff abhängig z. B. von dessen Partikelgröße schnell und sicher.

Vorteile
- schneller Wirkungseintritt,
- der nasale Zugang ist immer (z. B. auch bei schlechten Venenverhältnissen) und ohne technischen Aufwand (z. B. i. v. Zugang) oder schmerzhafte Interventionen (wie bei Injektionen) möglich,
- der „First-pass-Effekt" in der Leber wird umgangen,
- keine Gefahr von Nadelstichverletzungen.

Nachteile
- nur wenige Medikamente sind für diesen Applikationsweg zugelassen, sodass ihr Gebrauch einen „off-label-use" darstellt,
- Absorption abhängig von der Beschaffenheit der Nasenschleimhaut.

Indikation

- Benzodiazepine (z. B. Midazolam) zur Durchbrechung eines Krampfanfalls oder zur Sedierung
- Naloxon bei Heroinintoxikation
- Ketamin, Morphin oder Fentanyl bei Schmerzen
- Glukagon bei Hypoglykämie

Kontraindikation

- keine

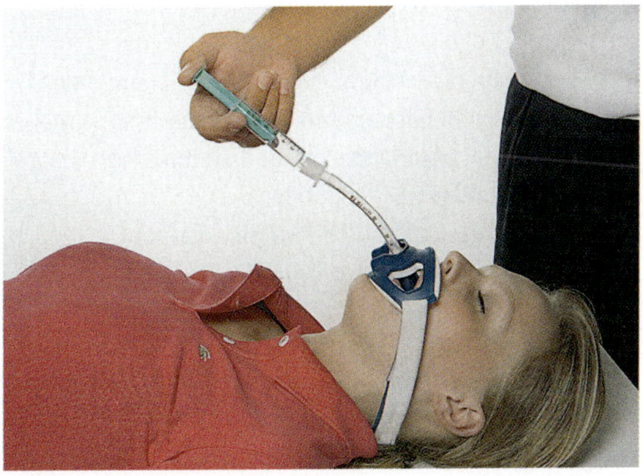

Abb. 4.34 Endobronchiale Applikation

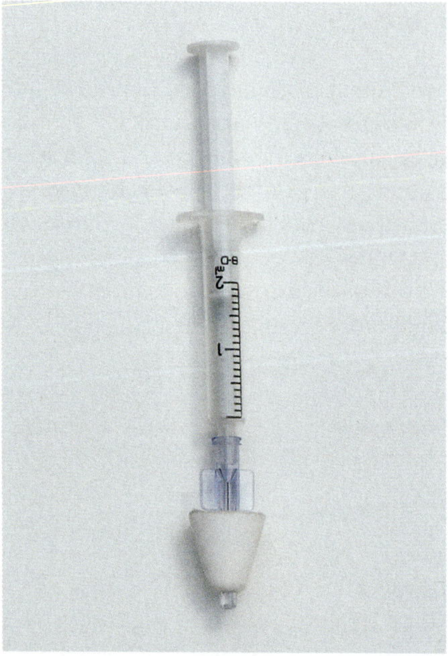

Abb. 4.35 Spritze mit MAD®

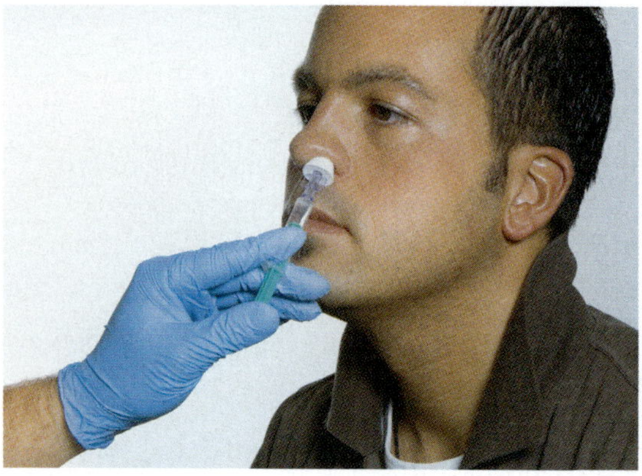

Abb. 4.36 Nasale Applikation

Equipment

- MAD® (Mucosal Atomization Device) → um eine großflächige Benetzung mit einem feinen Sprühnebel zu erreichen, empfiehlt sich die Verwendung von Applikationshilfen wie z. B. dem MAD®.
- Spritze mit zu applizierendem Medikament

Patientenvorbereitung

HELFER 1
- Ggf. Nasenlöcher reinigen.

Technik (MAD®)

HELFER 1
- Das MAD® mit aufgesetzter Spritze wird in ein Nasenloch eingeführt.
- Das Medikament wird in das Nasenloch eingespritzt.

TIPPS

Ab 1 ml Gesamtmenge auf beide Nasenlöcher verteilen → größere Absorptionsfläche und schnellerer Wirkungseintritt.

Gefahren

- keine

4.4 Zugangswege

Hendrik Sudowe

Da viele Patienten im Verlauf ihrer Therapie nicht nur ein Mal, sondern dauerhaft oder immer wieder Medikamente benötigen, ist es sinnvoll, einen fortwährenden Zugang zum Blutkreislauf zu schaffen. Zu diesem Zweck stehen Systeme zur Verfügung, die als „Eintrittspforte" für Medikamente fest am Patienten installiert werden und für mehrere Tage erhalten bleiben. Für den Rettungsdienst sind der periphere und der zentrale Venenzugang sowie der intraossäre Zugang relevante Zugangswege.

Vorteile
- ständige Applikationsmöglichkeit über den schnellsten und universell einsetzbaren Weg, den Blutkreislauf,
- Der Patient muss nicht immer wieder aufs Neue punktiert werden, da die Zugangswege über Zuspritzpforten verfügen, über die Medikamente verabreicht werden können.

Nachteile
- Insbesondere bei mangelhafter Hygiene während der Anlage steigt die Infektionsgefahr an. Für den Patienten kann der Zugangsweg u. U. eine Einschränkung der Mobilität bedeuten.
- Legen eines Zuganges muss durch das Rettungsfachpersonal trainiert werden.

4.4.1 Peripherer Venenzugang

Um einen sofortigen und dauerhaften Zugang zum venösen Blut eines Patienten zu schaffen, kann ein peripherer Venenzugang angelegt werden (➤ Abb. 4.38). Zu diesem Zweck wird eine Venenverweilkanüle in eine periphere Vene eingebracht. Über die Venenverweilkanüle kann direkt nach der Anlage, aber auch immer dann, wenn der weitere Krankheitsverlauf es erforderlich macht, ein Medikament intravenös verabreicht werden. Der intravenöse Zugangsweg ermöglicht einen schnellen und sicheren Wirkungseintritt. An die Venenverweilkanüle kann eine Infusion angeschlossen werden, die dem Offenhalten des Zugangs oder einem ggf. erforderlichen Flüssigkeitsausgleich dient.

ACHTUNG

Laut TRBA 250 dürfen im Rettungsdienst nur noch nadelstichsichere Systeme zur peripheren Venenpunktion verwendet werden → Schutz vor Infektionen.

Aufbau der Venenverweilkanüle

Das System Venenverweilkanüle besteht aus zwei Komponenten: einem Stahlmandrin, der zum Einbringen des Systems in die Vene dient und dann entfernt wird, sodass nur der zweite Bestandteil des Systems – die Plastikverweilkanüle – im Gefäß verbleibt. Diese ist stumpf, sodass die Vene auch bei Bewegungen des Patienten nicht perforiert. Sie verfügt über eine Zuspritzpforte für Medikamente und einen Anschluss für Infusionen.

Indikation

- Krankheitsbilder, die eine sofortige medikamentöse Therapie verlangen (z. B. Blutdrucksenkung durch Ebrantil bei hypertensiver Krise),
- Krankheitsbilder, bei denen sich Zustandsänderungen einstellen können, die eine medikamentöse Therapie erforderlich machen (z. B. Entwicklung eines zerebralen Krampfanfalls bei Apoplex, der z. B. durch Rivotril durchbrochen werden muss),
- Volumenmangel,
- Blutentnahme für labordiagnostische Zwecke.

TIPPS

Ein i. v. Zugang ist die Voraussetzung zur effektiven medikamentösen Therapie eines Patienten. Daher sollte die Indikation zur Anlage großzügig gestellt werden.
Es handelt sich um eine Standardmaßnahme, die auch vom Rettungsfachpersonal sicher beherrscht werden muss.

Kontraindikation

- keine
- Die einzige Einschränkung ergibt sich aus Problemen bei der Anlage des i. v. Zugangs in Situationen, die sehr zeitkritisch sind. Wenn z. B. beim Herz-Kreislauf-Stillstand nach kurzer Zeit kein i. v. Zugang geschaffen werden kann, sollte ein alternativer Applikationsweg (z. B. intraossär) für die dringend erforderlichen Notfallmedikamente gewählt werden.

Equipment

- Stauschlauch oder Blutdruckmanschette
- Desinfektionsspray
- Venenverweilkanülen in verschiedenen Größen
- Tupfer
- Fixierpflaster
- Vorbereitete Infusion oder Verschlussmandrin
- Pflasterstreifen
- Kanülenabwurfbox

Patientenvorbereitung

HELFER 1
- Patienten über die geplante Maßnahme aufklären,
- Vorbereitung des erforderlichen Materials.

Technik

HELFER 1
- Am Oberarm des Patienten wird ein Stauschlauch angebracht, ohne die Haut unter der Klemme des Stauschlauches zu quetschen. Die Stauung lässt einen arteriellen Blutzustrom zu (Radialispuls muss tastbar bleiben!), hält aber den venösen Rückstrom auf. Auf diese Weise füllen sich die Venen prall mit Blut.

TIPPS

Alternativ kann eine Blutdruckmanschette zum Stauen verwendet werden. Nach Messen des Blutdrucks wird der Manschettendruck knapp über den diastolischen Wert reguliert.

- Der Patient lässt den Arm herabhängen und ballt mehrfach die Hand zur Faust. Das Beklopfen der Venen kann ebenfalls zu einer besseren Darstellung der Vene führen.

Tab. 4.1 Größe von Verweilkanülen

Gauge	24 G	22 G	20 G	18 G	17 G	16 G	14 G
Farbe	gelb	blau	rosa	grün	weiß	grau	orange
Außendurchmesser (mm)	0,7	0,9	1,1	1,3	1,5	1,7	2,1
Durchflussrate (ml kristalloide Lsg.)	20	35	56	90	125	190	310
Verwendung	Kinder		Erwachsene				
			kleine Venen	Standard		Volumengaben	

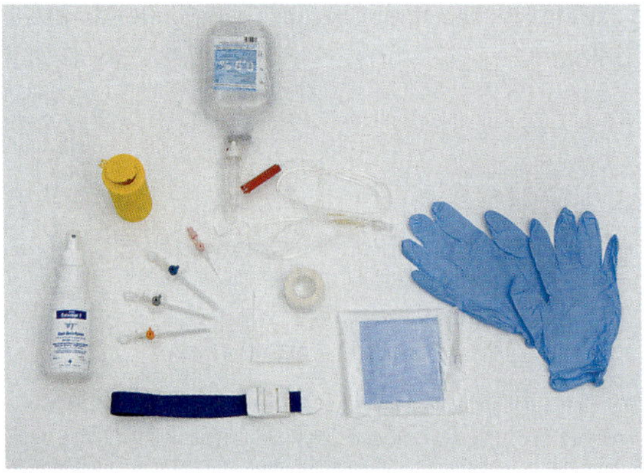

Abb. 4.37 Equipment peripher venöser Zugang

ACHTUNG

Trotz geläufigem Praxistipp kein Nitrospray zur Weitstellung der Venen aufbringen. Neben dem Problem eines off-label-use (keine Zulassung für diesen Verwendungszweck) besteht die Gefahr eines Blutdruckabfalls.

- Zur Punktion sollte eine möglichst große Vene mit geradem Verlauf ausgewählt werden.

TIPPS

Die Suche nach einer geeigneten Vene beginnt am Handrücken. Im Falle einer Fehlpunktion kann oberhalb nach einer neuen Vene gesucht werden. Würde zunächst eine körpernahe Vene (z. B. in der Ellenbeuge) durchstochen und anschließend körperfern (z. B. Handrücken) eine Vene erfolgreich punktiert werden, könnte das in die Handrückenvene gespritzte Medikament durch die perforierte Ellenbeugenvene austreten. Zudem ist der Handrücken mit der geringsten Komplikationsrate im Falle einer Fehlpunktion versehen.

Ein i. v. Zugang sollte bei Apoplex-Patienten nicht am paretischen Arm, bei dialysepflichtigen Patienten nicht am Shunt-Arm und auch nicht an einem ödematös geschwollenen Arm angelegt werden. Bei Hautentzündungen an der geplanten Punktionsstelle sollte auf andere Körperstellen ausgewichen werden.

- Grobe Hautverunreinigungen über der Punktionsstelle entfernen.
- Punktionsstelle mit einem geeigneten Desinfektionsmittel einsprühen oder mit einem getränkten Tupfer abreiben.
- Einwirkzeit von 15 Sekunden beachten.
- Um die Vene zu fixieren, wird die Hand des Patienten überstreckt und die Haut mit dem Daumen gestrafft.
- Die Haut wird in einem Winkel von ca. 30° punktiert.

TIPPS

Die Venenpunktion kann direkt oder indirekt erfolgen. Bei der Hautpunktion wird ein kurzer Schmerz empfunden, der insbesondere bei unruhigen und ängstlichen Patienten zu einer Abwehrbewegung führen kann. Beim Versuch, die Vene direkt zu punktieren, kann diese Abwehrreaktion zum Durchstoßen des Gefäßes führen. Bei der indirekten Punktion erfolgt die schmerzintensive Hautpunktion zunächst neben der Vene. Erst im zweiten Schritt wird die Kanüle unter der Haut seitlich auf die Vene zugeschoben.

- Sobald die Stahlkanüle in die Vene eingedrungen ist, erscheint Blut in der hinteren Tropfkammer.
- Da die Stahlkanüle einige Millimeter aus der Plastikverweilkanüle hervorragt, zeigt das Blut in der Tropfkammer lediglich an, dass die Spitze der Stahlkanüle in der Vene liegt. Um die Plastikverweilkanüle ebenfalls sicher einzubringen, muss nun das gesamte System im flachen Winkel entsprechend dem Venenverlauf einige Millimeter weiter vorgeschoben werden.
- Die Stahlkanüle wird nun festgehalten und gleichzeitig die Plastikverweilkanüle weiter in die Vene vorgeschoben.
- Die Plastikverweilkanüle wird bis zum Ansatz der Griffplatte in die Vene vorgeschoben. Da ihre Spitze stumpf ist und die Stahlkanüle nicht mehr hervorragt, ist dabei kein Durchstechen der Vene zu erwarten. Die Stahlkanüle verbleibt in ihrer Position, da sie den Ausstrom von Blut verhindert. Der Stauschlauch kann jetzt gelöst bzw. bei Verwendung einer Blutdruckmanschette der Druck abgelassen werden.
- Die Venenverweilkanüle wird mit einem dafür vorgesehenen Pflaster über die Flügel der Griffplatte auf der Haut fixiert. Zur Schonung der Haut wird zuvor

ein Polster unter die Griffplatte geschoben. Eine in das Pflaster integrierte Wundauflage deckt die Eintrittstelle in die Haut steril ab.
- Um beim Entfernen der Stahlkanüle einen Blutaustritt zu vermeiden, wird am vermuteten Ende der Plastikverweilkanüle die Vene durch Druck auf die Haut komprimiert.

ACHTUNG

Die mit Patientenblut kontaminierte Stahlkanüle stellt eine Infektionsgefahr dar. Sie sollte schnell und sicher in einem dafür vorgesehenen Abwurfbehältnis entsorgt werden. Die Anwendersicherheit lässt sich zusätzlich durch Spezialkanülen (z. B. Vasofix® Safety) erhöhen, die über eine integrierte Schutzvorrichtung verfügen, welche die Spitze der Stahlkanüle überdeckt, sobald sie aus der Plastikverweilkanüle hervorgezogen wird.

- An die Verweilkanüle wird eine Infusion angeschlossen. Alternativ zur Infusion kann die Verweilkanüle mit einem Verschlussmandrin versehen werden. Wenn Blut für labordiagnostische Zwecke entnommen werden soll, erfolgt zuerst die Blutentnahme.
- Über eine Sicherungsschlaufe wird die Verweilkanüle gegen Zug gesichert.

ACHTUNG

Nach Anlage des peripheren Venenzugangs erfolgt die Kontrolle der korrekten Lage, da eine unbemerkte paravenöse Injektion der Medikamente nicht die erwünschte Wirkung erzielt. Bestimmte Medikamente können sogar zu einer Gewebezerstörung führen. Kriterien für die korrekte intravenöse Lage sind ein schnelles und schmerzfreies Einlaufen der Infusion ohne Ödembildung und die Möglichkeit zur Aspiration von Blut z. B. bei der Blutentnahme.

Punktion der V. jugularis

- Zur Punktion der V. jugularis externa wird der Patient flach und möglichst mit abgesenktem Kopf gelagert (➤ Abb. 4.39).
- Der Kopf wird zu der dem Punktionsort abgewandten Seite gedreht.
- Um die Vene besser darzustellen, kann der wache Patient aufgefordert werden, die Luft anzuhalten oder zu pressen.
  - Der gleiche Effekt kann bei intubierten Patienten durch eine entsprechende Beatmung erreicht werden.
- Eine leichte Kompression mit einer Hand oberhalb des Schlüsselbeins kann ebenfalls eine Stauung und somit bessere Venenfüllung erreichen. Allerdings ist die Hand bei der Punktion hinderlich, sodass darauf verzichtet werden kann. Außerdem wird die freie Hand zur Straffung der Haut benötigt, da die im Unterhautgewebe verschiebbare Vene zur Punktion fixiert werden muss.
- Nach der Punktion steigt das Blut zuweilen nur langsam in die Tropfkammer auf, sodass der Erfolg erst mit einer leichten Verzögerung sichtbar wird.
- Aufgrund der Gefahr einer Luftembolie sollte die Verweilkanüle bei Diskonnektionen durch Abdrücken des Kanülenendes in der Vene gegen einen Lufteintritt geschützt werden.
- Ggf. erfolgt die Punktion mit aufgesetzter mit NaCl gefüllter Spritze, um einer Luftembolie vorzubeugen und eine Aspiration zur Lagekontrolle zu ermöglichen.

Punktion der V. femoralis

Da die V. femoralis bindegewebig offen gehalten wird, kann sie auch bei hohen Volumenverlusten und schlechten Venenverhältnissen punktiert werden.
- Das Bein des Patienten wird leicht abgespreizt und nach außen gedreht (➤ Abb. 4.40).
- Ggf. ist die Punktionsregion zu rasieren.
- Da die Vene nicht sichtbar ist und auch nicht sichtbar gemacht werden kann, tastet der Punkteur zunächst unterhalb des Leistenbandes den Puls an der A. femoralis.
- Auf die Venenverweilkanüle kann ggf. eine Spritze aufgesetzt werden. Der Einstich erfolgt ca. 1 cm (medial) innenseitig neben der Arterie und ist kopfwärts gerichtet.

TIPPS

Um sich die anatomischen Strukturen zu merken, kann man sich an der „Eselsbrücke" IVAN orientieren. IVAN = Innen → Vene → Arterie → Nerv.

- Sobald sich die Tropfkammer der Venenverweilkanüle mit Blut füllt oder über die ggf. aufgesetzte Spritze dunkelrotes Blut aspiriert werden kann, liegt die Kanüle in der Vene.
- Nachteilig ist die erhöhte Thrombosegefahr für den Patienten, die allerdings erst nach längerer Liegedauer der Verweilkanüle relevant wird. Zudem besteht aufgrund der höheren Keimbesiedelung der Leistenregion ein erhöhtes Infektionsrisiko
- Ein besonderes Augenmerk sollte dem Ausschluss pulsierenden Blutaufstiegs in das Infusionssystem gelten, da eine versehentliche arterielle Fehlpunktion leicht möglich ist.

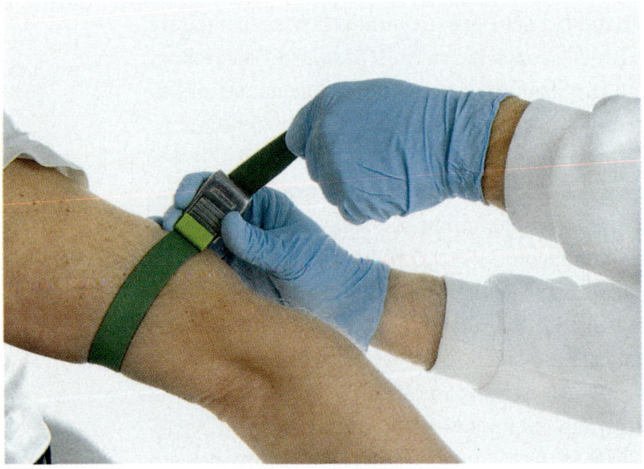

a) Stauen

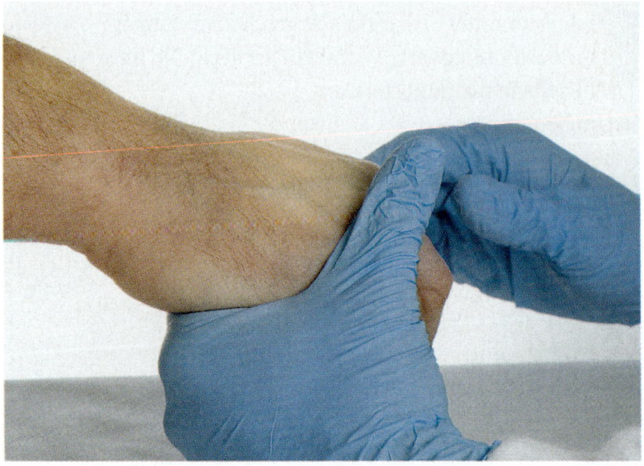

b) Venen darstellen und eine geeignete Vene auswählen

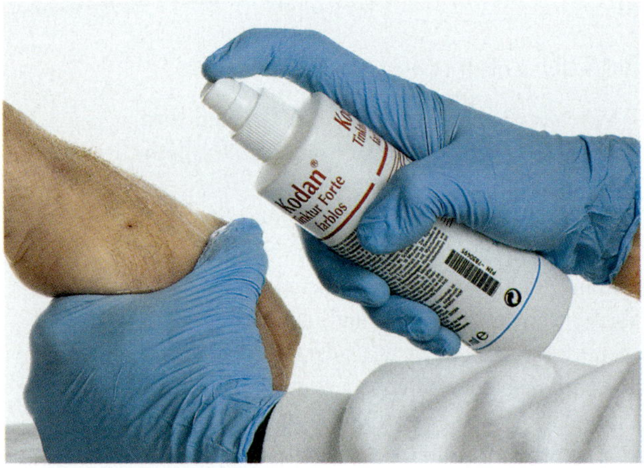

c) Hautdesinfektion

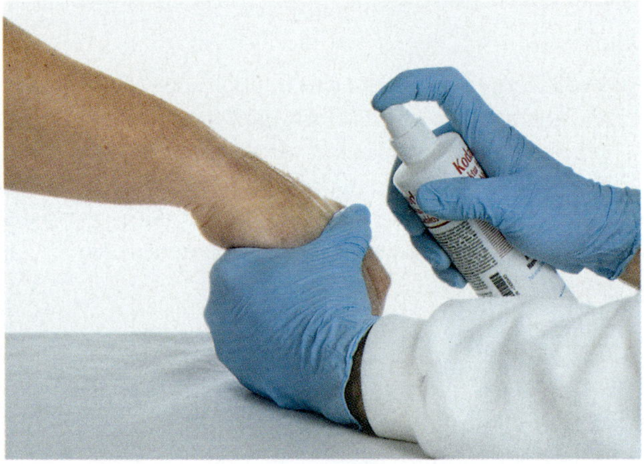

d) Vene fixieren

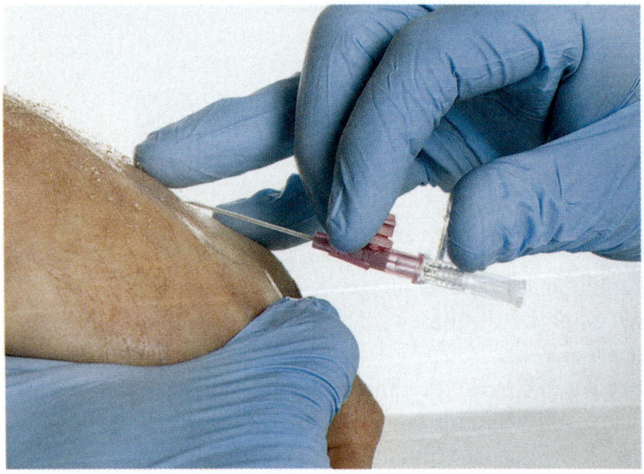

e) Punktion

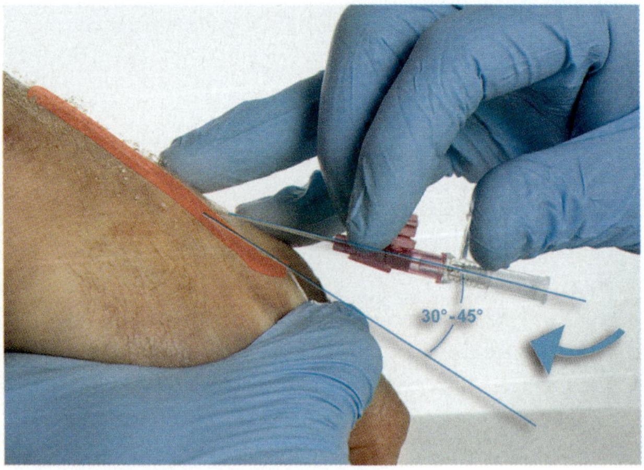

f) Punktionswinkel

Abb. 4.38 Peripherer Venenzugang

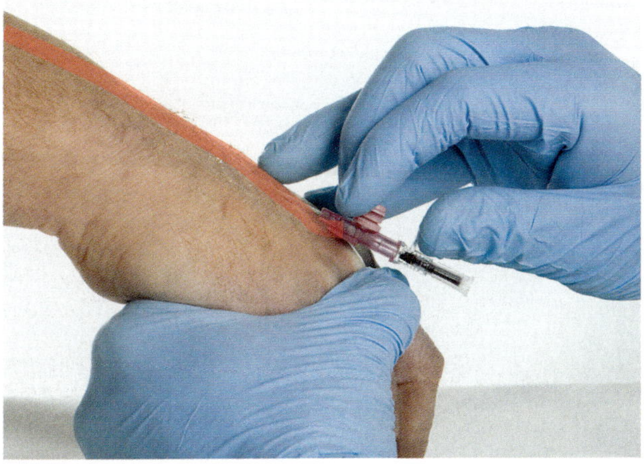

g) Erfolgsindikator Blutrücklauf

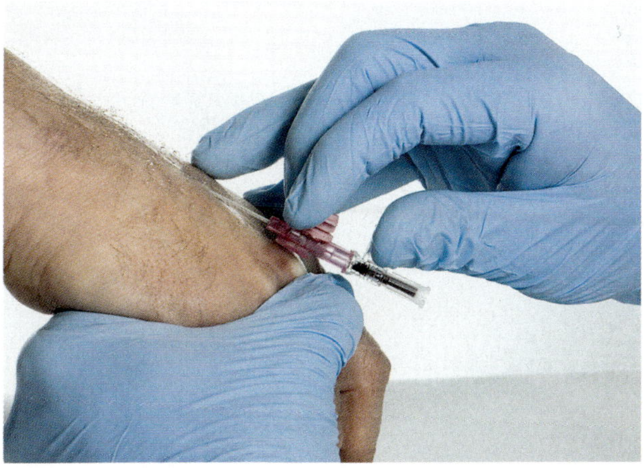

h) Vorschieben des Systems

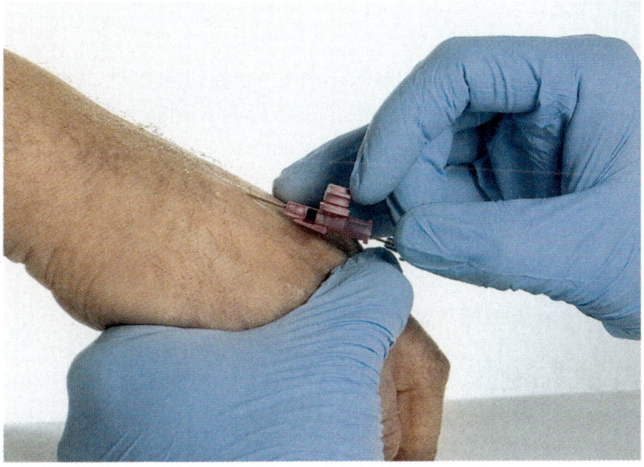

i) Stahlkanüle und Plastikverweilkanüle trennen

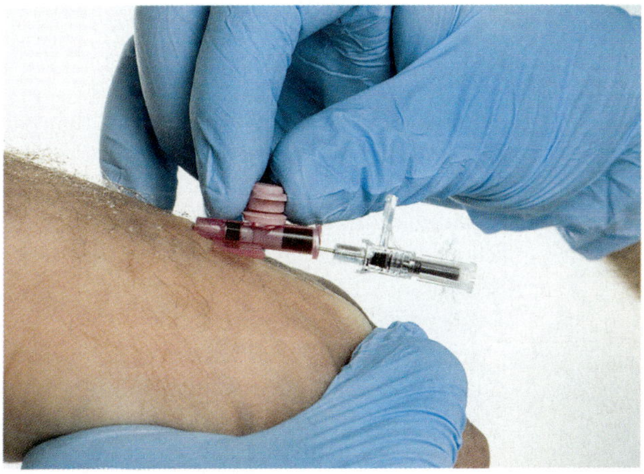

j) Vorschieben der Plastikverweilkanüle

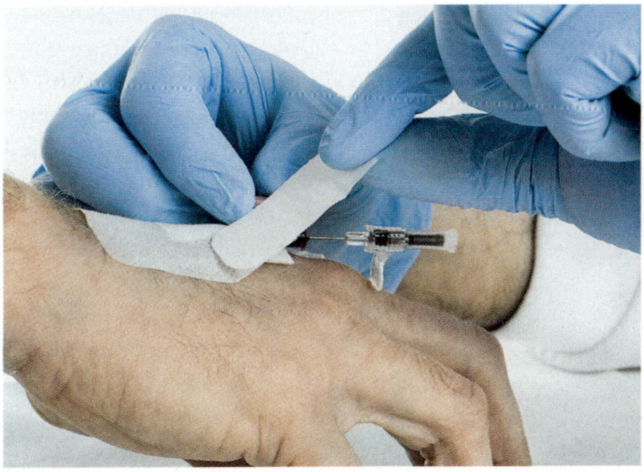

k) Fixierung der Venenverweilkanüle

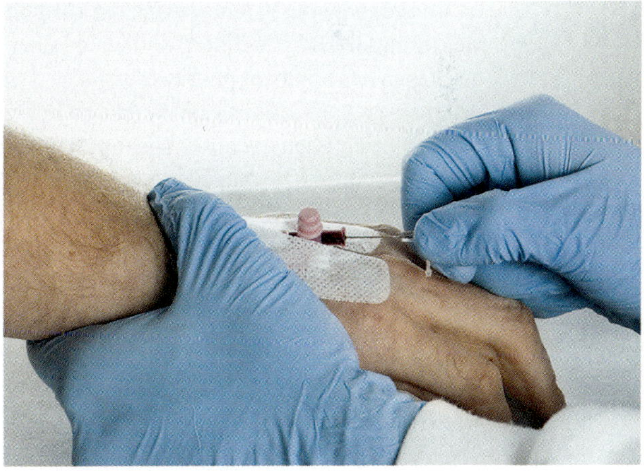

l) Stahlkanüle entfernen

Abb. 4.38 Peripherer Venenzugang *(Fortsetzung)*

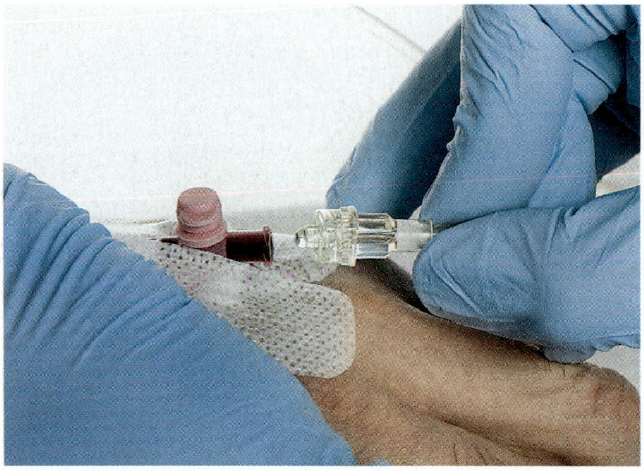

m) Infusion anschließen

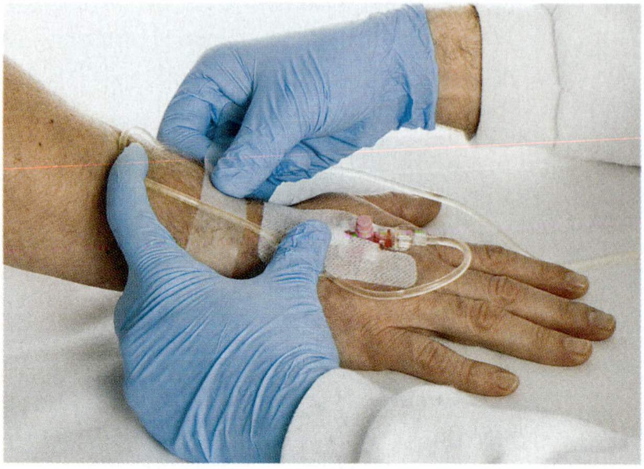

n) Sicherungsschlaufe

Abb. 4.38 Peripherer Venenzugang *(Fortsetzung)*

Problemmanagement

Zuweilen wird sich die Anlage eines periphervenösen Zugangs aufgrund schwieriger Venenverhältnisse als problematisch erweisen. Wenn das Krankheitsbild des Patienten jedoch zwingend einen Zugangsweg erforderlich macht, kommt eine Reihe von Lösungsansätzen in Betracht.

- Alternativer Punktionsort: Sowohl an Ober- und Innenseite des Unterarms als auch in der Ellenbeuge können Venen sichtbar oder zumindest tastbar gemacht werden. Die Venen des Fußrückens oder die oberhalb des Innenknöchels verlaufende V. saphena magna sind notfallmedizinisch ebenfalls relevant. In besonderen Fällen eignen sich die V. jugularis externa am Hals oder die V. femoralis in der Leistenbeuge als Zugangsort. Bei Säuglingen können darüber hinaus Venen der Kopfhaut punktiert werden.
- Alternativer Applikationsweg: Wenn sich in akzeptabler Zeit kein periphervenöser Zugang anlegen lässt, können bestimmte Medikamente inhalativ (z. B. Salbutamol bei Asthma), endobronchial (z. B. Naloxon bei Heroinintoxikation), per os (z. B. Aspirin als Kautablette bei akutem Koronarsyndrom), nasal (z. B. Midazolam bei Krampfanfall), bukkal (z. B. Lorazepam bei Krampfanfall), rektal (z. B. Diazepam bei Krampfanfall), subkutan (z. B. Adrenalin bei anaphylaktischem Schock) oder intramuskulär (z. B. Ketamin bei Schmerzzuständen) appliziert werden (➤ Kap. 4.3).
- Alternativer Zugangsweg: Der intraossäre Zugang (➤ Kap. 4.4.3) wird nicht nur bei Kindern, sondern auch bei Erwachsenen als alternativer Zugangsweg empfohlen, über den sowohl Infusionen als auch Medikamente appliziert werden können. Der zentralvenöse Zugang (➤ Kap. 4.4.2) z. B. über die V. jugularis interna oder die V. subclavia wird im Rettungsdienst eine absolute Ausnahme sein, da die Komplikationsrate hoch und die zur Anlage benötigte Zeit lang ist.

Gefahren

- Mehrfaches Vor- und Zurückschieben der Stahlkanüle in der Plastikverweilkanüle kann zum Durchscheren der Plastikkanüle führen. Schlimmstenfalls kann ein Teil der Plastikverweilkanüle abgetrennt werden und frei in den Blutstrom gelangen.
- Durchstechen der gegenüberliegenden Venenwand mit paravenöser Kanülenlage (Ödem-, Hämatombildung): Wenn dieses Problem bemerkt wird, sollte die Infusion sofort abgedreht werden. Nach Entfernung der Kanüle wird die Punktionsstelle für einige Minuten komprimiert und anschließend mit einem Wundschnellverband versehen.
- Arterielle Fehlpunktion: Im Ellenbogenbereich verlaufen Venen und Arterien nah beieinander, sodass die Kanüle versehentlich in eine Arterie eingebracht werden kann. Dieses Problem wird durch ein Pulsieren hellroten Blutes in den Infusionsschlauch angezeigt. Entweder verbleibt die Kanüle in der Arterie, wird mit einem Verschlussmandrin abgestöpselt und klar erkennbar als intraarteriell gekennzeichnet, um vor fatalen Medikamenteninjektionen zu warnen, oder die Kanüle wird entfernt und die Einstichstelle mehrere Minuten lang komprimiert.
- Nervenverletzung: Aufgrund der Nähe von Nerven und Venen im Ellenbogengelenk kann es zu Verlet-

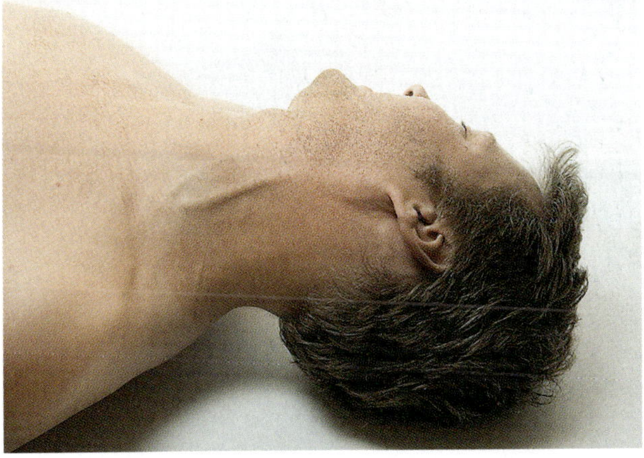

a) Darstellung der V. jugularis

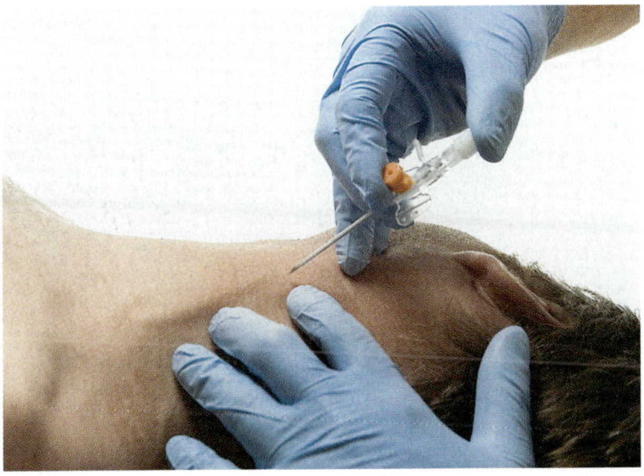

b) Punktion der V. jugularis 1

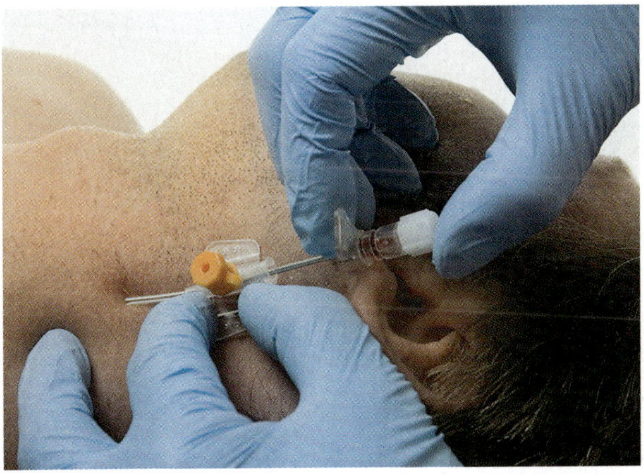

c) Punktion der V. jugularis 2

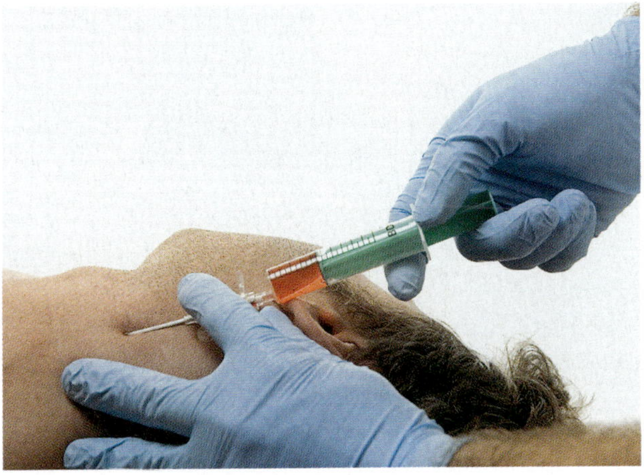

d) Punktion mit Spritze und NaCl

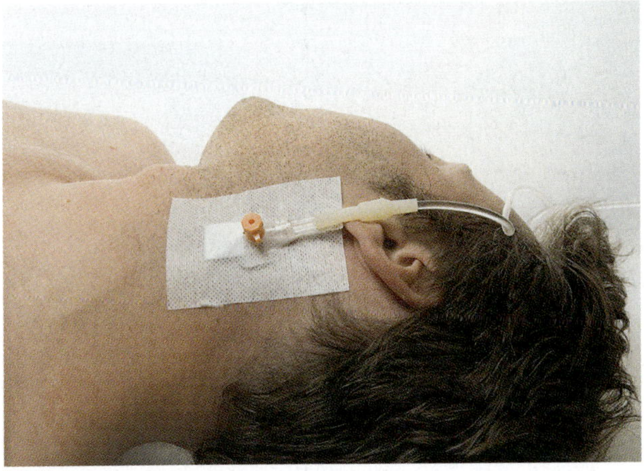

e) Fixierung des Zuganges

Abb. 4.39 Punktion der V. jugularis

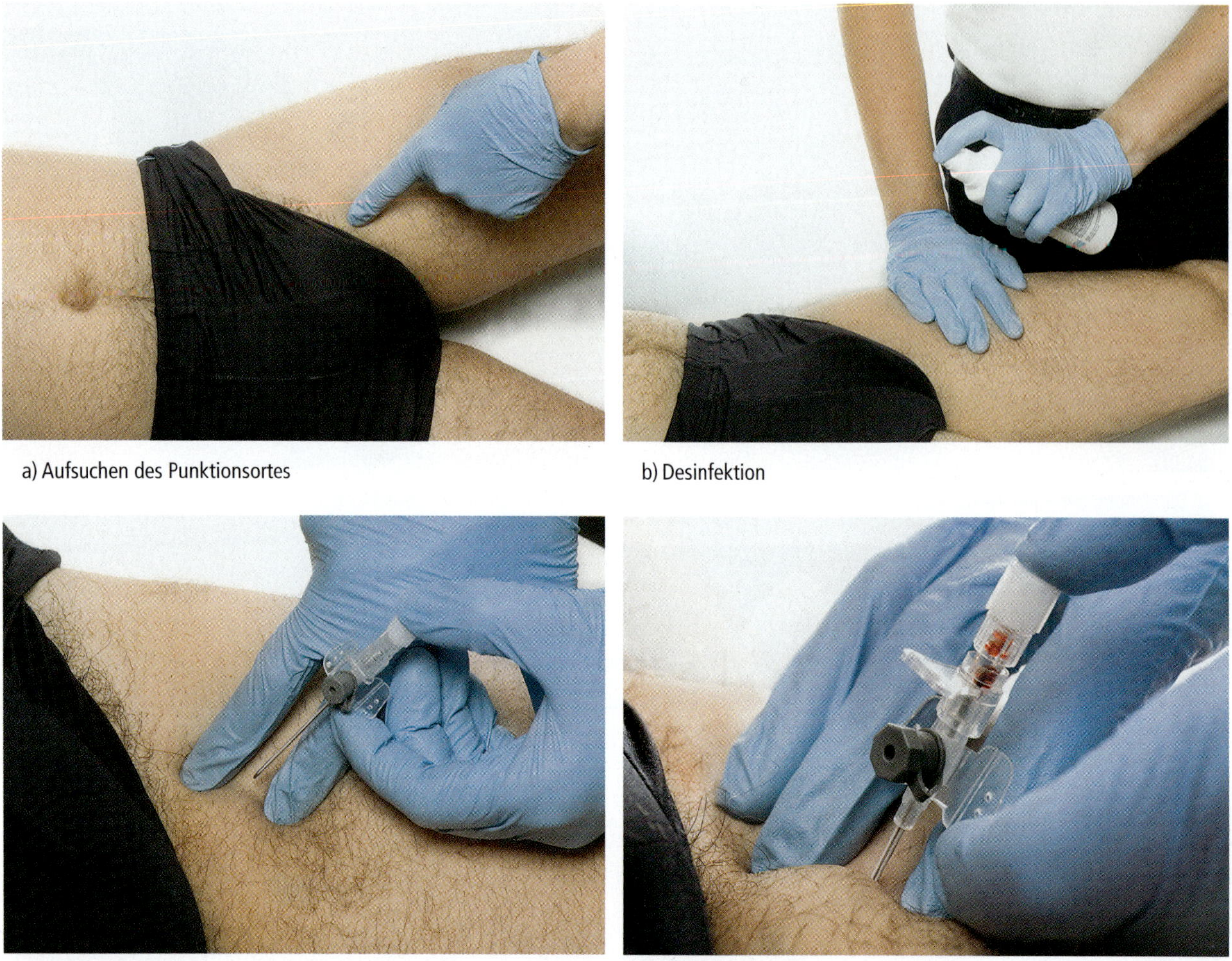

a) Aufsuchen des Punktionsortes
b) Desinfektion
c) Punktion im steilen Winkel
d) Punktion

Abb. 4.40 Punktion der V. femoralis

zungen von Nerven mit Schmerzen bis hin zu neurologischen Ausfallerscheinungen kommen.

- Thrombophlebitis: Reizungen der Veneninnenwand können zu einem entzündlichen Prozess und evtl. einer Thrombenbildung führen.
- Luftembolie: Bei Punktionen der V. jugularis externa könnte ein negativer Venendruck zu einer Luftembolie führen. Bei Diskonnektionen muss daher unbedingt das in der Vene befindliche Endstück der Plastikverweilkanüle abgedrückt werden.

4.4.2 Zentraler Venenzugang

Der zentrale Venenzugang ist ein Katheter, der in eine körperstammnahe Vene eingeführt und bis in die Hohlvene vorgeschoben wird. Die Spitze des Katheters sollte unmittelbar vor der Einmündung der Hohlvene in den rechten Vorhof platziert werden (➤ Abb. 4.43). Der zentrale Venenkatheter (ZVK) wird im Rettungsdienst extrem selten angelegt, da im Vergleich zum peripher-venösen Zugang kaum Vorteile bestehen.

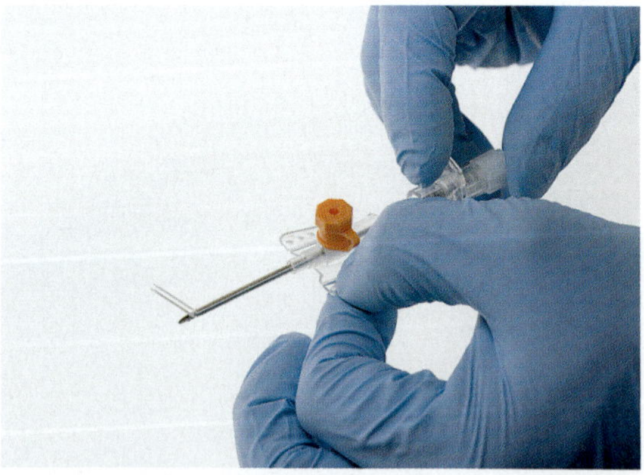

Abb. 4.41 Durchscheren der Plastikkanüle durch zurückgeschobene Stahlkanüle

Vorteile

- Möglichkeit eines venösen Zuganges, wenn periphere Venen nicht punktierbar sind.

Nachteile

- deutlich erhöhte Infektionsgefahr,
- Anlage ist zeitaufwendig,
- korrekte Lage kann präklinisch nicht eindeutig verifiziert werden,
- arterielle Fehlpunktionen sind möglich,
- Aufgrund der bevorzugt thoraxnahen Punktionsorte kann es zu Komplikationen wie z. B. einem Pneumothorax kommen.

Geeignete Punktionsstellen

Ausgehend von der Indikationsstellung für die präklinische Anlage eines ZVK, entfallen die grundsätzlich möglichen Zugangswege V. basilica und V. cephalica in der Ellenbeuge sowie V. jugularis externa am Hals und die V. femoralis in der Leiste, da in diese Venen auch eine vorteilhaftere Venenverweilkanüle eingelegt werden könnte (➤ Kap. 4.1). So verbleiben zwei Venen, durch die ein ZVK eingeführt werden kann:

- V. jugularis interna am Hals (bevorzugt rechtsseitig, da gerader Verlauf zur Hohlvene und geringere Komplikationsrate),
- V. subclavia unter dem Schlüsselbein.

Indikation

- Situationen, in denen ein anderer Zugangsweg nicht möglich, aber unbedingt erforderlich ist

Kontraindikation

- wenig oder gar keine Erfahrung im Legen zentralvenöser Katheter

Equipment

- Desinfektionsmittel
- sterile Handschuhe und Mundschutz
- Lokalanästhetikum
- 10 ml-Spritze mit 5 ml NaCl
- Katheter und Punktionskanüle (z. B. Cavafix®)
- Fixierungsmaterial
- Seldinger-Draht

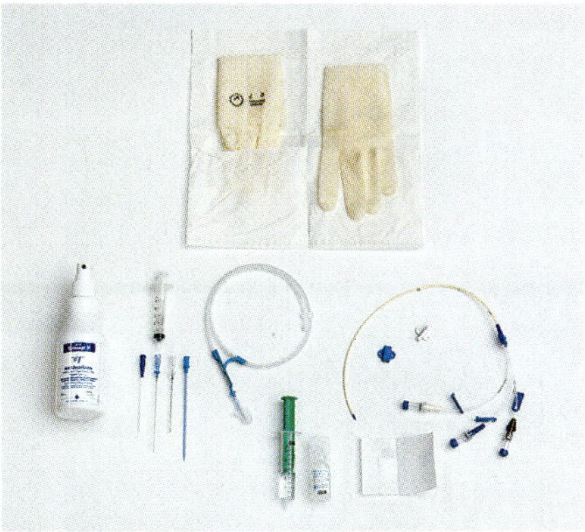

Abb. 4.42 Equipment zur Anlage eines ZVK

- Dilatator
- Skalpell
- Alternativ: ZVK-Set

Patientenvorbereitung

HELFER 1

- Ggf. Patienten über die geplante Maßnahme aufklären,
- Vorbereitung des erforderlichen Materials.

Technik

- Auswahl der Vene (z. B. V. subclavia),
- Lagerung des Patienten (Kopftieflage zur Prophylaxe einer Luftembolie),
- Desinfektion der Haut,
- Lokalanästhetikum spritzen,
- Einführungskanüle mit der aufgesetzten Spritze einstechen, bis sich Blut aspirieren lässt,
- Zurückziehen und Entfernen der Stahlkanüle,
- Aufsetzen und Einführen des Seldinger-Drahtes,
- Dilatation der Punktionsstelle,
- Katheter über den Seldinger-Draht einführen,
- Seldinger-Draht entfernen,
- Katheter am Körper fixieren und noch einmal Blut aspirieren, um die Luft aus dem Katheter zu entfernen,
- Infusion anschließen und nach gewünschter Fliessgeschwindigkeit einstellen.

ACHTUNG

Die Technik der Anlage eines ZVK kann je nach Katheterset erheblich variieren.

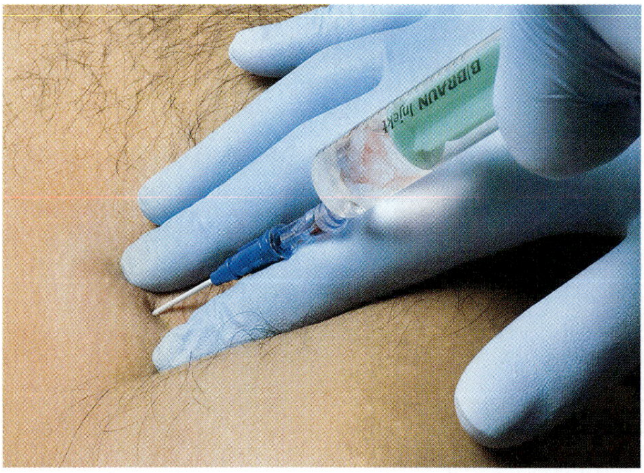

a) Punktion der V. subclavia

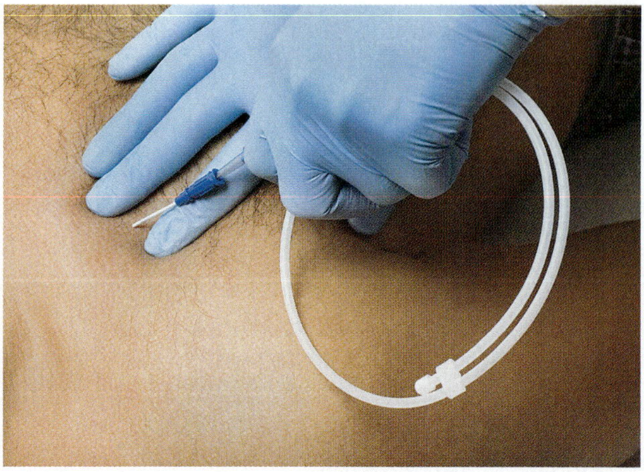

b) Aufsetzen und Einführen des Seldingerdrahtes

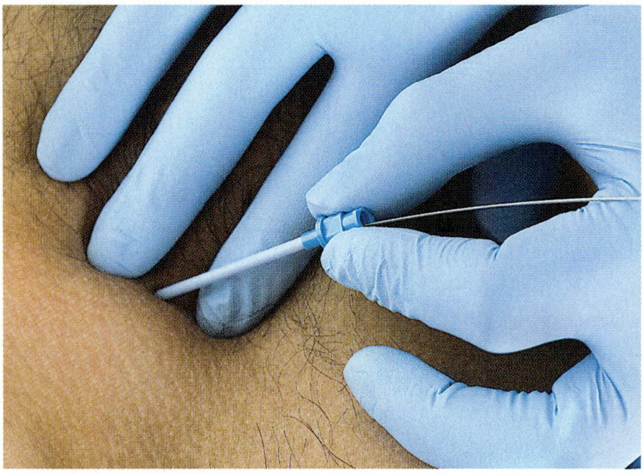

c) Einführung des Dilatators

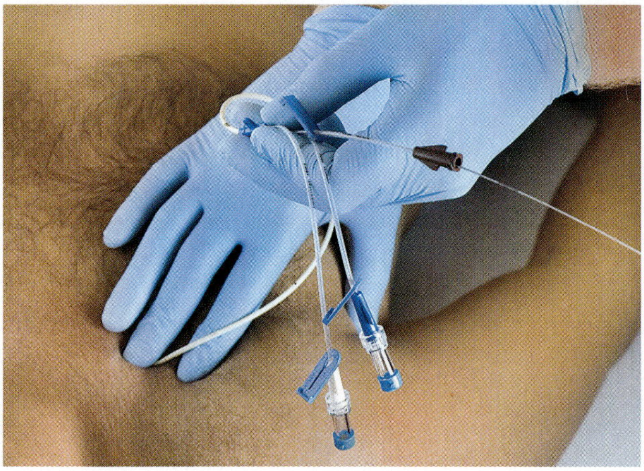

d) Katheter über Seldingerdraht schieben

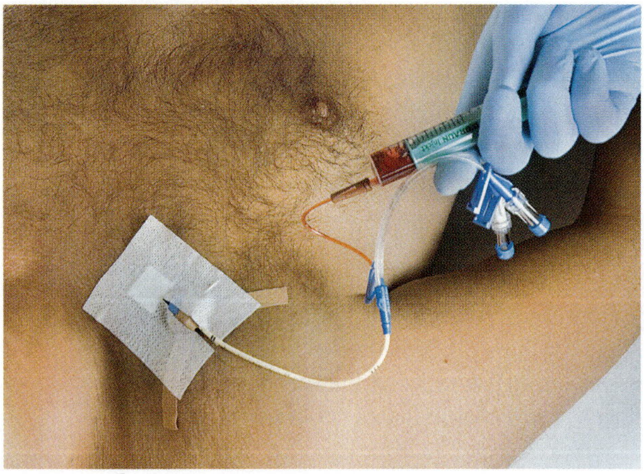

e) Katheter fixieren und Blut aspirieren

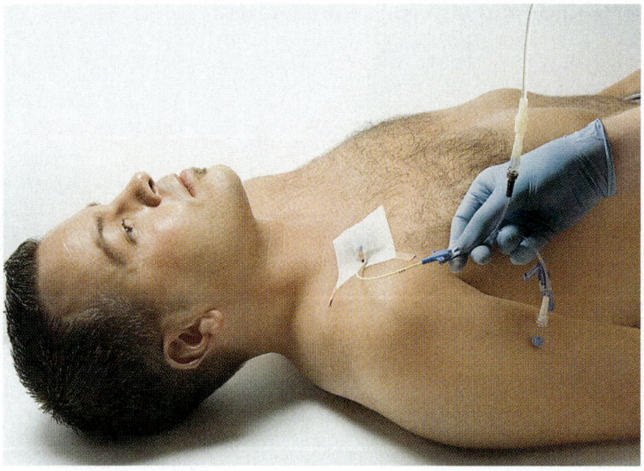

f) Infusion anschließen

Abb. 4.43 Zentraler Venenzugang

4.4.3 Intraossärer Zugang

Der intraossäre (i. o.) Zugang stellt einen alternativen Applikationsweg zum intravenösen Zugang dar. Er wird durch Knochenhaut und Knochenrinde bis in die reichlich durchblutete Markhöhle eingebracht (> Abb. 4.45). Über diesen Zugang applizierte Medikamente werden schnell über das Kapillarnetzwerk der Markhöhle aufgenommen und gelangen über den Zentralvenenkanal des Knochenmarks und die aus dem Knochen herausführenden Venen (Vv. nutritiens) in die venöse Strombahn.

Vorteile

- Die Anlage ist technisch einfach.
- Sämtliche üblicherweise intravenös verabreichten Notfallmedikamente können auch intraossär appliziert werden. Ein nennenswerter Unterschied hinsichtlich Wirkung und Wirkungseintritt der Medikamente besteht dabei nicht.

Nachteile

- Punktion erfordert Übung und Überwindung.
- Fraktur bei zu starker Kraftaufwendung.

Mögliche Applikationsorte

- proximales Schienbein (optimaler Punktionsort bei Kindern < 6 Jahren),
- distales Schienbein (bevorzugter Punktionsort bei Patienten > 6 Jahren),
- distaler Femur (Oberschenkel),
- proximaler Humerus (Oberarm),
- Beckenkamm,
- Brustbein (nicht bei Kindern).

Indikation

- Situationen, in denen sich innerhalb akzeptabler Zeit kein i. v. Zugang etablieren lässt (z. B. Kreislaufstillstand),
- Bei Kindern mit Herzstillstand oder ausgeprägtem hypovolämischen Schock soll primär ein i. o. Zugang angelegt werden, wenn nicht schon ein i. v. Zugang besteht.
  - In Fällen anderer schwerwiegender Erkrankungen sollte bei Kindern nach dem dritten erfolglosen Venenpunktionsversuch bzw. nach 90–120 Sek. die Indikation zum i. o. Zugang gestellt werden.

TIPPS

Die Anlage des i. o. Zugangs ist sowohl bei Kindern als auch bei Erwachsenen möglich.

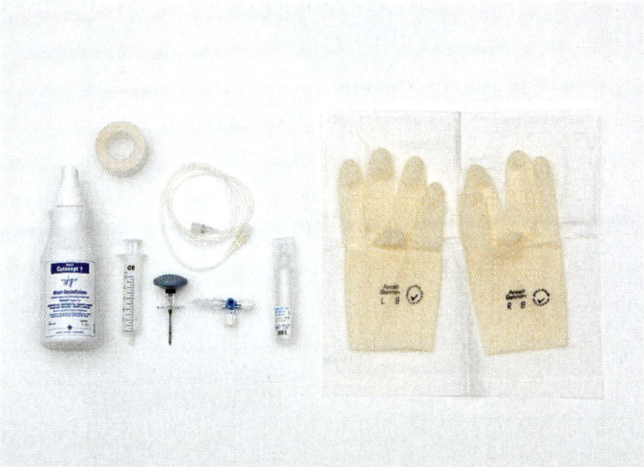

Abb. 4.44 Equipment intraossärer Zugang

Kontraindikation

- Fraktur des zu punktierenden Knochens,
- Knochenerkrankungen wie Osteomyelitis oder die Glasknochenkrankheit,
- vorangegangene Punktionsversuche am selben Knochen.

Equipment

- Hautdesinfektionsmittel
- sterile Handschuhe
- ggf. Spritze mit Lokalanästhetikum
- Spritze mit NaCl
- Intraossärnadel (bestehend aus der eigentlichen Intraossärnadel und einem Trokar)
- Infusionsverlängerung mit Dreiwegehahn und vorbereitete Infusion

TIPPS

Neben den konventionellen Nadel-Trokar-Systemen stehen verschiedene Applikationshilfen zur Verfügung: Die BIG® (Bone Injection Gun) schießt die Nadel in den Knochen ein, das F.A.S.T.1®-System wird über einen „Introducer" in das Brustbein eingepresst, das Vidacare EZ-IO® wird über eine im Set enthaltene Bohrmaschine eingebracht. Die empfohlenen Applikationsorte variieren und sind daher den jeweiligen Packungsbeilagen zu entnehmen.

Patientenvorbereitung

HELFER 1

- Patienten ggf. über die geplante Maßnahme aufklären,
- Vorbereitung des erforderlichen Materials,

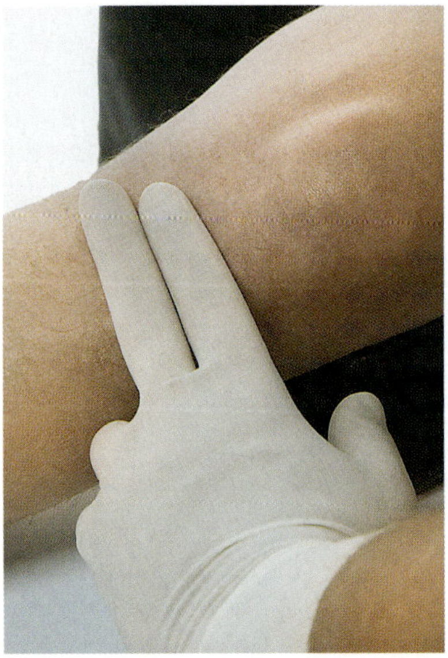

a) Lagerung des Beines und Lokalisation des Punktionsortes

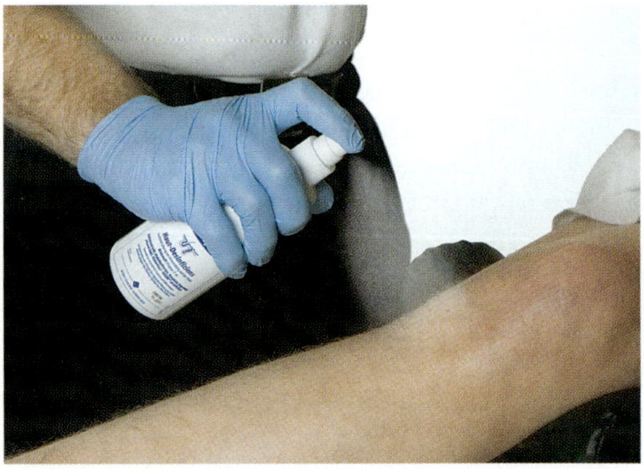

b) Großzügige Haudesinfektion

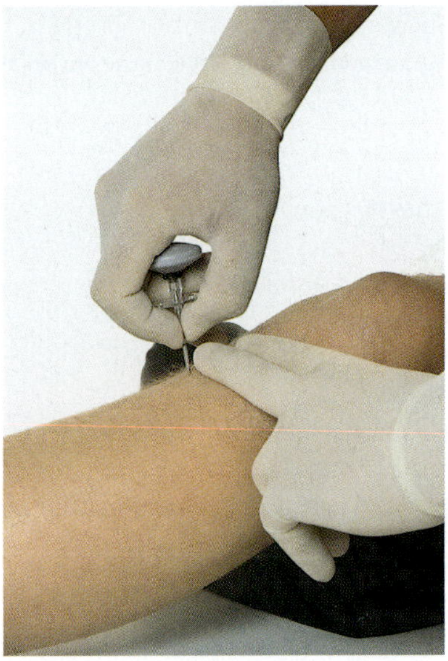

c) Senkrechte Punktion der Haut

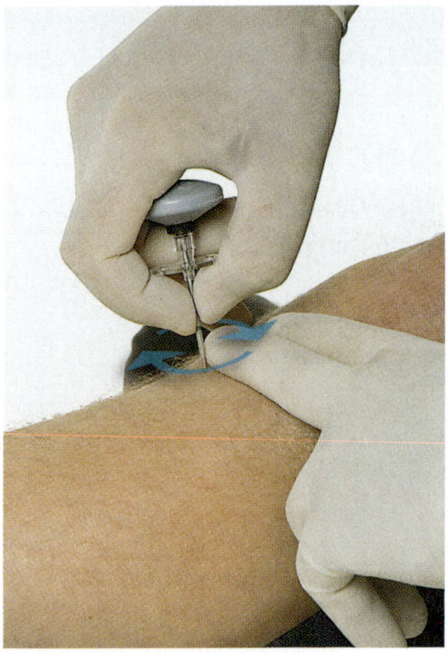

d) Durchstoßen von Knochenhaut und -rinde mit drehenden Bewegungen

Abb. 4.45 Intraossärer Zugang

- bei Punktion des körpernahen Schienbeins Knierolle unterlegen.

Technik (COOK-Nadel – Tibia)

HELFER 1

- Lagerung des Beins in leichter Außenrotation und mit Knierolle,
- Auswahl des Punktionsortes: ca. 2 cm unter dem gut tastbaren Knochenvorsprung des Schienbeins (Tuberositas tibiae unterhalb des Knies) auf der flachen Schienbeininnenfläche,
- Hautdesinfektion,
- Bei wachen Patienten erfolgt eine Lokalanästhesie,
- Die Nadel wird mit Daumen und Zeigefinger oberhalb der Einführtiefenmarkierung gefasst. Der zum Einbringen des Systems erforderliche Druck wird mit

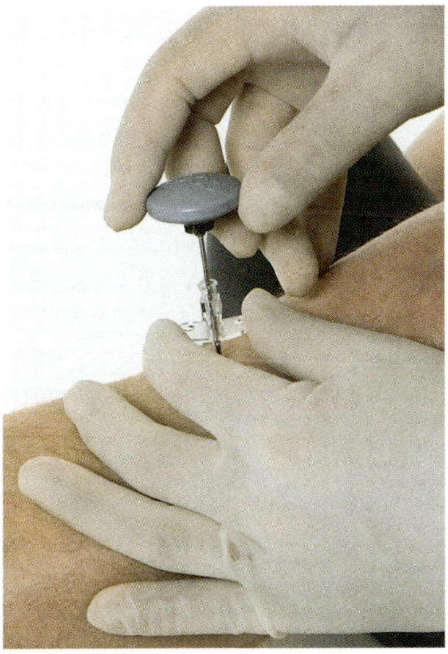

e) Trokar entfernen

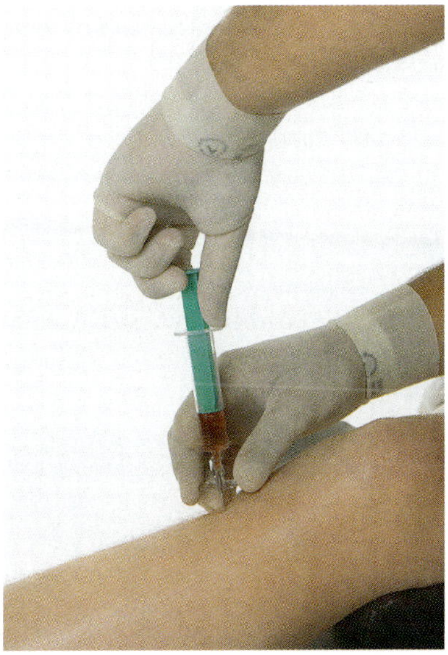

f) Aspiration von Knochenmark

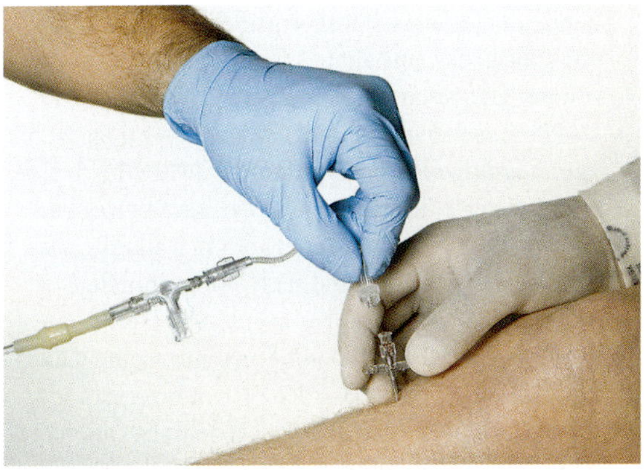

g) Infusion mit Dreiwegehahn anschließen

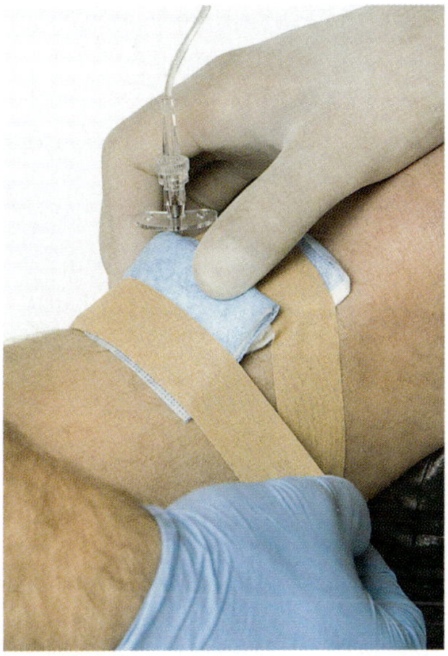

h) Sterile Abdeckung und Fixierung

Abb. 4.45 Intraossärer Zugang *(Fortsetzung)*

dem daumenseitigen Muskelwulst der Mittelhand auf den Handgriff des Trokars ausgeübt. Die Haut wird senkrecht punktiert.

- Mit drehenden Bewegungen und kräftigem Druck werden Knochenhaut und Knochenrinde (entweder weiterhin im 90°-Winkel oder in leicht fußwärts geneigter Stichrichtung zur Vermeidung einer Verletzung der Wachstumsfuge) durchstoßen, bis ein plötzlicher Widerstandverlust die Lage im Markraum anzeigt.

ACHTUNG

Bei älteren Kindern (> 6 Jahren) und insbesondere bei Erwachsenen kann die Penetration des Knochens an dieser Punktionsstelle stark erschwert sein, sodass alternative Punktionsorte (z. B. distale Tibia: kopfwärtige Verlängerung der Mittellinie des medialen Innenknöchels 2–3 cm oberhalb der Innenknöchelkuppe) gewählt werden sollten. Die größte Erfolgsrate bieten allerdings spezielle Applikationssysteme wie z. B. die Bone Injection Gun.

- Trokar entfernen; die Intraossärnadel bleibt fest im Knochen stehen,
- Aspiration von Knochenmark und Injektion von NaCl zur Lagekontrolle und zum „Freispülen" des Systems,
- Infusion mit Dreiwegehahn anschließen, evtl. als Druckinfusion laufen lassen,
- sterile Abdeckung und Fixierung von Intraossärnadel und Infusionsschlauch,
- Beobachtung des umgebenden Gewebes auf Extravasate, die auf eine Fehllage hindeuten würden.

TIPPS

Eine Infusionsverlängerung mit Dreiwegehahn erleichtert sowohl die Medikamentenapplikation als auch die Fixierung des Systems.

Gefahren

- Osteomyelitis
- Fraktur des punktierten Knochens
- Fettembolie
- Verletzungen der Wachstumsfuge
- Abszess
- Kompartmentsyndrom bei Flüssigkeitsaustritt in das umgebende Muskelgewebe

4.5 Freimachen/Freihalten der Atemwege

Claus Kemp, Thomas Semmel

Insbesondere bei Patienten mit Beeinträchtigungen des Bewusstseins und Bewusstlosen hat die Sicherung der Atemwege höchste Priorität. Eine Beeinträchtigung oder gar ein Ausfall der Schutzreflexe stellt stets eine fundamentale Gefahr für die Atmung dar, da beispielsweise die Atemwege nicht mehr verschlossen, Fremdkörper nicht abgehustet oder Sekrete nicht geschluckt werden. Das Freimachen und Freihalten der Atemwege stellt somit eine Basismaßnahme in der notfallmedizinischen Versorgung dar, ohne die auch weitergehende invasive Maßnahmen keinen Erfolg versprechen.

Zum Freimachen und Freihalten der Atemwege werden im deutschen Rettungsdienst üblicherweise folgende Techniken angewandt:

- Mundraum ausräumen (➤ Kap. 4.5.1),
- Fremdkörperentfernung mit Magill-Zange (➤ Kap. 4.5.2) sowie
- die orale und tracheale Absaugung (➤ Kap. 4.5.3),
- Esmarch Handgriff (➤ Kap. 4.5.4),
- Einbringen von Hilfsmitteln wie Guedel- oder Wendl-Tubus (➤ Kap. 4.5.5, ➤ Kap. 4.5.6).

Welche dieser Techniken zum Einsatz kommt, ergibt sich oftmals aus den Ursachen der Verlegung der Atemwege und dem zur Verfügung stehenden Material. Grundsätzliche Verhaltensregeln und Voraussetzungen beim Freimachen und Freihalten der Atemwege sind:

- Infektionsschutz beachten → z. B. Handschuhe, ggf. auch Augenschutz tragen.
- Sicherstellen, dass bei Patienten, deren Atemwege gefährdet sind, das benötigte Material jederzeit und schnell einsetzbar zur Verfügung steht. Dies gilt auch und in besonderem Maße für den Transport, beispielsweise für die Liegendanfahrt zur Intensivstation.
- Hygienisches Arbeiten, dieses gilt insbesondere für das Absaugen im subglottischen Bereich bzw. den unteren Atemwegen.
- Die Maßnahme sollte nicht „erzwungen" werden. Bestehen beim Patienten Schutzreflexe, die sich in einem Abwehren der geplanten Maßnahme äußern, so ist die Maßnahme zu hinterfragen und entweder abzubrechen oder derart weiterzuführen, dass sie vom Patienten toleriert wird.
- Die Notwendigkeit einer solchen Maßnahme stellt bereits aufgrund der ihr zugrunde liegenden Gegebenheiten (Bewusstseinsbeeinträchtigung bzw. Bewusstlosigkeit) eine akute Vitalbedrohung dar → spätestens jetzt Notarzt hinzuziehen.
- Das Freimachen und Freihalten der Atemwege ist bis zur endgültigen Sicherung der Atemwege durch eine endotracheale Intubation oder der Beseitigung der Bewusstseinsbeeinträchtigung ein sich ständig wiederholender Vorgang und stellt keine einmalige Maßnahme dar.
- Derjenige, der die Maßnahme ausführt, sollte daher auch im weiteren Verlauf der Patientenversorgung die Sicherung der Atemwege übernehmen und hierzu den Kopf des Patienten nicht verlassen, um etwaige Änderungen sofort zu bemerken.

Die durchgeführten Maßnahmen sollten hinterher detailliert protokolliert werden, damit so die weitere klinische Versorgung – beispielsweise im Hinblick auf eine mögliche Aspirationspneumonie – optimiert werden kann.

4.5.1 Mundraum ausräumen

Das Ausräumen des Mundraums ohne Hilfsmittel („digitales Ausräumen") ist eine äußerst einfach umsetzbare Maßnahme, die keine oder nur sehr wenige Hilfsmittel benötigt. Sie dient dem Beseitigen von Gegenständen, Fremdkörpern oder Flüssigkeiten, die die Atemwege blockieren oder verengen und somit eine akute Vitalgefährdung darstellen (➤ Abb. 4.46).

Vorteile

- Ist sofort und ohne Zeitverlust möglich,
- ist auch ohne jeglichen Geräteeinsatz möglich,
- kann in Verbindung mit der entsprechenden Lagerung des Patienten (Seitenlage) bereits eine adäquate Maßnahme für den Moment darstellen,
- gehört zu den Basismaßnahmen und wird von der Ausbildung her somit auch von niedrig qualifiziertem medizinischem Personal beherrscht.

Nachteile

- Ohne Infektionsschutzhandschuhe besteht Infektionsgefahr.
- Bei noch vorhandenem Beißreflex des Patienten besteht Verletzungsgefahr für das durchführende Personal.
- Bei einsetzendem Würgereflex des Patienten durch die Manipulationen im Rachenraum besteht die Gefahr, zur Zielscheibe von Erbrochenem zu werden (Augenschutz!).
- Kann nicht oder nur schwer realitätsnah geübt werden.

Indikation

- stattgefundene Belegung des Mundrachenraums durch Erbrochenes, Speisereste oder Gegenstände,
- drohende oder existierende Gefahr der Verlegung der oberen Atemwege,
- Entfernen von Gegenständen vor weiteren Maßnahmen zur Sicherung der Atemwege, insbesondere der endotrachealen Intubation.

TIPPS

Der Einsatz einfachster Hilfsmittel, beispielsweise eines Löffels, stellt eine deutliche Vereinfachung der Maßnahme sowie eine deutlich reduzierte Eigengefährdung des Helfers dar. Auch das Einsetzen eines Beißkeils ist ein deutlicher Zugewinn an Sicherheit für den Helfer.

Kontraindikation

- vorhandener Beißreflex des Patienten

Equipment

- Infektionsschutzhandschuhe
- ein oder mehrere Finger; falls vorhanden, einfache Hilfsmittel wie Kompresse, Löffel etc.
- ggf. Augenschutz
- ggf. Beißkeil

Patientenvorbereitung

HELFER 1

- Patienten auf Bewusstseinsbeeinträchtigung bzw. -losigkeit untersuchen,
- ständige Überwachung der Atemwege.

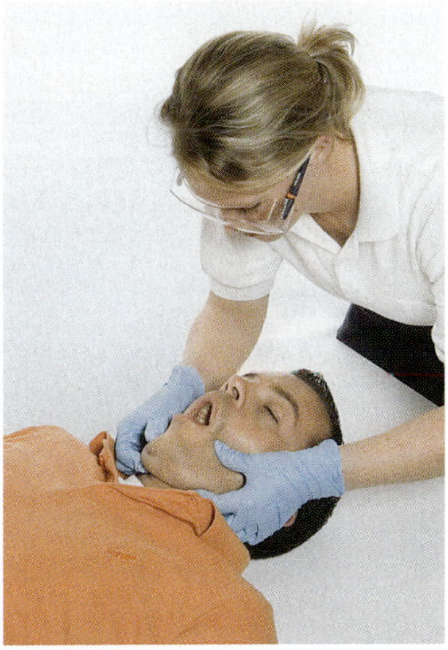

a) Öffnen des Mundraumes

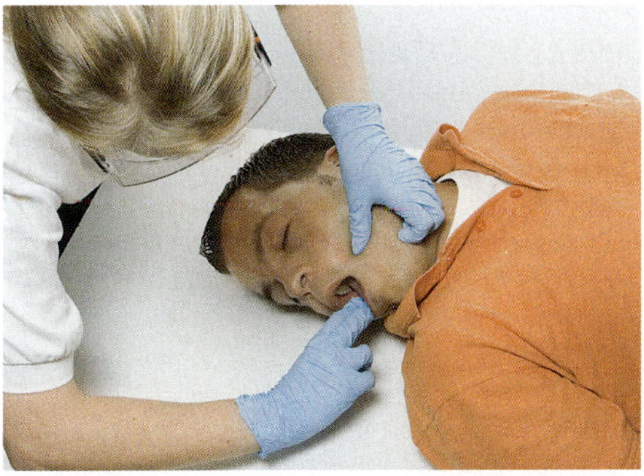

b) Ausräumen des Mundes mit der freien Hand

Abb. 4.46 Mundraum ausräumen

Durchführung

HELFER 1 (ggf. mithilfe von HELFER 2)

- Kopf des Patienten zur Seite drehen. Bei anzunehmender Verletzung der Halswirbelsäule den gesamten Patienten achsengerecht zur Seite drehen.

TIPPS

Muss eine Verletzung der HWS angenommen werden, so sollte auch die Lagerung des Kopfes nach Drehen auf die Seite achsengerecht durchgeführt werden. Hierzu muss der Kopf entweder in Neutralposition gehalten oder unterpolstert werden.

HELFER 1

- Einnahme einer knienden Position hinter dem Kopf des Patienten,
- Öffnen des Mundraums. Hierzu wird wie folgt vorgegangen:
  - Die Daumen beidseits auf den Unterkiefer legen.
  - Die Zeigefinger um den Kieferwinkel krümmen.
  - Mit beiden Daumen den Kiefer abwärts drücken.
- Sicherung des Kiefers in geöffneter Position, indem ein Daumen von außen die Wange zwischen die Zahnreihen drückt und so den Mund offen hält. Alternativ kann anschließend ein Beißkeil eingesetzt werden.
- Alternativ kann auch eine Öffnung mittels Kreuzgriff erfolgen, jedoch sollte auch hier der geöffnete Mund gesichert werden.

TIPPS

Soll ein Beißkeil zur Anwendung kommen, so ist dieser maximal weit außen im Mundwinkel zu platzieren, sodass genügend Spielraum für die Beseitigung der Atemwegshindernisse übrig bleibt. Ein hochkant gestellter Beißkeil ermöglicht eine maximale Öffnung bei geringer Einführtiefe.

HELFER 1 oder HELFER 2

- Mit der freien Hand den Mund-Rachen-Raum nach Gegenständen oder Atemwegshindernissen abtasten und, wenn möglich, mithilfe der eingeführten Finger entfernen.
- Für die Aufnahme flüssiger Stoffe eine Mullkompresse oder einen Tupfer zwischen die Finger klemmen und damit den Wischvorgang wiederholen.

TIPPS

Bei dieser Maßnahme kommt es nicht auf eine endgültige Säuberung der Mundhöhle an, sondern darauf, den Atemwegen wieder ein ausreichendes Lumen zu verschaffen. Im Vordergrund steht zügiges Handeln.

Gefahren

- Das Hauptproblem bei dieser Maßnahme liegt im Faktor Zeit begründet: Wenn die Maßnahme erforderlich ist, dann ist sie umgehend erforderlich und sofort durchzuführen. Ein zu langes Zögern vergrößert die Hypoxiezeit.
- Insbesondere bei Kindern sollte ein „blindes" Ausräumen mit den Fingern vermieden werden, da hierdurch ein Fremdkörper unter Umständen noch weiter nach hinten verlagert wird und so zu einer vollständigen Obstruktion der Atemwege führt.

4.5.2 Fremdkörperentfernung mit Magill-Zange

Die Magill-Zange ist ein medizinisches Greifgerät, das eine seitliche Abwinklung der Greifarme aufweist. Die Backen am Ende der Greifarme sind außerdem aufgeraut und vergrößert und sind somit in der Lage, Gegenstände sicher zu greifen. Durch die abgewinkelten Greifarme eignet sich die Magill-Zange besonders für den Einsatz im Mund-Rachen-Raum, da diese Krümmung optimal den dortigen anatomischen Verhältnissen angepasst ist. Magill-Zangen werden in unterschiedlichen Größen eingesetzt.

In der Medizin im Allgemeinen wie in der Notfallmedizin im Besonderen kommen auch andere Zangen zum Einsatz (z. B. Kornzange); diese sind jedoch für die Aufgaben im Zusammenhang mit dem Freimachen und Freihalten der Atemwege nur eingeschränkt nutzbar.

Vorteile

- geringes Eigengewicht,
- geringer Platzbedarf,
- durch die Fertigung aus Metall hitzebeständig und autoklavierbar.

Nachteile

- Arbeitsbereich ist nicht immer einsehbar, da die Zange durch ihre Form auch in Regionen eingesetzt werden kann, die nicht zu sehen sind.
- Unter Umständen ist nur schwer zu erkennen, welcher Gegenstand gerade von der Zange gegriffen wird – es kann sich dabei auch um anatomische Strukturen des Mund-Rachen-Raums handeln.

Indikation

- Verlegung der Atemwege, insbesondere zur Entfernung von Gegenständen im Rahmen eines Bolusgeschehens,
- zusammen mit einem eingeklemmten Tupfer/einer eingeklemmten Kompresse auch zur Aufnahme von Sekreten und Flüssigkeiten einsetzbar.

Kontraindikation

- Ggf. Verletzungen im Mund-Rachen-Raum, hierbei besteht erhöhte Gefahr, anatomische Strukturen zu beschädigen.

Equipment

- Infektionsschutzhandschuhe
- Magill-Zange
- ggf. Augenschutz
- ggf. Beißkeil
- ggf. Tupfer oder Kompresse

Patientenvorbereitung

HELFER 1
- Patienten auf Bewusstseinsbeeinträchtigung bzw. -losigkeit untersuchen,
- ständige Überwachung der Atemwege.

Durchführung

HELFER 1 (ggf. mithilfe von HELFER 2)
- Kopf des Patienten so in Stellung bringen, dass der Rachenraum gut einzusehen ist (➤ Abb. 4.47).

TIPPS
Ähnlich wie bei der endotrachealen Intubation kann ein leichtes Unterpolstern des Kopfes die Sichtlinie deutlich verbessern („verbesserte Jackson-Position").

HELFER 1
- Einnahme einer knienden Position hinter dem Kopf des Patienten,
- Öffnen des Mundraums. Hierzu wird wie folgt vorgegangen:
  - Die Daumen beidseits auf den Unterkiefer legen.
  - Die Zeigefinger um den Kieferwinkel krümmen.
  - Mit beiden Daumen den Kiefer abwärts drücken.
- Sicherung des Kiefers in geöffneter Position, indem ein Daumen von außen die Wange zwischen die Zahnreihen drückt und so den Mund offen hält. Alternativ kann anschließend ein Beißkeil eingesetzt werden.
- Alternativ kann auch eine Öffnung mittels Kreuzgriff erfolgen, jedoch sollte auch hier der geöffnete Mund gesichert werden.
- Mit der rechten Hand die Magill-Zange unter Sicht einführen, Gegenstand mit den Greifbacken fassen und entfernen.

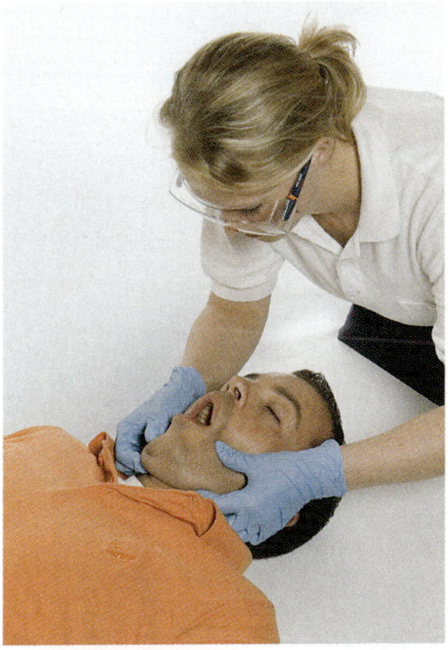
a) Öffnen des Mundraumes

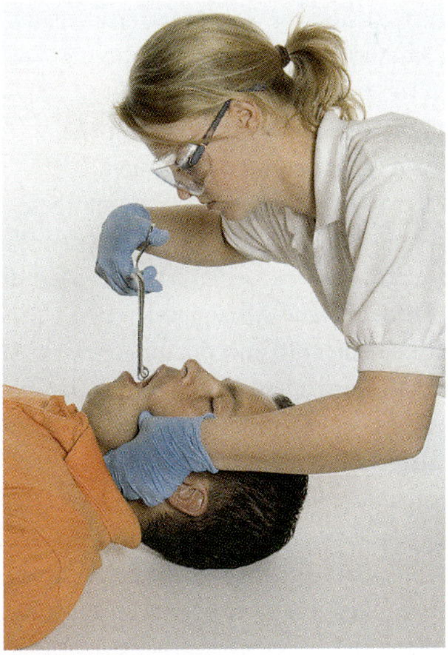
b) Entfernen des Fremdkörpers

Abb. 4.47 Fremdkörperentfernung

TIPPS

Soll ein Beißkeil zur Anwendung kommen, so ist dieser maximal weit außen im Mundwinkel zu platzieren, sodass genügend Spielraum für die Beseitigung der Atemwegshindernisse übrig bleibt. Ein hochkant gestellter Beißkeil ermöglicht eine maximale Öffnung bei geringer Einführtiefe.

- Für die ggf. erforderliche Aufnahme flüssiger Stoffe eine Mullkompresse oder einen Tupfer zwischen die Greifbacken klemmen und damit den Rachenraum auswischen.

TIPPS

Auch Linkshänder sollten versuchen, die Magill-Zange mit der rechten Hand zu führen, da die anatomische Form der Zange auf das Arbeiten mit der rechten Hand ausgelegt ist.

Gefahren

- Mit der Magill-Zange sollte nach Möglichkeit nur unter Sicht gearbeitet werden, da die Gefahr besteht, anatomische Strukturen des Rachens zu beschädigen. So kann beispielsweise statt eines die Atemwege blockierenden Essensrestes auch das Gaumenzäpfchen gefasst und eventuell verletzt werden.
- Auch sollte beachtet werden, dass die Größe der jeweils gewählten Magill-Zange dem Patienten angepasst wird.

4.5.3 Absaugen (oral, tracheal)

Grundsätzlich stehen im Rettungsdienst verschiedene Arten von Absaugpumpen zur Verfügung. Es muss unterschieden werden zwischen

- mechanischen tragbaren Absaugpumpen,
- elektrischen tragbaren Absaugpumpen,
- elektrischen fest eingebauten Absaugpumpen.

In der Gruppe der mechanischen tragbaren Pumpen kann zudem noch unterschieden werden in handbetriebene und fußbetriebene Absaugpumpen. Es existieren außerdem noch Altgeräte mit pneumatischem Antrieb, die durch den Fluss ausströmenden Sauerstoffs angetrieben werden, im Rettungsdienst jedoch heute nur noch sehr selten anzutreffen sind.

Das Absaugen im Rettungsdienst ist erforderlich bei

- Patienten, die Erbrochenes oder Sekrete nicht eigenständig abhusten oder ausspucken können,
- bewusstlosen Patienten zur Aspirationsprophylaxe,
- der Vorbereitung einer endotrachealen Intubation,
- Blutungen im Rachenraum oder
- der Durchführung einer Tracheobronchial-Toilette.

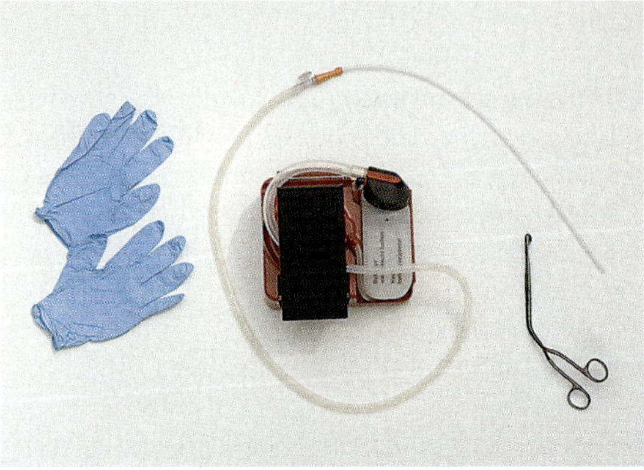

Abb. 4.48 Equipment zur Absaugung

Vorteile

- Die orale und tracheale Absaugung ist in der Lage, auch Flüssigkeiten und Sekrete vollständig und effizient zu entfernen.
- Die tracheale Absaugung ist die einzige Möglichkeit im Rettungsdienst, auch unterhalb der Epiglottis die Atemwege von Obstruktionen zu befreien.

Nachteile

- Bei Leckagen im Absaugsystem kommt oftmals kein ausreichender Sog zustande.
- Unhygienisches Arbeiten verursacht insbesondere bei Absaugungen im subglottischen Bereich leicht Infektionen.
- Größere feste Bestandteile oder auch sehr zähflüssige Sekrete können oftmals nicht mittels Absaugung entfernt werden.

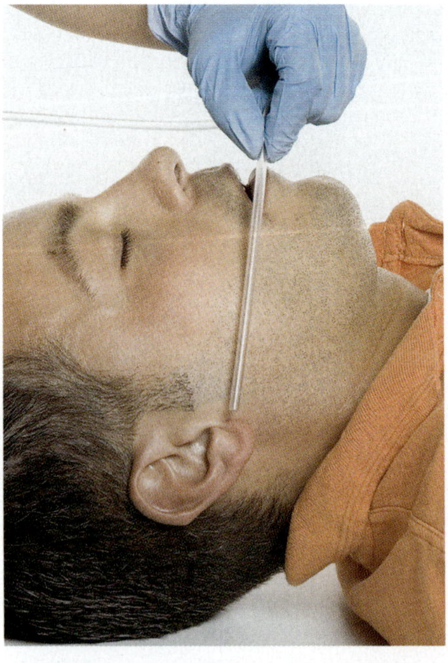

Abb. 4.49 Ausmessen Absaugkatheter orale Absaugung

Indikation

- zur Erleichterung der Atmung bei Patienten, die Sekrete oder Erbrochenes nicht eigenständig abhusten oder ausspucken können,
- bei bewusstlosen Patienten zur Aspirationsprophylaxe,
- im Rahmen der Vorbereitung einer endotrachealen Intubation,
- zur Blutentfernung bei Blutungen im Rachenraum oder
- im Rahmen der Durchführung einer Tracheobronchial-Toilette.

Kontraindikation

- die tracheale Absaugung beim nicht intubierten Patienten

Equipment

- Infektionsschutzhandschuhe
- Absaugpumpe
- Absaugunterbrecher (sogenanntes „Finger-Tipp-Ventil")
- Absaugkatheter
- Magill-Zange (sollte stets bereitgehalten werden, falls feste Gegenstände angesaugt, aber nicht entfernt werden können)
- zusätzlich bei trachealer Absaugung: sterile Handschuhe

Patientenvorbereitung

HELFER 1
- Patienten auf Bewusstseinsbeeinträchtigung bzw. -losigkeit untersuchen,
- ständige Überwachung der Atemwege.

Durchführung

HELFER 1 (ggf. mithilfe von HELFER 2)
- Kopf des Patienten so in Stellung bringen, dass der Rachenraum gut einzusehen ist.

TIPPS
Gerade bei tiefen Absaugungen des Rachens kann eine kleine Lampe (Pupillenleuchte) zur Erfolgskontrolle nützlich sein.

HELFER 1
- Einnahme einer Position hinter dem Kopf des Patienten,
- Schaffen eines sicheren Zugangs für den Absaugkatheter, z. B. durch das Lumen eines eingelegten Guedel-Tubus oder für eine Absaugung der unteren Atemwege durch den Endotrachealtubus,
- bei tiefer Absaugung: Sterilität herstellen durch Anziehen steriler Handschuhe.

TIPPS
Sollen die unteren Atemwege abgesaugt werden und dabei die notwendige Sterilität gewahrt bleiben, ist die Assistenz eines zweiten Helfers nahezu unausweichlich. Dabei bietet es sich an, dass ein Helfer die sterilen Arbeitsgänge durchführt, während der „unsterile" Kollege assistiert.

HELFER 1
- Ausmessen der Länge des Absaugkatheters: Für die Absaugung im Mund-Rachen-Raum ist die Entfernung zwischen Mundwinkel und Ohrläppchen die Bemessungsgrundlage, für die nasale Absaugung die zwischen Nasenspitze und Mundwinkel. Bei der Absaugung der unteren Atemwege über einen Endotrachealtubus sollte der Absaugkatheter eingeführt werden, bis er sich nicht mehr leicht vorschieben lässt oder einen Hustenreiz auslöst.
- Bei trachealer Absaugung: Herstellen der Sterilität mittels steriler Handschuhe.

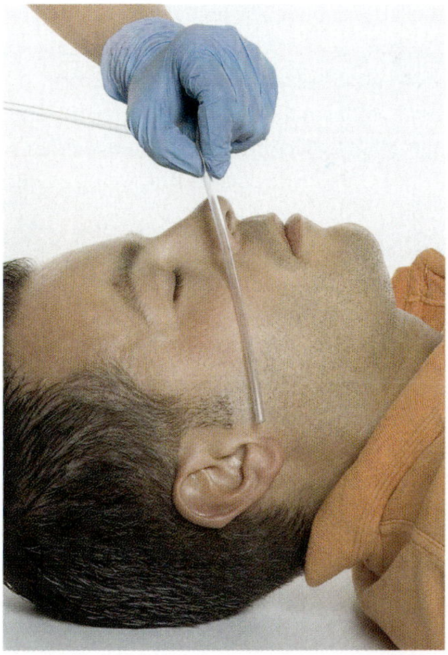

Abb. 4.50 Ausmessen Absaugkatheter nasale Absaugung

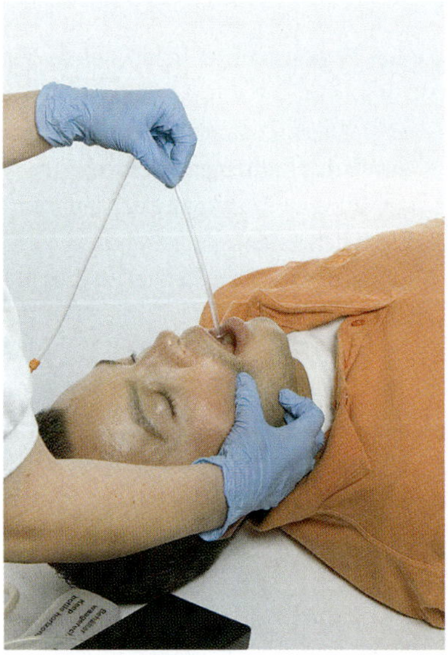

a) Einführen Absaugkatheter orale Absaugung

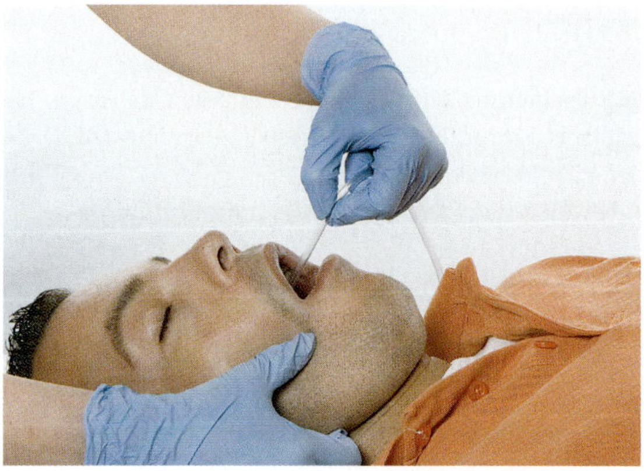

b) Einführen Absaugkatheter orale Absaugung

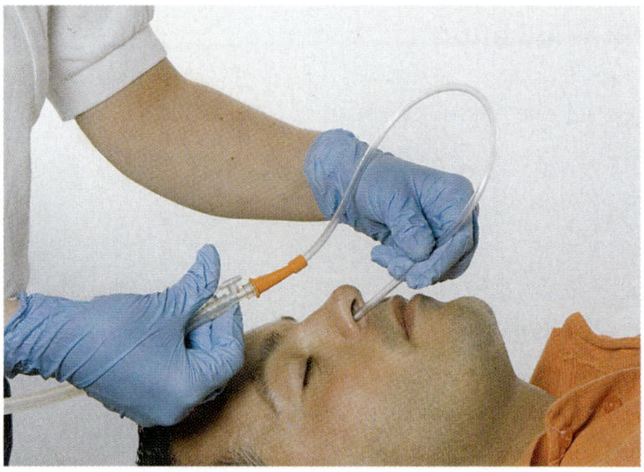

c) Einführen Absaugkatheter nasale Absaugung

Abb. 4.51 Absaugung

- Den Absaugkatheter ohne Sog einführen (Absaugunterbrecher offen). Bei der Absaugung der unteren Atemwege hat dieses steril zu erfolgen, mit einem sterilen Handschuh kann der Absaugkatheter in den Tubus eingeführt werden. Zielversuche des sterilen Katheters in das Lumen des Tubus sind wenig Erfolg versprechend.
- Am tiefsten Punkt nun zunächst den „See" aufsaugen, danach – wenn möglich unter Sicht – weitere sichtbare Sekretspuren aufnehmen.
- Den Saugvorgang mehrfach wiederholen, den Katheter dabei erforderlichenfalls drehen und die Richtung wechseln lassen.
- Bei größeren Sekretmengen den Absaugbehälter beobachten, ob dieser womöglich bereits voll ist. Gegebenenfalls muss dieser geleert werden.
- Bei der Notwendigkeit einer nasalen Absaugung sollte diese in der Regel nach der Absaugung des Mund-Rachen-Raumes stattfinden.
- Nach erfolgreicher Absaugung sollte die Maßnahme dokumentiert werden, insbesondere die Größenwahl des Katheters und der Erfolg der Maßnahme.

TIPPS

Wenn der Sekretbehälter der Absaugpumpe nahezu voll ist, sollte dieser umgehend geleert werden, da die Sekrete sonst in den Pumpmechanismus befördert werden und das Gerät beschädigen. Aus demselben Grund sollte auf einen aufrechten Stand der Pumpe geachtet werden.

Gefahren

- Beim Absaugen der oberen Atemwege besteht die Gefahr, einen Laryngospasmus auszulösen, Würgen und Erbrechen zu provozieren sowie eine Verletzung der Nasenschleimhäute zu verursachen.
- Bei einer Absaugung in den unteren Atemwegen besteht darüber hinaus eine Infektionsgefahr bei unsterilem Arbeiten sowie die Gefahr, die dortigen Schleimhäute zu verletzen.

- Die Absaugung muss zügig und ohne große Zeitverluste durchgeführt werden, um die mögliche Hypoxiezeit möglichst kurz zu halten.

4.5.4 Esmarch-Handgriff

Der Esmarch-Handgriff wird zum Freimachen und Freihalten der Atemwege durchgeführt. Esmarch, ein deutscher Chirurg, beschrieb diese Maßnahme schon im Jahr 1877. In englischsprachigen Ländern wird hierfür der Begriff „jaw thrust, chin lift“ verwendet.

Vorteile

- einfache Maßnahme zum Freimachen und Freihalten der Atemwege, ohne hierzu den Kopf zu reklinieren

Nachteile

- Bei Verletzungen des Unterkiefers, Kieferklemme oder nach gesichtschirurgischen Eingriffen am Kiefer evtl. nicht durchführbar.

Indikation

- bewusstseinsgestörte oder bewusstlose Patienten, die ihren Atemweg nicht mehr selbstständig freihalten können,
- reduzierte oder erloschene Schutzreflexe.

Kontraindikation

- evtl. Kieferverletzungen

Equipment

- Einmal-Handschuhe (Infektionsschutz)
- Absaugpumpe mit großlumigem Absaugkatheter

Patientenvorbereitung

HELFER 2
- Absaugbereitschaft herstellen.

Technik

HELFER 1
- Hinter den Kopf des Patienten stellen oder knien.
- Beide Daumen auf das Kinn des Patienten legen.
- Die Zeigefinger in den Kieferwinkel legen.
- Mit den beiden Daumen den Mund öffnen und dabei mit den Zeigefingern den Unterkiefer nach oben schieben, sodass die untere Zahnreihe über der oberen Zahnreihe liegt.
- Atemweg freihalten, bis z. B. ein Nasopharyngealtubus (Wendl-Tubus) eingelegt ist.

TIPPS

Zur Durchführung immer Handschuhe tragen (Infektionsschutz).
Absaugbereitschaft vor der Durchführung des Esmarch-Handgriffs herstellen.

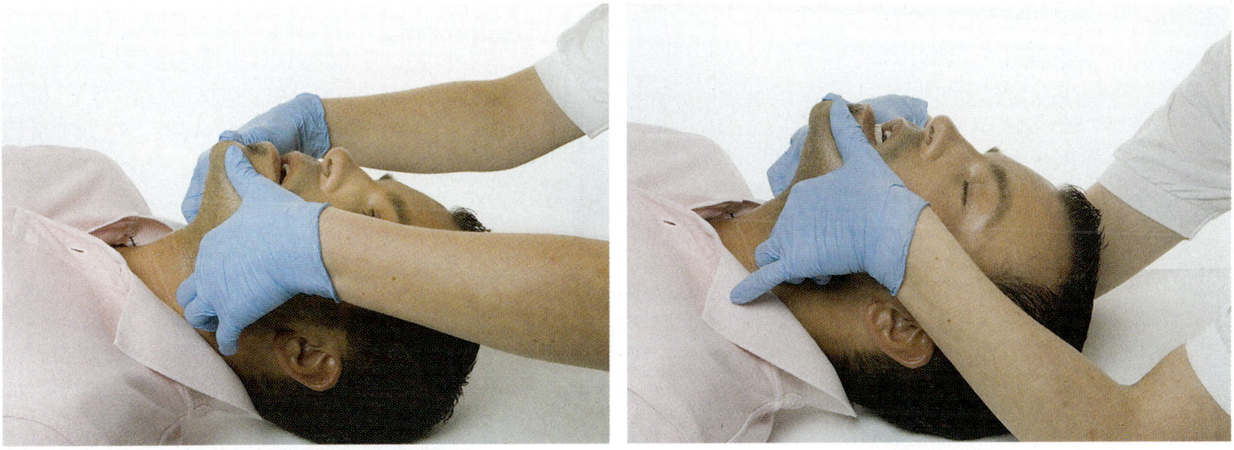

a) Daumen auf das Kinn, Zeigefinger in Kieferwinkel

b) Unterkiefer nach oben schieben

Abb. 4.52 Esmarch-Handgriff

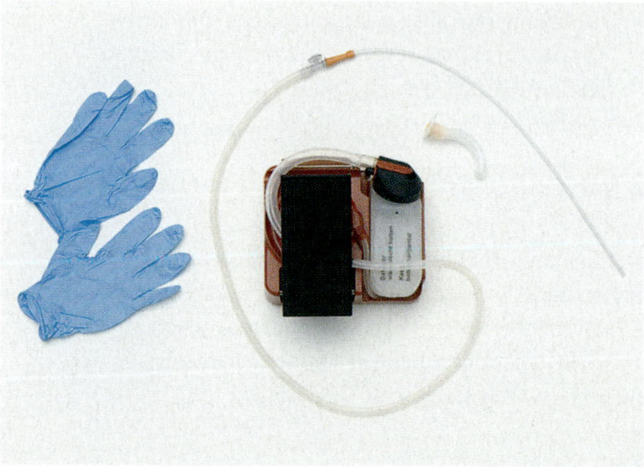

Abb. 4.53 Equipment Guedel-Tubus

ACHTUNG

Falls sich der Mund nicht öffnen lässt, umgehend einen Nasopharyngealtubus einlegen, um die notwendige Luftbrücke zu schaffen.

Gefahren

- Verletzung des Kiefers bei nicht sachgemäßer Anwendung durch Untrainierte

4.5.5 Guedel-Tubus

Der Guedel-Tubus ist eine oropharyngeale Atemwegshilfe. Er wurde im Jahr 1933 von dem amerikanischen Anästhesisten Arthur Ernest Guedel entwickelt und vorgestellt. Der Tubus wird über die Mundöffnung in den Pharynx eingelegt (➤ Abb. 4.54).

Vorteile

- Durch seine Bauart verhindert der Guedel-Tubus ein Zurückfallen der Zunge beim bewusstlosen Patienten und bildet eine künstliche Luftbrücke.
- Der Einsatz des Guedel-Tubus kann die Beutel-Masken-Beatmung erleichtern.

Nachteile

- Sind bei einem bewusstlosen Patienten die Schutzreflexe nicht komplett erloschen, kann die Einlage des Guedel-Tubus Komplikationen bis hin zu einem Laryngospasmus hervorrufen.
- Der Guedel-Tubus schützt nicht vor einer Aspiration.

TIPPS

Zur Durchführung immer Handschuhe tragen (Infektionsschutz)

Indikation

- bewusstseinsgestörte oder bewusstlose Patienten, die ihren Atemweg nicht mehr selbstständig freihalten können,
- erloschene Schutzreflexe,
- Unterstützung einer Beutel-Masken-Beatmung.

Kontraindikation

- evtl. Kieferverletzungen
- Kieferklemme
- vorhandene Schutzreflexe

Equipment

- Einmal-Handschuhe (Infektionsschutz)
- Guedel-Tubus entsprechender Größe
- Absaugpumpe

Technik

HELFER 1

- Hinter den Kopf des Patienten stellen oder knien.
- Guedel-Tubusgröße ermitteln, es gilt die Regel: „Vom Mundwinkel des Patienten bis zum Ohrläppchen!"
- Mund des Patienten mittels Kreuzgriff öffnen.
- Guedel-Tubus mit distalem Ende gegen den harten Gaumen zeigend mittig in den Mund einführen.

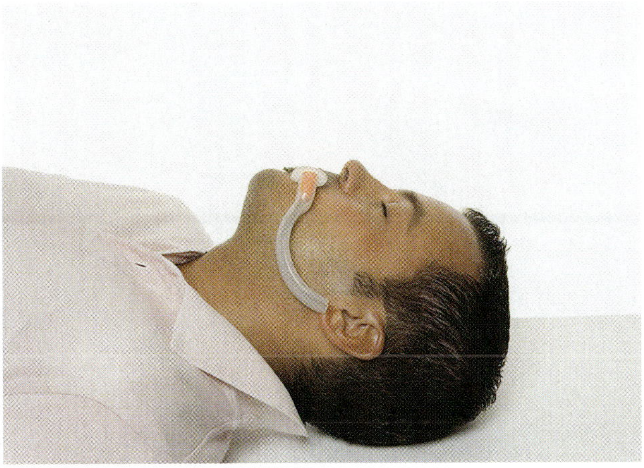

a) Größenermittlung Guedel-Tubus

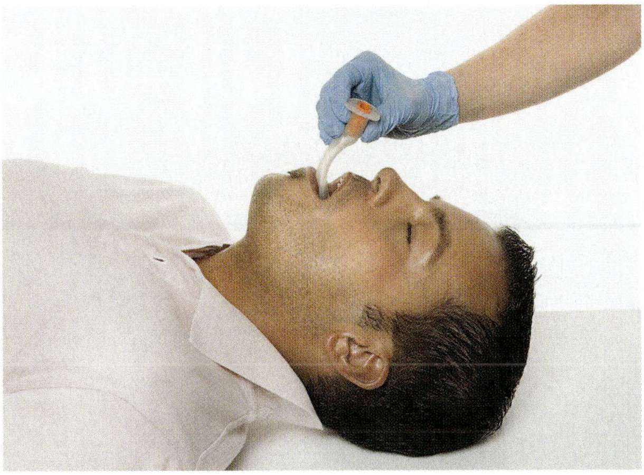

b) Guedel-Tubus einführen

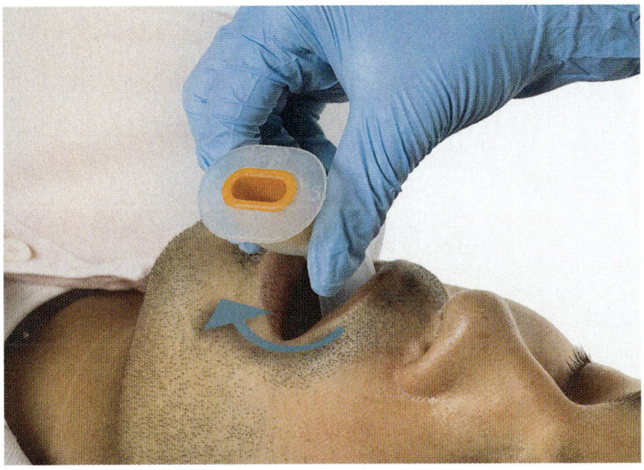

c) Guedel-Tubus beim Einführen um 180° drehen

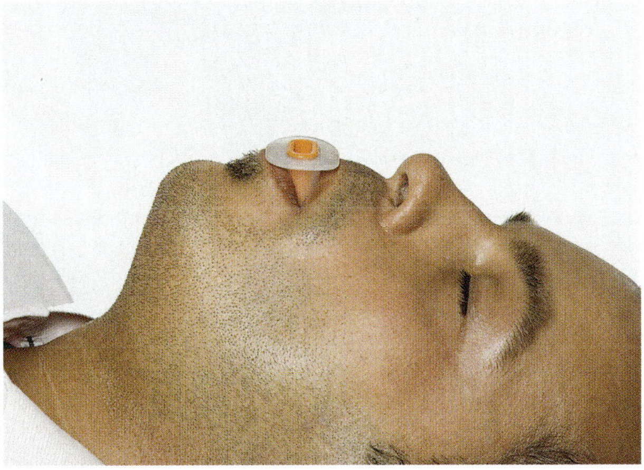

d) Guedel-Tubus in situ

Abb. 4.54 Guedel-Tubus, Technik

- Auf Höhe des harten Gaumens den Tubus um 180° drehen.
- Guedel-Tubus bis zur Auflage auf den Lippen mittig vorschieben.

ACHTUNG

Falls sich der Mund nicht öffnen lässt oder noch Schutzreflexe vorhanden sind, umgehend einen Nasopharyngealtubus einlegen, um die notwendige Luftbrücke zu schaffen.

Gefahren

- Auslösen von Erbrechen
- Auslösen eines Glottiskrampfes
- Auslösen eines Laryngospasmus

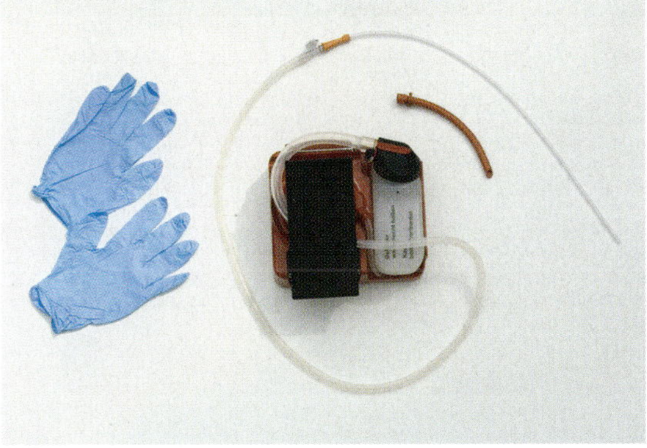

Abb. 4.55 Equipment Wendl-Tubus

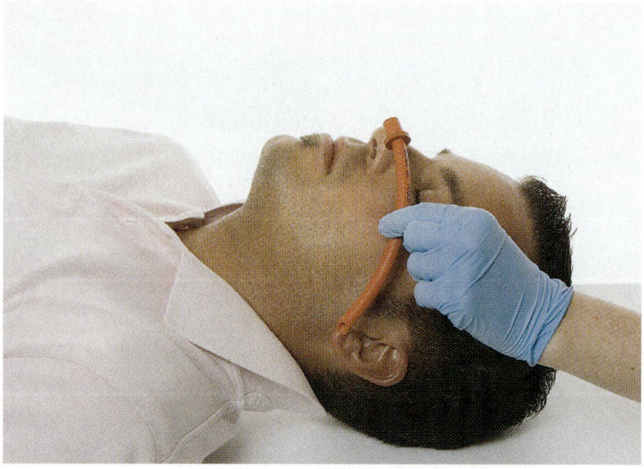

a) Größenermittlung Wendl-Tubus

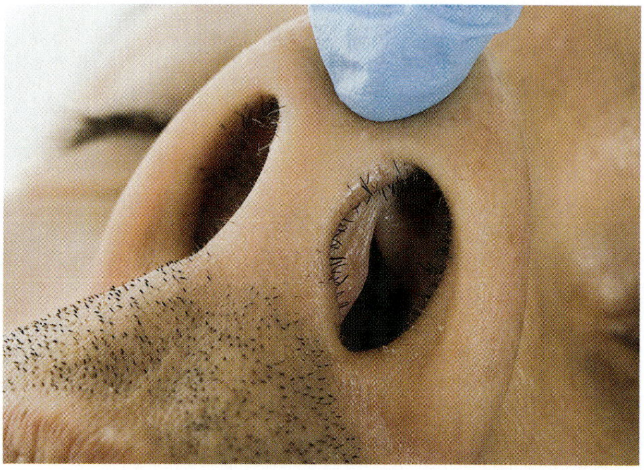

b) Nasenspitze nach kranial ziehen

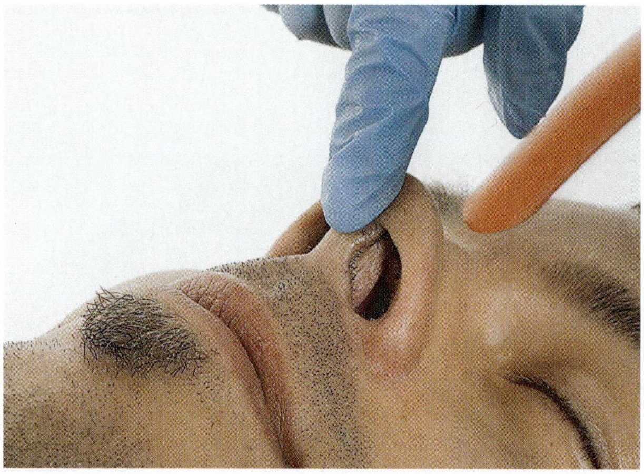

c) Wendl-Tubus mit der Schräge zur Nasenscheidewand

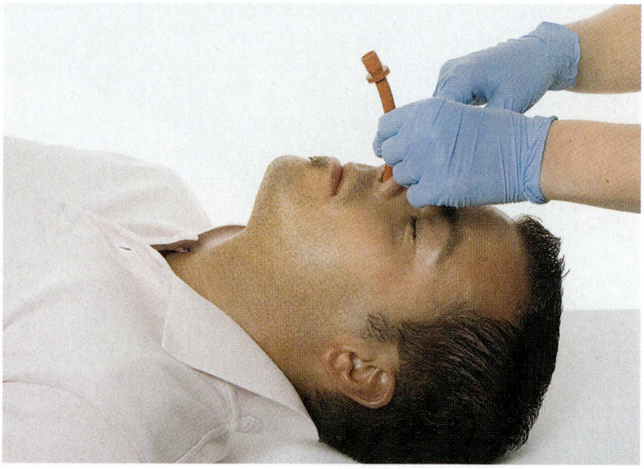

d) Wendl-Tubus unter rotierenden Bewegungen einführen

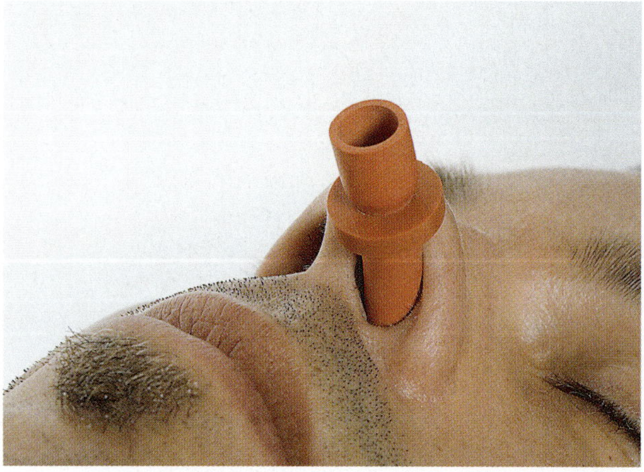

e) Wendl-Tubus in situ

Abb. 4.56 Wendl-Tubus, Technik

4.5.6 Wendl-Tubus

Der Wendl-Tubus ist eine nasopharyngeale Atemwegshilfe. 1958 wurde dieser Tubus von Johann Karl Wendl vorgestellt. Der Wendl-Tubus ist in Größen von 2,0 mm Innendurchmesser (Länge 95 mm) bis zu einer Größe von 8,0 mm Innendurchmesser und einer Länge von 170 mm verfügbar.

Vorteile

- Der Wendl-Tubus kann bei bewusstseinsgestörten Patienten mit noch erhaltenen Schutzreflexen eingesetzt werden.
- Speziell bei Patienten mit schwieriger Mundöffnung stellt der Wendl-Tubus eine ideale Luftbrücke dar.
- Gerade Kinder tolerieren nasopharyngeale Atemwegshilfen besser als oropharyngeale Atemwegshilfen.

Nachteile

- kein Aspirationsschutz

Indikation

- bewusstseinsgestörte oder bewusstlose Patienten, die ihren Atemweg nicht mehr selbstständig freihalten können,
- bewusstseinsgestörte oder bewusstlose Patienten mit noch erhaltenen Schutzreflexen,
- Patienten, bei denen die Einlage einer oropharyngealen Atemwegshilfe aufgrund von Verletzungen nicht möglich ist.

Kontraindikation

- Verletzungen der Nase, z. B. Frakturen,
- Patienten mit Gerinnungsstörungen,
- evtl. Patienten mit einer Schädelbasisfraktur.

Equipment

- Einmal-Handschuhe (Infektionsschutz)
- Wendl-Tubus entsprechender Größe
- Absaugpumpe

Patientenvorbereitung

HELFER 1

- Patienten auf Rücken lagern.

Technik

HELFER 2

- Hinter den Kopf des Patienten stellen oder knien.
- Wendl-Tubusgröße ermitteln, es gilt die Regel: „Von der Nasenspitze des Patienten bis zum Ohrläppchen!“ (➤ Abb. 4.56)
- Wendl-Tubus mit Gleitmittel versehen.
- Nasenspitze leicht nach kranial ziehen.
- Wendl-Tubus mit der Schräge zur Nasenscheidewand unter rotierenden Bewegungen gerade nach hinten in den Nasengang einführen.

ACHTUNG

Bei Patienten mit Gerinnungsstörungen können durch die Einlage des Wendl-Tubus Verletzungen der Schleimhaut mit teils ausgeprägten Blutungen entstehen.

Gefahren

- Auslösen eines Glottiskrampfes bei Einlage eines zu langen Wendl-Tubus,
- Auslösen eines Laryngospasmus bei Einlage eines zu langen Wendl-Tubus.

4.6 Sauerstoffapplikation

Thomas Semmel

Sauerstoff gehört zu den lebenswichtigsten Elementen. Unter normalen Bedingungen reicht der Anteil an Sauerstoffgehalt in der Raumluft (21%) aus, um alle physiologischen Vorgänge aufrechtzuerhalten. Der Sauerstoffruheverbrauch eines Erwachsenen liegt bei ca. 250 ml/Min. Durch Stress, Angst und Schmerzen kommt es zu einem erheblich höheren Sauerstoffverbrauch. Bei den meisten Notfallpatienten ist die Aufnahme des Sauerstoffs durch respiratorische oder kardiozirkulatorische Störungen zusätzlich eingeschränkt und der Anteil an Sauerstoff in der Raumluft für normale physiologische

Tab. 4.2 Inspiratorische Sauerstoffkonzentration

Sauerstoffapplikator	FiO_2
Nasenbrille	0,24–0,44
einfache Sauerstoffmaske	0,35–0,60
Sauerstoffmaske mit Reservoirbeutel und Nicht-Rückatemventil	0,80–0,95
dichtsitzende Beatmungsmaske mit Demand-Ventil	1,00

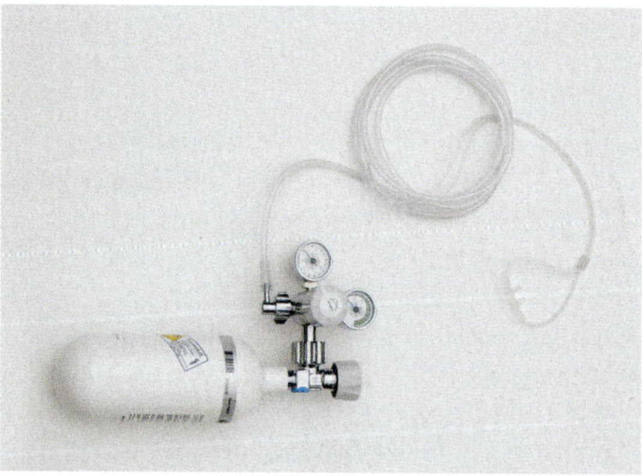

Abb. 4.57 Equipment Nasenbrille

Prozesse nicht mehr ausreichend. Die Hypoxämie kann u. a. zum vermehrten Auftreten von Arrhythmien führen.

Jeder Notfallpatient muss Sauerstoff erhalten, auch Patienten mit einem Asthmaanfall oder mit einer Exazerbation einer COPD. Der Mythos, dass der Atemantrieb dieser Patienten durch die Hypoxie aufrechterhalten wird, ist nicht richtig. Viele Patienten mit einer COPD haben einen gesteigerten Atemantrieb und reagieren nicht oder nur in gering mit einer Abnahme des Atemantriebs. Für den Patienten im Asthmaanfall gilt: Sauerstoff in der höchstmöglichen Konzentration geben.

Sauerstoffapplikatoren

- einlumige Nasensonde (sollte in der Notfallmedizin nicht mehr eingesetzt werden)
- Nasenbrille
- einfache Sauerstoffmaske ohne Reservoirbeutel
- Sauerstoffmaske mit Reservoirbeutel und Nicht-Rückatemventil
- dichtsitzende Beatmungsmaske mit Demand-Ventil

ACHTUNG

Sauerstoffmasken nur mit einem Mindestfluss von 6 Litern/Min. betreiben. Ein Sauerstofffluss unter 6 Liter/Min. kann zu einer Kumulation von Kohlendioxid führen. Für einen Sauerstofffluss unter 6 Litern/Min. sind die Sauerstoffbrillen zu verwenden.

4.6.1 Nasenbrille

Die Nasenbrille wird zur unterstützenden Sauerstoffapplikation bei Patienten eingesetzt, die keine hochdosierte Sauerstoffapplikation benötigen

Vorteile

- Die Nasenbrille sitzt bei Patienten bequem und wird in den meisten Fällen als nicht störend empfunden. Sie kann durch eine Verschiebung des Kunststoffrings optimal an den Patienten angepasst werden.

Nachteile

- Sauerstoff kann nur bis zu einer maximalen Flussmenge von 6 Litern/Min. appliziert werden. Höhere Flussraten führen zu keiner Erhöhung der inspiratorischen Sauerstoffkonzentration (FiO_2) und können zusätzlich die Nasenschleimhäute schädigen.

Indikation

- unterstützende Sauerstoffapplikation bei Patienten mit keiner oder nur geringfügiger Atemstörung,
- Dauertherapie von Sauerstoff z. B. bei COPD-Patienten.

Kontraindikation

- schwere Hypoxie
- Apnoe
- Mundatmung

Equipment

- Nasenbrille
- Druckminderer (mind. 0–6 Liter/Min.)
- Sauerstoffflaschen (Bordflaschen oder tragbare Einheit)

Patientenvorbereitung

HELFER 1

- Maßnahme dem Patienten erklären.

Technik

HELFER 1

- Nasenkanülen der Brille in die Nasenlöcher des Patienten einlegen,
- Sauerstoffleitung der Brille beidseitig hinter die Ohren des Patienten legen,
- Nasenbrille an den Patienten durch Verschieben des Kunststoffrings anpassen.

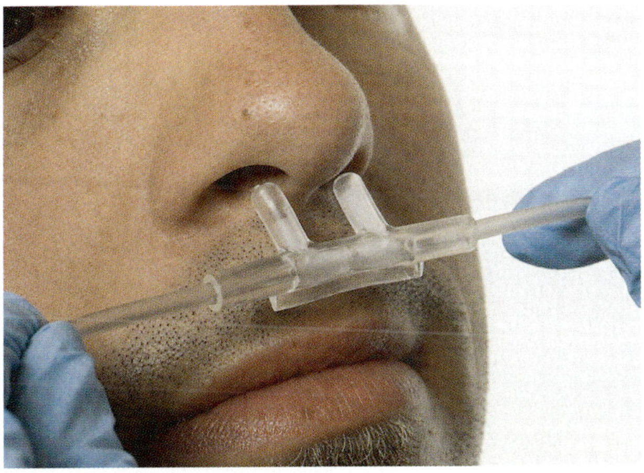

a) Nasenkanülen in die Nase einlegen

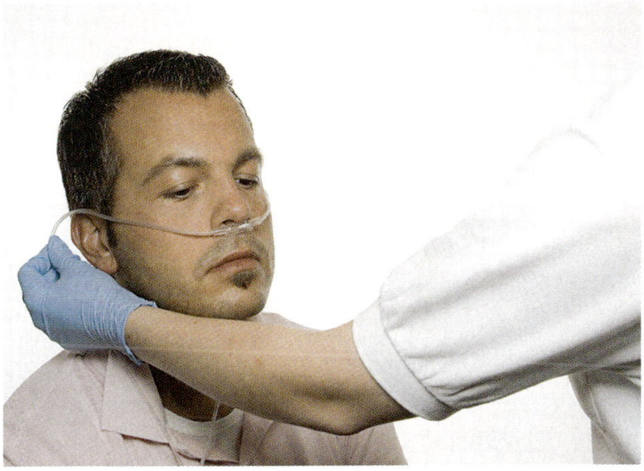

b) Sauerstoffleitung hinter die Ohren des Patienten legen

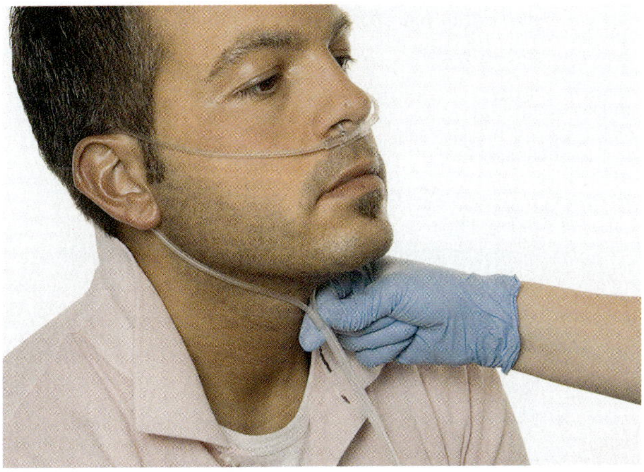

c) Nasenbrille anpassen

Abb. 4.58 Sauerstoffapplikation über Nasenbrille

ACHTUNG

Nasenbrille nur bis zu einem maximalen Sauerstofffluss von 6 Litern/Min. verwenden.

Gefahren

- keine

4.6.2 Sauerstoffmaske ohne Reservoir

Sauerstoffmasken ohne Reservoir (> Abb. 4.60) werden zur unterstützenden Sauerstofftherapie bei Patienten eingesetzt, bei denen eine hochdosierte Sauerstofftherapie noch nicht notwendig ist.

Vorteile

- Sauerstoffmasken eignen sich sowohl für Mund- als auch Nasenatmer.
- Mit den Masken sind höhere inspiratorische Sauerstofffraktionen (FiO_2) zu erzielen.

Nachteile

- Nicht alle Patienten tolerieren den Einsatz einer Sauerstoffmaske.
- Die Verständigung mit den Patienten kann durch die Maske erschwert sein.

Indikation

- unterstützende Sauerstoffapplikation bei Patienten mit mäßiger Atemstörung

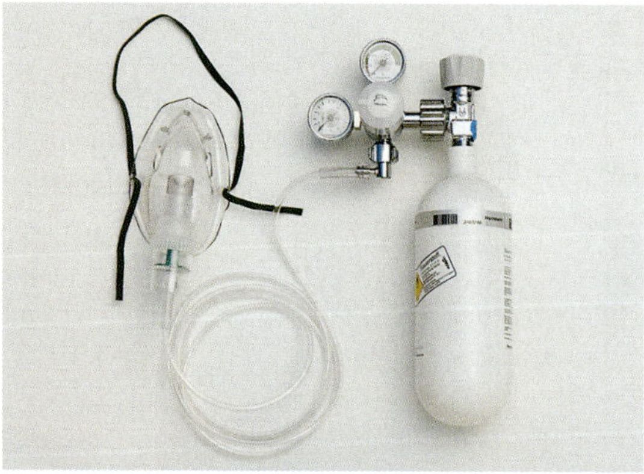

Abb. 4.59 Equipment Sauerstoffmaske ohne Reservoir

Kontraindikation

- schwere Hypoxie
- insuffiziente Atmung
- Apnoe

Equipment

- Sauerstoffmaske ohne Reservoirbeutel
- Druckminderer (6–10 Liter/Min.)
- Sauerstoffflaschen (Bordflaschen oder tragbare Einheit)

Patientenvorbereitung

HELFER 1
- Maßnahme dem Patienten erklären.

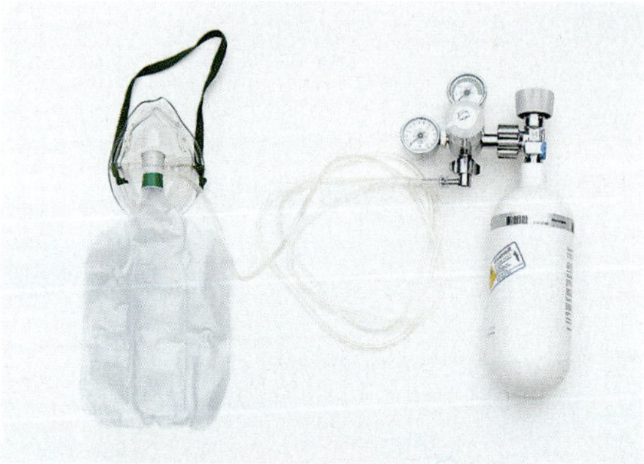

Abb. 4.61 Equipment Sauerstoffmaske mit Reservoir

- Falls der Patient die Maßnahme initial nicht toleriert, den Patienten über den Nutzen der Sauerstofftherapie aufklären.

Technik

HELFER 1
- Sauerstoffmaske an Druckminderer anschließen und gewünschten Flussrate einstellen.
- Maske auf das Gesicht des Patienten setzen.
- Elastisches Halteband über den Kopf des Patienten legen.
- Metallsteg über dem Nasenrücken des Patienten anpassen.
- Maske durch Ziehen am rechten und linken Halteband optimal an das Gesicht des Patienten anpassen.

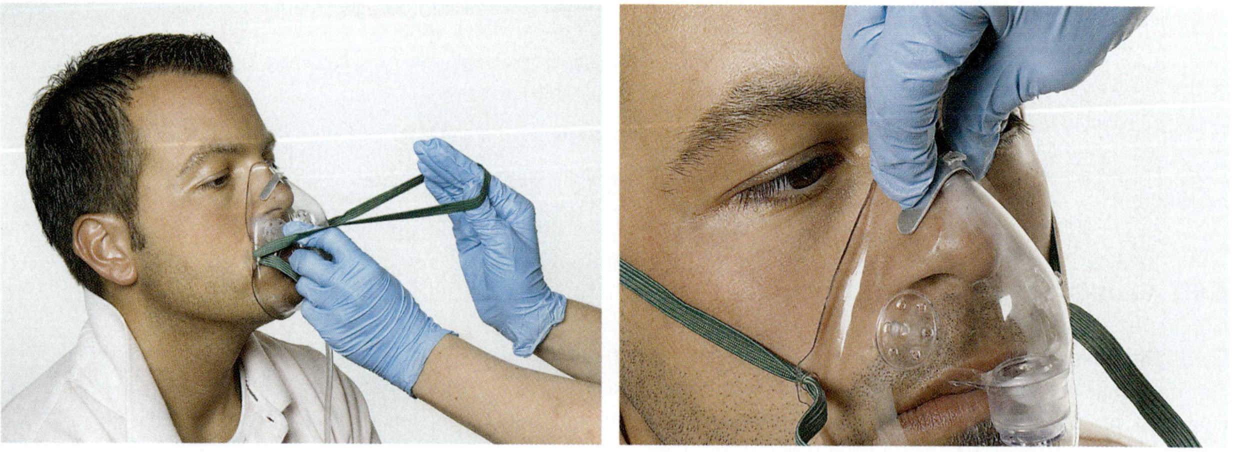

a) Maske auf das Gesicht des Patienten setzen

b) Metallsteg anpassen

Abb. 4.60 Sauerstoffapplikation über Sauerstoffmaske

ACHTUNG

Sauerstoffmasken dürfen nur ab einer Flussrate von mindestens 6 Litern/Min. betrieben werden. Sauerstoffmasken ohne Reservoir eignen sich für eine Flussrate von 6–10 Litern/Min. Höhere Flussraten können die inspiratorische Sauerstoffkonzentration durch Beimischung von Umgebungsluft nicht erhöhen.

Gefahren

- Kohlendioxidkumulation durch zu geringe Flussraten < 6 Liter/Min.

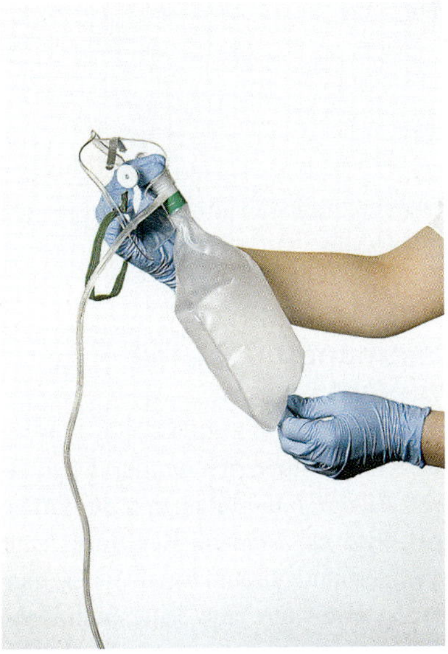

a) Reservoirbeutel vollständig mit Sauerstoff füllen

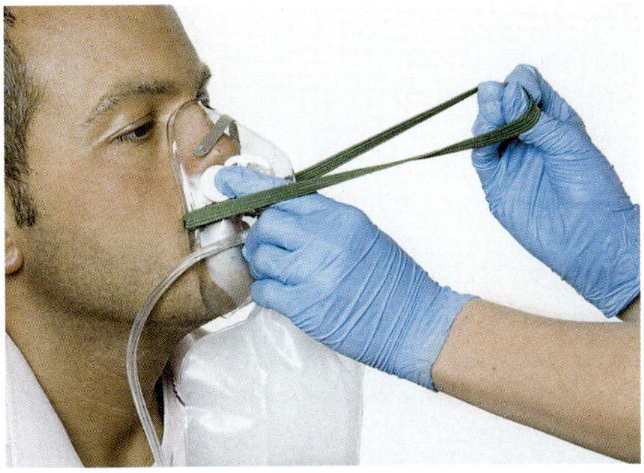

b) Maske aufsetzen

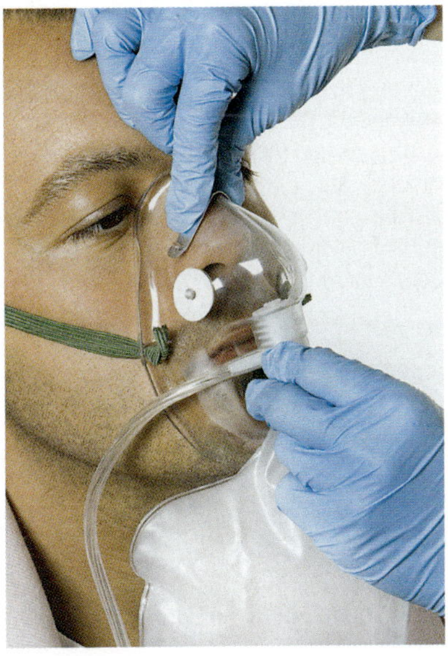

c) Metallsteg anpassen

Abb. 4.62 Sauerstoffbeutel mit Reservoir

4.6.3 Sauerstoffmaske mit Reservoir

Sauerstoffmasken mit Reservoir (> Abb. 4.62) und Nicht-Rückatemventil werden zur hochdosierten Sauerstofftherapie eingesetzt.

Vorteile

- Sauerstoffmasken eignen sich sowohl für Mund- als auch Nasenatmer.
- Bei Applikation von 15 Litern/Min. wird eine inspiratorische Sauerstoffkonzentration von 0,85 erreicht.

Nachteile

- Nicht alle Patienten tolerieren den Einsatz einer Sauerstoffmaske.
- Die Verständigung mit den Patienten kann durch die Maske erschwert sein.

Indikation

- hochdosierte Sauerstoffinsufflation

Kontraindikation

- insuffiziente Atmung
- Apnoe

Equipment

- Sauerstoffmaske mit Reservoirbeutel und Nicht-Rückatemventil
- Druckminderer (6–15 Liter/Min.)
- Sauerstoffflaschen (Bordflaschen oder tragbare Einheit)

Patientenvorbereitung

HELFER 1

- Maßnahme dem Patienten erklären.
- Falls der Patient die Maßnahme initial nicht toleriert, den Patienten über den Nutzen der Sauerstofftherapie aufklären.

Technik

HELFER 1

- Sauerstoffmaske an Druckminderer anschließen und gewünschten Flussrate einstellen.
- Sauerstoffeinlassventil am Maskenboden zuhalten und Reservoirbeutel vollständig mit Sauerstoff füllen.
- Maske auf das Gesicht des Patienten setzen.
- Elastisches Halteband über den Kopf des Patienten legen.
- Metallsteg über dem Nasenrücken des Patienten anpassen.
- Maske durch Ziehen am rechten und linken Halteband optimal an das Gesicht des Patienten anpassen.

ACHTUNG

Sauerstoffmasken dürfen nur ab einer Flussrate von mindestens 6 Litern/Min. betrieben werden. Das Reservoirsystem muss während der Anwendung ständig überwacht werden, der Reservoirbeutel darf nie kollabieren.

Gefahren

- Kohlendioxidkumulation durch zu geringe Flussraten < 6 Liter/Min.

4.6.4 Beatmungsmaske mit Demand-Ventil

Das Demand-Ventil öffnet sich nur durch den negativen Druck, der z. B. durch die Inhalation des Patienten erzeugt wird. Wird ein Demand-Ventil mit einer Beatmungsmaske verbunden, kann hierüber bei einem spontan atmenden Patienten eine Sauerstoffinhalation in höchster Konzentration erfolgen (➤ Abb. 4.64).

Vorteile

- Sauerstoffapplikation mit einer inspiratorischen Sauerstoffkonzentration von 1,0.
- Durch Verwendung von Beatmungsmaske und einem Demand-Ventil wird kein Müll erzeugt, da beide Geräte wiederverwendbar sind.
- Der Sauerstoffvorrat reicht für längere Zeit, da Sauerstoff immer nur auf Anforderung freigegeben wird und nicht kontinuierlich fließt.

Nachteile

- Beatmungsmaske muss sehr dicht am Gesicht des Patienten anliegen und hierzu meist durch einen Helfer auf dem Gesicht des Patienten fixiert werden.

Indikation

- hochdosierte Sauerstoffinsufflation

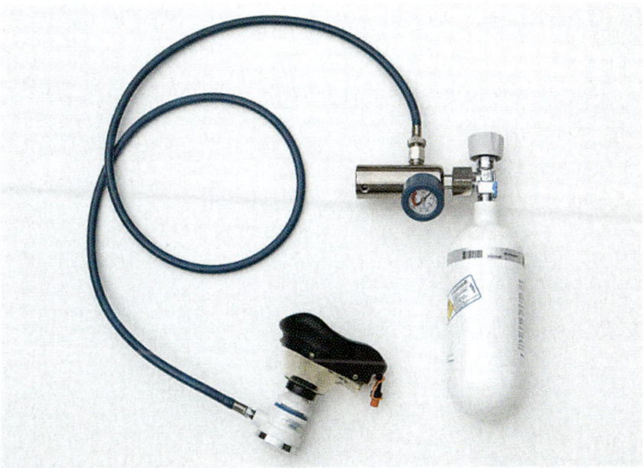

Abb. 4.63 Equipment Beatmungsmaske mit Demand-Ventil

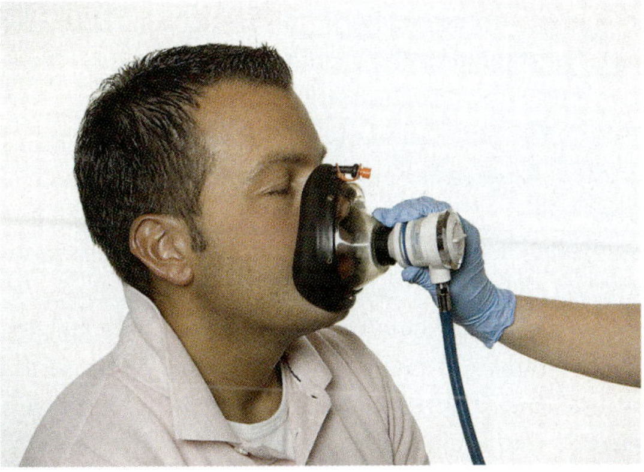

Abb. 4.64 Maske mit Demand-Ventil aufsetzen

Kontraindikation

- insuffiziente Atmung
- Apnoe

Equipment

- Beatmungsmaske und angeschlossenes Demand-Ventil,
- spezieller Anschluss für das Demand-Ventil an die Sauerstoffversorgung,
- Sauerstoffflaschen (Bordflaschen oder tragbare Einheit).

Patientenvorbereitung

HELFER 1

- Maßnahme dem Patienten erklären.
- Falls der Patient die Maßnahme initial nicht toleriert, den Patienten über den Nutzen der Sauerstofftherapie aufklären.

Technik

HELFER 1

- Passende Beatmungsmaske mit entsprechendem Adapter an Demand-Ventil anschließen.
- Maske von der Nasenwurzel her auf Nase und Mund legen → beim liegenden Patienten mittels doppeltem C-Griff.
- Maske gut am Gesicht des Patienten abdichten.
- Patienten betreuen und beim Atmen unterstützen.

ACHTUNG
Atmung des Patienten kontinuierlich überwachen.

Gefahren

- keine

4.7 Mechanische Reanimation

Thomas Semmel

Die optimal ausgeführte Thoraxkompression stellt, neben der Defibrillation bei Kammerflimmern oder pulsloser ventrikulärer Tachykardie, die wichtigste Maßnahme bei der kardiopulmonalen Reanimation dar. Dies unterstreichen die im November 2005 erschienenen Guidelines des European Resuscitation Council. Selbst unter perfekt ausgeführter Thoraxkompression werden in der Arteria carotis nur systolische Spitzendrücke von 40 mmHg erreicht. Neuere Arbeiten belegen, dass korrekte Kompressionstiefen von mindestens 4–5 cm den Erfolg der Defibrillation maßgeblich beeinflussen.

Neben der korrekten Kompressionstiefe ist auch die komplette Entlastung des Thorax von großer Bedeutung. Nur bei kompletter Entlastung hat das Herz die Möglichkeit, sich wieder mit Blut zu füllen.

Das Verhältnis von Thoraxkompression zu Beatmung wurde auf 30:2 geändert, um für einen längeren Zeitraum einen ausreichenden Perfusionsdruck aufzubauen. Dieser notwendige Perfusionsdruck fällt allerdings bei der Durchführung der zwei Beatmungen rapide ab. Aus diesem Grund ist es wichtig, die Thoraxkompressionen nach Sicherung der Atemwege so früh wie möglich ununterbrochen durchzuführen. Da die Thoraxkompression sehr anstrengend ist, ist es wichtig, den Helfer, der die Thoraxkompression ausführt, nach Möglichkeit alle zwei Minuten auszutauschen.

Ziel der optimalen mechanischen Reanimation ist es, die Zeit, in der kein Blut durch den Körper fließt, nur so kurz wie nötig zu halten. Alle erweiterten Maßnahmen sind ohne korrekt durchgeführte Thoraxkompression nur von geringem Nutzen.

Um die Thoraxkompressionen so schnell wie möglich durchzuführen, wurde auch die bisherige Methode des Aufsuchens des Druckpunktes vereinfacht. Jetzt wird einfach die Thoraxmitte aufgesucht, diese entspricht dem unteren Sternumdrittel.

Es ist wichtig, dass die Kompression nur mit dem Handballen, idealerweise der dominierenden Hand des Helfers, durchgeführt wird. Die Schulter des Helfers muss senkrecht über dem Druckpunkt stehen. Die Arme müssen durchgedrückt sein und die Kraft zur Kompression muss aus dem Rücken des Helfers kommen.

Die Frequenz der Thoraxkompression liegt für alle Alterklassen, mit Ausnahme des Neugeborenen, bei 100 Kompressionen/Min. Bei Neugeborenen wird der Thorax mit einer Frequenz von 120/Min. komprimiert.

Bei Neugeborenen und Kindern entspricht die korrekte Drucktiefe der Thoraxkompression einem Drittel des kindlichen Thorax. Die Techniken der Handhaltung bei der Thoraxkompression von Kindern unterscheiden sich von der Thoraxkompression von Erwachsenen altersentsprechend.

4.7.1 Thoraxkompression

(➤ Abb. 4.65)

Vorteile

- nicht invasive, leicht durchzuführende Maßnahme

Nachteile

- keine

Indikation

- alle Formen des Herz-Kreislauf-Stillstandes

Kontraindikation

- keine

Equipment

- Einmal-Handschuhe (Infektionsschutz)

Patientenvorbereitung

HELFER 1 und HELFER 2

- Patienten auf dem Rücken auf eine harte Unterlage legen.

Technik

HELFER 1

- Seitlich neben den Patienten knien.
- Falls noch nicht geschehen, Thorax freimachen.
- Handballen der dominierenden Hand auf die Thoraxmitte (unteres Sternumdrittel) legen.
- Andere Hand darüberlegen und Finger vom Thorax abheben.
- Schulter steht senkrecht über dem Druckpunkt.
- Arme sind durchgedrückt.
- Kraft für die Kompression kommt aus dem Rücken.
- Thorax 4–5 cm komprimieren und nach der Kompression komplett entlasten, ohne dabei die Hand vom Thorax zu nehmen.
- Kompressionsfrequenz: 100/Min.

ACHTUNG

Je älter der Patient, desto häufiger kann es durch die Thoraxkompressionen zum Abriss der knorpelhaften Bindungen der Rippen am Sternum führen.
Den Helfer, der die Thoraxkompression durchführt, alle zwei Minuten austauschen.

Gefahren

- Frakturen der Rippen bei nicht korrekt aufgesuchtem Druckpunkt,
- Abriss des Xiphoids bei zu tief aufgesuchtem Druckpunkt.

4.7.2 Thoraxkompression bei Kindern

(➤ Abb. 4.67)
Für die Reanimation von Kindern durch professionelles Personal wird die Zwei-Helfer-Methode empfohlen. Hiervon ausgehend leitet sich die nachfolgende Vorgehensweise ab.

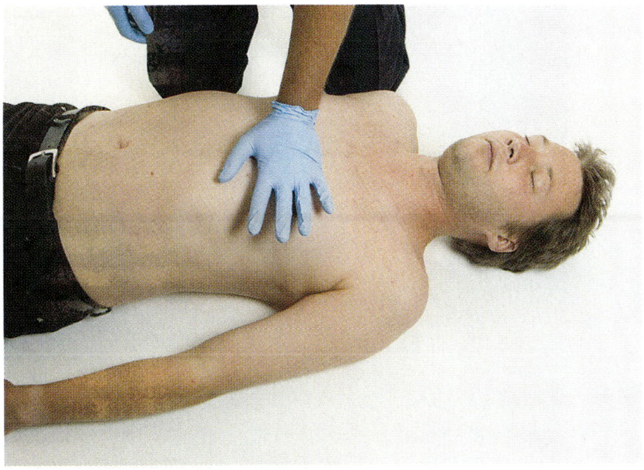

a) Handballen auf die Thoraxmitte legen

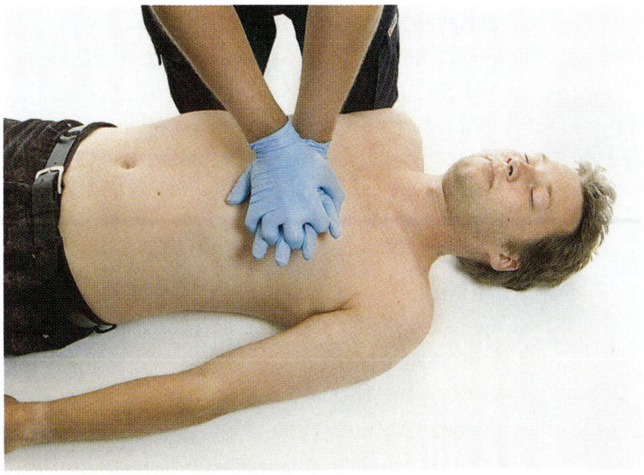

b) Zweite Hand darüber legen

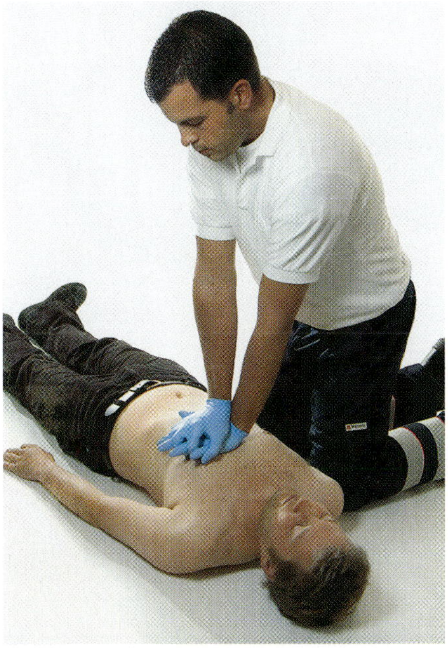

c) Schulter senkrecht Arme durchgedrückt

Abb. 4.65 Thoraxkompression

Vorteile

- nicht invasive, leicht durchzuführende Maßnahme

Nachteile

- keine

Indikation

- alle Formen des Herz-Kreislauf-Stillstandes

Kontraindikation

- keine

Equipment

- Einmal-Handschuhe (Infektionsschutz)

Patientenvorbereitung

HELFER 1 und HELFER 2
- Patienten auf dem Rücken auf eine harte Unterlage legen (Neugeborene und Säuglinge z. B. auf einem Tisch lagern).

Technik

Neugeborenes/Säugling

HELFER 1
- Thorax von kaudal mit beiden Händen umfassen,
- Druckpunkt im unteren Sternumdrittel einen Finger breit oberhalb des Xiphoids aufsuchen,
- Daumen der Hände nebeneinander auf den Druckpunkt legen,
- Thorax ein Drittel der Gesamtthoraxtiefe des Kindes komprimieren.
- Nach der Kompression Thorax komplett entlasten.
- Kompressionsfrequenz (Neugeborene): 120/Min.
- Kompressionsfrequenz (ab Säugling): 100/Min.

Kleinkind

HELFER 1
- Seitlich neben das Kind knien.
- Druckpunkt im unteren Sternumdrittel aufsuchen.
- Handballen der dominierenden Hand auf die Thoraxmitte (unteres Sternumdrittel) legen.
- Schulter steht senkrecht über dem Druckpunkt.
- Arm ist durchgedrückt.
- Thorax ein Drittel der Gesamtthoraxtiefe des Kindes komprimieren.
- Kompressionsfrequenz: 100/Min.

Größere Kleinkinder/Kinder

HELFER 1
- Seitlich neben das Kind knien,
- Druckpunkt im unteren Sternumdrittel aufsuchen,
- Handballen der dominierenden Hand auf die Thoraxmitte (unteres Sternumdrittel) legen,
- andere Hand darüberlegen und Finger vom Thorax abheben (➤ Abb. 4.67),
- Schulter steht senkrecht über dem Druckpunkt,
- Arme sind durchgedrückt,
- Kraft für die Kompression kommt aus dem Rücken,
- Thorax ein Drittel der Gesamtthoraxtiefe des Kindes komprimieren,
- Kompressionsfrequenz: 100/Min.

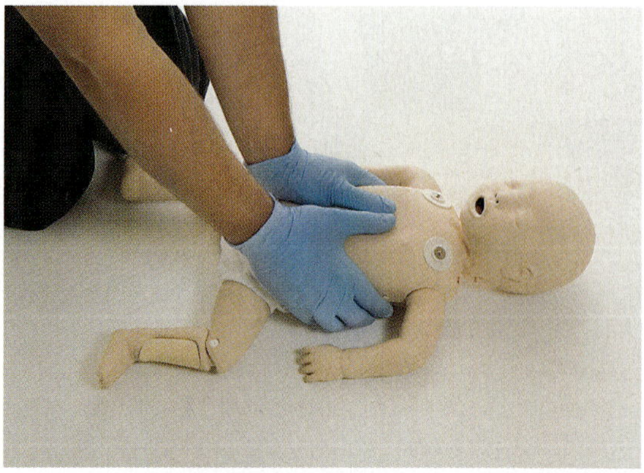

Abb. 4.66 Thoraxkompression bei Säuglingen

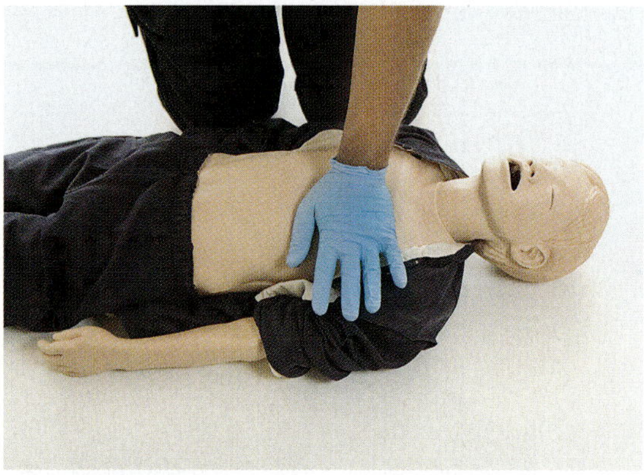

Abb. 4.67 Thoraxkompression bei Kindern

ACHTUNG

Kinder profitieren wie Erwachsene von korrekt ausgeführten Basismaßnahmen.
Den Helfer, der die Thoraxkompression durchführt, alle zwei Minuten austauschen.

Gefahren

- Frakturen der Rippen bei nicht korrekt aufgesuchtem Druckpunkt,
- Abriss des Xiphoids bei zu tief aufgesuchtem Druckpunkt.

4.7.3 ALS – Arbeitsplatzanordnung

Gerade in Notfallsituationen ist die Anordnung des Arbeitsplatzes sehr wichtig. Alle Geräte und Hilfsmittel müssen sinnvoll aufgebaut werden, um Arbeitsabläufe zu erleichtern, somit einen Zeitgewinn für den Patienten zu erreichen und Gefahren für Helfer und Patienten zu reduzieren.

Im Rahmen der erweiterten lebensrettenden Maßnahmen (ALS) durch ein Team, aus zwei Personen bestehend, muss der Defibrillator gegenüber der Person aufgestellt werden, die die Thoraxkompressionen durchführt. Der Monitor des Defibrillators muss von beiden Helfern einsehbar sein. Zwischen beiden Helfern sollte der Notfallrucksack oder -koffer platziert werden, sodass beide Helfer daraus Material entnehmen können, ohne ihre Position am Patienten verändern zu müssen.

Die Sauerstoffinhalationseinheit sollte rechts hinter dem Kopfhelfer (Teamführer) in ausreichendem Abstand abgelegt werden, damit die Arbeit des Kopfhelfers (Teamführer) nicht behindert wird. Neben dem am Kopf des Patienten knienden Kopfhelfers ist die einsatzbereite Absaugpumpe zu platzieren, damit im Falle einer Regurgitation des Patienten umgehend abgesaugt werden kann.

Equipment

- Notfallrucksack oder -koffer
- Defibrillator
- tragbare Sauerstoffinhalationseinheit (idealerweise mit konnektiertem Demand-Ventil)
- Absaugpumpe

Technik

HELFER 1 (Teamführer)
- Defibrillator und Absaugpumpe am Patienten ablegen,
- Patienten nach ABC-Schema beurteilen,
- Defibrillator einschalten, sobald der Kollege mit der Thoraxkompression beginnt (Zeitmanagement),
- Atemwegssicherung durchführen (z. B. Einlage eines Larynxtubus),
- Klebepads auf Thorax des Patienten aufkleben und konnektieren,
- Material für venösen Zugang vorbereiten,
- nach Ablauf von 2 Minuten kardiopulmonaler Reanimation – Defibrillation durchführen,
- venösen Zugang legen und Medikamente vorbereiten,
- Beatmung übernehmen (Patienten nicht hyperventilieren),
- Helferwechsel bei nächster Rhythmusanalyse.

HELFER 2
- Tragbare Sauerstoffeinheit hinter dem Kopfhelfer bereitlegen,

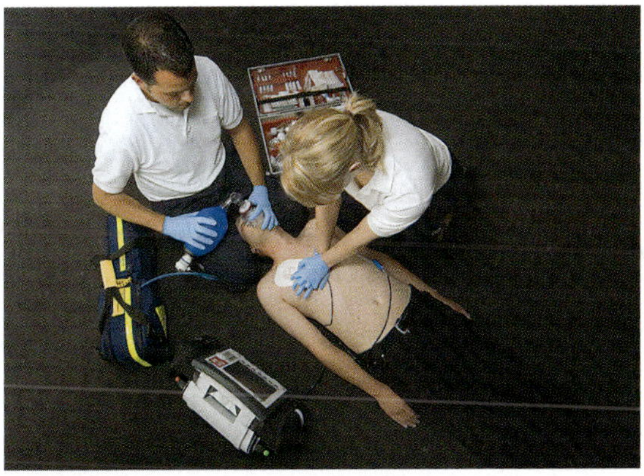

Abb. 4.68 ALS – Arbeitsplatzanordnung

- Notfallrucksack oder -koffer so platzieren, dass dieser zwischen beiden Helfern liegt,
- Atemwegsmanagement vorbereiten,
- falls Patient keine Lebenszeichen mehr zeigt, unverzüglich Thoraxkompression beginnen,
- Arbeitsplatzwechsel bei laufender Rhythmusanalyse – Beatmung.

ACHTUNG
Den Helfer, der die Thoraxkompression durchführt, nach Möglichkeit alle 2 Minuten austauschen!

4.7.4 Geräte zur Reanimation

Mittlerweile stehen unterschiedliche Produkte zur Verfügung, die die mechanische Reanimation verbessern können. Dies sind Geräte wie das LUCAS CPR® oder das Auto-Pulse™. Beide Geräte können die Thoraxkompressionen übernehmen und kontinuierlich eine optimale Thoraxkompression durchführen. Diese ist allerdings durch die Energiequellen der Geräte beschränkt.

LUCAS CPR® wird mit Druckluft oder Sauerstoff betrieben. Das Gerät ist für den Einsatz bei Kindern und schwangeren Patientinnen nicht geeignet. Eine weitere Einschränkung stellen zu große und zu kleine erwachsene Patienten dar. Die Thoraxkompressionsfrequenz liegt bei 100/Min. und die Kompressionstiefe bei 4–5 cm. Das Gerät ist in einem separaten Rucksack verpackt und kann so einfach mitgeführt werden. Hinzu kommt allerdings eine ausreichend große Druckluft- oder Sauerstoffflasche. Das Gerät benötigt zum Betrieb einen Gasfluss von 70 Litern/Min.

Auto-Pulse™ ist ein batteriebetriebenes Reanimationssystem. Der Einsatz ist nur für erwachsene Patienten vorgesehen. Auch in diesem Fall beeinflusst die Größe des erwachsenen Patienten den Einsatz des Auto-Pul-

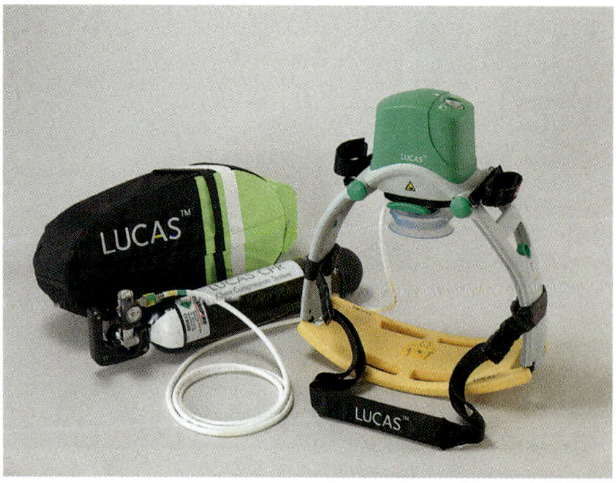

Abb. 4.69 LUCAS CPR®

se™, dies kann z. B. bei Patienten mit einem Körpergewicht von mehr als 136 Kilogramm nicht mehr eingesetzt werden. Die Kapazität der eingesetzten Batterien wird mit 30 Minuten angegeben.

Dass die Thoraxkompressionen optimal durchgeführt werden müssen, steht nicht zur Diskussion. Dass es für den Menschen schwierig ist, über einen längeren Zeitraum optimale Thoraxkompressionen durchzuführen, steht außer Frage. Mechanische Geräte schaffen es sicherlich, eine höhere Kontinuität in Frequenz und Kompressionstiefe aufrechtzuerhalten. Allerdings ist auch der Einsatz der Geräte durch verschiedene Faktoren limitiert. Sicherlich stellt in vielen Fällen der Anschaffungspreis der Geräte die erste Hürde dar. Da im deutschen Rettungsdienst häufig Teams, bestehend aus zwei Helfern, zur Einsatzstelle eilen und hierbei schon mit vielen Ausrüstungsgegenständen beladen sind, kann ein zusätzliches Gerät den Transport zur Einsatzstelle schwierig gestalten. Da die Geräte energetisch betrieben werden, stellt die Kapazität der Energiequelle den dritten limitierenden Faktor der Geräte dar.

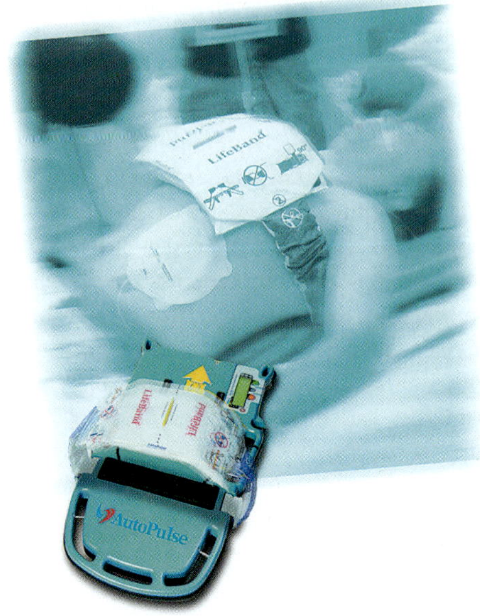

Abb. 4.70 Auto-Pulse™

4.8 Elektrische Therapie

Michael Knieps

4.8.1 Umgang mit dem EKG (Corpuls 3®)

Zahlreiche Hersteller bieten für den präklinischen Einsatz vielseitige Systeme an, sodass in einem Gerät sowohl umfassende Diagnose- und Überwachungsfunktionen als auch verschiedene Therapiefunktionen integriert sein können:

- EKG-Monitoring, Ruhe-EKG (➤ Kap. 1.4)
- Pulsoxymetrie/Plethysmographie (➤ Kap. 1.5)
- Kapnometrie/-graphie (➤ Kap. 1.6)
- Temperaturmessung (➤ Kap. 1.8)
- nichtinvasive Blutdruckmessung (➤ Kap. 1.2)
- Bestimmung verschiedener invasiver Drücke (z. B. arterieller Blutdruck, zentralvenöser Druck, intrazerebraler Druck)
- Defibrillation, Kardioversion
- transthorakaler Herzschrittmacher

In der Regel kann der Kunde das Monitorsystem auf der Grundlage einer Basiskonfiguration nach seinen Bedürfnissen zusammenstellen, z. B.:

- Standardfunktionen für einen RTW: EKG-Monitor, Ruhe-EKG, Pulsoxymeter, Defibrillator mit manueller und/oder halbautomatischer Funktion,
- Vollausstattung für einen ITW: EKG-Monitor, Ruhe-EKG, Pulsoxymeter, Kapnometer, Temperatursonde, nichtinvasive Blutdruckmessung, invasives Druckmonitoring, Defibrillator, Herzschrittmacher.

Grundsätzlich funktionieren alle auf dem Markt befindlichen Systeme ähnlich, allerdings ergeben sich zum Teil erhebliche Unterschiede in ihrer Bedienung. Aus Gründen der Übersichtlichkeit und weil nicht alle am Markt befindlichen Geräte beschrieben werden können, orien-

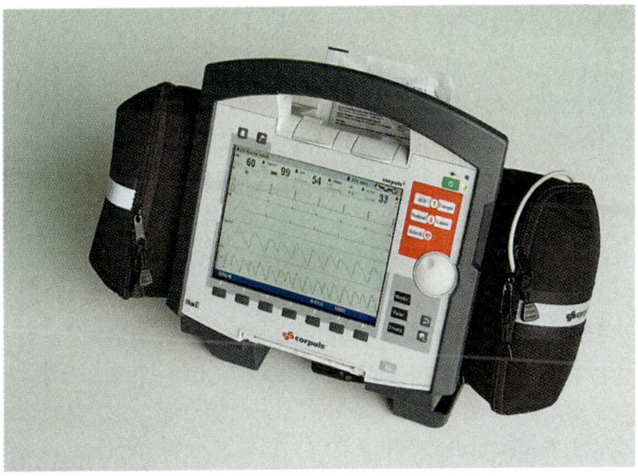

Abb. 4.71 Corpuls 3®

tieren sich alle nachfolgenden Erläuterungen an dem modular aufgebauten System Corpuls 3® der Firma GS Elektromedizinische Geräte G. Stemple GmbH. Alle anderen Geräte arbeiten in der Regel nach einem ähnlichen Prinzip.

Bestimmungsgemäße Anwendung

Das Fachpersonal muss in die sachgerechte Handhabung, Anwendung und in den Betrieb des Geräts sowie in das vom Hersteller zugelassene Zubehör durch eine vom Hersteller autorisierte Person eingewiesenen sein. Bei Erstinbetriebnahme muss die Ersteinweisung in das Gerät durch den Hersteller selbst oder durch eine von ihm beauftragte Person erfolgen. In regelmäßigen Abständen sollten die eingewiesenen Personen an Auffrischungskursen teilnehmen, die vom Betreiber anzubieten sind.

Das Gerät muss sich in einem technisch einwandfreien Zustand befinden (z. B. ausreichend geladener Akku). Störungen müssen umgehend fachmännisch beseitigt, anderenfalls muss das Gerät aus dem Verkehr gezogen werden. Instandhaltungsarbeiten dürfen nur von Personen ausgeführt werden, die dafür ausgebildet und vom Hersteller autorisiert sind.

Die Patienten müssen trotz etabliertem Monitoring kontinuierlich beobachtet werden, auch wenn die Alarmfunktionen aktiviert sind. Die Alarmfunktionen müssen patientenindividuell eingestellt werden. Die Lautstärke des akustischen Alarms ist an die Einsatzsituation anzupassen, sodass er nicht überhört werden kann.

In jedem Fall muss die Gebrauchsanweisung sorgfältig beachtet werden.

Einsatzbeschränkungen

Einschränkungen ergeben sich insbesondere hinsichtlich

- tragbarer und mobiler Telefongeräte (Schutzabstand von mindestens drei Metern erforderlich),
- dem Betrieb (v. a. Defibrillation/Kardioversion) in der Umgebung leicht brennbarer Stoffe (z. B. sauerstoffreiche Umgebung),
- dem Einsatz in der Nähe einer eingeschalteten Kernspintomographie-Anlage,
- dem Betrieb in der Nähe von Röntgeneinrichtungen und
- dem Einsatz in der Umgebung von starken elektromagnetischen Feldern (z. B. Funkmasten, Hochspannungsanlagen, Oberleitungen).

Gerätemodule

In der Basisausstattung ist der Corpuls 3® ein akkubetriebenes Multifunktionsgerät. Es ist so konzipiert, dass

- die Monitoreinheit,
- die Patientenbox und
- der Defibrillator mit Herzschrittmacher

sowohl zusammengesteckt über eine Infrarotschnittstelle als auch getrennt voneinander über eine Funkstrecke arbeiten können.

Das Kompaktgerät kann in einer Wandhalterung mit 12-V-Spannungsversorgung befestigt werden.

TIPPS

Es ist beim Einstecken der Messkabel darauf zu achten, dass der entsprechende Stecker zuverlässig eingerastet ist.
Für eine rasche Entnahme im Einsatz und um Beschädigungen zu vermeiden, sollten alle Kabel zusammengefaltet und nicht aufgerollt in der Zubehörtasche aufbewahrt werden.

Defibrillator/Herzschrittmacher

Der Defibrillator/Herzschrittmacher kann autonom oder in Kombination mit den anderen Modulen betrieben werden. Er beinhaltet die Funktion der Defibrillation und Kardioversion.

Am Defibrillator/Herzschrittmacher können selbstklebende Defibrillatorelektroden in einem Fach untergebracht werden. Die Plattenelektroden (Schockpaddles) sind seitlich befestigt und können über eine Drehbewegung entnommen werden.

Alarmfunktionen

Am Corpuls 3® sind die Alarmfunktionen (z. B. Grenzwerte, Anzeige) konfigurierbar. Unterschieden werden physiologische und technische Alarme (➤ Tab. 4.3). Die Alarmierung kann sowohl optisch als auch akustisch erfolgen.

Funktionskontrollen

Regelmäßige Funktionskontrollen sollen die vollständige Einsatzbereitschaft sicherstellen. Sie umfassen:

- automatischer Selbsttest durch das Gerät z. B. beim Einschalten,
- dokumentierte Sicht- und Funktionskontrolle vor und nach jedem Einsatz durch den Anwender → Herstelleranweisungen beachten,
- dokumentierte arbeitstägliche Kontrolle des Gerätes, der Energieversorgung und des Zubehörs durch den Anwender nach einer standardisierten Checkliste → Herstelleranweisungen beachten,
- jährliche sicherheitstechnische Kontrolle (STK) durch den Hersteller oder durch eine vom Hersteller autorisierte Person gemäß § 6 MPBetreibV → Prüfbericht und -plakette.

Reinigung und Desinfektion

Für die Auswahl geeigneter Reinigungs- und Desinfektionsmittel sind die Herstellerempfehlungen zu beachten. Vor Beginn der Reinigungs- und Desinfektionsarbeiten sind die Gerätemodule auszuschalten und von Spannungsquellen zu trennen. Reinigung und Desinfektion im Eintauchverfahren sind ausgeschlossen; Scheuer-Wisch-Verfahren sind zu bevorzugen. In Steckerverbindungen darf keine Flüssigkeit eindringen. Die Zubehörtasche und der Tragegurt können bei 30 °C gewaschen werden. Die Zubehörteile sollen an der Luft trocknen.

Tab. 4.3 Alarme beim Corpuls 3® (Auswahl)

Physiologische Alarme	Technische Alarme
Herzfrequenz, Puls	Akku schwach
Sauerstoffsättigung	Defikabel lose
Blutdruck (NIBP, IBP)	Störung im Schrittmacher
endexspiratorisches CO_2	EKG-Elektrode lose
Atemfrequenz	CO_2-Fehler
Körpertemperatur	Papierstau

4.8.2 Externe Defibrillation

Die möglichst frühzeitige elektrische Defibrillation bei Patienten mit Kammerflimmern oder pulsloser ventrikulärer Tachykardie ist ein entscheidender Bestandteil der Reanimation.

Durch die Abgabe eines gerichteten elektrischen Impulses sollen so viele Myokardzellen wie möglich gleichzeitig depolarisiert und in einen absolut refraktären Zustand überführt werden, sodass alle das Kammerflimmern auslösenden Reentry-Schleifen auf unerregbare Zellen treffen. Abhängig von einer ausreichenden myokardialen Sauerstoff- und Substratversorgung, soll nachfolgend ein physiologisches Schrittmacherzentrum die Erregungsbildung übernehmen und derart ein geordneter Herzrhythmus mit ausreichender hämodynamischer Leistung entstehen.

Manuelle Defibrillation

Vorteile

- Defibrillierbarer Rhythmus kann früher erkannt werden, Störgrößen können berücksichtigt werden,
- Energie frei wählbar.

Nachteile

- Anwender muss einen defibrillierbaren Rhythmus selbstständig erkennen → fehleranfällig,
- Anwender muss die Energie eigenständig auswählen und den Ladevorgang auslösen,
- Ablauf der CPR muss durch den Anwender koordiniert werden.

AED

Vorteile

- Strukturiertes AED-Protokoll führt durch die CPR,
- visuelle und akustische Anleitung,
- sichere Analyse,
- Störungen in der Rhythmusanalyse können von einigen Geräten erkannt werden,
- Energie wird automatisch geladen,
- Rhythmusanalyse eröffnet Zeit für Vorbereitungsmaßnahmen.

Nachteile

- eingeschränkte Rhythmusanalyse bei Trägern von Herzschrittmachern

Biphasische Defibrillation

Vorteile

- Über die Impedanzmessung kann die Stromabgabe reguliert werden,
- niedrige Energiestufen sind ausreichend wirksam,
- gute Wirksamkeit bei der ersten Defibrillation,
- kleiner Myokardschaden.

Nachteile

- keine

Monophasische Defibrillation

Vorteile

- keine Vorteile gegenüber der biphasischen Defibrillation

Nachteile

- hohe Energiestufen erforderlich

Selbstklebende Defibrillatorelektroden

Vorteile

- Es kann aus sicherer Entfernung defibrilliert werden,
- Defibrillation ist auch bei schwer zugänglichen Patienten möglich,
- können auf der Patientenbrust belassen werden,
- ebenso geeignet für EKG-Registrierung,
- Defibrillation kann früher erfolgen,
- Kontaktmittel ist integriert, sofort gebrauchsfertig,
- kein Aufpressen erforderlich,
- einfache Handhabung.

Nachteile

- anfällig für Beschädigungen,
- erreichen ein Verfallsdatum,
- aufwendige Platzierung,
- fortlaufende Kosten.

Plattenelektroden

Vorteile

- schnelle Platzierung,
- vielfach verwendbar,
- keine Folgekosten,
- robust.

Nachteile

- Der Anwender muss sich über den Patienten lehnen,
- Defibrillation ist bei schwer zugänglichen Patienten kaum möglich,
- für Rhythmusanalyse nicht geeignet,
- zusätzlich ist Kontaktmittel erforderlich,
- hoher Anpressdruck erforderlich,
- Umgang ist fehleranfällig.

Elektrodengel

Vorteile

- keine

Nachteile

- Risiko für Kriechströme,
- erzeugt Schmierschicht auf dem Thorax,
- erneutes Auftragen erforderlich.

Gelpads

Vorteile

- Können für mehrere Defibrillationen verwendet werden,
- können am Patienten belassen werden.

Nachteile

- Veränderung der Polarisierung in der Gelschicht nach einer Defibrillation → kann Asystolie vortäuschen.

Indikation

Defibrillierbare EKG-Rhythmen sind:

- ventrikuläres Flimmern (VF)
- pulslose ventrikuläre Tachykardie (PVT)

Zum Zeitpunkt des Kreislaufstillstands ist Kammerflimmern der häufigste registrierbare EKG-Rhythmus bei Erwachsenen, dem eine Periode ventrikulärer Tachykardie oder sogar einer supraventrikulären Tachykardie vorangegangen sein kann. Jede Minute, in der das Kammerflimmern unbehandelt bleibt, sinkt die Überlebenswahrscheinlichkeit um 7 bis 10%. Zum Zeitpunkt der ersten EKG-Analyse kann dann das anfangs bestehende Kammerflimmern infolge Sauerstoff- und Substratmangels bereits in eine Asystolie übergetreten sein.

Bereits wenn Ersthelfer nur die Basismaßnahmen der Wiederbelebung von Beginn des Kreislaufstillstands an durchführen, kann die Überlebenschance um das Zwei- bis Dreifache verbessert werden. Wenn es nach Eintritt des Kreislaufstillstands mit Kammerflimmern gelingt, innerhalb von drei bis fünf Minuten mit der Reanimation, inkl. der Defibrillation, zu beginnen, können die Überlebensraten auf bis zu 49 bis 75% gesteigert werden.

Zeitpunkt des Defibrillationsversuchs

Die Defibrillation sollte am Ende der Exspiration erfolgen, weil die transthorakale Impedanz zu diesem Zeitpunkt am niedrigsten ist.

TIPPS

Wenn es sich um einen nach beobachtetem Arrest bestätigen Kreislaufstillstand handelt, kann ein einzelner präkordialer Faustschlag erwogen werden, wenn ein Defibrillator nicht umgehend zur Verfügung steht.

Kontraindikation

- Nicht defibrillierbare EKG-Rhythmen sind:
  - in mindestens zwei Ableitungen gesicherte Asystolie (→ „Cross-Check"),
  - pulslose elektrische Aktivität (PEA),
  - stabile ventrikuläre Tachykardie (VT),
  - supraventrikuläre Tachykardie (SVT).
- Weiterhin sollte keine Defibrillation erfolgen:
  - bei Vorliegen sicherer Todeszeichen,
  - als sogenannte „blinde Defibrillation" ohne Monitor oder ohne EKG-Rhythmusdiagnose,
  - in explosionsgefährdeter Umgebung,
  - in der Nähe von starken elektromagnetischen Feldern (z. B. Kernspintomograph),
  - auf nassem oder leitfähigem Untergrund,
  - bei direktem Patientenkontakt eines Helfers mit dem Patienten.
- Bei einer schweren Hypothermie mit einer Körperkerntemperatur ≤ 30 °C sollte die Defibrillation auf einen Versuch begrenzt werden, bis die Körperkerntemperatur über 30 °C angehoben wurde.
- Bei Vorliegen einer Patientenverfügung muss der behandelnde Arzt in Abhängigkeit von der Gesamtsituation entscheiden, Reanimationsversuche zu unterlassen.

Equipment

Defibrillator

- manueller oder automatisierter Defibrillator
  - Für den präklinischen Einsatz im Rettungsdienst kommen zumeist Defibrillatoren zum Einsatz, die integraler Bestandteil des Monitoring-Systems sind und bei denen zwischen dem manuellen Modus und dem AED-Modus gewechselt werden kann.

Manueller externer Defibrillator

Die Analyse des EKG-Rhythmus auf dem Monitor, die Registrierung eines defibrillierbaren Rhythmus, die Energiewahl und die Durchführung der Defibrillation unterliegen bei Gebrauch manueller Defibrillatoren der Handlungs- und Entscheidungsfreiheit des Anwenders.

Die Energieabgabe kann entweder über Plattenelektroden oder über selbstklebende Defibrillatorelektroden abgegeben werden.

Je nach Gerät erfolgt die manuelle Defibrillation automatisch synchron oder asynchron.

Automatisierter externer Defibrillator (AED-Modus) mit halbautomatischer Funktion

Im AED-Betrieb wird der Anwender durch ein standardisiertes Reanimationsprotokoll geführt, das sich an den jeweils gültigen internationalen Leitlinien zur Reanimation orientiert. Die Anweisungen werden in der Regel sowohl als Sprachanweisungen als auch in Form von Textmeldungen auf dem Monitor ausgegeben. Die computergestützte Rhythmusanalyse erfolgt im AED-Modus automatisch innerhalb von etwa zehn Sekunden über ein zusätzlich abgeleitetes EKG oder direkt über die aufgeklebten Defibrillatorelektroden. Liegt ein nicht defibrillierbarer Rhythmus vor, ist keine Defibrillation möglich. Schließlich muss der Anwender die Defibrillation eigenständig auslösen. In der Regel erfolgt die Defibrillation im AED-Modus asynchron.

ACHTUNG

Gebräuchliche automatisierte externe Defibrillatoren sind zum Gebrauch bei Erwachsnen und bei Kindern ab acht Jahren bzw. über 25 kg geeignet.
Die Anweisungen des AED sind unbedingt zu befolgen.
Je nach Konfiguration können AED sofort nach dem Einschalten des Gerätes automatisch mit der Rhythmusanalyse beginnen, sodass es notwendig werden kann, den AED erst dann einzuschalten, wenn alle Vorbereitungsmaßnahmen abgeschlossen sind.
Defibrillierbare EKG-Rhythmen können bei Patienten mit implantiertem Herzschrittmacher möglicherweise nur eingeschränkt erkannt werden, sodass das Gerät in den manuellen Modus umgestellt werden muss.

TIPPS

Je nach Gerät können Störungen in der Analyse (z. B. Eigenbewegungen des Patienten, Beeinflussungen durch Helfer) erkannt werden.
Abhängig vom Gerätetyp kann eine integrierte Sprachaufzeichnung sämtliche Umgebungsgeräusche aufzeichnen.
In der Regel erfolgt im AED-Modus automatisch eine genaue Ereignisdokumentation, die zu Auswertungszwecken später ausgedruckt oder auf externe elektronische Speichermedien übertragen und abgelegt werden kann.

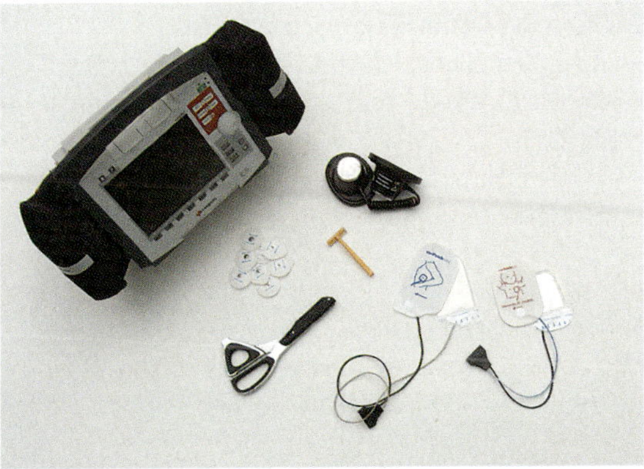

Abb. 4.72 Corpuls 3® mit Paddels und Elektroden, Einmalrasierer und Kleiderschere

Plattenelektroden

Zu beachtende Sicherheitsvorschriften sind bei Gebrauch von Plattenelektroden (Schockpaddles):

- Zu keiner Zeit beide Plattenelektroden in einer Hand halten!
- Bei Gebrauch von Plattenelektroden (Schockpaddles) muss zusätzlich ein Leitgel am Übergang zwischen Metallplatte und Haut eingesetzt werden, um den Hautwiderstand zu reduzieren und um Funkenschlag mit Verbrennungen zu verhindern.
- Niemals die blanken Metallelektroden ohne Leitgel verwenden!
- Leitgel niemals zwischen den metallischen Flächen verreiben!
- Schockpaddles keinesfalls außerhalb der Gerätehalterung ungesichert beiseite legen!
- Energiebereitstellung erst einleiten, wenn beide Schockpaddles auf der Patientenbrust platziert sind, bzw. Paddles in der Gerätehalterung belassen, bis Schockbereitschaft besteht!
- Bei Schockbereitschaft die Plattenelektroden niemals beiseite legen, sondern interne Entladung abwarten bzw. durch Betätigen des Energiewahlschalters die Energie auf 0 J reduzieren!
- Schockabgabe über Paddles niemals in der Nähe (Sicherheitsabstand ≥ 1 m) geöffneter Sauerstoffquellen → Brandgefahr!
- Bei der Defibrillation kein Kontakt zu EKG-Elektroden oder anderen leitenden Gegenständen!

Alternativ selbstklebende Defibrillatorelektroden

- Nach Ablauf des auf der Verpackung angegebenen Verfallsdatums und wenn die Verpackung beschädigt oder geöffnet ist, dürfen die Klebeelektroden nicht mehr verwendet werden.
- Die Klebeelektroden dürfen nicht beschädigt sein (z. B. abgeknickte Anschlussfläche, geknickte Elektrode).
- Nur vom Hersteller zugelassene Elektroden verwenden!

TIPPS

In der Schwangerschaft wird der Einsatz von Klebeelektroden im Vergleich zur Verwendung von Schockpaddles als generell besser angesehen.

- evtl. Einmalrasierer
- evtl. Kleiderschere

Patientenvorbereitung

HELFER 2

- Kreislaufstillstand feststellen und Basismaßnahmen einleiten (➤ Kap. 1.3.1).

HELFER 1 und HELFER 2

- Ggf. Zugang zum Patienten verbessern.
- Patienten flach auf einer harten Unterlagen auf dem Rücken lagern → sicherstellen, dass keine Körperteile (z. B. Kopfhaar, Extremitäten) des Patienten Kontakt zu metallischen Gegenständen (z. B. Bettrahmen) haben.

ACHTUNG

Auf metallischem und/oder nassem Untergrund Schutzmaßnahmen einleiten:

- nasse Kleidung entfernen, Haut abtrocknen,
- Patienten auf einen trockenen und isolierenden Untergrund legen (z. B. geeignete Patiententrage, Sicherheitsmatte),
- bei Gebrauch von Schockpaddles isolierende Sicherheitsmatte mit dem Defibrillator verbinden und darauf Position beziehen,
- Bei Verwendung von Klebeelektroden kann die Defibrillation aus sicherer Entfernung zum Patienten direkt am Defibrillator oder über Funk (→ Corpuls 3®) ausgelöst werden → Patienten auf die Sicherheitsmatte legen.

- Oberkörper freimachen → ggf. Kleiderschere zum Entfernen von Kleidungsstücken verwenden.
- Alle nicht defibrillationsgeschützten Geräte (z. B. Mobiltelefon) vom Patienten entfernen.
- Material und Helfer bestmöglich positionieren.
  - Ggf. ausgeprägte Brustbehaarung zügig entfernen → optimierte Leitfähigkeit der Klebeelektroden → darf die Defibrillation nicht verzögern.

– Ggf. Medikamentenpflaster im Bereich der Elektrodenpositionen entfernen und die Brusthaut mit Wasser oder Hautdesinfektionsmittel rasch reinigen → optimierte Leitfähigkeit der Klebeelektroden und Schutz vor Funkenschlag.

Technik

Die hier beschriebene Vorgehensweise orientiert sich an einem Team mit 2 Helfern. Bei 3 Helfern bzw. in Zusammenarbeit mit einem Notarzt ändern sich die Einteilung und die Verantwortlichkeiten. Die Technik bleibt jedoch die gleiche. Folgen Sie entsprechend Ihren lokalen Protokollen.

Grundsätze zur Durchführung der Defibrillation

Während der Analyse- und Schockphase

- Thoraxkompressionen und Beatmung für die Dauer der Rhythmusanalyse unterbrechen.
- Erschütterungen und Vibrationen ausschließen.
- Unterbrechung aller direkten und indirekten Metallkontakte (z. B. Bett- oder Tragegestell).
- Patienten und EKG-Monitoringkabel nicht berühren.
- Störquellen (z. B. Mobiltelefon, Hochspannung) ausschließen.
- Unterbrechung aller direkten und indirekten Patientenkontakte, z. B.
  - Thoraxkompressionen unterbrechen.
  - Infusionsbehältnis ablegen.
- Beatmungsbeutel mit aus der Beatmungsmaske ausströmenden Sauerstoff mindestens einen Meter beiseite legen bzw. Beatmungsbeutel am Endotrachealtubus oder an alternativen Atemwegshilfen belassen.
  - Sauerstoffquelle nach Möglichkeit abschalten.
- Unterbrechung aller direkten und indirekten Metallkontakte (z. B. Bett- oder Tragegestell).
- Sicherstellen, auf einem nicht leitenden Untergrund zu stehen.

TIPPS

Bei Asthmatikern können wegen einer erhöhten transthorakalen Impedanz höhere Energiestufen erforderlich werden (→ „air trapping").
Wenn die bereitgestellte Energie nicht abgerufen wird, entlädt sich der Defibrillator automatisch nach innen (Corpuls 3®: nach 30 Sekunden bei manueller Defibrillation bzw. nach 20 Sekunden im AED-Modus).

Position der Defibrillationselektroden (Paddel oder Klebeelektroden)

- sternale Elektrode: parasternal rechts unterhalb der Klavikula,
- apikale Elektrode: 5. ICR in der mittlere Axillarlinie (Elektrodenposition V_6).

ACHTUNG

Bei Frauen muss die apikale Elektrode ausreichend weit neben der Brust platziert werden.
Bei Gebrauch ungleichseitig geformter Elektroden soll die apikale Elektrode der Länge nach in kraniokaudaler Richtung auf dem Brustkorb platziert werden.

Als alternative Elektrodenpositionen kommen infrage:

- anterior-posterior: eine Elektrode im 5. ICR in der linken Medioklavikularlinie, die andere Elektrode paravertebral unterhalb der Spitze des linken Schulterblatts (→ Standardposition zur Herzschrittmachertherapie),
- bi-axillär: jeweils eine Elektrode rechts und links unterhalb der Achsel,
- eine Elektrode apikal in der Standardposition, die andere Elektrode auf dem Rücken entweder rechts oder links unterhalb der Spitze des Schulterblatts.

Eine alternative Elektrodenposition sollten gewählt werden:

- wenn Defibrillationsversuche in Standard-Elektrodenposition erfolglos bleiben,
- bei Trägern von Herzschrittmachern (→ Herzschrittmacherausweis beachten) → Anterior-Posterior-Position,
- bei Trägern von AICD (→ ggf. erkennbar an Armbändern) → bi-axilläre Position.

ACHTUNG

Bei Trägern von Herzschrittmachern oder AICD dürfen die Defibrillatorelektroden nicht direkt über dem implantierten Aggregat platziert und entlang der Sonden die Energie abgegeben werden.

Manuelle und automatische Defibrillation mit Plattenelektroden

HELFER 2

- Basismaßnahmen (Thoraxkompression) durchführen.

HELFER 1

- EKG-Ableitung anlegen (➤ Kap. 1.4),

Tab. 4.4: Empfohlene Energiestufen zur Defibrillation bei Erwachsenen (nach ERC, 2005)

Entladungsform[1]	Erster Defibrillationsversuch[2]	Weitere Defibrillationsversuche[2]
monophasisch	• 360 J	• 360 J
biphasisch	• 150 bis 200 J • wenn die optimale Energiestufe unbekannt ist → 200 J	• wie erster Defibrillationsversuch oder, falls möglich, höhere Energiestufe

[1] An den meisten Defibrillatoren ist die Entladungsform durch eine entsprechende Kennzeichnung am Gerät erkennbar.
[2] Herstellerempfehlungen beachten.

TIPPS

Für eine sichere Rhythmusanalyse sollte das EKG bei Gebrauch von Schockpaddles immer über EKG-Elektroden und das angeschlossene EKG-Monitoringkabel abgeleitet werden.
Bei Verwendung selbstklebender Defibrillatorelektroden ist das zusätzliche Ableiten eines EKGs über Kabel entbehrlich.
Über Plattenelektroden sollte das EKG nur in Ausnahmefällen registriert werden (→ „quick look").

- Überblick behalten und mit ruhigen Anweisungen den Ablauf der Maßnahmen koordinieren,
- zuverlässige Rhythmusanalyse durch den Anwender am EKG-Monitor:
  - Störquellen (z. B. Mobiltelefon, Hochspannung) ausschließen,
  - auf den Analysestart laut hinweisen: „Achtung, Rhythmusanalyse!"
- Kontrollblick über den Patienten → kein Umstehender darf Patientenkontakt haben,
  - auf den Analysestart erneut laut hinweisen: „Achtung, Rhythmusanalyse!"
- EKG-Rhythmus am Monitor analysieren,
- zeitgleich zur Rhythmusanalyse den Defibrillator einsatzbereit machen:
- manuellen Defibrillationsmodus wählen,
- erforderliche Energie am Monitor oder an den Schockpaddles vorwählen,
- Defibrillationsfläche am Patienten mit ausreichend Elektrodengel bestreichen,
- Schockpaddles aus der Gerätehalterung entnehmen,
- Schockpaddles positionieren,
- Energie laden (Startknopf an einem Paddle oder Ladetaste am EKG-Monitor),
- wenn Schockbereitschaft angezeigt wird (Energie steht für etwa 30 Sekunden zur Verfügung), Schockabgabe einleiten:
  - auf die Fußsohlen stellen,
  - Helfer und Umstehende deutlich warnen: „Achtung, Defibrillation!"
- Position der Schockpaddles überprüfen,
- jedes Paddle mit einem Anpressdruck von mindestens 8 kg pro Paddle auf die Brust des Patienten drücken,
- Helfer und Umstehende erneut warnen: „Vom Patienten zurücktreten!"
- Kontrollblick über den Patienten → kein Umstehender darf leitend mit dem Patienten verbunden sein,
- Helfer und Umstehende erneut warnen: „Achtung, Defibrillation!"
- Schockabgabe → beide Schocktasten gleichzeitig drücken und für eine Sekunde gedrückt halten,
- Plattenelektroden zurück in die Gerätehalterung stecken.

HELFER 1 und HELFER 2

- Nach der Schockabgabe Reanimation sofort wieder aufnehmen → beginnend mit Thoraxkompressionen.

ACHTUNG

Sobald der geringste Zweifel an der Sicherheit für Patienten, Personal und Umstehende besteht, ist der Defibrillationsversuch abzubrechen und neu einzuleiten.
Wenn Bedenken an der Defibrillierbarkeit des vorliegenden EKG-Rhythmus bestehen, sollte kein Defibrillationsversuch unternommen und mit Thoraxkompressionen und Beatmung fortgefahren werden.
Falls die Rhythmusanalyse gestört wurde, ist der Defibrillationsversuch abzubrechen und mit einer neuen Rhythmuskontrolle zu beginnen. Bis zum Beginn der Rhythmusanalyse sind Thoraxkompressionen und Beatmung durchzuführen.

TIPPS

Zwischen den Defibrillationsversuchen werden in der Regel erweiterte Maßnahmen durchgeführt:
- Etablierung eines periphervenösen Zugangs in die V. jugularis ext. (➤ Kap. 4.4.1),
- intravenöse Applikation von Adrenalin und Amiodaron (➤ Kap. 4.1, ➤ Kap. 4.3.3),
- orotracheale Intubation (➤ Kap. 4.10.1).

Nach der Reanimation müssen die Schockpaddles gründlich gereinigt und desinfiziert werden.

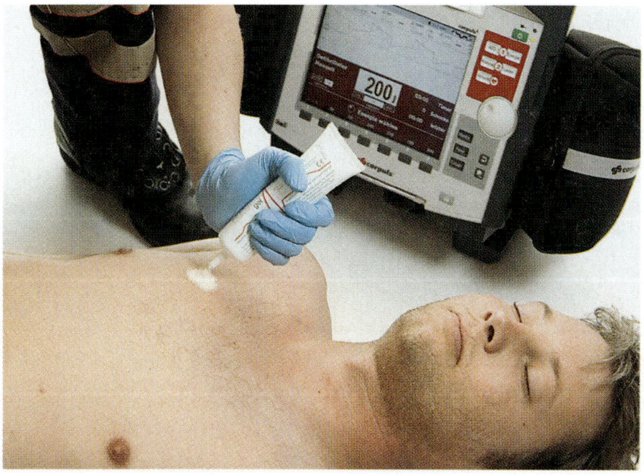

a) Elektrodengel auftragen

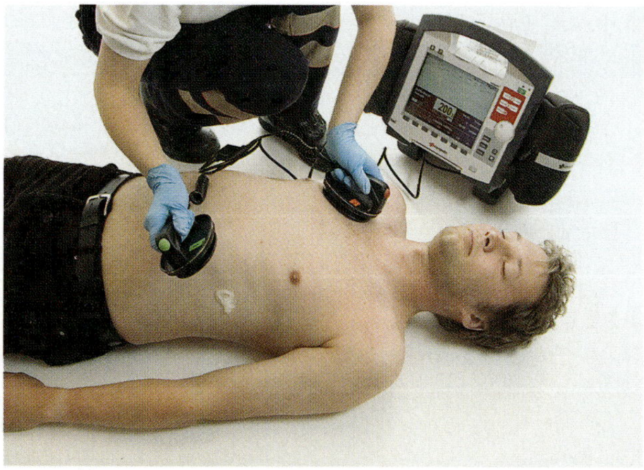

b) Schockpaddel positionieren

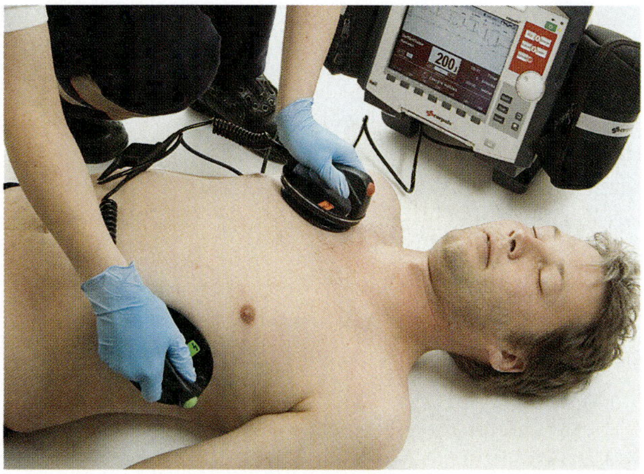

c) Paddle auf die Brust des Patienten pressen

Abb. 4.73 Defibrillation mit Plattenelektroden

Die Technik der automatischen Defibrillation unterscheidet sich nur in der Analysephase. Hier findet keine Analyse durch den NA oder RA statt, sondern durch das Gerät. Die Schockfreigabe findet ebenfalls durch das Gerät statt. Die Schockabgabe erfolgt über die Schockpaddles.

Manuelle und automatische Defibrillation mit selbstklebenden Defibrillatorelektroden

HELFER 2

- Basismaßnahmen (Thoraxkompression) durchführen.

HELFER 1

- Überblick behalten und mit ruhigen Anweisungen den Ablauf der Maßnahmen koordinieren,
  - Aufkleben der Defibrillationselektroden und verbinden mit dem Defibrillator (macht ggf. das Anlegen eines EKG überflüssig)
- Defibrillatorelektroden positionieren:
  - Elektroden nacheinander aus der Verpackung entnehmen, Schutzfolie von den Elektroden abziehen und von innen nach außen faltenfrei ohne Lufteinschlüsse in der gewünschten Position auf die Patientenbrust kleben → darauf achten, dass die leitende Fläche der Elektrode vollständig auf der Haut aufliegt,
  - entsprechend gekennzeichnetes Ende des Verbindungskabels mit der Elektrode sicher verbinden,

- zuverlässige Rhythmusanalyse durch den Anwender am EKG-Monitor oder über die bereits geklebten Defibrillationselektroden:
  - Störquellen (z. B. Mobiltelefon, Hochspannung) ausschließen,
  - auf den Analysestart laut hinweisen: „Achtung, Rhythmusanalyse!“
- Kontrollblick über den Patienten → kein Umstehender darf Patientenkontakt haben,
  - auf den Analysestart erneut laut hinweisen: „Achtung, Rhythmusanalyse!“
- EKG-Rhythmus am Monitor analysieren,
- zeitgleich zur Rhythmusanalyse den Defibrillator einsatzbereit machen:
  - manuellen Defibrillationsmodus wählen,
- erforderliche Energie am Monitor vorwählen,
- Energie laden,
- wenn Schockbereitschaft angezeigt wird (Energie steht für etwa 30 Sekunden zur Verfügung), Schockabgabe einleiten → Helfer und Umstehende deutlich warnen: „Achtung, Defibrillation!“
- eigene Sicherheit überprüfen,
- Helfer und Umstehende erneut warnen: „Vom Patienten zurücktreten!“
- Kontrollblick über den Patienten → kein Umstehender darf leitend mit dem Patienten verbunden sein,
- Kontrollblick auf den Monitor → EKG-Rhythmus darf sich seit der Rhythmusanalyse nicht verändert haben,
- Helfer und Umstehende erneut warnen: „Achtung, Defibrillation!“
- Schockabgabe → Entladungstaste am Patientenmonitor betätigen.

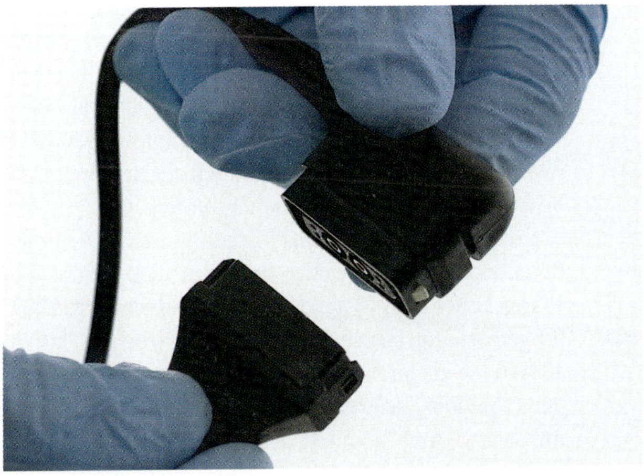

a) Defibrillationselektroden mit Kabel konnektieren

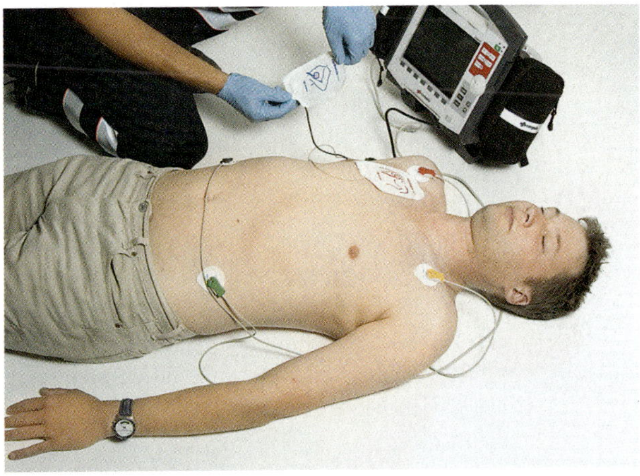

b) Defibrillationselektroden positionieren

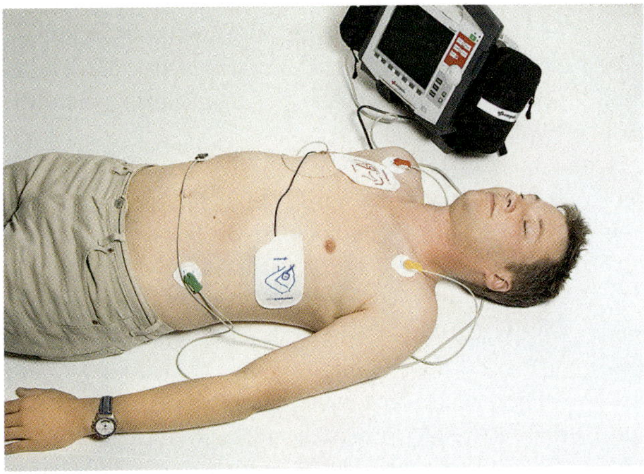

c) Defibrillationselektroden positionieren

Abb. 4.74 Defibrillation mit selbstklebenden Elektroden (zusätzliche EKG-Ableitung häufig nicht notwendig, findet über die Defibrillationselektrode statt)

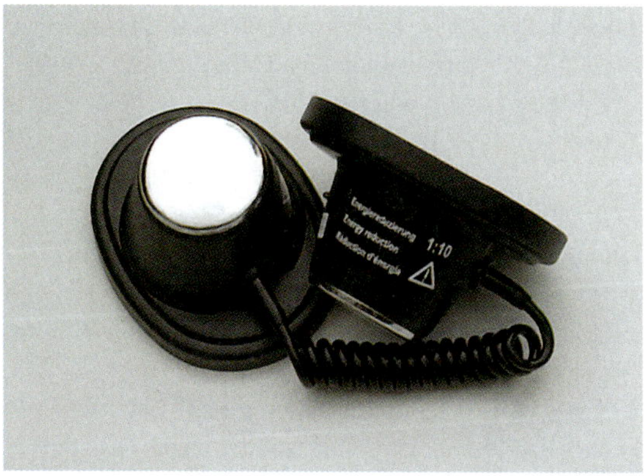

Abb. 4.75 Kinderpaddleaufsätze

HELFER 1 und HELFER 2

- Nach der Schockabgabe Reanimation sofort wieder aufnehmen → beginnend mit Thoraxkompressionen.

TIPPS

HELFER 1 und HELFER 2 sollten alle 2 Minuten, spätestens nach dem Defibrillationsversuch die Positionen tauschen, um eine Ermüdung bei den Thoraxkompressionen zu vermeiden.

Die Technik der automatischen Defibrillation mit Defibrillatorelektroden unterscheidet sich in der Wahl der Elektroden. Ebenfalls findet hier keine Analyse durch den NA oder RA statt, sondern durch das Gerät. Die Schockfreigabe findet ebenfalls durch das Gerät statt. Die Schockabgabe erfolgt über das Gerät und nicht über die Paddles.

Besonderheiten bei der Defibrillation von Kindern

Ein Kreislaufstillstand tritt bei Kindern insgesamt seltener als bei Erwachsenen auf. Dazu ist Kammerflimmern als primärer Rhythmus bei Kindern in nur 3,8 bis 19% registrierbar. Mit zunehmendem Alter tritt Kammerflimmern häufiger auf. Insofern ist die Defibrillation von Kindern wesentlich seltener erforderlich als von Erwachsenen.

Die Durchführung der Defibrillation entspricht der bei Erwachsenen. Allerdings müssen die unterschiedlichen anatomischen und physiologischen Besonderheiten sowie die pädiatrischen Algorithmen (z. B. angepasstes Kompressions-Ventilations-Verhältnis) berücksichtigt werden.

Defibrillatoren und Entladungsformen

- Für Kinder unter einem Jahr wird die Verwendung von AED nicht empfohlen, die manuelle Defibrillation ist zu bevorzugen.
- Bei Kindern zwischen einem und acht Jahren (< 25 kg) werden AED empfohlen, wenn ein pädiatrischer Betriebsmodus wählbar ist oder spezielle Elektroden für Kinder vorhanden sind.
- Sind weder für Kinder geeignete AED oder spezielle Kinder-Defibrillationselektroden noch ein manueller Defibrillator verfügbar, können auch AED für Erwachsene eingesetzt werden.
- Biphasische Entladungsformen verursachen weniger Schäden am Myokard und sollten daher bevorzugt Anwendung finden.

Energiestufen, Defibrillationselektroden und Elektrodenposition

Sowohl für die manuelle biphasische als auch für die manuelle monophasische Defibrillation wird bei Kindern für den ersten und für alle weiteren Defibrillationsversuche eine Energie von 4 J/kg KG empfohlen. Wie bei Erwachsenen sollte alle zwei Minuten ein einzelner Defibrillationsversuch unternommen werden.

Viele Hersteller bieten inzwischen spezielle Defibrillationselektroden für Kinder zwischen dem ersten und achten Lebensjahr (< 25 kg) an, welche die Energieabgabe geräteseitig einschränken. Es sind sowohl Plattenelektroden als auch selbstklebende Defibrillatorelektroden erhältlich, die je nach Alter des Kindes einen Durchmesser zwischen 4,5 und 12 cm haben sollten.

Um einen optimalen Kontakt zur Brustwand zu erreichen, sollten nach Möglichkeit immer die größtmöglichen Elektroden verwendet werden, sodass alternativ und bei größeren Kindern (z. B. Körpergewicht > 25 kg, Körperlänge > 75 cm) auch Erwachsenenelektroden eingesetzt werden können (→ Herstellerempfehlungen beachten).

ACHTUNG

Um einen Kurzschluss zu verhindern, ist darauf zu achten, dass zwischen den verwendeten Elektroden ein ausreichend großer Abstand besteht. Gegebenenfalls kann eine alternative Elektrodenposition gewählt werden.

Schockpaddles für Kinder reduzieren die Kontaktfläche und funktionieren herstellerabhängig auch als Energiedämpfer, indem sie auf die Erwachsenenpaddles aufgesetzt werden. Ein typisches Teilungsverhältnis ist dabei

1:10, was bedeutet, dass die am Gerät eingestellte Energie auf ein Zehntel reduziert wird

TIPPS

Beispiel:
Wenn 150 J angewählt werden, wird bei aufgesetzten Energiereduzierern eine Energie von 15 J effektiv abgegeben.

Der optimale Anpressdruck wird mit fünf Kilogramm angegeben.

Neben speziellen Plattenelektroden sind auch selbstklebende Defibrillatorelektroden für Kinder erhältlich, die jedoch nicht die Energie reduzieren können, aber als Kinderelektroden geräteseitig erkannt werden, sodass versehentlich höher eingestellte Energien zwangsläufig unterbunden werden. Bei Verwendung selbstklebender Defibrillatorelektroden ist es erforderlich, am Defibrillator kindesentsprechende Energiestufen einzustellen.

Als bestmögliche Elektrodenposition wird auch für Kinder die sternal-apikale Platzierung empfohlen, wenn die Defibrillationselektroden einen ausreichenden Abstand zueinander haben: Die sternale Elektrode wird unterhalb der rechten Klavikula platziert, die apikale Elektrode in der linken Axilla. Als Alternative wird in den Leitlinien die Anterior-Posterior-Position vorgeschlagen, um einen größeren Elektrodenabstand zu erreichen.

Gefahren

Die Defibrillation ist ein sehr wirksames Verfahren, wenn sie frühzeitig eingesetzt werden kann und Basismaßnahmen der Reanimation nicht unterbleiben. In Abhängigkeit von den zur Verfügung stehenden technischen Möglichkeiten und der Qualität der Durchführung kann eine Defibrillation gefahrlos ausgeführt werden.

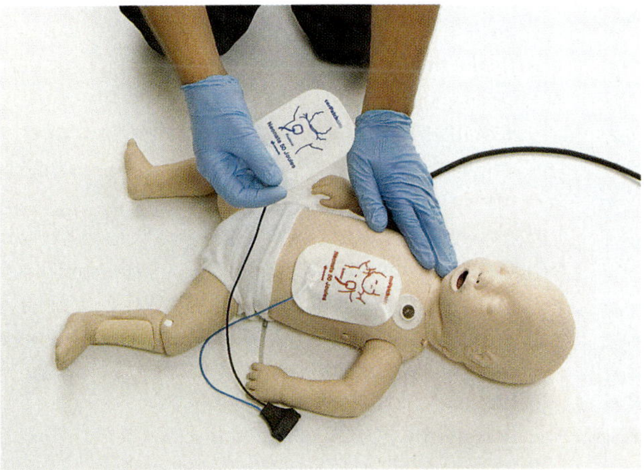

a) Kinderdefibrillationselektroden

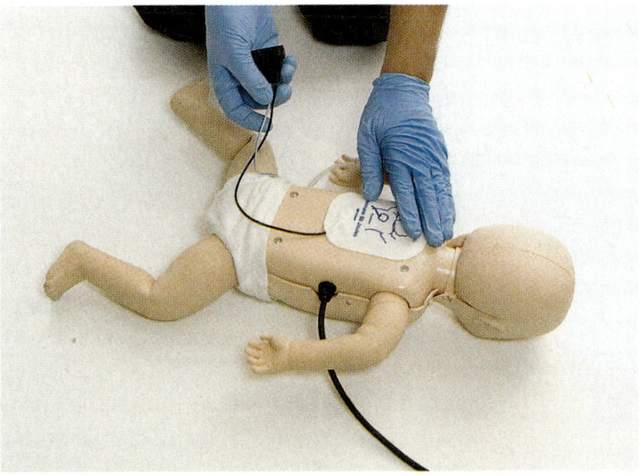

b) Anterior-Posterior-Position bei Kindern 1

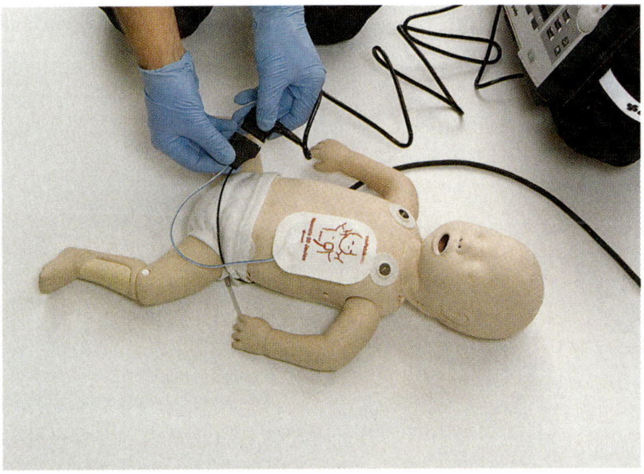

c) Anterior-Posterior-Position bei Kindern 2

Abb. 4.76 Defibrillation bei Kindern

Eine umfassende Ausbildung und intensive regelmäßige Fortbildungen sind dafür unerlässlich.

Häufige Fehler unterschiedlichen Schweregrades und daraus resultierende Gefahren sind:

- Medikamentenpflaster im Bereich der Elektrodenpositionen werden nicht entfernt:
  - hohe transthorakale Impedanz → Aussicht auf einen Defibrillationserfolg sinkt,
  - Risiko für Funkenschlag steigt → Brandgefahr,
  - schwere Hautverbrennungen auf der Brust des Patienten,
- Verbindungskabel ist nicht sachgerecht mit dem Defibrillator bzw. mit den Plattenelektroden oder den selbstklebenden Defibrillatorelektroden verbunden → Verzögerung der Defibrillation → Aussicht auf einen Defibrillationserfolg sinkt,
- Verwendung von Defibrillationselektroden mit zu großer Leitfläche:
  - Abnahme des Stromflusses,
  - Abstand zwischen den Elektroden zu gering → Funkenschlag zwischen den Elektroden → Verbrennungsgefahr bei Anwender und Patienten,
- Verwendung von Defibrillationselektroden mit zu geringer Leitfläche:
  - transthorakale Impedanz steigt → Erfolgsaussichten sinken,
- Das auf der Verpackung der selbstklebenden Defibrillatorelektroden angegebene Verfallsdatums ist überschritten, die Verpackung ist beschädigt oder geöffnet bzw. die Klebeelektroden sind beschädigt → eingeschränkte Leitfähigkeit → hohe transthorakale Impedanz → Aussicht auf einen Defibrillationserfolg sinkt,
- AED wird zu früh eingeschaltet, sodass das Gerät automatisch mit der Rhythmusanalyse beginnt, obwohl die Vorbereitungsmaßnahmen noch nicht abgeschlossen sind → AED-Protokoll kann nicht eingehalten werden → Verzögerung der Defibrillation → Aussicht auf einen Defibrillationserfolg sinkt,
- Verzicht auf Entfernung ausgeprägter Brustbehaarung bzw. Elektroden liegen nicht vollständig der Haut auf → Lufteinschlüsse unter den Defibrillationselektroden:
  - transthorakale Impedanz steigt → Wirksamkeit der Defibrillation nimmt ab,
  - Funkenschlag zwischen Elektroden und Haut → Verbrennungen auf der Brusthaut des Patienten,
  - Funkenschlag zwischen den Elektroden → Verbrennungsgefahr bei Anwender und Patienten,
- unzuverlässige Rhythmusanalyse (z. B. „quick look", „blinde Defibrillation", manuelle Analyse, Analyse im Bereich von Störquellen, kein deutlicher Hinweis auf Analysestart, Patient trägt einen Herzschrittmacher, kein Kontrollblick vor Analysestart):
- Bewegung des Patienten während der Analysephase:
  - Verzerrungen im EKG → gestörte Analyse → Fehlinterpretation,
  - irrige Schockabgabe → ggf. Auslösen von Kammerflimmern,
- Verzicht auf Bestätigung der Asystolie in einer zweiten Ableitung („cross check") → ggf. Missachtung des Defibrillationsgebotes,
- Verzicht auf Elektrodengel, Verwendung von zu wenig Leitgel bzw. Anwendung von Kontaktmitteln mit geringer elektrischer Leitfähigkeit bei Gebrauch von Schockpaddles:
  - hohe transthorakale Impedanz → Aussicht auf einen Defibrillationserfolg sinkt,
  - schwere Verbrennungen auf der Brust des Patienten,
  - Risiko für Funkenschlag steigt → Brandgefahr,
- Verwendung von zu viel Elektrodengel:
  - Kriechströme → Lebensgefahr für den Anwender bei der Schockabgabe,
  - Funkenschlag → Brandgefahr,
- ungleichmäßig verteiltes Gel:
  - hohe transthorakale Impedanz → Aussicht auf einen Defibrillationserfolg sinkt,
  - unregelmäßiger Stromfluss → Aussicht auf einen Defibrillationserfolg sinkt, Hautverbrennungen, Funkenschlag, Brandgefahr,
- Leitgel wird zwischen den metallischen Flächen verrieben, Schockpaddles werden außerhalb der Gerätehalterung abgelegt → Verunreinigungen und Beschädigungen der Metallflächen:
  - punktförmige Verbrennungen auf der Patientenhaut,
  - Funkenschlag → Brandgefahr,
- Bei Gebrauch ungleichseitig geformter Klebeelektroden wird die apikale Elektrode nicht der Länge nach in kraniokaudaler Richtung auf dem Brustkorb platziert → Aussicht auf einen Defibrillationserfolg sinkt,
- Missachtung der Sicherheitsvorschriften im Umgang mit Schockpaddles → Schädigungen bei Anwender und Patienten,
- Platzierung der apikalen Elektrode auf der weiblichen Brust → hohe transthorakale Impedanz → Aussicht auf einen Defibrillationserfolg sinkt,
- Der Ladezustand des Akkus ist zu gering → Aufladen des Defibrillators dauert lange → Verzögerung der

Defibrillation → Aussicht auf einen Defibrillationserfolg sinkt,
- Verwendung des Defibrillators, obwohl eine Betriebsstörung angezeigt wird → Lebensgefahr für Anwender, Patienten und Umstehende
- Nichteinhalten des empfohlenen Anpressdrucks bei Verwendung von Plattenelektroden → transthorakale Impedanz steigt → Aussicht auf einen Defibrillationserfolg sinkt,
- Die Defibrillationselektroden werden bei Trägern von Herzschrittmachern oder AICD zum Zeitpunkt der Schockabgabe direkt über dem implantierten Aggregat platziert → schwere Myokardschäden,
- mehrere Defibrillationsversuche bei einer schweren Hypothermie mit einer Körperkerntemperatur ≤ 30 °C → Myokardschäden → Aussicht auf einen Defibrillationserfolg sinkt,
- Defibrillationsversuch im Rettungshubschrauber → aeronautische Systeme werden gestört
- Die Defibrillation erfolgt nicht am Ende der Exspiration → hohe transthorakale Impedanz → Aussicht auf einen Defibrillationserfolg sinkt,
- Schockabgabe, ohne eigene Standfestigkeit zu prüfen, ohne Unterbrechung eines indirekten oder direkten Patientenkontaktes → Gefahr eines Stromschlags für den Anwender,
- Schockabgabe auf einem metallischen und/oder nassen Untergrund ohne eingeleitete Schutzmaßnahmen → Lebensgefahr für Anwender und Patient,
- Schockabgabe in explosionsgefährdeter Umgebung (z. B. ausströmender Sauerstoff) → Funkenschlag → Brandgefahr:
  - Materialschäden,
  - Verbrennungen bei Anwender und Patient,
- Nicht defibrillationsgeschützte Geräte werden nicht vom Patienten entfernen → Materialschäden → Brandgefahr,
- Schocktasten werden zu kurz gedrückt → Defibrillation kann nicht abgegeben werden → Verzögerung der Defibrillation → Aussicht auf einen Defibrillationserfolg sinkt,
- Verzögerung von Basismaßnahmen vor und nach einem Defibrillationsversuch → myokardialer Sauerstoff- und Substratmangel → Aussicht auf einen Defibrillationserfolg sinkt,
- Nichteinhalten der „Ein-Schock-Strategie“ alle zwei Minuten:
  - Zunahme von Myokardschäden → Aussicht auf einen Defibrillationserfolg sinkt,
  - Zunahme der „No-flow“-Zeit → Aussicht auf einen Defibrillationserfolg sinkt,
- Missachtung der empfohlenen Energiestufen → Myokardschäden → Erfolgsaussichten sinken,
- zu langes Abwarten bei Schockbereitschaft → Defibrillator entlädt sich → Verzögerung der Defibrillation → Aussicht auf einen Defibrillationserfolg sinkt,
- Anweisungen des AED werden nicht befolgt (z. B. Nichtauslösen eines empfohlenen Schocks, obwohl indiziert) → Verzögerung der Defibrillation → Aussicht auf einen Defibrillationserfolg sinkt.

4.8.3 Externe Kardioversion

Bei der externen Kardioversion wird wie bei der externen Defibrillation ein Stromimpuls durch das Herz geleitet, um symptomatische tachykarde Herzrhythmusstörungen zu terminieren. Die Unterschiede zur Defibrillation bestehen bei der Kardioversion darin, dass
- die Patienten zumeist bei Bewusstsein sind,
- ein noch organisierter EKG-Rhythmus registrierbar ist,
- die Schockabgabe synchronisiert zur R-Zacke in die absolute Refraktärzeit (Millisekunden nach der R-Zacke) fällt, um Kammerflimmern bei Stromabga-

Tab. 4.5 Empfohlene Energiestufen zur Kardioversion (nach ERC, 2005)

Rhythmusstörung	Erster Kardioversionsversuch	Weitere Kardioversionsversuche
Breitkomplextachykardie (z. B. ventrikuläre Tachykardie)	• monophasisch: 200 J • biphasisch: 120 bis 150 J	Energie schrittweise steigern
Schmalkomplextachykardie (paroxysmale supraventrikuläre Tachykardie)	• monophasisch: 100 J • biphasisch: 70 bis 100 J	Energie schrittweise steigern
Vorhofflimmern	• monophasisch: 200 J • biphasisch: 120 bis 150 J	Energie schrittweise steigern
Vorhofflattern	• monophasisch: 100 J • biphasisch: 70 bis 100 J	Energie schrittweise steigern

Für Kinder wird für den ersten Kardioversionsversuch bei einer supraventrikulären Tachykardie eine Energiestufe von 0,5 bis 1,0 J/kg KG und für den zweiten eine Energiestufe von 2 J/kg KG empfohlen.

be in die relative Refraktärzeit (aufsteigender Teil der T-Welle → „vulnerable Phase“) zu vermeiden, und

- die zur Terminierung notwendige Energie niedriger ist als bei der Defibrillation (➤ Tab. 4.5).

TIPPS

Die meisten Defibrillatoren sind auch für eine Kardioversion geeignet, weil die Geräte entweder automatisch oder nach Betätigen eines Schalters versuchen, R-Zacken zu registrieren, und den Strom verzögert, synchron zur nächsten R-Zacke, abgeben.

Die Einflussgrößen für einen erfolgreichen Kardioversionsversuch entsprechen weitgehend den Erfolgsparametern der Defibrillation:

- niedrige transthorakale Impedanz erreichen,
- optimale Entladungsformen wählen,
- wirksame Energiestufen auswählen.

Vorteile

- sofort wirksam,
- hohe Erfolgsquote,
- proarrhythmische und kreislaufdepressive Nebenwirkungen von Medikamenten werden vermieden,
- wenig invasiv.

Nachteile

- zusätzliche Analgosedierung erforderlich,
- andere Herzrhythmusstörungen können verursacht werden.

Indikation

- ohne einen medikamentösen Therapieversuch bei symptomatischen tachykarden Herzrhythmusstörungen (systolischer Blutdruck < 90 mmHg, Bewusstseinstrübung, Thoraxschmerz, Zeichen einer akuten Herzinsuffizienz), z. B.
  - Vorhofflattern mit schneller Kammerfrequenz,
  - Tachyarrhythmia absoluta,
  - paroxysmale supraventrikuläre Tachykardie,
  - ventrikuläre Tachykardie,
- symptomatische und instabile Kinder, wenn kein Gefäßzugang etabliert werden kann oder ein medikamentöser Therapieversuch wirkungslos blieb, z. B. bei ventrikulärer Tachykardie.

TIPPS

Bei Ventrikelfrequenzen < 150/Min. kommt es bei kardial gesunden erwachsenen Patienten nur sehr selten zum Absinken der hämodynamischen Leistung. Bei Patienten mit vorgeschädigter Herz-Kreislauf-Funktion ist hingegen schon bei einer niedrigeren Herzfrequenz ein hämodynamisches Versagen zu erwarten.
In Anlehnung an den Merksatz „4 H und HITS“ des ERC sollten die Ursachen der Tachykardie gesucht und nach Möglichkeit beseitigt werden.

ACHTUNG

Die Kardioversion ist dem Notarzt vorbehalten. Die Aufgaben des Rettungsfachpersonals bestehen ausschließlich in der Assistenzfunktion.

Kontraindikation

- hämodynamisch stabile tachykarde Herzrhythmusstörung, z. B.:
  - Vorhofflimmern mit langsamer Ventrikelfrequenz,
  - Vorhofflattern mit langsamer AV-Überleitung,
  - stabile ventrikuläre Tachykardie,
- sicherheitstechnische Gründe:
  - in explosionsgefährdeter Umgebung,
  - in der Nähe von starken elektromagnetischen Feldern (z. B. Kernspintomograph),
  - auf nassem oder leitfähigem Untergrund,
  - bei direktem Patientenkontakt eines Helfers mit dem Patienten.

Equipment

- Defibrillator mit der Möglichkeit zur synchronen Schockabgabe (manueller Modus),
- Plattenelektroden oder selbstklebende Defibrillatorelektroden entsprechend der Körpergröße des Patienten,
- Verbindungskabel zwischen Kardioverter und Defibrillationselektroden,
- ggf. Kontaktmittel (Gel) bei Verwendung von Schockpaddles,
- ggf. Einmalrasierer,
- ggf. Kleiderschere.

Patientenvorbereitung

HELFER 1 und HELFER 2

- Oberkörper freimachen → ggf. Kleiderschere zum Entfernen von Kleidungsstücken verwenden.

HELFER 2
- Anlage eines periphervenösen Zugangs (➤ Kap. 4.4.1),
- Medikamente und Infusion vorbereiten (➤ Kap. 4.1, ➤ Kap. 4.2),
- Intubations- und Reanimationsbereitschaft herstellen.

HELFER 1
- Patienten nach Möglichkeit flach auf dem Rücken lagern und fortwährend betreuen → sicherstellen, dass keine Körperteile (z. B. Kopfhaar, Extremitäten) des Patienten Kontakt zu metallischen Gegenständen (z. B. Bettrahmen) haben,
- beruhigenden Zuspruch geben,
- Sauerstoffgabe (➤ Kap. 4.6),
- EKG-Ableitung anlegen (➤ Kap. 1.4),
- engmaschige Blutdruckmessung (➤ Kap. 1.2),
- Pulsoxymetrie (➤ Kap. 1.5),
- alle nicht defibrillationsgeschützten Geräte (z. B. Mobiltelefon) vom Patienten entfernen,
- ggf. starke Körperbehaarung auf der Patientenbrust entfernen → optimierte Leitfähigkeit der Klebeelektroden,
- ggf. Medikamentenpflaster im Bereich der Elektrodenpositionen entfernen und die Brusthaut mit Wasser oder Hautdesinfektionsmittel reinigen → optimierte Leitfähigkeit der Klebeelektroden und Schutz vor Funkenbildung.

NA
- EKG-Rhythmus am Monitor analysieren → Indikationsstellung.
- Falls möglich, Patienten über die geplante Maßnahme aufklären und Einverständnis einholen, bei fehlender Einwilligungsfähigkeit mutmaßliches Einverständnis annehmen.
- Ausreichende Analgosedierung herstellen.

Technik

Die Kardioversion kann bei Erwachsenen und Kindern auf zweierlei Weise erfolgen:
- manuelle Kardioversion mit Plattenelektroden,
- manuelle Kardioversion mit Defibrillatorelektroden.

NA
- Überblick behalten und mit ruhigen Anweisungen den Ablauf der Maßnahmen koordinieren.

HELFER 1
- Kardioversion vorbereiten:
  - manuellen Modus wählen, ggf. Synchronisationstaste drücken,
  - ggf. Plattenelektroden noch über das Verbindungskabel mit dem Kardioverter verbinden.

NA
- Erforderliche Energie am Monitor oder an den Schockpaddles vorwählen.
- Schockpaddles aus der Gerätehalterung entnehmen.
- Thorax des Patienten mit ausreichend Elektrodengel bestreichen (➤ Abb. 4.73).
- Schockpaddles sternal-apikal positionieren (➤ Abb. 4.73).
- ggf. Sync-Taste drücken.
- Energie laden (Startknopf an einem Paddle oder Ladetaste am EKG-Monitor).
- Wenn Schockbereitschaft angezeigt wird (Energie steht für etwa 30 Sekunden zur Verfügung), Schockabgabe einleiten:
  - auf die Fußsohlen stellen,
  - Helfer und Umstehende deutlich warnen: „Achtung, Kardioversion!"

TIPPS

Alternativ Defibrillationselektroden verwenden → erhöhte Sicherheit.

HELFER 1 und HELFER 2
- Unterbrechung aller direkten und indirekten Patientenkontakte, z. B. Infusionsbehältnis ablegen,
- Sauerstoffnasenbrille oder -maske entfernen, Sauerstoffquelle nach Möglichkeit abschalten,
- Unterbrechung aller direkten und indirekten Metallkontakte (z. B. Bett- oder Tragegestell),
- sicherstellen, auf einem nicht leitenden Untergrund zu stehen.

NA
- Eigene Sicherheit und Standfestigkeit überprüfen.
- Position der Schockpaddles überprüfen.
- Jedes Paddle mit einem Anpressdruck von mindestens 8 kg pro Paddle auf die Brust des Patienten drücken.
- Helfer und Umstehende erneut warnen: „Vom Patienten zurücktreten!"
- Kontrollblick über den Patienten → kein Umstehender darf leitend mit dem Patienten verbunden sein.

- Kontrollblick auf den Monitor → EKG-Rhythmus darf sich seit der Rhythmusanalyse nicht verändert haben.
- Helfer und Umstehende erneut warnen: „Achtung, Kardioversion!“
- Schockabgabe → beide Schocktasten gleichzeitig drücken und für eine Sekunde gedrückt halten, bei Defibrillation über Elektroden Auslösen am Gerät.
- Plattenelektroden zurück in die Gerätehalterung stecken.
- Rhythmusanalyse,
- ggf. zusätzlich medikamentöse Stabilisierung,
- Dokumentation im Einsatzprotokoll.

ACHTUNG

Sobald der geringste Zweifel an der Sicherheit für Patienten, Personal und Umstehende besteht, ist der Kardioversionsversuch abzubrechen und neu einzuleiten.

TIPPS

Bei Erfolglosigkeit können bei Erwachsenen bis zu drei Kardioversionsversuche unternommen werden. Bei Kindern sollte die Therapie bereits nach zwei erfolglosen Kardioversionsversuchen medikamentös weitergeführt werden.
Zur Kardioversion von Vorhofflimmern sollten die Elektroden in der Anterior-Posterior-Position platziert werden.

Gefahren

Die Fehler und resultierenden Gefahren der elektrischen Kardioversion sind vergleichbar mit der externen Defibrillation. Besonders ausschlaggebend sind Umgangsfehler, die zu

- einer gestörten EKG-Analyse,
- einer Erhöhung der transthorakalen Impedanz,
- einem erhöhten Risiko für Funkenschlag und Brandgefahr sowie
- unkontrolliertem Stromfluss mit Lebensgefahr für Patient, Anwender und Umstehende führen.

Ebenso ist eine nicht ausreichende bzw. der gänzliche Verzicht auf eine Analgosedierung ein bedeutsamer Behandlungsfehler.

4.8.4 Präkordialer Faustschlag

Der präkordiale Faustschlag ist ein Ersatzverfahren zur Defibrillation bei Erwachsenen, wenn ein Defibrillator nach Eintritt des Kreislaufstillstandes nicht sofort verfügbar ist. Durch einen impulsartigen Schlag auf das Sternum soll erreicht werden, einen organisierten Herzrhythmus wiederherzustellen.

Vorteile

- sofort und einfach durchführbar,
- keine Hilfsmittel erforderlich,
- wenig invasiv,
- komplikationsarm.

Nachteile

- Wirksamkeit ist durch Studien nicht eindeutig belegt,
- tatsächlich notwendige Kraft zur Ausübung des Faustschlags ist unbekannt,
- wahrscheinlich geringe Erfolgsrate bei Kammerflimmern,
- nur für medizinische Fachkräfte empfohlen, die in der Technik ausgebildet und erfahren sind,
- eingeschränkter Indikationsbereich (unmittelbar beobachteter und bestätigter Kreislaufstillstand, Defibrillator ist nicht sofort verfügbar),
- Durchführung innerhalb von zehn Sekunden nach Arrest,
- keine Erwähnung in den Reanimationsrichtlinien für Kinder.

Indikation

- beobachteter und schnell bestätigter Kreislaufstillstand (Patient wird am Monitor überwacht), wenn ein Defibrillator nicht sofort verfügbar ist, bei:
  - pulsloser ventrikulärer Tachykardie,
  - Kammerflimmern,
- innerhalb von zehn Sekunden nach Arrest,
- einmalige Anwendung.

Kontraindikation

- Defibrillator ist sofort einsetzbar,
- unbeobachteter Arrest (> 10 Sek.),
- unbestätigter Kreislaufstillstand (Patient wird nicht an einem Monitor überwacht),
- Asystolie,
- pulslose elektrische Aktivität (PEA).

Equipment

- Hilfsmittel sind nicht erforderlich.

Patientenvorbereitung

HELFER 1
- Flachlagerung auf dem Rücken,
- für eine harte Unterlage sorgen,
- nach Möglichkeit Oberkörper freimachen.

Technik

HELFER 1
- Eine Hand zu einer Faust schließen.
- Mit der ulnaren Seite der Faust aus einer Entfernung von etwa 20 cm auf die untere Hälfte des Sternums schlagen.
- Faust sofort zurückziehen, um einen impulsähnlichen Schlag zu verabreichen.

Gefahren

Das ERC empfiehlt den präkordialen Faustschlag ausdrücklich nur für in der Technik ausgebildete und erfahrene medizinische Fachkräfte, um die Indikation differenziert stellen zu können, die Erfolgsaussichten zu verbessern und die Komplikationsrate gering zu halten. Mögliche Fehler und Gefahren sind:
- Der präkordiale Faustschlag wird einer sofort durchführbaren Defibrillation vorgezogen.
- Die auf das Sternum ausgeübte Kraft war zu groß → Verletzungen werden begünstigt.
- Die Indikation wird zu spät gestellt → Erfolgsaussichten sinken.
- Der präkordiale Faustschlag wird mehrmalig durchgeführt → Verletzungen werden begünstigt.
- Die Indikation wird falsch gestellt (z. B. unbeobachteter Arrest, unbestätigter Kreislaufstillstand, Asystolie, pulslose elektrische Aktivität) → Basismaßnahmen werden vernachlässigt.
- Die Lagerung des Patienten ist unzureichend (z. B. Seitenlage, federnde Unterlage) → Verletzungen werden begünstigt, Erfolgsaussichten sinken.
- Die technische Durchführung ist fehlerhaft (z. B. keine Faust, kein impulsartiger Schlag, Schlag mit dem Handballen, empfohlene Entfernung wird nicht eingehalten) → Verletzungen werden begünstigt, Erfolgsaussichten sinken.

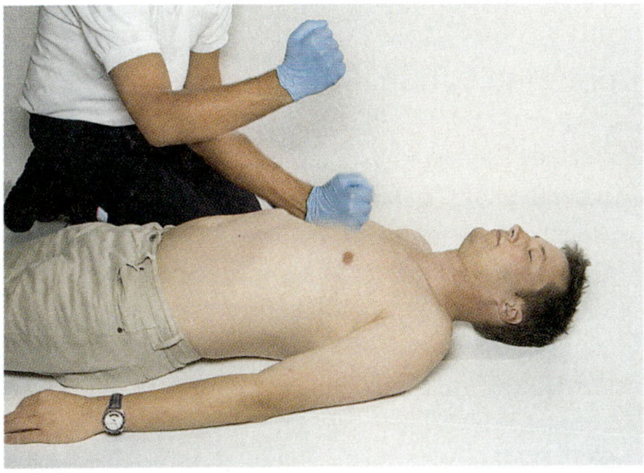

Abb. 4.77 Präkordialer Faustschlag

4.8.5 Transthorakaler Herzschrittmacher (NIP)

Die Herzschrittmachertherapie (Pacing) gehört zu den Behandlungsmöglichkeiten bedrohlicher bradykarder Herzrhythmusstörungen.

Im Rettungsdienst finden ausschließlich transkutane (nicht invasive, externe) Herzschrittmacher (Pacer) Anwendung, die elektronische Stromimpulse unterschiedlicher Stromstärke (z. B. 0 bis 150 mA) und Frequenz (z. B. 30 bis 150/Min.) generieren können. Impulsdauer und -form variieren herstellerabhängig (z. B. Corpuls 3®: Impulsdauer 22,5 ms mit einem rechteckförmigen Impuls).

ACHTUNG

Externe Herzschrittmacher dürfen nicht in der Nähe von elektronischen Geräten mit Hochfrequenztechnik sowie mit Aussendung von Mikrowellen betrieben werden, z. B.
- Mikrowellenherd,
- Mobilfunkgeräte.
- Die Gebrauchsanleitung ist zwingend zu beachten!

Zwischen in Anterior-Posterior-Position auf den Brustkorb und auf den Rücken des Patienten aufgeklebten Elektroden fließen transthorakal Stimulationsimpulse, die auch den Herzmuskel des Patienten erreichen und die kardiale Erregungsbildung und -leitung unterstützen oder übernehmen können, sodass die mechanische Herzarbeit verbessert wird.

Vorteile
- Proarrhythmische und kreislaufdepressive Nebenwirkungen von Medikamenten werden vermieden,
- wenig invasiv,
- sehr wirksam.

Nachteile

- Wegen des Abstandes zwischen den Stimulationselektroden und dem Herzen sind teilweise große Stromstärken notwendig, die auch zu einer unerwünschten Stimulation der Skelettmuskulatur führen,
- zusätzliche Analgosedierung erforderlich,
- viel Erfahrung erforderlich.

Betriebsformen

Am Gerät stehen dem Anwender in der Regel die Betriebsformen „Fix“ und „Demand“ zur Verfügung. Eine Sonderfunktion der transthorakalen Stimulation ist an einigen Geräten das sogenannte antitachykarde Pacing (Overdrive-Pacing, Ramp-Down-Pacing).

Fix-Modus
Im Fix-Betrieb stimuliert der Schrittmacher starrfrequent den Herzmuskel, unabhängig von einer Eigenfrequenz des Patienten.

ACHTUNG
Bei Patienten mit erhaltenen Eigenaktionen des Herzens den Herzschrittmacher nie im Fix-Modus betreiben: Wenn der Schrittmacherimpuls in die vulnerable Phase fällt, kann Kammerflimmern ausgelöst werden.

Demand-Modus
Im Demand-Betrieb beginnt die Stimulation erst, wenn die Eigenfrequenz des Patienten unter die am Herzschrittmacher eingestellte Stimulationsfrequenz fällt. Dazu muss in der Regel zusätzlich zu den Stimulationselektroden ein EKG-Monitoring angelegt werden (➤ Kap. 1.4).

Im Demand-Modus arbeitet der Herzschrittmacher mit einer automatischen R-Zacken-Erkennung, sodass die Abgabe eines Stimulationsimpulses in die aufsteigende T-Welle verhindert wird und keine Reentry-Mechanismen mit Kammerflimmern entstehen können. Die meisten externen Herzschrittmacher starten aus Sicherheitsgründen im Demand-Modus.

TIPPS
Manche Herzschrittmacher wechseln selbstständig in den Fix-Modus, wenn die Verbindung zum EKG unterbrochen wird.

Overdrive-Modus
Im Overdrive-Betrieb wird die Stimulationsfrequenz des Herzschrittmachers über der Eigenfrequenz des Patienten eingestellt. Über ein schrittweises Vermindern der Stimulationsfrequenz wird beabsichtigt, die tachykarde Eigenfrequenz in einen normfrequenten Rhythmus zu überführen.

Beim Corpuls 3® liegt die maximale Stimulationsfrequenz bei 300 pro Minute.

Indikation

- symptomatische bradykarde Herzrhythmusstörungen (systolischer Blutdruck < 90 mmHg, Herzfrequenz < 40/Min., Bewusstseinsstörung, Zeichen einer akuten Herzinsuffizienz) ohne ausreichende Reaktion auf medikamentöse Therapieversuche (z. B. Atropinsulfat),
- Risiko für eine Asystolie, z. B.:
  - kürzlich aufgetretene Asystolie,
  - AV-Block zweiten Grades Typ Mobitz II,
  - AV-Block dritten Grades mit breitem QRS-Komplex (→ infrahisärer Block),
  - ventrikuläre Pause > 3 s (z. B. Sick-Sinus-Syndrom),
- Asystolie mit noch vorhandenen P-Wellen,
- Overdrive-Pacing bei therapierefraktärer Tachykardie auf Medikamente oder Kardioversion (ggf. erst nach kardiologischer Beratung):
  - supraventrikuläre Tachykardie,
  - ventrikuläre Tachykardie,
  - Vorhofflattern mit schneller Überleitung.

TIPPS
In Anlehnung an den Merksatz „4 H und HITS" des ERC sollten die Ursachen der Bradykardie gesucht und nach Möglichkeit beseitigt werden.

ACHTUNG
Die Anwendung des transthorakalen Schrittmachers ist dem Notarzt vorbehalten. Die Aufgaben des Rettungsfachpersonals bestehen ausschließlich in der Assistenzfunktion.

Kontraindikation

- Relative Kontraindikation:
- hämodynamisch stabile bradykarde Herzrhythmusstörung (z. B. AV-Block dritten Grades mit schalem QRS-Komplex), die mit einer medikamentösen Therapie beherrschbar ist und bei der kein Risiko für eine Asystolie besteht.
- Absolute Kontraindikationen:
- Asystolie,
- schwere Hypothermie (→ Stimulationsversuch erst ab einer Körperkerntemperatur > 30 °C),

- hypoxisch oder ischämisch bedingte Bradykardie im Kindesalter.

Equipment

- Herzschrittmacher → in der Regel integraler oder modularer Bestandteil des Monitoring-Systems,
- Verbindungskabel zwischen Herzschrittmacher und Klebeelektroden,
- für den eingesetzten Herzschrittmacher zugelassene Stimulationselektroden entsprechend der Körpergröße des Patienten,
- ggf. Einmalrasierer,
- ggf. Kleiderschere.

TIPPS

Nach Ablauf des auf der Verpackung angegebenen Verfallsdatums und wenn die Verpackung beschädigt oder geöffnet ist, dürfen die Stimulationselektroden nicht mehr verwendet werden.
Die Stimulationselektroden dürfen nicht beschädigt sein (z. B. abgeknickte Anschlussfläche, geknickte Elektrode).

Patientenvorbereitung

HELFER 1 und HELFER 2

- Oberkörper freimachen → ggf. Kleiderschere zum Entfernen von Kleidungsstücken verwenden.

HELFER 2

- Anlage eines periphervenösen Zugangs (➤ Kap. 4.4.1),
- Medikamente und Infusion vorbereiten (➤ Kap. 4.1, ➤ Kap. 4.2),
- Intubations- und Reanimationsbereitschaft herstellen.

HELFER 1

- Patienten nach Möglichkeit in 30° Oberkörperhochlage auf dem Rücken lagern und fortwährend betreuen,
- beruhigenden Zuspruch geben,
- Sauerstoffgabe (➤ Kap. 4.6),
- EKG-Ableitung anlegen (➤ Kap. 1.4),
- engmaschige Blutdruckmessung (➤ Kap. 1.2),
- Pulsoxymetrie (➤ Kap. 1.5),
- ggf. starke Körperbehaarung auf Rücken und Brust entfernen → optimierte Leitfähigkeit der Klebeelektroden,
- ggf. Medikamentenpflaster im Bereich der Elektrodenpositionen entfernen sowie Brust und Rücken mit Wasser oder Hautdesinfektionsmittel reinigen → optimierte Leitfähigkeit der Klebeelektroden und Schutz vor Funkenbildung.

NA

- EKG-Rhythmus am Monitor analysieren → Indikationsstellung.
- Falls möglich, Patienten über die geplante Maßnahme aufklären und Einverständnis einholen, bei fehlender Einwilligungsfähigkeit mutmaßliches Einverständnis annehmen.
- Ggf. ausreichende Analgosedierung herstellen.

TIPPS

Wenn die Indikation zur Herzschrittmachertherapie besteht, dieser aber nicht sofort zur Verfügung steht, kann versucht werden, das Herz durch rhythmische Faustschläge auf die untere linke Ecke des Sternums mit einer Frequenz von 50 bis 70 pro Minute zu stimulieren.

Technik

Antibradykardes Pacing

NA

- Überblick behalten und mit ruhigen Anweisungen die Maßnahmen koordinieren.

HELFER 2

- Klebeelektrode auf dem rechten Rücken des Patienten anbringen und an das Verbindungskabel anschließen:
  - Position seitlich des Patienten einnehmen,
  - patientenabgewandte Schulter und Becken fassen und auf die Seite drehen,
  - Patienten auf der Seite liegend festhalten und betreuen.

HELFER 1

- Klebeelektrode auf dem Rücken des Patienten anbringen und an das Verbindungskabel anschließen:
  - Entsprechend gekennzeichnete Stimulationselektrode aus der Verpackung entnehmen, Schutzfolie von der Elektrode abziehen und von innen nach außen faltenfrei ohne Lufteinschlüsse paravertebral unterhalb der Spitze des linken Schulterblatts kleben → darauf achten, dass die leitende Fläche der Elektrode vollständig auf der Haut aufliegt.

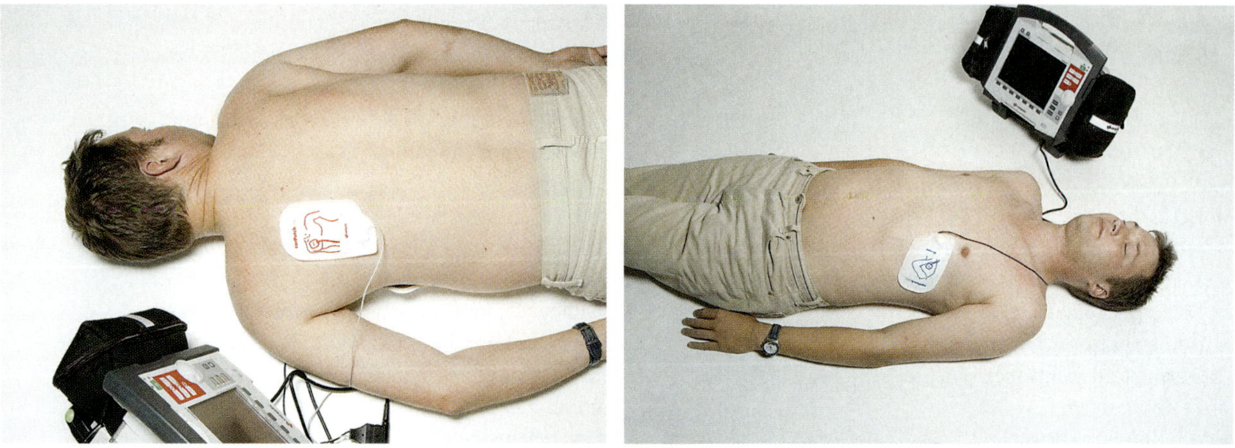

a) Positionierung der Klebeelektrode auf dem Rücken b) Positionierung der Klebeelektrode auf dem Thorax

Abb. 4.78 Antibradykardes Pacing (EKG-Ableitung zusätzlich erforderlich)

- Entsprechend gekennzeichnetes Ende des Verbindungskabels mit der Elektrode sicher verbinden.

HELFER 2

- Patienten vorsichtig auf den Rücken zurückdrehen.

HELFER 1

- Klebeelektrode auf der Brust des Patienten anbringen und an das Verbindungskabel anschließen:
  - Entsprechend gekennzeichnete Stimulationselektrode aus der Verpackung entnehmen, Schutzfolie von der Elektrode abziehen und von innen nach außen faltenfrei ohne Lufteinschlüsse in der linken Medioklavikularlinie etwa in Höhe des 5. ICR (seitlich der Herzspitze) kleben → darauf achten, dass die leitende Fläche der Elektrode vollständig auf der Haut aufliegt.
  - Entsprechend gekennzeichnetes Ende des Verbindungskabels mit der Elektrode sicher verbinden.

HELFER 2

- Ggf. Verbindungskabel mit dem Herzschrittmacher verbinden.

TIPPS

Die Stimulationselektroden sollten möglichst gegenüberliegend platziert sein.
Je nach Hersteller können die Stimulationselektroden auch zur Defibrillation verwendet werden.
In der Anterior-Posterior-Position kann auch defibrilliert werden.

Der Herzschrittmacher kann auch in Sternum-Apex-Position der Stimulationselektroden betrieben werden.
Die Stimulationselektroden können bei dauerhaftem Herzschrittmacherbetrieb etwa acht Stunden belassen werden.
In Abhängigkeit vom Gerätetyp schaltet sich der Herzschrittmacher sofort aus, wenn das Stimulationskabel im laufenden Betrieb die Verbindung zu einer Elektrode verliert.

NA

- Schrittmacherfunktion starten.
- Gewünschten Stimulationsmodus einstellen.

TIPPS

In der Regel startet die Schrittmacherfunktion mit der Grundeinstellung:
- Betriebsmodus: Demand
- Frequenz: 70/Min.
- Intensität: 0 mA

- Gewünschte Stimulationsfrequenz einstellen:
  - Frequenz-Bereich: z. B. 30/Min. bis 150/Min.,
  - z. B. in Schritten von 5/Min. einstellbar.
- erforderliche Stimulationsintensität einstellen:
  - Intensitätsbereich: z. B. 0 bis 150 mA,
  - z. B. in Schritten von 5 mA einstellbar,
  - Ausreichende Intensität (Capture-Stromstärke) ist erreicht, wenn sich der hämodynamische Zustand des Patienten verbessert (z. B. zentrale Pulse kräftig tastbar [➤ Kap. 1.1], Blutdruckanstieg [➤ Kap. 1.2], zuvor bestandene Zyanose nimmt ab).

TIPPS

Sobald eine Intensität > 0 mA anliegt, beginnt die Stimulation → im EKG werden die Herzschrittmacher-Aktionen sichtbar.
Die erforderliche Stimulationsintensität ist unter anderem abhängig von:

- Hautwiderstand (→ z. B. feuchte oder trockene Haut),
- Ausdehnung des durchströmten Gewebes (→ Inspiration- oder Exspirationsstellung des Thorax),
- Gewebeart,
- Elektroden-Haut-Kontakt (→ Lufteinschlüsse, Behaarung, Größe der leitenden Elektrodenfläche),
- Dauer der Therapie.

Eine hohe Stimulationsintensität (> 100 mA) weist auf eine mögliche kardiale Ischämie hin.

- Dokumentation im Einsatzprotokoll.

HELFER 1

- Engmaschige Herz-Kreislauf-Überwachung, um die Effektivität des Herzschrittmachers zu kontrollieren.

Overdrive-Pacing

- grundsätzliches Vorgehen wie beim antibradykarden Pacing

NA

- Schrittmacherfunktion starten.
- Stimulationsmodus „Overdrive" wählen (s. o.).
- Erforderliche Stimulationsfrequenz etwa 10/Min. über der Eigenfrequenz des Patienten einstellen:
  - Frequenz-Bereich: z. B. 30/Min. bis 300/Min.,
  - z. B. in Schritten von 1/Min. einstellbar,
  - manuell oder automatisch durch den Herzschrittmacher.
- Erforderliche Stimulationsintensität einstellen:
  - Intensitätsbereich: z. B. 0 bis 150 mA,
  - z. B. in Schritten von 5 mA einstellbar,
  - ausreichende Intensität ist erreicht, wenn die Eigenfrequenz des Patienten der Stimulationsfrequenz folgt,

TIPPS

Die Stimulation setzt erst ein, wenn die angelegte Stimulationsfrequenz über der Eigenfrequenz des Patienten liegt.

- Langsam und sorgsam die Stimulationsfrequenz senken, bis die gewünschte Herzfrequenz erreicht ist → darauf achten, dass die Eigenfrequenz des Patienten der Stimulationsfrequenz folgt.
- Bei Unwirksamkeit die Maßnahme ggf. wiederholen,
- Dokumentation im Einsatzprotokoll.

Gefahren

Der präklinische Einsatz eines Herzschrittmachers ist ein wichtiges und effektives Behandlungsverfahren bei bradykarden Herzrhythmusstörungen. Für den Anwender sind jedoch umfassende Kenntnisse in der Elektrophysiologie, in der Therapie von Herzrhythmusstörungen und im Umgang mit dem eingesetzten Herzschrittmacher erforderlich, um Zwischenfälle zu verhindern. Typische Fehler und Zwischenfälle sind:

- falsche Indikationsstellung, Ignorieren der Kontraindikationen,
- keine ausreichende Analgosedierung,
- Hautreizungen,
- Herzschrittmacherbetrieb im Fix-Modus, obwohl Eigenaktionen des Herzens zu beobachten sind → Provokation von Kammerflimmern,
- Verbindung zum EKG wird unterbrochen → Wechsel in den Fix-Modus → Provokation von Kammerflimmern,
- Herzschrittmacherbetrieb im Demand-Modus nicht möglich, weil nicht ergänzend ein EKG angelegt wird,
- Herzschrittmacher wird in der Nähe von elektronischen Geräten mit Hochfrequenztechnik sowie mit Aussendung von Mikrowellen betrieben → Störung im Herzschrittmacher,
- zu niedrige Stimulationsintensität → der hämodynamische Zustand des Patienten verbessert sich nicht,
- zu hohe Stimulationsintensität → schmerzhafte Skelettmuskelkontraktionen, Verbrennungen, strukturelle Herzschädigung,
- unzureichender Elektroden-Haut-Kontakt, hoher Hautwiderstand, Verwendung abgelaufener oder beschädigter Klebeelektroden → hohe Herzschrittmacher-Impedanz → Herzschrittmacher wird in seiner Funktion beeinträchtigt → Effektivität,
- fehlerhafte Elektrodenposition (z. B. Elektrodenposition zwischen Rücken und Brust verwechselt, falsche Lokalisation auf Rücken oder Brust) → Effektivität der Herzschrittmachertherapie sinkt,
- Berührung der Elektroden untereinander bei Anterior-Anterior-Position → Schrittmacher-Kurzschluss → Herzschrittmacher wird in seiner Funktion beeinträchtigt,
- unsachgemäßes Anbringen des Verbindungskabels (z. B. kein Kontakt zu den Stimulationselektroden) → Herzschrittmacher-Stromkreis offen → Herzschrittmacherbetrieb nicht möglich,

- Overdrive-Pacing:
  - unzureichende Stimulationsintensität → die Eigenfrequenz des Patienten folgt nicht der Stimulationsfrequenz,
  - die angelegte Stimulationsfrequenz liegt nicht über der Eigenfrequenz des Patienten → Stimulation setzt nicht ein,
  - zu rasches Absenken der Stimulationsfrequenz → die Eigenfrequenz des Patienten folgt nicht der Stimulationsfrequenz, Kreislaufbelastung.

4.9 Beatmung

Hendrik Sudowe

Eine Beatmung dient dem Ersatz oder der Unterstützung der Vitalfunktion Atmung. Bei einem Atemstillstand wird eine kontrollierte Beatmung durchgeführt. Im Falle einer unzureichenden Spontanatmung (z. B. bei Heroinintoxikation, Apoplex mit zentraler Atemstörung) erfolgt eine assistierte Beatmung, welche die unzureichenden Atemzüge des Patienten unterstützen soll. Im Gegensatz zur Spontanatmung, bei der durch die Atemmuskulatur ein Unterdruck in der Pleurahöhle erzeugt wird, dem die Lunge folgt, stellt die Beatmung im Rettungsdienst immer eine Überdruckbeatmung dar.

ACHTUNG

Bei Patienten mit einem Pneumothorax kann durch die Überdruckbeatmung leichter als bei der Spontanatmung ein Spannungspneumothorax entstehen. Bei zu hohem Beatmungsdruck können insbesondere lungenvorgeschädigte Patienten (z. B. Lungenemphysem) oder Kinder ein Barotrauma mit der Entwicklung eines (Spannungs-)Pneumothorax erleiden. Die veränderten Druckverhältnisse im Thorax können ebenfalls zu einer Beeinträchtigung des Blutflusses führen.

Die Beatmung durch den professionellen Rettungsdienst erfolgt nur in Ausnahmefällen (z. B. Rettungsassistent als privater Ersthelfer) als Mund-zu-Mund- oder Mund-zu-Nase-Beatmung (➤ Kap. 4.9.1). Wenn in derartigen Situationen Hilfsmittel wie z. B. eine Pocket-Mask (➤ Kap. 4.9.2) verfügbar sind, so kann eine Mund-zu-Maske-Beatmung durchgeführt werden. In der Regel wird jedoch eine Beatmung mit einem Beatmungsbeutel (➤ Kap. 4.9.3) durchgeführt oder der Patient wird sofort intubiert und maschinell (Kap. 4.12) beatmet. Als Sonderformen der Beatmung unter besonderen Umständen und Indikationen kommen die CPAP-Beatmung (➤ Kap. 4.9.5) und die Jet-Ventilation (➤ Kap. 4.9.4) in Betracht.

4.9.1 Mund zu Mund/Mund zu Nase

Bei der Mund-zu-Mund-Beatmung bläst der Ersthelfer seine Ausatemluft über seinen Mund in den Mund des Patienten ein. Bei der Mund-zu-Nase-Beatmung wird die Luft entsprechend durch die Nase des Patienten eingebracht.

Vorteile

- Diese Form der Beatmung ist sofort und ohne Hilfsmittel anwendbar.
- Die Technik ist einfach.

Nachteile

- Da mit Exspirationsluft beatmet wird, erhält der Patient nur eine geringe Sauerstoffkonzentration (ca. 17% statt ca. 21% in Raumluft).
- Aufgrund des direkten Kontakts zum Patienten besteht eine geringe, aber realistische Infektionsgefahr.

Indikation

- Atemstillstand

ACHTUNG

Im Rahmen eines Atem- und Kreislaufstillstands ist die Mund-zu-Mund- oder Mund-zu-Nase-Beatmung nach wie vor Bestandteil der Ersthelferreanimation. Sie wird bei Erwachsenen allerdings erst nach 30 Thoraxkompressionen begonnen, da bei dem meistens primär kardial bedingten Kreislaufstillstand zum Zeitpunkt des Kollaps noch Sauerstoff im Blut ist, den es weiterzutransportieren gilt. Darüber hinaus werden durch die Kompressionen Unterdrücke im Thorax aufgebaut, die zu einem Lufteinstrom in die Lunge führen, die über eine Totraumatmung hinausgehen. Kinder sollen initial 5-mal beatmet werden. Wenn ein Ersthelfer aufgrund der Infektionsgefahr keine Mund-zu-Mund-Beatmung durchführen möchte, sollen durchgehend Thoraxkompressionen erfolgen.

Kontraindikation

- Situationen, in denen eine Selbstgefährdung für den Ersthelfer besteht (z. B. Intoxikationen mit E 605)

Patientenvorbereitung

HELFER 1

- Ggf. vor der Beatmung Atemwege freimachen und freihalten.

Technik

Mund-zu-Mund-Beatmung

HELFER 1

- Der Kopf des Patienten wird überstreckt, indem eine Hand die Stirn nach hinten führt und die andere das Kinn anhebt (➤ Abb. 4.79).
- Die auf der Stirn liegende Hand drückt mit Zeigefinger und Daumen die Nase zu, um den oberen Atemweg nach außen abzudichten und ein Entweichen der Beatmungsluft zu vermeiden.
- Die andere Hand hebt weiterhin das Kinn an, erlaubt dabei jedoch eine Öffnung des Mundes.
- Der Helfer atmet normal tief ein und umschließt anschließend mit seinem Mund die Lippen des Patienten, um eine luftdichte Abdichtung zu erreichen.
- Die Luft wird langsam (1 Sek. pro Inspiration) in den Mund des Patienten eingeblasen, sodass eine normale Hebung des Brustkorbs beobachtet werden kann.

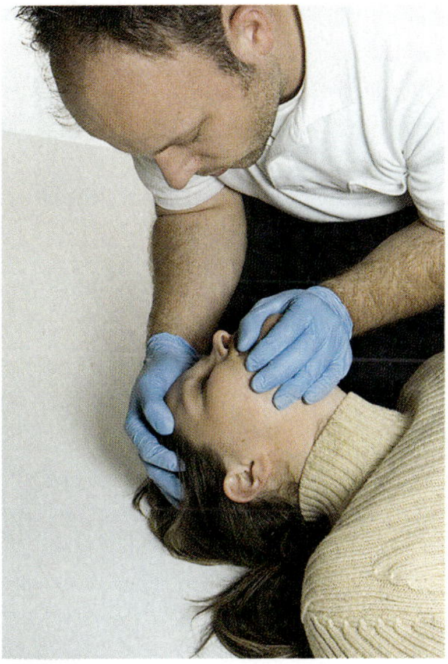

a) Kopf überstrecken

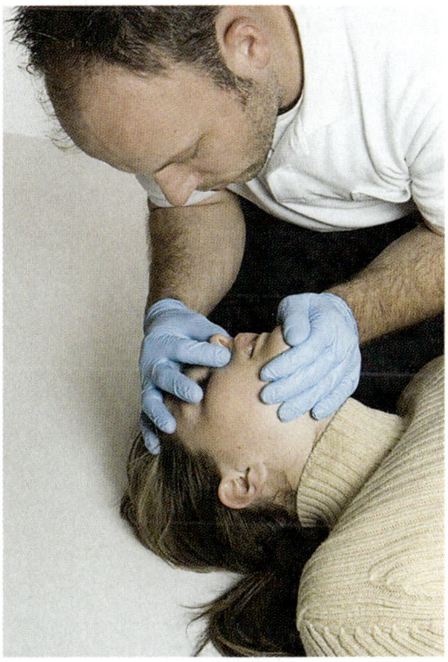

b) Abdichten der Nase und Anheben des Kinns

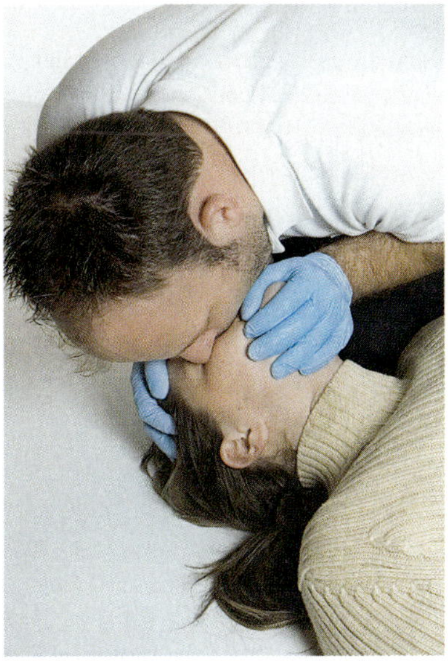

c) Mund-zu-Mund-Beatmung

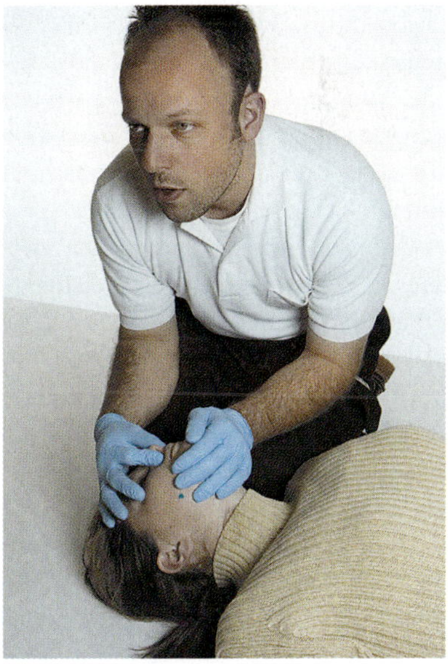

d) Haltung des Helfers bei der Exspiration

Abb. 4.79 Mund-zu-Mund-Beatmung

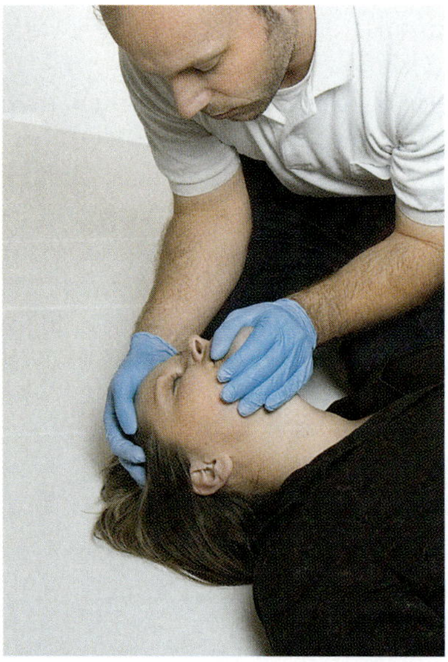

a) Kopfüberstreckung und Abdichten des Mundes

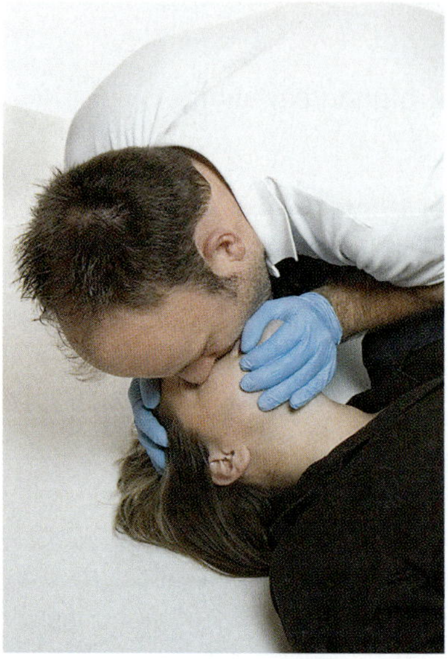

b) Mund-zu-Nase-Beatmung

Abb. 4.80 Mund-zu-Nase-Beatmung

- Nach jeder Beatmung richtet sich der Helfer auf, atmet frische Luft ein und beobachtet das Zurücksinken des Brustkorbs. Die Positionierung der Hände wird beibehalten.

Mund-zu-Nase-Beatmung

HELFER 1

- Der Kopf des Patienten wird überstreckt, indem eine Hand die Stirn nach hinten führt und die andere das Kinn anhebt.
- Der Daumen der unter dem Kinn liegenden Hand drückt die Unterlippe an die Oberlippe, um eine Abdichtung des Atemweges zu erreichen.
- Der Helfer atmet normal tief ein und umschließt daraufhin mit seinen Lippen die Nase des Patienten. Die Lippen sollen den Übergang vom eigenen Atemweg zum Atemweg des Patienten sicher abdichten, ohne aber die Nase und damit den Zugang zu den weiterführenden Atemwegen zu komprimieren.
- Die Luft wird langsam (1 Sek. pro Inspiration) in die Nase des Patienten eingeblasen, sodass eine normale Hebung des Brustkorbs beobachtet werden kann.
- Nach jeder Beatmung richtet sich der Helfer auf, atmet frische Luft ein und beobachtet das Zurücksinken des Brustkorbs. Die Positionierung der Hände wird beibehalten.

TIPPS

Internationale Gremien empfehlen dem Ersthelfer die Mund-zu-Mund-Beatmung. Trotzdem kann alternativ nach wie vor eine Mund-zu-Nase-Beatmung durchgeführt werden. Sie ist bei korrekter Durchführung nicht weniger effektiv.

Gefahren

- Magenüberblähung mit anschließender Regurgitation und Aspiration,
- Barotrauma durch unverhältnismäßig hohen Beatmungsdruck bei besonderen Patientengruppen (z. B. Kinder),
- Verschlechterung einer HWS-Schädigung durch die Kopfüberstreckung.

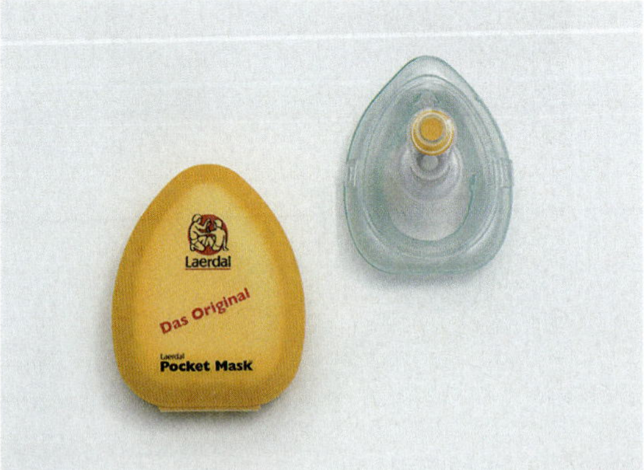

Abb. 4.81 Taschenmaske

4.9.2 Pocket-Mask®

Eine Taschenbeatmungsmaske (z. B. Pocket-Mask®, Pocket-Breezer®, Res-cue Mask®) ist ein Hilfsmittel zur Beatmung durch Ersthelfer. Sie besteht aus einer Maske, die abdichtend über Mund und Nase des Patienten aufgesetzt wird, und einem Luftzuführstutzen, über den der Ersthelfer seine Ausatemluft in Mund und Nase des Patienten einblasen kann (➤ Abb. 4.82).

Vorteile

- Durch ein integriertes Einwegventil und einen Filter wird die Infektionsgefahr für den Helfer grundlegend minimiert.
- Eine Abdichtung von Mund oder Nase ist nicht erforderlich, weil über beide Öffnungen des Atemweges beatmet wird.
- Die Abdichtung ist aufgrund des luftgefüllten Maskenwulstes einfach.
- Aufgrund geringer Anschaffungskosten und raumsparender Unterbringung kann die Maske z. B. die Erste-Hilfe-Ausrüstung des Privat-Pkw ergänzen.

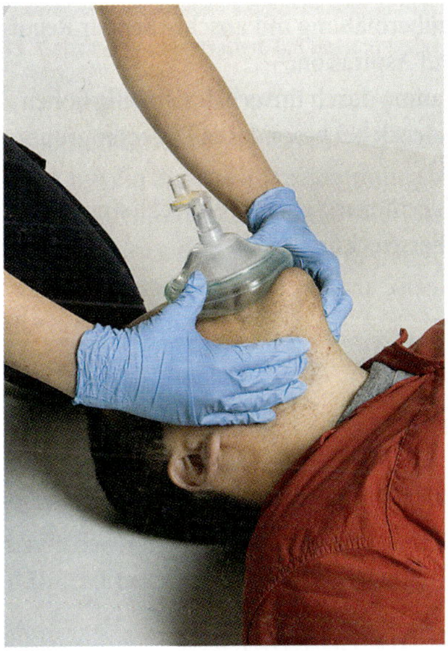

a) Fixierung der Taschenmaske

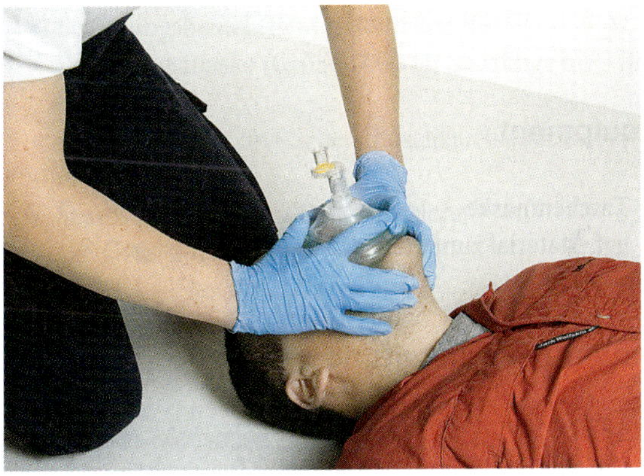

b) Fixierung der Taschenmaske mit doppeltem C-Griff

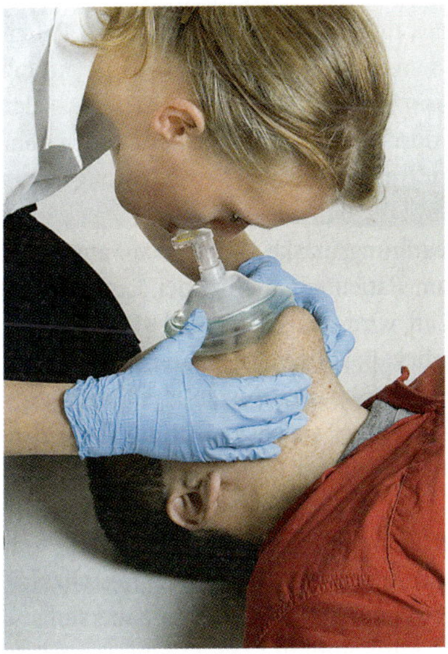

c) Beatmung mit Taschenmaske

Abb. 4.82 Beatmung mit Taschenmaske

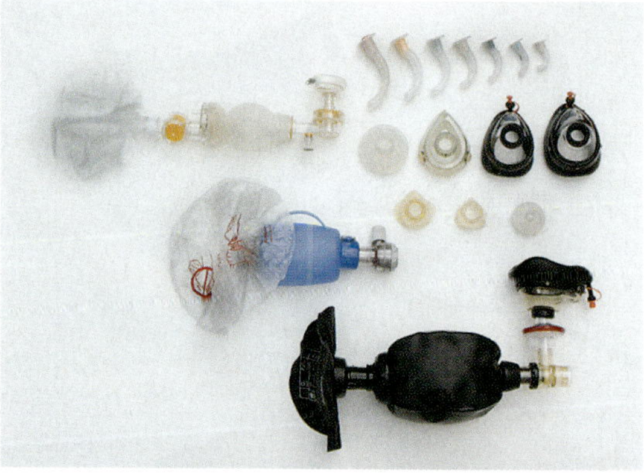

Abb. 4.85 Verschiedene Beatmungsbeutel, Beatmungszubehör

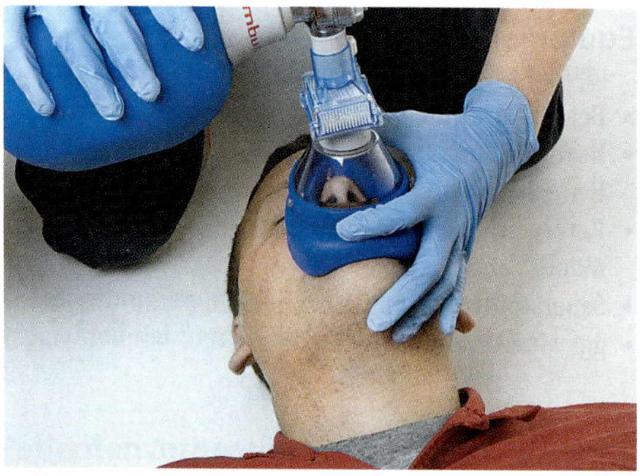

Abb. 4.86 Maskenpositionierung und Maskenfixierung

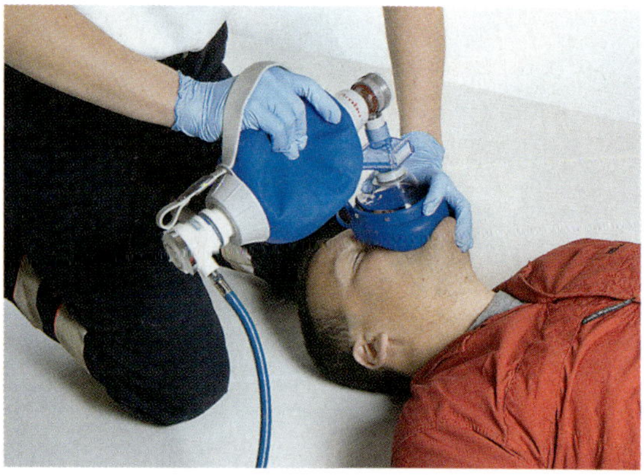

Abb. 4.87 Kopfüberstreckung und Maskenbeatmung

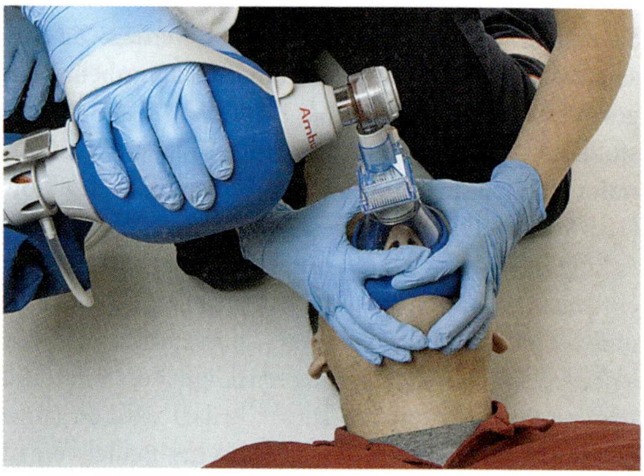

Abb. 4.88 Doppelter C-Griff

ben und der Kopf nackenwärts überstreckt werden. Diese Aufgabe nehmen Mittelfinger, Ringfinger und Kleinfinger der die Maske fixierenden Hand wahr. Sie fassen unter den Unterkiefer und heben ihn an.
- Der Beatmungsbeutel wird langsam (ca. 1 Sek./Inspiration) zusammengedrückt, sodass eine deutliche Brustkorbhebung beobachtet werden kann. Ggf. kann er dabei auf dem Oberschenkel abgelegt werden.

Zwei-Helfer-Methode

HELFER 1
- Befasst sich ausschließlich mit der Fixierung der Maske und der Überstreckung des Kopfes. Zeigefinger und Daumen beider Hände bilden ein „C" und fixieren die Maske auf dem Gesicht, während die verblieben Finger beidseitig den Unterkiefer anheben.

HELFER 2
- Der zweite Helfer drückt den Beutel zusammen.

Gefahren

- Magenüberblähung mit anschließender Regurgitation und Aspiration,

TIPPS

Die Gefahr einer Magenüberblähung kann eingeschränkt werden, indem ein Guedel-Tubus eingelegt wird, der den Atemweg im Oropharynx freihält und so Druckspitzen verhindert, die zur Mageninsufflation führen können.
Wenn ein Helfer erübrigt werden kann, so kann dieser mit dem Krikoiddruck (Sellick-Handgriff) betraut werden. Dazu wird der Ringknorpel des Kehlkopfes mit Daumen, Zeigefinger und Mittelfinger gefasst und senkrecht nach unten gedrückt. So kann die unterhalb des Kehlkopfes gelegene Speiseröhre komprimiert werden. Insbesondere im Rahmen einer Reanimation droht aufgrund des stark abgesunkenen Magenverschlussdruckes eine Magenüberblähung mit nachfolgender Regurgitation. Die Beatmung sollte daher nicht zu schnell erfolgen und die Tidalvolumina sollten nicht zu hoch gewählt werden.

- Barotrauma durch unverhältnismäßig hohen Beatmungsdruck bei besonderen Patientengruppen (z. B. Kinder),

TIPPS

Durch Verwendung eines Kinderbeutels mit geringerem Füllungsvolumen (500 ml) kann die Gefahr eines zu hohen Beatmungsdrucks eingeschränkt werden. Zudem verfügen viele Beatmungsbeutel über Ventile zur Druckbegrenzung, die Luft entweichen lassen, wenn mit zu hohem Druck beatmet wird.

- Verschlechterung einer HWS-Schädigung durch die Kopfüberstreckung.

4.9.4 Jet-Ventilation/Transtracheale Ventilation

Bei der transtrachealen Jet-Ventilation wird eine Kanüle zwischen Schildknorpel und Ringknorpel eingestochen und in die Trachea vorgeschoben. An diese Kanüle wird ein Sauerstoffsystem mit hohem Flow angeschlossen. Ggf. kann auch ein spezielles Jet-Ventilationssystem angeschlossen werden, das Beatmungsluft mit hohem Druck und z. T. hoher Frequenz appliziert. Allerdings stehen diese Systeme im Rettungsdienst meist nicht zur Verfügung.

ACHTUNG

Der Atemweg muss nach außen wenigstens teilweise offen sein, sodass die Beatmungsluft entweichen kann.

Das hier beschriebene System orientiert sich an den einfachen auf einem RTW vorhandenen Materialien.

Vorteile

- Die Jet-Ventilation stellt in „cannot intubate – cannot ventilate"-Situationen eine Möglichkeit der vorübergehenden Oxygenierung über einen begrenzten Zeitraum dar.

Nachteile

- ggf. komplikationsreiches Verfahren, da keine ausreichende Routine besteht,
- Einsatzdauer höchstens 45 Min. da die Exspiration und damit die Elimination von CO_2 deutlich herabgesetzt sind.

Indikation

- Situationen, in denen sich bei bestehender Notwendigkeit zur Beatmung auf noninvasivem Weg kein gesicherter Atemweg herstellen lässt.

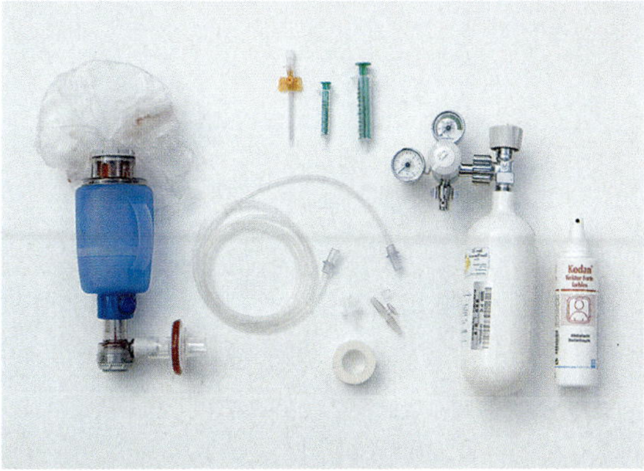

Abb. 4.89 Equipment Jet-Ventilation

Kontraindikation

- Komplette Verlegung der oberen Atemwege: wenn eine Exspiration nicht möglich ist, wird ein Barotrauma der Lunge resultieren.

Equipment

- Hautdesinfektionsmittel
- 2-ml-Spritze
- 10-ml-Spritze
- großlumige Venenverweilkanüle 14 Gauge (Orange, 2,1 mm)
- Fixiermaterial (Pflaster)
- Sauerstoffflasche und Druckminderer mit mind. 15 l/Min.
- Sauerstoffschlauch
- Fingertipp-Ventil
- evtl. 3,5 mm Tubuskonnektor
- evtl. Kinder- oder Babybeatmungsbeutel

Patientenvorbereitung

HELFER 1

- Kopf des Patienten überstreckt lagern.

Technik

- Die Punktionsstelle zwischen Schild- und Ringknorpel des Kehlkopfes (Ligamentum conicum) wird lokalisiert.
- Ggf. Hautdesinfektion, je nach Dringlichkeit der Maßnahme.

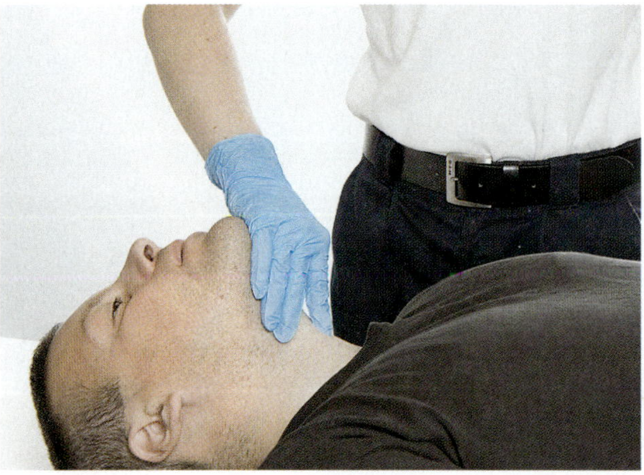

a) Überstrecken des Kopfes und Lokalisation der Punktionsstelle

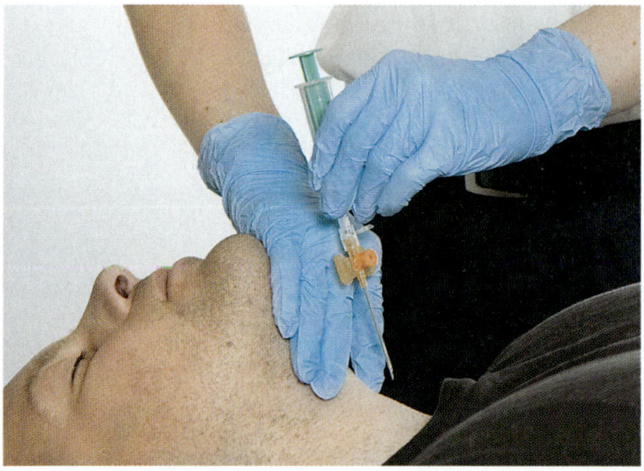

b) Verweilkanüle mit 10 ml Spritze

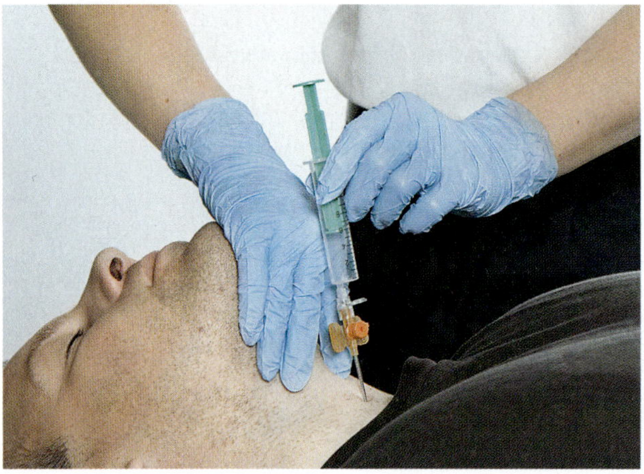

c) Punktion des Ligamentum Conicum

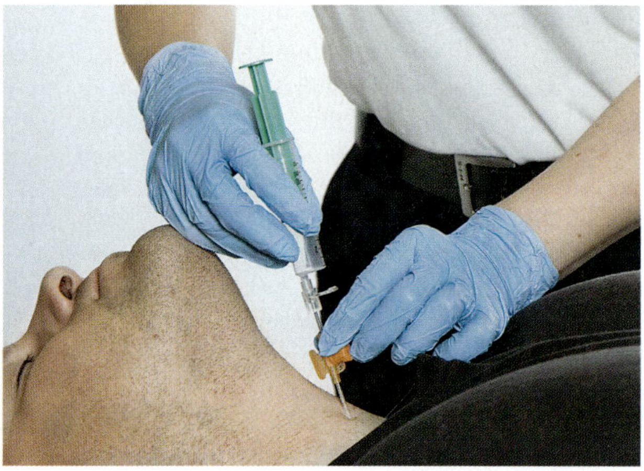

d) Vorschieben der Verweilkanüle

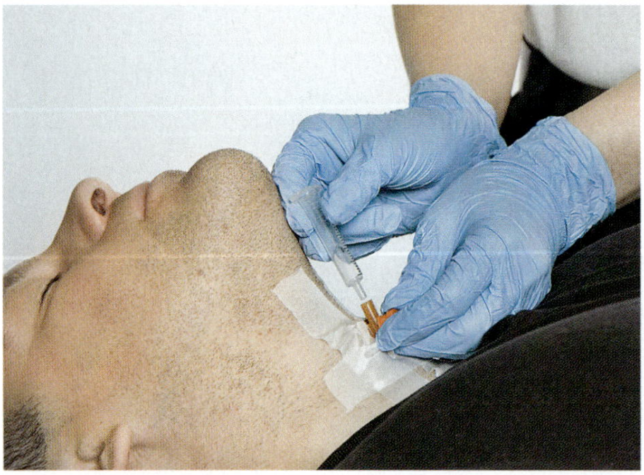

e) 2-ml-Spritzenkonus wird auf die Kanüle gesetzt

Abb. 4.90 Jet-Ventilation

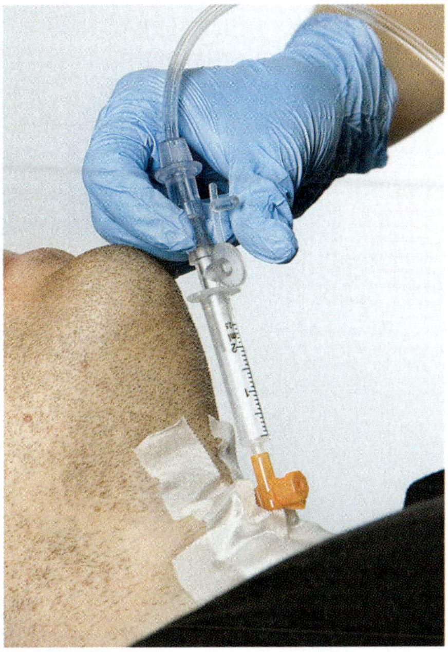

f) Sauerstoffschlauch mit Fingertipp auf Spritzenkonus

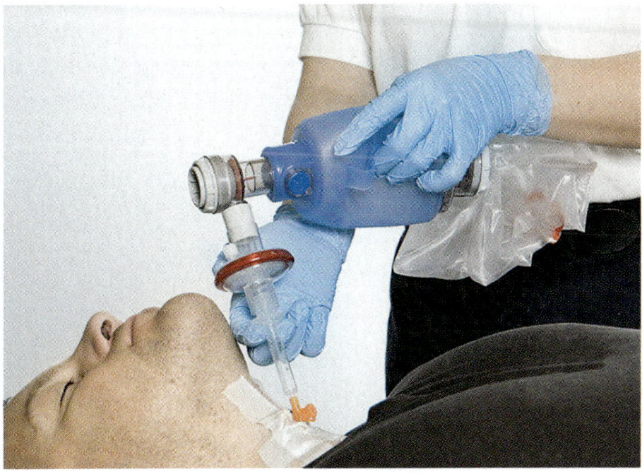

g) Tubuskonnektor und Kinderbeatmungsbeutel auf Spritzenkonus

Abb. 4.90 Jet-Ventilation *(Fortsetzung)*

- Auf die Verweilkanüle wird eine 10-ml-Spritze aufgesetzt.
- Die nicht punktierende Hand fixiert Kehlkopf und Trachea.
- Das Ligamentum conicum wird mit der leicht fußwärts (45°) ausgerichteten Trachealkanüle punktiert. Die Trachealkanüle wird dabei am Nadelschaft der Punktionskanüle oder an der aufgesetzten Spritze gehalten, sodass der Druck auf die Punktionskanüle und nicht auf die Verweilkanüle appliziert wird. Nach Überwinden des Gewebewiderstandes und sobald Luft aspiriert werden kann, befindet sich die Kanüle in der Trachea.
- Nun wird mit einer Hand die Punktionskanüle festgehalten und mit der zweiten Hand die Verweilkanüle über die Nadel in die Trachea vorgeschoben, bis die Fixierflügel dem Hals anliegen. Punktionskanüle und aufgesetzte Spritze werden entfernt.
- Die Verweilkanüle wird fixiert.
- Von der 2-ml-Spritze wird der Kolben entfernt und der Konus auf die Verweilkanüle gesteckt.
- Der Sauerstoffschlauch mit Fingertipp und 15 l Flow wird auf den Konus aufgesetzt.
- Mittels Verschließen und Öffnen des Fingertipps erfolgt die Beatmung im Verhältnis 1:4 (1 Sek. Beatmung: 4 Sek. Exspiration).
- Alternativ kann auf den 2-ml-Spritzenkonus ein 3,5 ml Tubuskonnektor gesteckt werden. Hieran wiederum lässt sich ein Beatmungsbeutel konnektieren, über den ebenfalls Beatmungshübe möglich sind.

Gefahren

- Blutungen, Hämatome, Emphysem,
- Aspiration,
- Perforation von Trachea und Ösophagus,
- Barotrauma mit Pneumothorax,
- Anstieg des Kohlendioxidgehalts.

TIPPS

Neben der hier beschriebenen einfachen Methode mit Materialien, welche im Rettungsdienst vorgehalten werden, sind auch spezielle Systeme erhältlich. Hierzu zählen z. B. das Manujet-System sowie der Enk-Sauerstoff-Flussmodulator®.

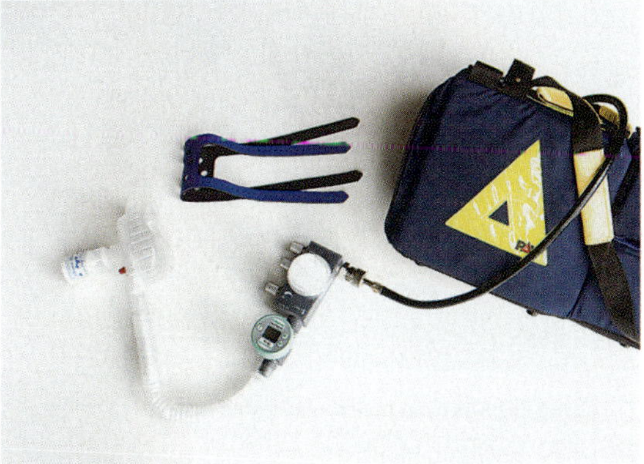

Abb. 4.91 Equipment CPAP-System Whisperflow®

4.9.5 Nichtinvasive Ventilation (CPAP)

Eine nichtinvasive Beatmung mit Continous Positive Airway Pressure (CPAP) erhält einen steten Überdruck in den Atemwegen – auch in der Exspirationsphase. Diese Form der unterstützenden Atemtherapie wird meistens über eine dicht aufsitzende und am Gesicht fixierte Maske bei spontan atmenden Patienten angewandt. Atemzugvolumen und Atemfrequenz werden prinzipiell vom Patienten bestimmt. Der bereitgestellte Überdruck erleichtert die Einatmung durch den dauerhaft offen gehaltenen Atemweg. Bei der Ausatmung muss der Patient hingegen aktiv den erhöhten Widerstand überwinden, sodass das eigentlich passive Ausströmen der Luft aktiv gestaltet wird. Die Hauptwirkung liegt in der Vergrößerung der funktionellen Residualkapazität – die Gasaustauschfläche der Lunge nimmt zu.

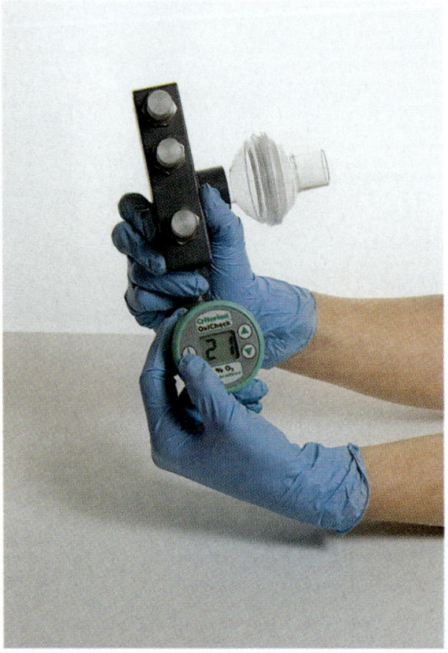

a) OxyCheck einschalten

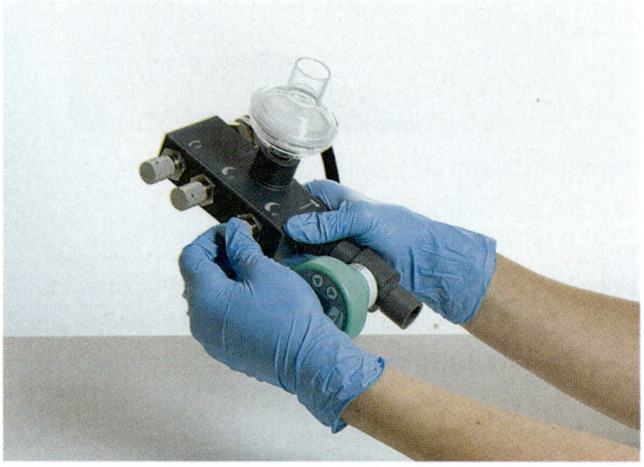

b) Alle Ventile schließen

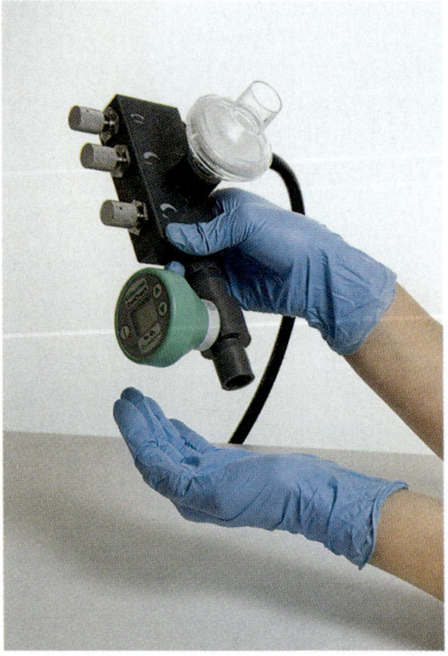

c) Flowventil aufdrehen und am Patientenauslass überprüfen

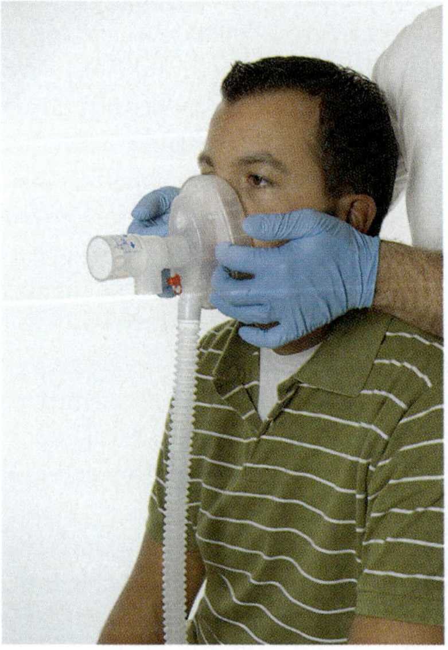

d) Maske aufsetzen und anpassen

Abb. 4.92 Nichtinvasive Ventilation

Vorteile

- Verbesserung der Oxygenierung durch Ventilation zuvor nicht belüfteter Lungenareale.
- Ein Kollabieren tiefer Lungenabschnitte und die Bildung von Atelektasen werden vermieden – der Durchmesser der Atemwege vergrößert sich.
- Im Falle eines Lungenödems wird die Flüssigkeit durch den steten Druck aus den Alveolen „herausgepresst".
- Bei erfolgreicher noninvasiver Beatmung kann eine endotracheale Intubation mit ihren Nachteilen (z. B. schwierige Entwöhnung, Pneumonien, Intubationsprobleme) umgangen werden.

Nachteile

- Das Verfahren hängt entscheidend von der Mitarbeit des Patienten ab und wird nicht immer toleriert.
- Aspirationsgefahr bei Erbrechen.

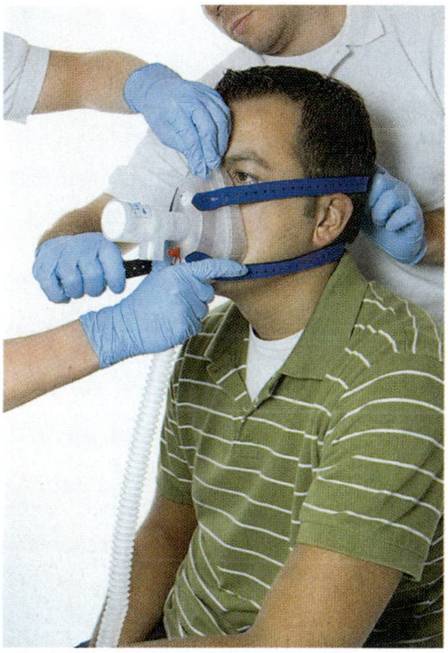

e) Beatmungsmaske mit Fixierbändern befestigen

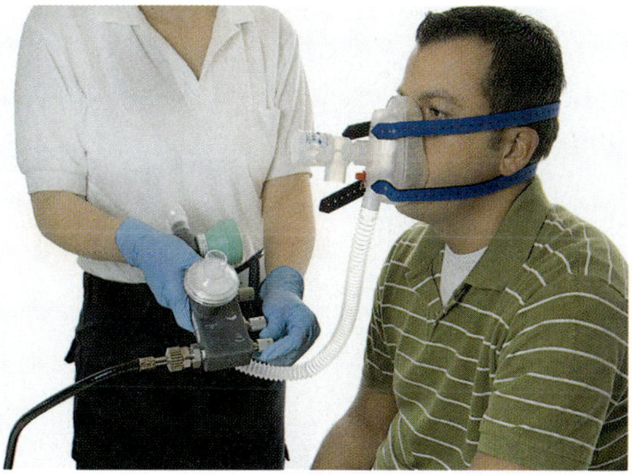

f) Gerät einschalten

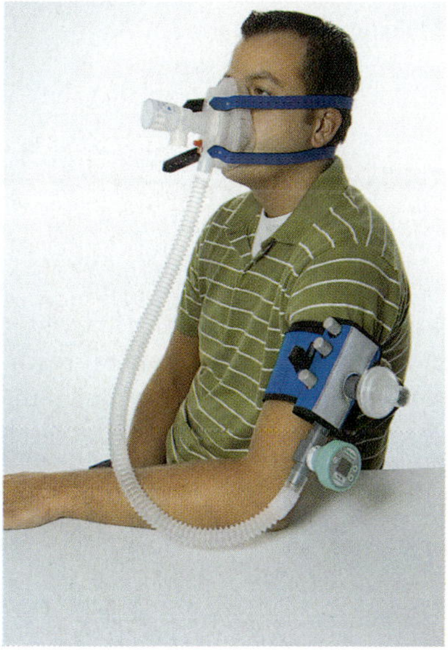

g) CPAP mit Whipserflow® am Patienten

Abb. 4.92 Nichtinvasive Ventilation *(Fortsetzung)*

Indikationen

- akute Exazerbation einer chronisch obstruktiven Lungenerkrankung (COPD)
- ggf. Asthma bronchiale
- kardiales Lungenödem
- Pneumonie

Kontraindikationen

- Bewusstlosigkeit
- Atemstillstand
- Kreislaufinsuffizienz, Kreislaufstillstand
- fehlende Kooperationsbereitschaft des Patienten
- unmittelbar lebensbedrohliche Hypoxie
- Erbrechen

Equipment

- CPAP-Beatmungsmaske
- Fixierbänder
- Whisperflow® CPAP-System oder CPAP-fähiges Beatmungsgerät (z. B. Dräger Oxylog 3000)
- Sauerstoff
- Beatmungsfilter
- OxyCheck (Criterion®)

Patientenvorbereitung

HELFER 1
- Patienten über die geplante Maßnahme aufklären.

Technik

HELFER 1
- Systemkomponenten nach Gebrauchsanweisung zusammensetzen.
- OxyCheck einschalten.
- Alle Ventile am Whisperflow® schließen → nicht zu stramm anziehen.
- Sauerstoffflasche aufdrehen und auf Lecks achten → Zischen, Entweichen von Luft.
- EIN/AUS-Ventil ganz aufdrehen. Flow-Ventil aufdrehen und überprüfen, ob der Flow am Patientenauslass variiert.
- Um den Sauerstoffanteil zu erhöhen, das Sauerstoffventil aufdrehen, bis das OxyCheck 30 Sekunden lang den gewünschten Wert anzeigt.
- Flow- und Sauerstoffventil in dieser Einstellung belassen und EIN/AUS-Ventil zudrehen.
- Patienten an das System anschließen → Maske anpassen und aufsetzen.

HELFER 2
- Die Beatmungsmaske mit den Fixierbändern sicher und möglichst dicht am Gesicht fixieren.

HELFER 1
- EIN/AUS-Ventil ganz aufdrehen und Gerät einschalten.
- CPAP-Ventil beobachten, um zu gewährleisten, dass es während der Inspiration offen bleibt.
- Langsam den Flow des Patientenschlauchsystems verringern, indem das Flow-Ventil zugedreht wird → es muss bei Inspiration des Patienten immer noch ein Flow spürbar sein.
- FiO_2 beobachten. Dieser steigt an, wenn der Flow reduziert wird. Ggf. Sauerstoffventil weiter schließen.

Gefahren

- Der Patient muss sorgfältig hinsichtlich Zeichen der Zustandsverbesserung oder –verschlechterung beobachtet werden.
- Wenn die Sauerstoffsättigung nicht in akzeptable Bereiche steigt oder Erschöpfungszeichen (Bradykardie, Bewusstseinstrübung) erkennbar werden, muss ein Abbruch der noninvasiven Beatmung zugunsten einer Intubation erwogen werden.

4.10 Intubation

Hendrik Sudowe

Unter der endotrachealen Intubation versteht man das Einführen eines Beatmungsschlauches durch Mund (oder Nase), Rachen und Kehlkopf in die Luftröhre. Der Beatmungsschlauch (Tubus) verfügt am oberen Ende über eine Anschlussstelle für einen Beatmungsbeutel oder den Beatmungsschlauch eines Beatmungsgerätes. Nahe dem unteren Ende befindet sich ein von außen über eine Spritze befüllbarer Ballon, der den Tubus gegen die Schleimhaut der Luftröhre abdichtet. Ein endotracheal platzierter Tubus stellt eine künstliche Verlängerung der Luftröhre nach außen und somit eine Trennung von Atem- und Speiseweg im Mund-Rachen-Raum dar.

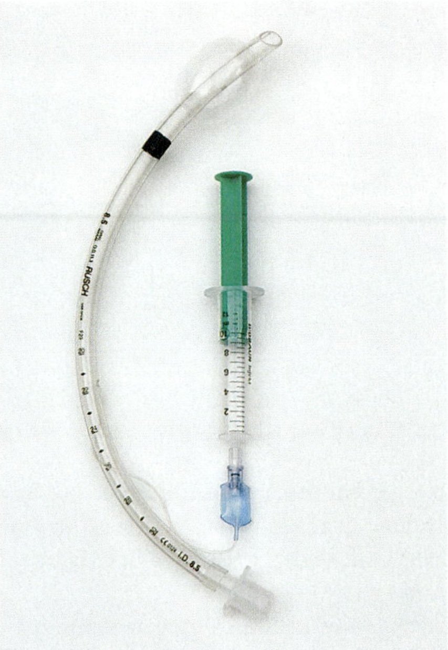

Abb. 4.93 Endotrachealtubus mit aufgesetzter Blockerspritze und geblocktem Cuff

Vorteile

- Der Atemweg ist gesichert – eine Aspiration von Mageninhalt/Fremdkörpern ist nach Intubation nicht mehr möglich.
- Durch den Anschluss eines Beatmungsbeutels oder eines Beatmungsgerätes kann eine kontrollierte Beatmung mit einem FiO_2 von 1,0 erfolgen.
- Im Gegensatz zur Maskenbeatmung besteht nicht die Gefahr einer Magenüberblähung. Während einer Reanimation können Beatmung und Herzdruckmassage synchron erfolgen. Das ermöglicht einen kontinuierlichen Blutfluss und eine bedarfsentsprechende Beatmung.
- Falls kein anderer Zugangsweg geschaffen werden kann, können bestimmte Medikamente (z. B. Adrenalin) endotracheal verabreicht werden.
- Falls erforderlich, kann über den Tubus endotracheal abgesaugt werden, um so z. B. die Folgen einer vorangegangenen Aspiration abzumildern.

Nachteile

- Da der Patient während des Intubationsvorgangs nicht beatmet werden kann, steht nur ein eng begrenzter Zeitraum für die Platzierung des Tubus zur Verfügung (z. B. im Falle einer Reanimation nicht länger als 30 Sek.).
- Zudem besteht ein gravierendes Komplikationsspektrum (z. B. Verletzungen von Zähnen, Fehlintubation).
- Die Maßnahme ist mitunter schwierig und nur dann durchzuführen, wenn sie sicher beherrscht wird.

4.10.1 Konventionelle Intubation

In den meisten Fällen betreffen die Erkrankungen/Verletzungen, die eine Intubation erforderlich machen, den erwachsenen Patienten. Nachfolgend wird ein Standardverfahren zur Vorbereitung und Durchführung der orotrachealen Intubation bei Erwachsenen beschrieben.

Indikation

- zur Sicherung der Atemwege bei Aspirationsgefahr oder zuschwellenden Atemwegen (Bewusstseinsstörungen durch z. B. Apoplex, thermisches Inhalationstrauma),
- zur Ermöglichung einer optimalen Oxygenierung bei ausgeprägten Sauerstoffmangelzuständen (z. B. Lungenödem, Kreislaufstillstand, Polytrauma),
- als Bestandteil einer Narkose (z. B. bei schweren Schmerzzuständen, SHT).

ACHTUNG

Die Indikation zur Intubation in Eigenverantwortung des Rettungsassistenten ist enger zu stellen, da ein klarer Vorteil gegenüber weniger komplikationsbehafteten Alternativen (z. B. Maskenbeatmung) bestehen muss. Zudem wird eine Intubation nur im Zustand tiefer Bewusstlosigkeit toleriert, die ggf. erst durch eine ärztlich verantwortete Narkose herbeigeführt werden muss. Die verbleibenden Indikationen zur Intubation durch den Rettungsassistenten sind der Kreislaufstillstand und Situationen, in denen eine Maskenbeatmung nicht möglich ist.

Kontraindikation

- Maßnahme wird nicht sicher beherrscht und alternative Atemwegshilfen, z. B. Larynxtubus (➤ Kap. 4.11.2), stehen nicht zur Verfügung.

Equipment

- Laryngoskopgriff mit Spatel (bei Erwachsenen meistens Größe 3 oder 4),
- Endotrachealtuben (für Erwachsene Tuben mit den Innendurchmessern 7–9 mm bereithalten; Faustregel: Frauen 7er- und Männer 8er-Tubus),
- Führungsstab,
- Blockerspritze,
- Gleitmittel (z. B. Lidocain-Gel),
- Beatmungsbeutel und Sauerstoff,
- Absauggerät und -katheter,

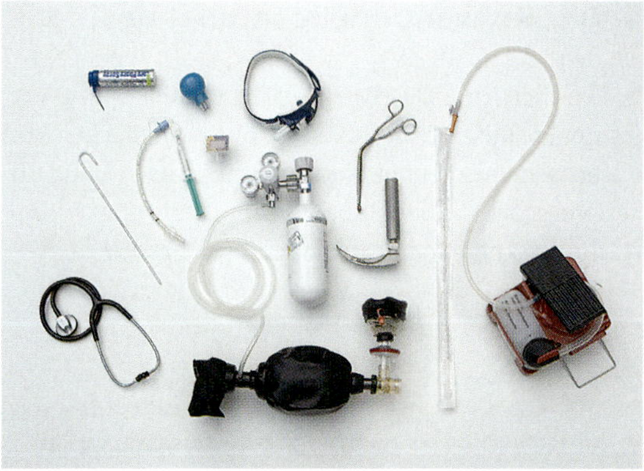

Abb. 4.94 Equipment zur Intubation

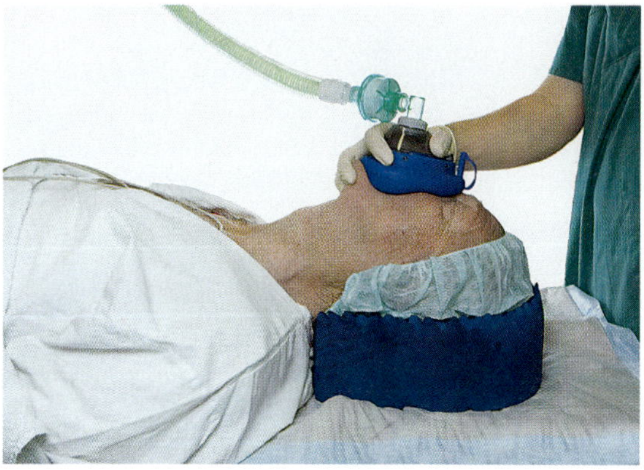

Abb. 4.95 Lagerung zur Intubation und Präoxygenierung

- Fixiermaterial und Beißschutz (z. B. Thomas® Tube Holder); bei Fixiersystemen mit nicht integriertem Beißschutz Guedel-Tubus einlegen,
- Instrumente zur Lagekontrolle nach erfolgter Intubation (Stethoskop, Tube-Chek®, Kapnometrie).

Patientenvorbereitung

- Ggf. Präoxygenierung des Patienten.

ACHTUNG

Bei Notfallpatienten besteht immer erhöhte Aspirationsgefahr, weil sie als nicht nüchtern eingestuft werden müssen. Da bei einer Maskenbeatmung eine Mageninsufflation nie ganz ausgeschlossen werden kann, sollte der Patient den vorgehaltenen Sauerstoff vor der Narkoseeinleitung möglichst spontan atmen. Nach Applikation und Wirkungseintritt der Narkosemedikamente sollte sofort die Intubation erfolgen. Falls Muskelrelaxantien eingesetzt werden, sollte allerdings vor deren Gabe sichergestellt werden, dass der Patient im Falle einer unmöglichen Intubation auch über die Maske beatmet werden kann. Bei bereits bestehendem Atemstillstand kann ein Sellick-Handgriff (senkrechter Druck auf den Ringknorpel des Kehlkopfes zur Abdichtung des darunterliegenden Ösophagus) während der Beatmung die Mageninsufflation vermeiden.

- Der Kopf wird leicht erhöht (8–10 cm) mit einer Streckung im Atlantookzipitalgelenk zwischen Schädel und erstem HWK („Schnüffelposition“, Jackson-Position) gelagert, um eine nahezu gerade verlaufende Intubationsachse zwischen Mundöffnung und Kehlkopfeingang zu erreichen.

TIPPS

Als Ersatz für ein Intubationskissen kann der Beatmungsbeutel Verwendung finden.

- Lose Zähne oder Prothesen werden entfernt.
- Zur Vermeidung einer Regurgitation (Rückfluss von Mageninhalt) kann ein Helfer einen Sellick-Handgriff anwenden.
- Das mit einem Absaugkatheter versehene Absauggerät steht in Griffbereitschaft zur Verfügung.

Technik

Vorbereitung des Materials

HELFER 2

- Die Lichtquelle des Laryngoskops wird aktiviert, um Funktion und Helligkeit zu prüfen.
- Ggf. Überprüfung der Cuffdichtigkeit durch Blockung und Betasten des Cuffs durch die sterile Verpackung hindurch. Den Tubus anschließend wieder entblocken. → Bei original verpackten Tuben ist dies heute meist nicht erforderlich.
- Der Tubus kann am unteren Ende mit einem Gleitmittel versehen werden.
- Der Führungsstab wird in den Tubus eingeführt. Die Spitze des Führungsstabes sollte aufgrund der Traumatisierungsgefahr nicht aus dem Tubus hervorragen. Am oberen Ende kann der Führungsstab so umgebogen werden, dass er nicht tiefer in den Tubus rutschen kann. Um den Führungsstab nach erfolgter Intubation problemlos zurückziehen zu können, kann er ebenfalls mit einem Gleitmittel (am besten als Spray) versehen werden.

HELFER 1

- Der Mund des Patienten wird mit dem Kreuzgriff (Daumen und Zeigefinger der rechten Hand) im rechten Mundwinkel geöffnet.
- Mit der linken Hand wird das Laryngoskop in den rechten Mundwinkel des Patienten eingeführt. Die

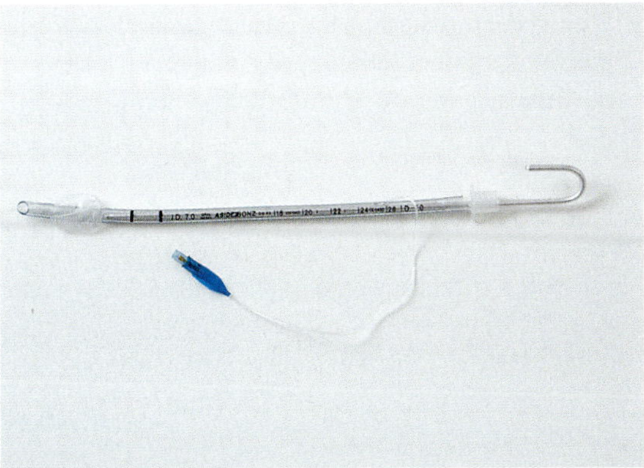

Abb. 4.96 Führungsstab im Tubus

Unterlippe des Patienten darf dabei nicht zwischen Zähnen und Spatel eingeklemmt werden.

- Die Zunge wird aufgeladen und nach links verschoben, indem das Laryngoskop zentral ausgerichtet wird. Die Spitze des Spatels soll zwischen Zungengrund und Epiglottis (Kehldeckel) liegen. Wenn die Epiglottis für den Intubateur jetzt nicht sichtbar ist, wurde das Laryngoskop entweder zu tief eingeführt und hat die Epiglottis aufgeladen oder es wurde nicht weit genug vorgeschoben.
- Ein kräftiger Zug in Griffrichtung richtet die Epiglottis auf und ermöglicht die Sicht auf den Kehlkopfeingang zwischen den Stimmlippen.

ACHTUNG

Der Zug muss konsequent in Richtung des Mundbodens erfolgen. Wenn eine Hebelbewegung ausgeführt wird, können die oberen Schneidezähne beschädigt werden.

TIPPS

Wenn es schwer fällt, den erforderlichen Zug mit dem linken Arm aufzubringen, ohne zu hebeln, kann der Daumen der rechten Hand an die Führungsschiene des Laryngoskops gesetzt werden und durch leichten Druck in Griffrichtung die Einstellung des Kehlkopfeingangs erleichtern. Der Daumen ist zum Offenhalten des Mundes zu diesem Zeitpunkt nicht mehr erforderlich, darf allerdings die Sicht in die Mundhöhle nicht behindern. Zum Freihalten der Sicht nach erfolgreicher Kehlkopfeinstellung reicht der Zug der linken Hand aus, sodass die rechte Hand wieder frei ist.

Um das Einstellen des Kehlkopfeingangs weiter zu erleichtern, kann ein Teammitglied in Absprache mit dem Intubateur das BURP-Manöver durchführen. BURP steht für Backwards Upwards Rightwards Pressure und meint eine Verschiebung des Kehlkopfes, die in Richtung Rücken, Kopf und rechts erfolgt. Das BURP-Manöver kann allerdings nicht mit dem Sellick-Handgriff kombiniert werden. Die Auswahl zwischen den beiden Handgriffen obliegt im Einzelfall dem Intubateur.

- Mit der rechten Hand wird der Tubus von rechts in den Mund eingeführt und zwischen den Stimmlippen durch den Kehlkopf in die Trachea eingeführt. Die korrekte Einführtiefe ist erreicht, wenn der Cuff die Stimmlippen passiert hat.
- Wenn der Cuff die Stimmlippen passiert hat, wird das Laryngoskop entfernt und der Cuff durch einen Helfer geblockt. Um den Cuffdruck bedarfsentsprechend einzustellen und Schleimhautschäden durch übermäßigen Druck zu vermeiden, kann ein Cuffdruckmesser angeschlossen werden. Eine Hand fixiert den Tubus bis zur endgültigen Sicherung im Mundwinkel, um ein Verrutschen zu verhindern. Die Einführtiefe wird in Höhe der Zahnreihe abgelesen, um ein Verrutschen des Tubus zu bemerken. Sie beträgt 21–24 cm. Maßgeblich für die korrekte Einführtiefe ist jedoch nicht dieser orientierende Wert, sondern die auskultatorisch gesicherte seitengleiche Belüftung.
- Der Beatmungsbeutel wird konnektiert und die korrekte Lage des Tubus verifiziert (➤ Lagekontrollkriterien).
- Der Tubus wird sicher fixiert und ein Beißschutz eingelegt.

Lagekontrolle

Der sorgfältigen Lagekontrolle des Tubus kommt besondere Bedeutung zu, weil im Falle einer Fehlintubation in die Speiseröhre tödliche Verläufe drohen. Es stehen verschiedene Lagekontrollkriterien zur Verfügung, von denen möglichst viele genutzt werden sollten.

- Auskultation über dem Magen und im Seitenvergleich auf dem Thorax in der vorderen Axillarlinie: Blubbernde Geräusche über dem Magen und fehlende Beatmungsgeräusche über den Lungenflügeln zeigen eine Fehlintubation in den Ösophagus an. Ein einseitiges Beatmungsgeräusch weist auf eine einseitige Intubation in einen Hauptbronchus (aufgrund des steileren Verlaufes meistens rechts) hin.
- Wenn ein zusammengedrückter Tube Check®-Ballon auf den Tubus aufgesetzt wird und sich spontan mit Luft füllt, deutet das auf eine korrekte Lage hin. Eine sehr zögerliche oder ausbleibende Ballonfüllung hingegen würde für ein Ansaugen von Ösophagusschleimhaut am Ende des fehlplatzierten Tubus sprechen.
- Endexspiratorisches CO_2 bei der Kapnometrie über mehrere Atemzüge kann bei ösophagealer Fehllage nicht gemessen werden. Bei Nichtverfügbarkeit eines Kapnometers sollten CO_2-Indikatoren (z. B. Easy-Cap® II) verwendet werden.

- Das Beschlagen des Tubus spricht für eine tracheale Lage, ist allerdings kein absolut sicheres Zeichen.
- Brustkorbhebungen weisen ebenfalls auf eine korrekte Lage hin, können aber unter Umständen auch bei Fehlintubationen beobachtet werden.
- Steigende und bleibend hohe Pulsoxymetriewerte beweisen die korrekte Tubuslage. Da die Sättigung jedoch erst mit einer zeitlichen Verzögerung steigt und z. B. im Rahmen eines Kreislaufstillstands häufig nicht messbar ist, ist die Pulsoxymetrie kein rechtzeitig verfügbares Zeichen einer erfolgreichen Intubation.
- Wenn bei einer nochmaligen Laryngoskopie der Tubus inmitten der Stimmlippen erkennbar ist, kann die Tubuslage als sicher tracheal angenommen werden.

ACHTUNG

Wenn Unsicherheit über die korrekte Tubuslage besteht, sollte der Tubus entfernt werden und der Patient mittels Maske oder einer alternativen Technik (z. B. Larynxtubus®, ➤ Kap. 4.11.2) beatmet werden. „If in doubt – take it out!"

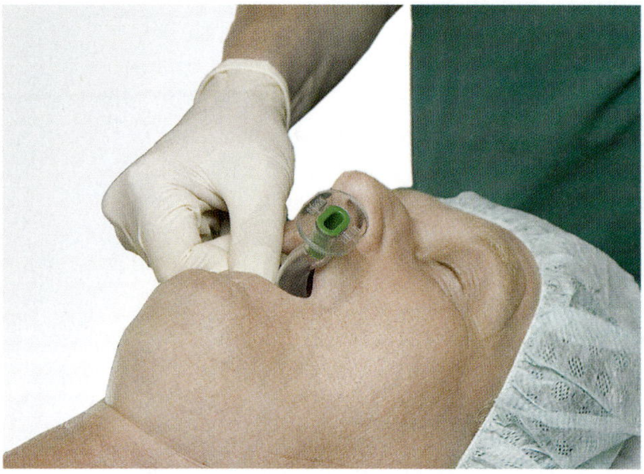

a) Mund mit Kreuzgriff öffnen

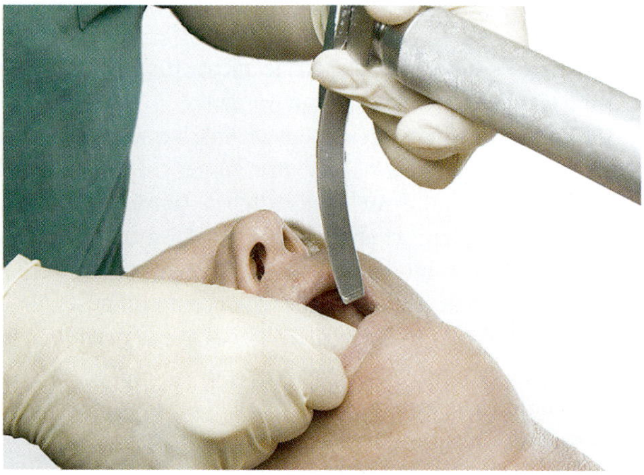

b) Einführen des Laryngoskops

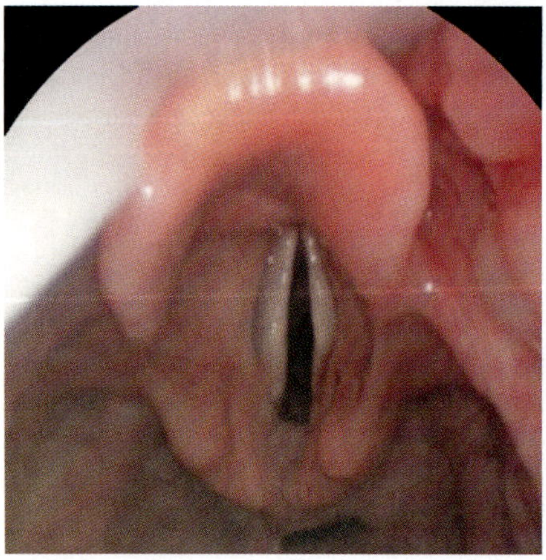

c) Aufladen der Zunge und Blick auf die Stimmritze

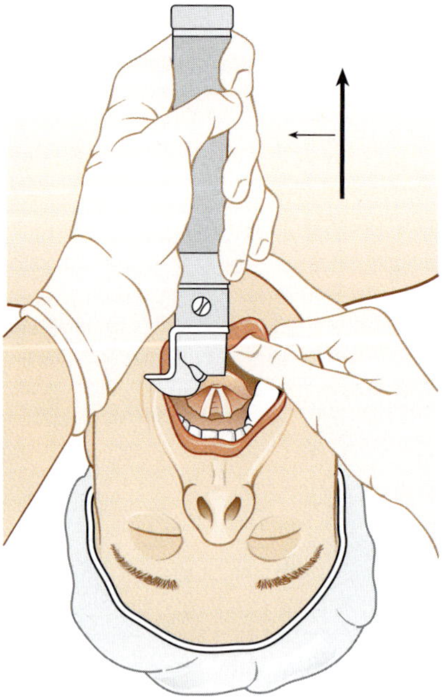

d) Einstellen des Kehlkopfeinganges

Abb. 4.97 Konventionelle Intubation

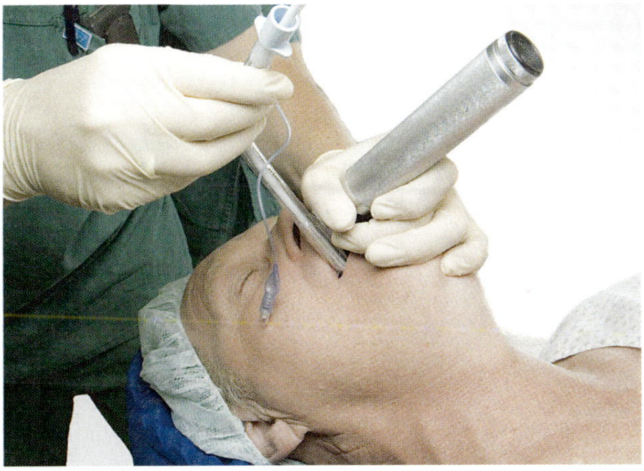

e) Tubus einführen

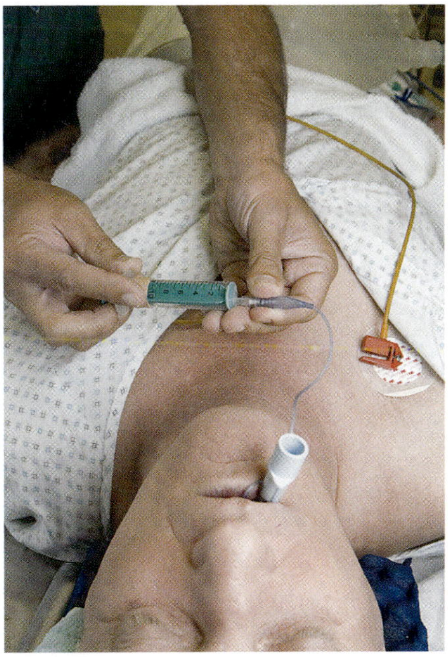

f) Blockung des Cuff

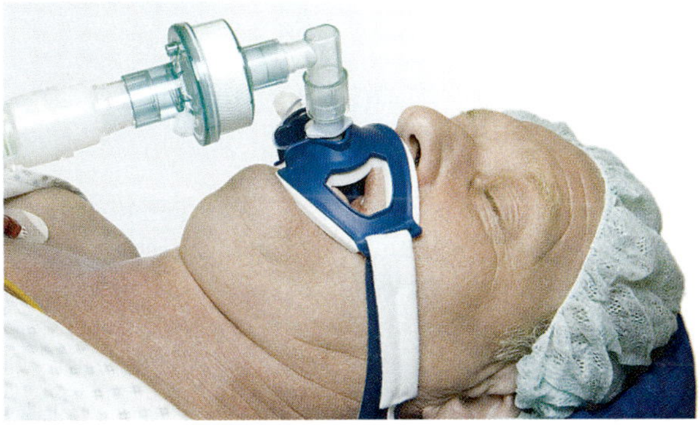

g) Tubusfixierung und Beißschutz mit Thomas® Tube-Holder

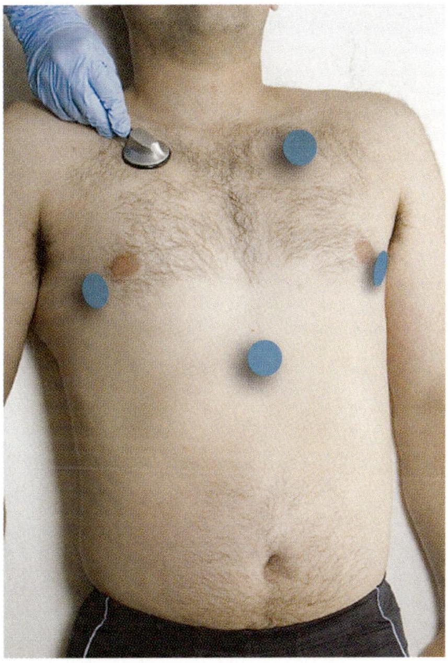

h) Auskultation

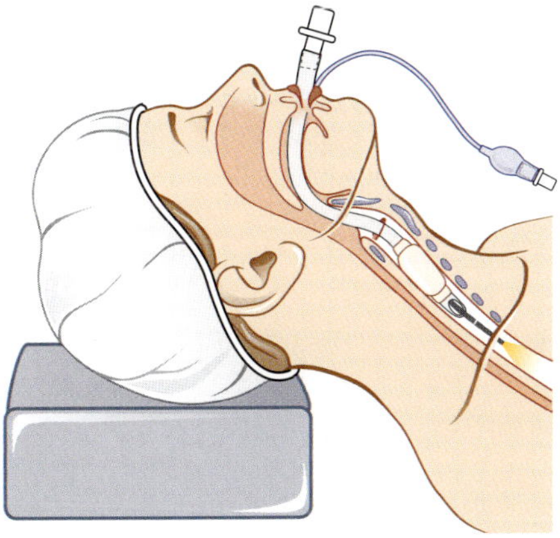

i) Korrekte Tubuslage

Abb. 4.97 Konventionelle Intubation *(Fortsetzung)*

Gefahren

- Verletzungen von Zähnen, Schleimhäuten, Stimmlippen, Luftröhre
- Aspiration
- Vagusreiz mit einem Abfall der Herzfrequenz
- Laryngospasmus
- Verschlechterung einer evtl. vorbestehenden HWS-Verletzung
- ösophageale Fehlintubation
- einseitige Intubation eines Hauptbronchus

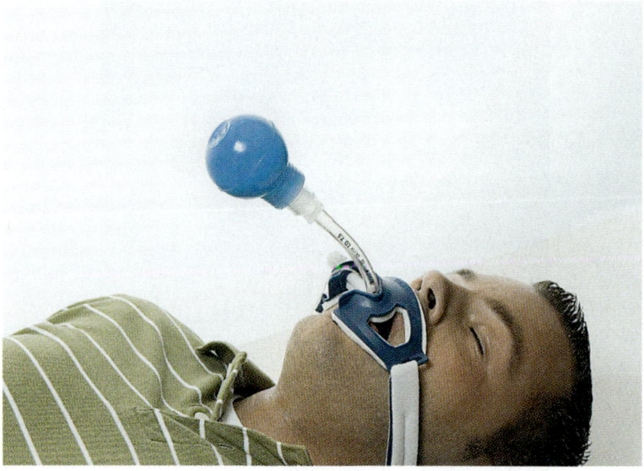

a) Tube-Chek bei korrekter Tubuslage

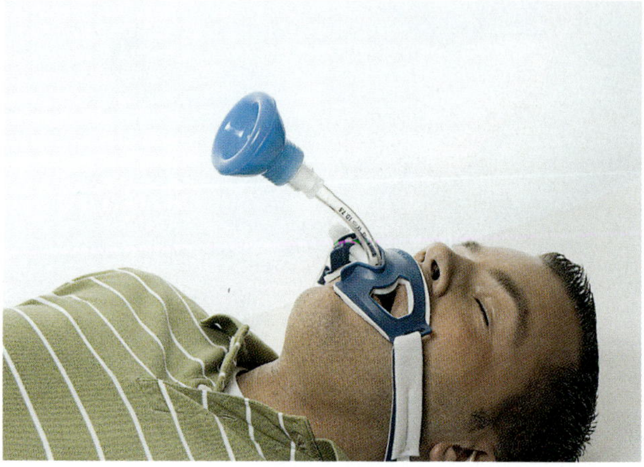

b) Tube-Chek bei Tubusfehllage

Abb. 4.98 Tube-Chek®

ACHTUNG

Anders als in der Klinik erfolgen Intubationen im Rettungsdienst häufig unter schwierigen räumlichen Bedingungen und unter dem durch das vorliegende Krankheitsbild vorgegebenen Zeitdruck. Unter diesen Voraussetzungen ist die Konzentration des gesamten Teams gefordert. Die Aufgaben umfassen nicht nur das eigentliche Einführen des Tubus, sondern eine vollständige Vorbereitung des Materials, eine vorausschauende Assistenz und eine wachsame Reaktionsbereitschaft auf Störungen.

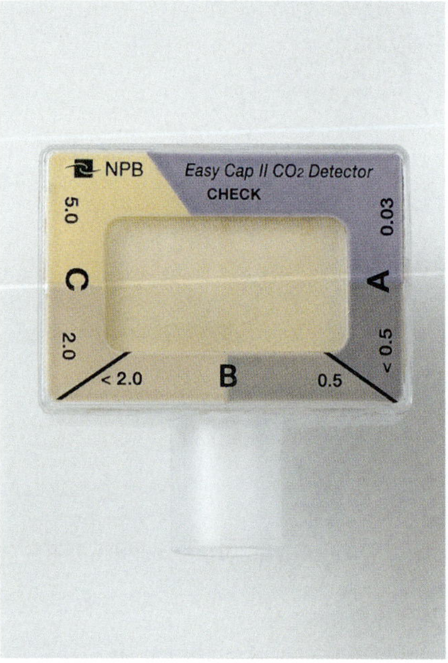

Abb. 4.99 Easy-Cap® II

4.10.2 Konventionelle Intubation bei Kindern

Aufgrund anatomischer Besonderheiten im Kindesalter ergeben sich hinsichtlich Material und Technik der Intubation entscheidende Änderungen. Ein zusätzlich erschwerender Faktor liegt in der geringeren Sauerstoffreserve eines Kindes, sodass die Apnoephase zwischen der letzten Beatmung bzw. dem letzten spontanen Atemzug und der ersten Beatmung über den Tubus extrem kurz gehalten werden muss. Bei Manipulationen durch Laryngoskop oder Tubus drohen Schleimhautschwellungen mit relevanten Verengungen des Atemwegs. Nachfolgend werden die wesentlichen Änderungen hinsichtlich Equipment und Technik der Intubation von Kindern im Vergleich zur konventionellen Intubation eines Erwachsenen dargestellt.

Hinsichtlich Indikation, Kontraindikation und Gefahren ➤ Kap. 4.10.1

Equipment

Prinzipiell gleicht das erforderliche Equipment dem der Intubation eines Erwachsenen. Entscheidende Abweichungen betreffen folgende Aspekte:

- Die korrekte Größe des Endotrachealtubus wird bei Kindern > 1 Jahr nach folgender Formel berechnet: (Lebensalter + 16) : 4 = Innendurchmesser des Tubus. So benötigt z. B. ein 4-jähriges Kind einen 5er-Tubus. Neugeborene erhalten einen 3er- und 12 Monate alte Kinder einen 4er-Tubus. Der größenlimitierende Abschnitt des Atemwegs ist nicht wie bei Erwachsenen die Stimmritze, sondern der Ringknorpel

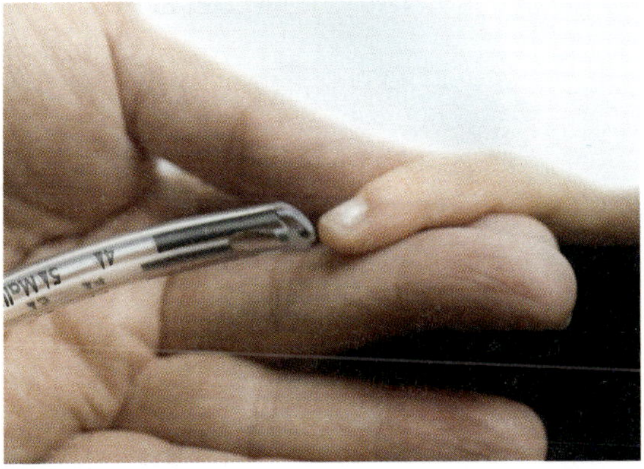

Abb. 4.100 Tubusgröße nach Kleinfingerdicke des Kindes

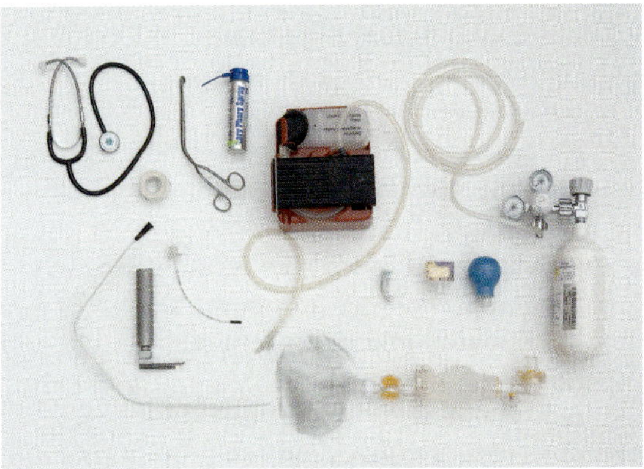

Abb. 4.101 Equipment zur Kinderintubation

als engste Stelle des Atemweges. Eine weitere Möglichkeit der Größenwahl ist die Kleinfingerdicke des Kindes.

- Aufgrund empfindlicher Trachealschleimhäute sollte der Tubus erst ab einem Lebensalter von ca. 8 Jahren geblockt werden. Der Cuffdruck könnte anderenfalls die Trachealschleimhaut schädigen. Daher muss der Tubus so groß gewählt werden, dass er sich der Trachealschleimhaut möglichst eng anlegt. Es werden mehrere Tuben unterschiedlicher Größe bereitgelegt.
- Bei Neugeborenen und Kleinkindern kommen statt gebogener (MacIntosh) häufig gerade (z. B. Foregger, Miller) Laryngoskopspatel zum Einsatz. Die im Kindesalter verhältnismäßig große Epiglottis lässt sich nur schwer aufstellen und wird daher mit den geraden Spateln aufgeladen, um so den Blick auf den Kehlkopfeingang zu ermöglichen.
- Die Größen von Führungsstab, Beatmungsmaske, Guedel-Tubus, Absaugkatheter und Fixiersystem sind altersentsprechend auszuwählen.

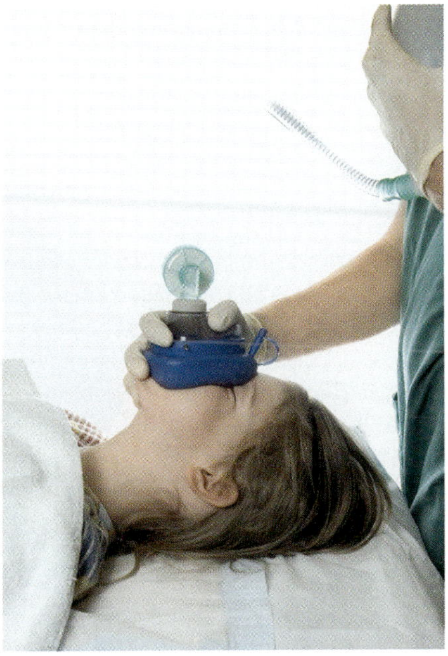

Abb. 4.102 Flach liegendes Kind in Schnüffelstellung

Technik

Variationen zur Technik der Intubation bei Erwachsenen ergeben sich an den folgenden Stellen:

- Ein Kopfpolster zur erhöhten Lagerung wird erst ab dem ca. 3. Lebensjahr eingesetzt. Vorher erfolgt die Intubation am flach liegenden Patienten in Schnüffelstellung.
- Bei Verwendung eines geraden Spatels wird die Epiglottis aufgeladen und direkt angehoben und nicht wie bei gebogenen Spateln durch einen Zug in der Glottisspalte aufgerichtet.
- Der Tubus wird in die Trachea vorgeschoben, bis die Markierung hinter der Stimmritze liegt. Die Einführtiefe kann bis zum Alter von ca. 14 Jahren mit folgender Formel berechnet werden: Einführtiefe in cm = (Lebensalter : 2) + 12.

4.10.3 Die schwierige Intubation

Eine „schwierige Intubation" liegt vor, wenn sich der Kehlkopfeingang trotz korrekter Technik laryngoskopisch nicht einstellen oder sich der Endotrachealtubus nicht durch die Stimmritze vorschieben lässt. Diese Situation erfährt eine besondere Brisanz, wenn sie mit einem „schwierigen Atemweg" kombiniert ist – also Schwierigkeiten bestehen, den Patienten alternativ über eine Maske zu beatmen. Sind sowohl die Intubation als auch die Maskenbeatmung unmöglich, ist eine lebensbedrohliche „cannot ventilate – cannot intubate"-Situation gegeben, die ein schnelles und sicheres Problemmanagement zur Atemwegssicherung erfordert.

Hinweise auf zu erwartende Intubationsschwierigkeiten

Hinweise auf zu erwartende Intubationsschwierigkeiten ergeben sich aus anatomischen Besonderheiten, aus Veränderungen durch Verletzungen/Erkrankungen oder der Anamnese des Patienten. Wenn aufgrund dieser vorab erhobenen Hinweise gravierende Probleme zu erwarten sind, sollte die Indikation zur Intubation besonders sorgfältig geprüft werden.

Anatomische Besonderheiten:
- eingeschränkte Beweglichkeit in Kiefergelenk und HWS,
- kurzer dicker Hals,
- vorstehender Oberkiefer, „fliehendes Kinn" (zurückliegendes Kinn),
- enge Mundhöhle, große Zunge,
- eingeschränkte Sichtbarkeit von weichem Gaumen und Gaumenzäpfchen bei weit geöffnetem Mund und herausgestreckter Zunge.

Verletzungen/Erkrankungen:
- HWS-Trauma mit Immobilisation durch z. B. Stifneck®,
- Gesichtsschädeltrauma mit knöcherner Instabilität und Blutungen in den Rachenraum,
- Schwellungen durch z. B. Insektenbisse, Epiglottitis.

Anamnese:
- Intubationsschwierigkeiten bei vorangegangenen Intubationen,
- Z.n. Operationen im Mund-Rachen-Kehlkopf-Luftröhrenbereich,
- Halstumoren, Struma,
- Morbus Bechterew, Down-Syndrom, Pierre-Robin-Syndrom.

Problemmanagement

Eine schwierige Intubation erfordert ein schnelles und sicheres Problemmanagement. Dem gesamten Team sollte stets bewusst sein, dass jeder Intubationsversuch ein zeitkritisches Ereignis darstellt, da der Patient während des Vorgangs nicht beatmet werden kann. Wenn eine Maskenbeatmung möglich ist, sollte der Intubationsversuch rechtzeitig (bei Reanimationen nach max. 30 Sek., ansonsten bei deutlichem SpO_2-Abfall) abgebrochen werden, um eine ausreichende Oxygenierung sicherzustellen. Zur endgültigen Problemlösung können zwei Strategien verfolgt werden:

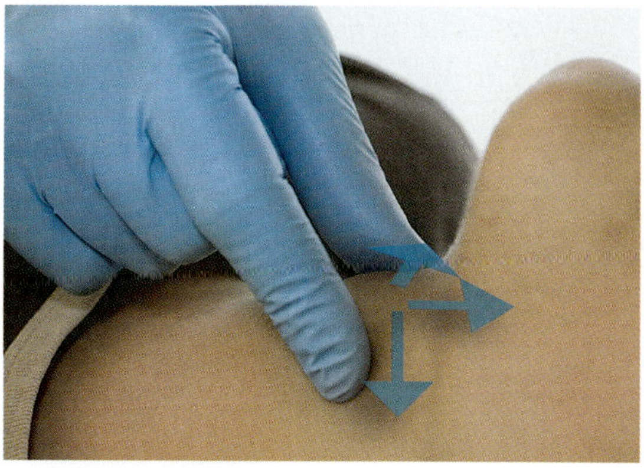

Abb. 4.103 BURP-Manöver

- Intubationsbedingungen optimieren:
  - Führungsstab verwenden,
  - evtl. kleineren Tubus wählen,
  - optimale Schnüffelposition mit erhöht gelagertem Kopf und Streckung im Atlantookzipitalgelenk herstellen,
  - bei adipösen Patienten ggf. zusätzlich die Schultern mit einem Kissen unterpolstern,
  - BURP-Manöver durchführen lassen,
  - längeren Spatel verwenden,
  - evtl. geraden Spatel verwenden,
  - evtl. Führungsstab mit gebogener Spitze unter der Epiglottis hindurch in die Trachea vorschieben und den Tubus über die so geschaffene Schiene nachführen,
- alternative Atemwegssicherung nutzen:
  - Larynxmaske (➤ Kap. 4.11.1),
  - Larynxtubus (➤ Kap. 4.11.2),
  - Combitubus (➤ Kap. 4.11.2),
  - evtl. Koniotomie.

4.10.4 Tubusfixierung

Nach erfolgreicher Intubation kommt der Tubusfixierung unter den teils widrigen Bedingungen (Bewegungen, Flüssigkeiten im Fixierbereich) im Rettungsdienst besondere Bedeutung zu. Ein versehentlicher Zug am Beatmungssystem während der erforderlichen Umlagerungs- oder Transportmaßnahmen darf nicht zur Lageveränderung des Tubus in der Trachea führen. Neben einer Extubation drohen Fehllagen wie die einseitige Intubation oder die ösophageale Fehlintubation. Pflasterstreifen und Mullbinden gewährleisten nicht den erforderlichen Sicherheitsstandard und sind auch nicht für diesen Verwendungszweck vorgesehen. Daher sollten sichere und speziell für den Zweck der Tubussicherung konstruierte Fixiermittel verwendet werden. Die Industrie bietet eine Vielzahl solcher Fixiermittel an, die hinsichtlich rettungsdienstlich relevanter Kriterien wie Stabilität, Fixierungssicherheit und Anlageschnelligkeit geprüft werden sollten.

Technik (Tube Holder®)

ACHTUNG

Bei allen Manipulationen muss stets die Lage des Endotrachealtubus kontrolliert und gesichert werden.

- Die Öffnung der Fixiervorrichtung wird fußwärts gerichtet um den Tubus gelegt.
- Die Fixierplatte wird dem Gesicht angelegt. Dabei wird der integrierte Beißschutz vorsichtig – ohne die Lippen einzuklemmen – zwischen den Zähnen platziert. Der Tubus liegt in der V-förmigen Aussparung. Die Cuffzuleitung des Tubus wird durch die Öffnung der Fixierplatte nach außen geführt, um den Zugang zum Cuff zu erhalten.
- Das Fixierband wird fest um den Nacken geführt und mithilfe des am Ende befestigten Plastikstreifens

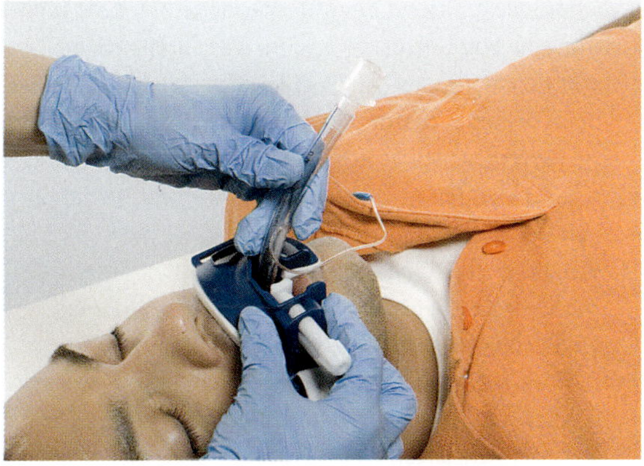

a) Platzierung von Fixierplatte und Beißschutz

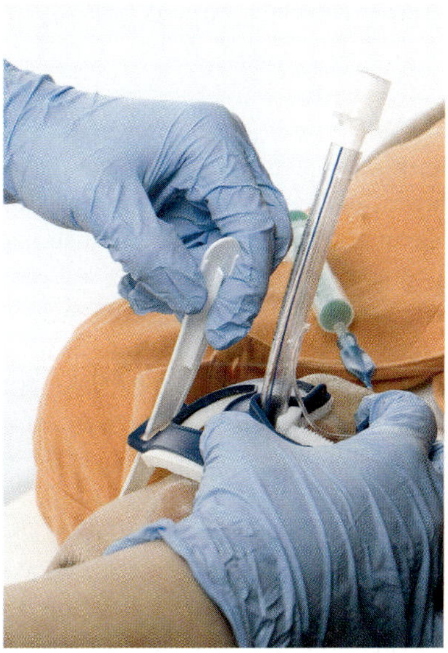

b) Durchfädeln des Plastikstreifens

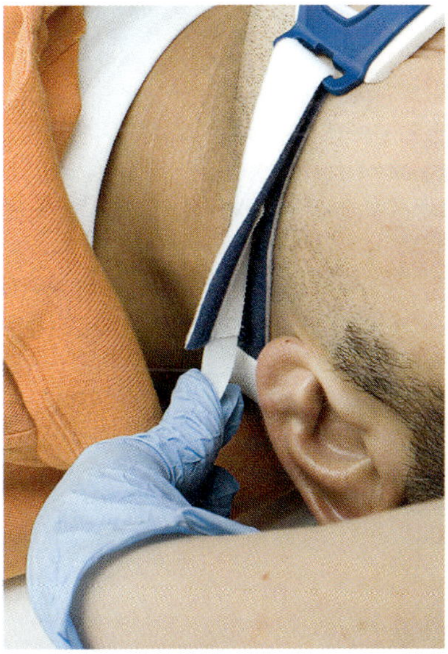

c) Befestigung über Klettstreifen

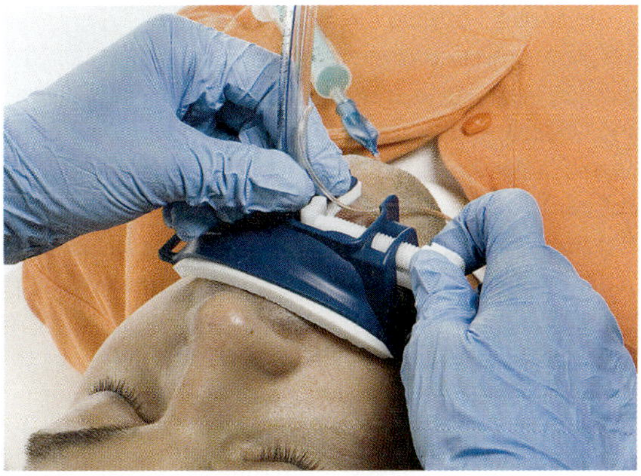

d) Festdrehen der Schnellspannschraube

Abb. 4.104 Tubusfixierung

durch die gegenüberliegende Lasche der Fixierplatte gefädelt.
- Der Plastikstreifen wird entfernt. Das durchgezogene Ende des Fixierbandes wird in Gegenrichtung zurückgeführt und mit dem Klettstreifen befestigt.
- Die Schnellspannschraube wird festgedreht, sodass der Tubus sicher befestigt ist. Die Schraube sollte jedoch nicht so weit zugedreht werden, dass das Tubuslumen eingeengt wird.

4.11 Der alternative Atemweg

Claus Kemp, Thomas Semmel

Nicht immer und nicht bei jedem Patienten ist eine optimale Sicherung der Atemwege mittels einer endotrachealen Intubation möglich. Zahlreiche Hindernisse können eine Intubation erschweren oder gar unmöglich machen. Oftmals fehlt auch die nötige Praxis – wenige jemals durchgeführte Intubationen sind keine optimale Voraussetzung, um einen adipösen Patienten mit einem kurzen Hals sicher zu intubieren, der in einem Pkw eingeklemmt und daher nur von der Seite und hinten zugänglich ist.

Aus diesem Grund werden üblicherweise alternative Hilfsmittel vorgehalten, mit denen auch bei Patienten, die sich nicht ohne Weiteres endotracheal intubieren lassen, die Atemwege gesichert werden können. Weit verbreitete Systeme sind im deutschen Rettungsdienst:
- die Larynxmaske (➤ Kap. 4.11.1),
- der Larynxtubus (➤ Kap. 4.11.2),
- die Intubationslarynxmaske (z. B. LMA Fastrach®) (➤ Kap. 4.11.3),
- der Combitubus (➤ Kap. 4.11.4) und
- die Koniotomie, beispielsweise mit einem Quicktrach®-System (➤ Kap. 4.11.5).

In ihrem Anwendungsspektrum und dem Grad der Sicherheit unterscheiden sich die genannten Maßnahmen und Systeme jedoch zum Teil erheblich, sodass am Einsatzort in der Regel genau abzuwägen sein wird, was in welcher Situation eingesetzt werden kann. So ist die Koniotomie eine Maßnahme, die aufgrund ihrer Invasivität in der Reihe der Atemwegsalternativen eine Art „Ultima Ratio" darstellen wird.

Grundsätzlich sollten invasive Maßnahmen zur Sicherung der Atemwege von jedem Rettungsdienstmitarbeiter beherrscht werden. Sowohl die Intubation als auch die oben genannten Alternativen müssen sorgfältig erlernt und regelmäßig geübt werden. Wichtige Verhaltensregeln und Voraussetzungen für den Einsatz der Systeme zur alternativen Atemwegssicherung sind:
- Eigenschutz beachten → Infektionsschutzhandschuhe und Augenschutz tragen.
- Sauerstoffversorgung durchgehend sicherstellen. Dies beinhaltet eine großzügige Präoxygenierung vor Beginn der Maßnahme, das zügige Durchführen der Maßnahme selber sowie eine unverzügliche Fortsetzung der Sauerstoffgabe bzw. Beatmung unmittelbar im Anschluss daran.
- Sämtliche Maßnahmen der Atemwegssicherung sollten immer in Absaugbereitschaft durchgeführt werden. Manipulationen im Pharynx und am Larynx provozieren grundsätzlich ein massives Erbrechen; außerdem kann es stets zu Weichteilverletzungen und daraus resultierenden Blutungen kommen.
- Stellen Sie sich im Vorfeld das benötigte Material zusammen. Während der Maßnahme selber steht Ihnen nur eine eng begrenzte Zeit zur Verfügung (Sauerstoffdefizit), sodass ein Suchen benötigter Materialien in dieser Phase dem Patienten schadet.
- Insbesondere Hilfsmittel, die anschließend geblockt werden, sollten im Vorfeld auf ihre Funktionsfähigkeit überprüft werden. Beachten Sie hierbei unbedingt die Herstellerangaben. Auch sollten Sie vor der Maßnahme die Menge Luft ermitteln, mit der ein Cuff geblockt werden muss.
- Achten Sie auf die Hygiene: Material, das invasiv eingesetzt wird, sollte stets steril bleiben, um keine Sekundärinfektionen zu provozieren. Als Faustregel gilt hierbei, dass im Bereich des Larynx und darunter nur steriles Material zur Anwendung kommen darf.
- Schaffen Sie sich die Arbeitsbedingungen, die Sie zur Durchführung der Maßnahme benötigen. Hierzu werden im Regelfall gute Sichtverhältnisse und eine ausreichende Beleuchtung gehören. Zum Erreichen guter Sichtverhältnisse ist eine angepasste Lagerung des Patienten notwendig, sofern etwaige Verletzungen (z. B. der HWS) diese nicht ausschließen.
- Wenn nötig, bei dem Patienten für eine ausreichende Analgesie und Sedierung sorgen → Notarzt hinzuziehen.

TIPPS

Es macht keinen Sinn, alle möglichen alternativen Atemwegsmittel vorzuhalten. Es sollte mindestens eine zur Verfügung stehen und diese sicher beherrscht werden.

4.11.1 Larynxmaske

Die Larynxmaske ist ein Tubus mit weiter Öffnung am distalen Ende; dort findet sich eine aufblasbare Manschette, die den Rachenraum um die Larynxöffnung herum abschließt und so eine Ventilation ermöglicht. Larynxmasken werden in verschiedenen Größen vorgehalten und sollten unbedingt in der passenden Größe angewendet werden.

Auch wenn die Anwendung von Larynxmasken heute in der klinischen Anästhesie weit verbreitet ist, ist ihr Einsatz im Rettungsdienst wegen des fehlenden Aspirationsschutzes –Notfallpatienten müssen durchgängig als nicht nüchtern betrachtet werden – nicht unproblematisch.

Vorteile

- ohne direkte Sicht auf den Kehlkopf bei beengten Verhältnissen einsetzbar,
- erleichtert die Beatmung und steigert deren Effektivität.

Nachteile

- kein hundertprozentiger Aspirationsschutz,
- keine PEEP-Beatmung möglich,
- maschinelle Beatmung sollte vermieden werden,
- bei Einsatz während einer Reanimation nur intermittierende Beatmung mit Abstimmung auf Thoraxkompression möglich.

Indikation

- fehlende Möglichkeit einer endotrachealen Intubation bei schwierigem Zugang zum Patienten oder schwieriger Anatomie

Kontraindikation

- COPD-Patienten,
- Notwendigkeit einer PEEP-Beatmung,
- relative Kontraindikation: Patienten mit Spastiken der unteren Atemwege (Asthmatiker),
- relative Kontraindikation: nicht nüchterne Patienten, bei denen mit einer erhöhten Neigung zum Erbrechen ausgegangen werden muss (erhöhter Hirndruck etc.),
- Technik wird nicht beherrscht.

Equipment

- Larynxmaske
- Gleitmittel
- 50-ml-Spritze zum Blocken des Cuffs

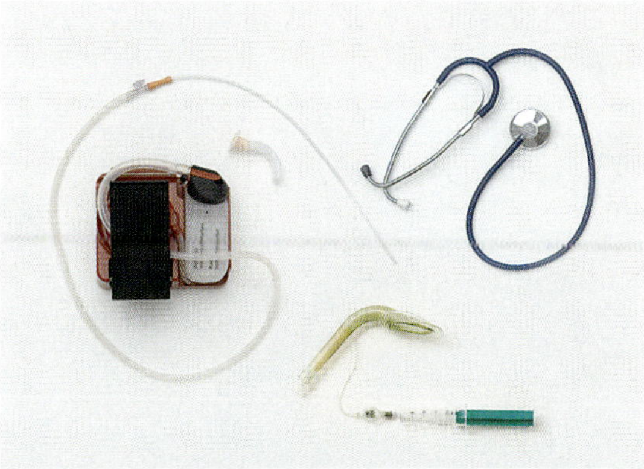

Abb. 4.105 Equipment Larynxmaske

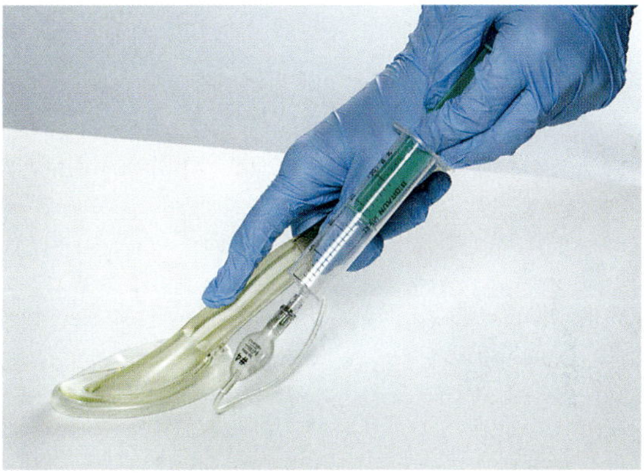

Abb. 4.106 Cuff evakuieren

- ggf. Absaugpumpe in Bereitschaft
- Beatmungsmöglichkeit
- Stethoskop zur Lagekontrolle
- Beißschutz (z. B. Guedel-Tubus)
- Fixiermaterial

Patientenvorbereitung

HELFER 1
- Kontrolle über Ausfall der Schutzreflexe,
- Kopf und Hals in Neutralposition bringen.

Technik

HELFER 2
- Cuff komplett evakuieren und mit Gleitgel benetzen. Ggf. den Cuff dazu auf eine harte Unterlage drücken (Schiffchen formen).
- Alle benötigten Materialien bereitstellen.

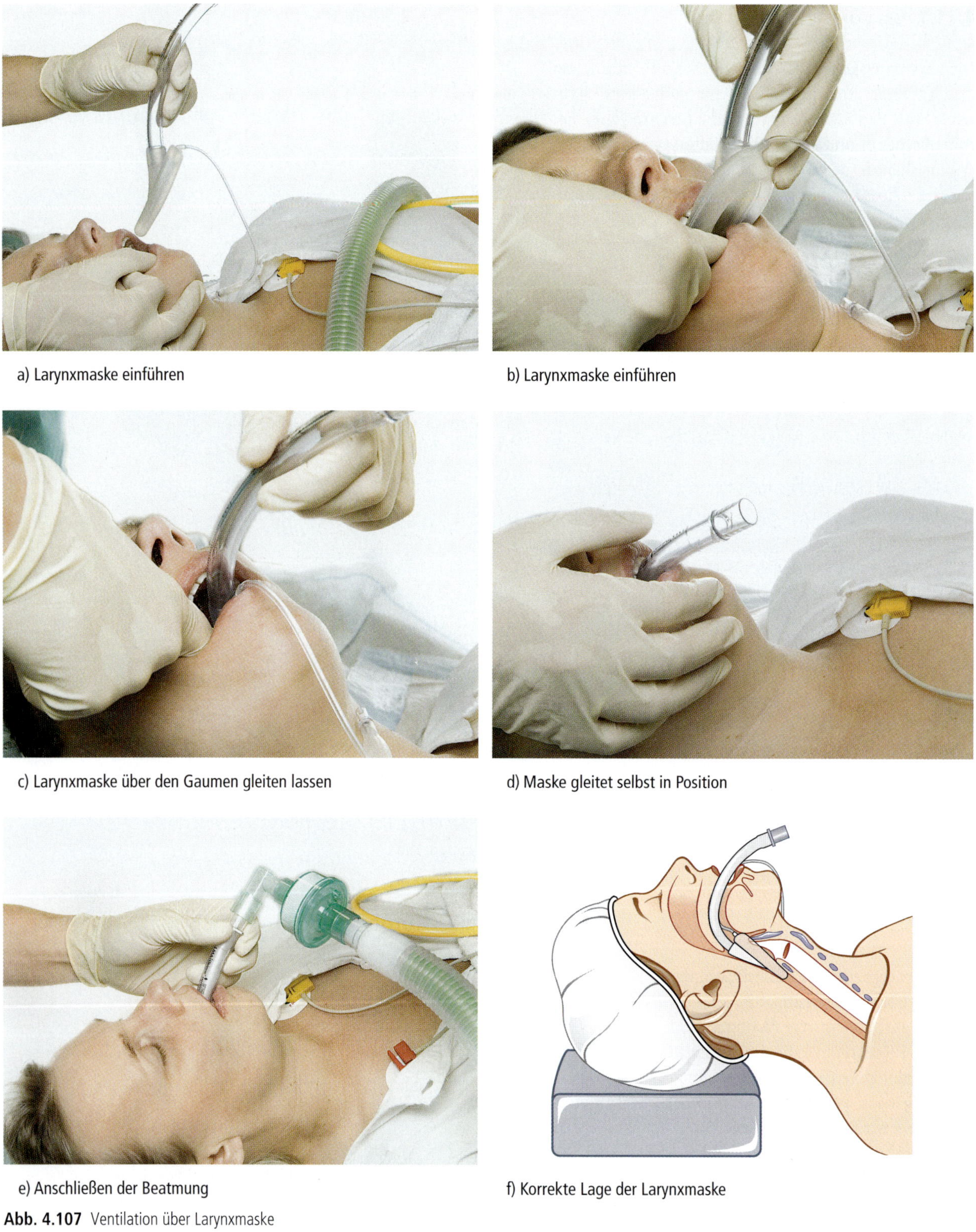

a) Larynxmaske einführen

b) Larynxmaske einführen

c) Larynxmaske über den Gaumen gleiten lassen

d) Maske gleitet selbst in Position

e) Anschließen der Beatmung

f) Korrekte Lage der Larynxmaske

Abb. 4.107 Ventilation über Larynxmaske

HELFER 1

- Öffnen des Mundes und Einführen der Larynxmaske in den Rachenraum; diese dabei am Tubus festhalten und wie einen Stift führen. Das distale Ende des Tubus zeigt dabei mit der Öffnung nach ventral (➤ Abb. 4.107).
- Die Manschette über den Gaumen gleiten lassen, bis ein Widerstand zu spüren ist.
- Den Cuff mit Luft befüllen; die Maske bringt sich dadurch selbst in Position → gleitet wieder ein Stück nach oben.

TIPPS

Die notwendige Luftmenge zur Befüllung des Cuffs – diese hängt vom Patienten und der verwendeten Maskengröße ab – sollte vorher ermittelt werden; der zweite Helfer sollte die 50-ml-Spritze entsprechend weit aufziehen, um eine übermäßige Füllung des Cuffs zu vermeiden.

- Wenn die Maske an der richtigen Position liegt, mit der ersten vorsichtigen Beatmung eine Lagekontrolle mittels Stethoskop durchführen. Die erste Auskultation sollte aus Sicherheitsgründen immer über dem Magen erfolgen.
- Danach wird die Lunge im Seitenvergleich basal und apikal abgehört, um die sichere Lage zu verifizieren.
- Einlegen eines Beißschutzes, z. B. Guedel-Tubus,
- Fixieren des zur Maske gehörenden Tubus,
- Anschließen einer Beatmungsmöglichkeit.

ACHTUNG

Aufgrund des nicht hundertprozentigen Aspirationsschutzes sollte eine Beatmung möglichst mittels Beatmungsbeutel durch einen erfahrenen Nutzer durchgeführt werden.

Gefahren

- Die Hauptgefahr beim Einsatz der Larynxmaske besteht in dem nicht sicher gegebenen Aspirationsschutz. Bereits kleinste Lageanomalien bewirken eine Undichtigkeit des Systems und damit die Gefahr einer Aspiration.
- Im ungünstigsten Fall kann es passieren, dass durch die Larynxmaske die Epiglottis heruntergeklappt und somit der Luftweg verschlossen wird. In diesem Fall muss umgehend die Lage der Maske korrigiert werden.
- Bei einem hohen Atemwegswiderstand kommt es zu systembedingtem Luftverlust, da die Larynxmaske nicht für hohe Beatmungsdrücke geeignet ist. Kommt die Larynxmaske im Rahmen einer Reanimation zum Einsatz, so muss die Beatmung zwingend mit der Thoraxkompression – analog zur Beatmung mittels Beutel-Maske – synchronisiert werden.

4.11.2 Larynxtubus

Der Larynxtubus ist eine supraglottische Atemwegshilfe, die ohne weitere Hilfsmittel eingeführt werden kann. Er ist in unterschiedlichen Größen für den Einsatz bei Neugeborenen bis hin zum großen Erwachsenen verfügbar (➤ Tab. 4.6). Der Larynxtubus ist sowohl als wiederverwendbares Produkt als auch als Einwegprodukt erhältlich. Larynxtuben sind mit farbcodierten Normkonnektoren ausgestattet. Die Farben der Konnektoren finden sich auch auf der mitgelieferten Blockerspritze wieder und entsprechen den notwendigen Füllungsvolumina der Tubuscuffs.

Tab. 4.6 Larynxtubus: Verfugbare Größen

Größe	Patient	Patientengröße	Konnektorfarbe/ Besonderheiten
0	Neugeborene	weniger als 5 kg KG	transparent
1	Babys	5–12 kg KG	weiß
2	Kinder	12–25 kg KG	grün
2,5	Kinder/ Jugendliche	125–150 cm	orange
3	Kinder/kleine Erwachsene	kleiner als 155 cm	gelb
4	Erwachsene	155–180 cm	rot
5	große Erwachsene	größer als 180 cm	violett

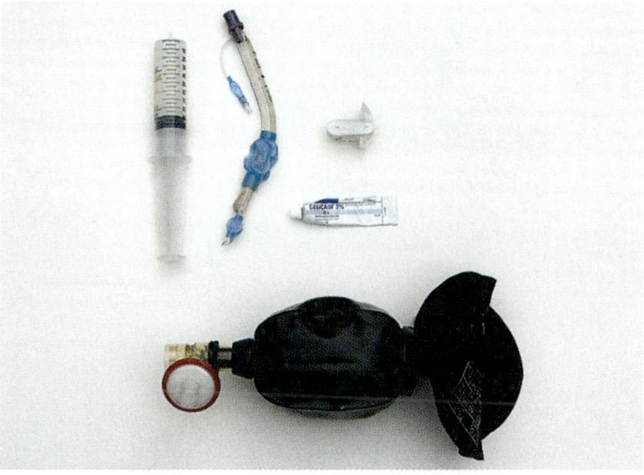

Abb. 4.108 Equipment Larynxtubus

Vorteile

- Schnelle Möglichkeit der Atemwegssicherung von reflexlosen Patienten.
- Der Tubus wird ohne weitere Hilfsmittel eingelegt, daher ist die Einlage atraumatisch.

- Eine Reklination des Kopfes ist zur Tubuseinlage nicht notwendig und eignet sich somit besonders bei Patienten mit Verdacht auf eine Halswirbelsäulenverletzung.
- Der Tubus kann in vielen Positionen eingelegt werden, z. B. eingeklemmte Patienten, die nur von vorne zugänglich sind.
- Atemhubvolumina sind mit denen eines Endotrachealtubus vergleichbar, allerdings erfolgt die Einlage des Larynxtubus schneller als die des Endotrachealtubus.

Nachteile

- kein 100-prozentiger Aspirationsschutz

Indikation

- Beatmung des reflexlosen Patienten, z. B. bei Herz-Kreislauf-Stillstand oder ausreichender Narkosetiefe,
- alternatives Beatmungshilfsmittel als Rückfallebene bei schwierigem Atemweg.

Kontraindikation

- Patienten mit erhaltenen Schutzreflexen,

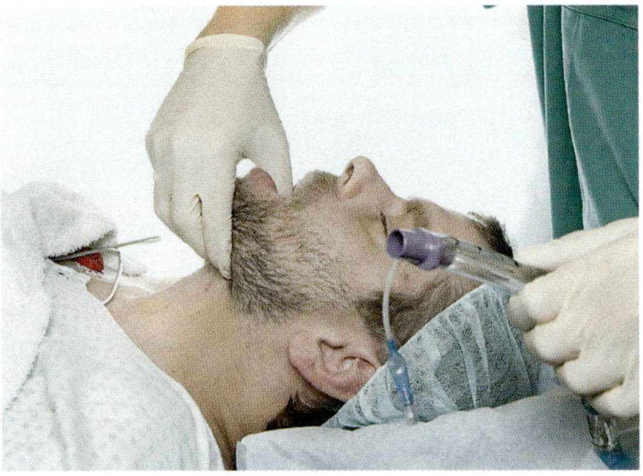

a) Mund des Patienten öffnen

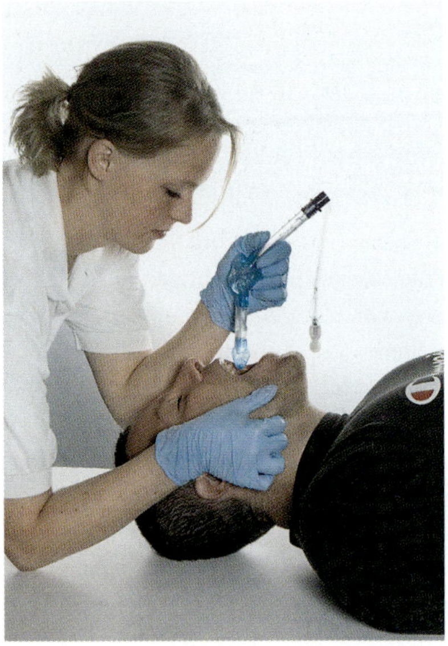

b) Larynxtubus wie einen Stift halten und einführen

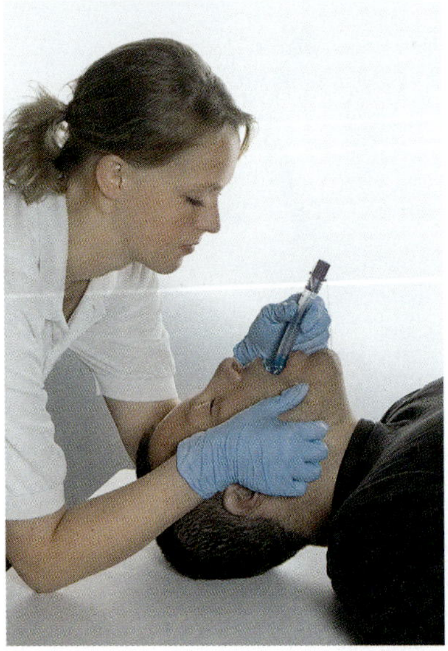

c) Larynxtubus bis zur Zahnreihenmarkierung vorschieben

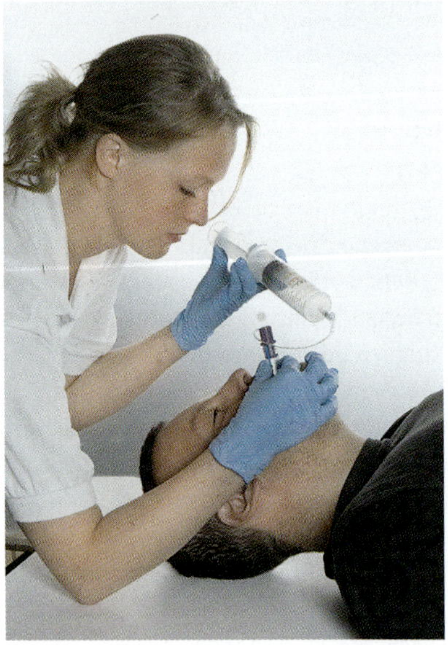

d) Larynxtubus blocken

Abb. 4.109 Ventilation über Larynxtubus

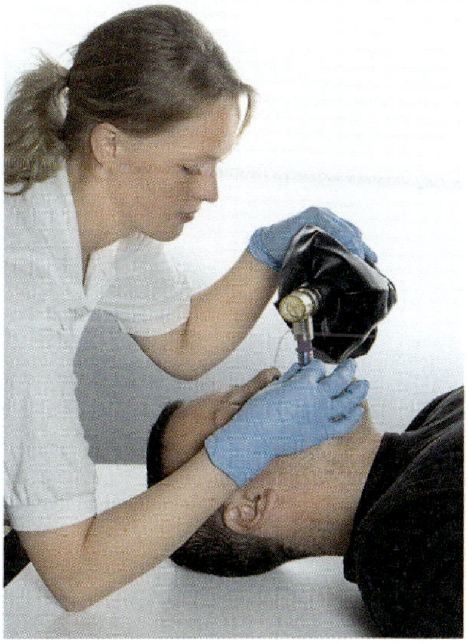

e) Patienten über Larynxtubus beatmen

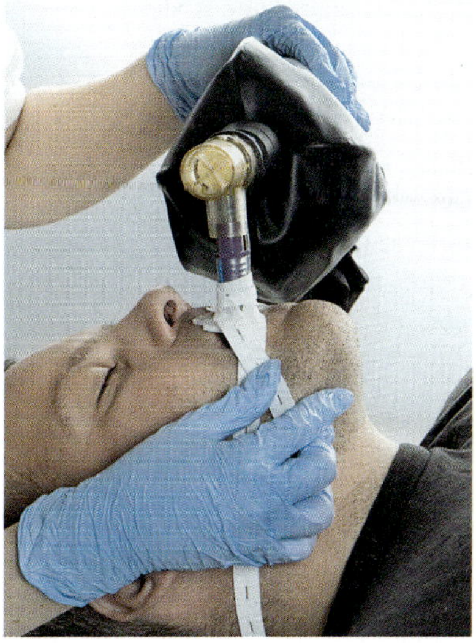

f) Larynxtubus fixieren

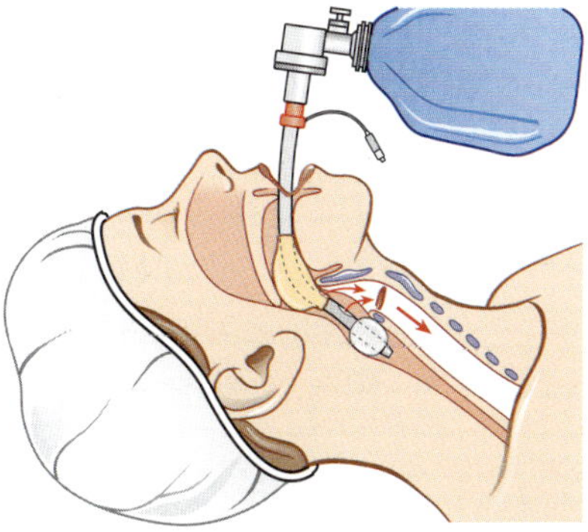

g) Korrekte Position des Larynxtubus

Abb. 4.109 Ventilation über Larynxtubus *(Fortsetzung)*

- Notfallsituationen, die zu einem Verschluss der oberen Atemwege führen und eine Beatmung mit einer supraglottischen Atemwegshilfe unmöglich machen, z. B. Inhalationstrauma, allergische Reaktion mit Verlegung der oberen Atemwege.

Equipment

- Larynxtubus entsprechender Größe
- Blockerspritze
- Beatmungsbeutel
- ggf. Beatmungsverlängerungsschlauch „Gänsegurgel"
- Beißblock mit Fixierband
- Gleitmittel

Patientenvorbereitung

- Ggf. zuerst Atemwege freimachen und freihalten.

Technik

HELFER 1

- Larynxtubus mit Gleitmittel versehen.
- Cuffs des Larynxtubus komplett entlüften.
- Mund des Patienten öffnen.
- Lage der Zunge im Mund-Rachen-Raum beurteilen, falls diese zurückgefallen ist, Zunge mittels Finger (evtl. Beißschutz einlegen) oder mittels Esmarch-Handgriff in ursprüngliche Position bringen.

- Larynxtubus wie einen Stift auf Höhe der Zahnreihenmarkierungen halten und an den Schneidezähnen vorbei mittig in den Mund einführen.
- Larynxtubus am harten Gaumen entlang in den Hypopharynx vorschieben, bis ein federnder Widerstand spürbar wird.
- Bei korrekt gewählter Größe sollte die mittlere Zahnreihenmarkierung (dicker schwarzer Balken) auf Niveau der oberen Zahnreihe liegen.
- Larynxtubus mit der Blockerspritze und der entsprechenden Luftmenge blocken.
- Blockerspritze nach Blocken sofort vom Rückschlagventil entfernen.
- Beatmungsbeutel konnektieren.
- Patienten mit entsprechendem Atemhubvolumen beatmen.
- Auf symmetrische Thoraxexkursionen achten. Eine Auskultation ist in Notfallsituationen in der ersten Phase nicht erforderlich.
- Evtl. Beatmungsverlängerungsschlauch „Gänsegurgel" anbringen und daran den Beatmungsbeutel anschließen (Zugentlastung, Schutz vor einer Dislokation des Tubus).
- Evtl. mitgelieferten Beißblock einlegen und mit elastischem Band fixieren.

ACHTUNG
Larynxtubus nur bei absolut reflexlosen Patienten einlegen.

Gefahren

- mögliche Aspiration,
- mögliche Ruptur des Ösophagus bei aktivem Erbrechen des Patienten.

4.11.3 Intubationslarynxmaske (LMA Fastrach®)

Bei der Intubationslarynxmaske handelt es sich um eine modifizierte Larynxmaske, über die anschließend ein flexibler Spiraltubus endotracheal eingeführt werden kann. Der wesentliche Unterschied zur gewöhnlichen Larynxmaske besteht aus dem starren Tubusanteil sowie einem Handgriff, der das Einführen und Entfernen mit einer Hand ermöglicht (➤ Abb. 4.111).

Dadurch, dass die Larynxmaske unmittelbar vor der Stimmritze liegt, kann im Anschluss ein Spiraltubus blind in die Trachea eingeführt werden. Die Maske kann danach im Rachenraum verbleiben oder entfernt werden. Auch ist eine Verwendung als Larynxmaske ohne späteres Einsetzen eines Spiraltubus möglich.

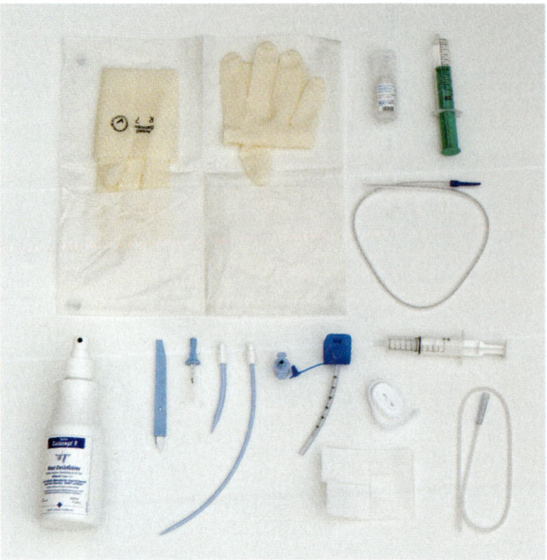

Abb. 4.110 Equipment Fastrach®

Vorteile
- ohne direkte Sicht auf den Kehlkopf bei beengten Verhältnissen einsetzbar,
- stellt nach Einführen des Spiraltubus eine adäquate Sicherung der Atemwege dar.

Nachteile
- Das Gesamtmanöver (Platzieren der Larynxmaske, Einführen des Spiraltubus, Entfernen der Larynxmaske) dauert bei Ungeübten relativ lange im Vergleich zur gewöhnlichen endotrachealen Intubation mittels Laryngoskop.
- Generell sollte das Manöver nur von darin Trainierten durchgeführt werden, da es viel „Fingerspitzengefühl" erfordert.

Indikation

fehlende Sicht und damit keine Möglichkeit einer endotrachealen Intubation mittels Laryngoskop bei Notwendigkeit eines sicheren Aspirationsschutzes

Kontraindikation

- Verletzung im Bereich des unteren Pharynx und des Larynx,
- Technik wird nicht beherrscht.

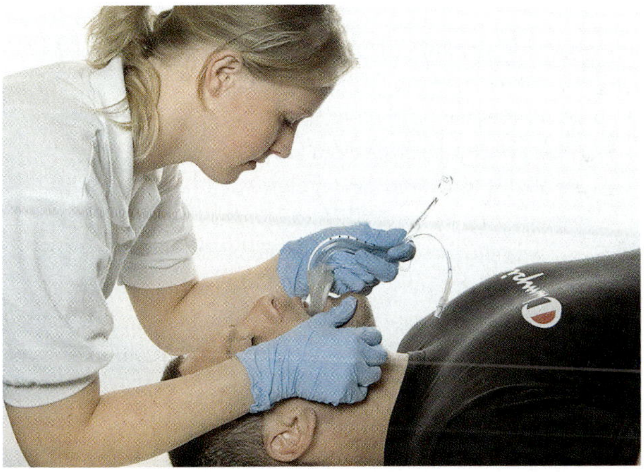

a) Einführen Fastrach

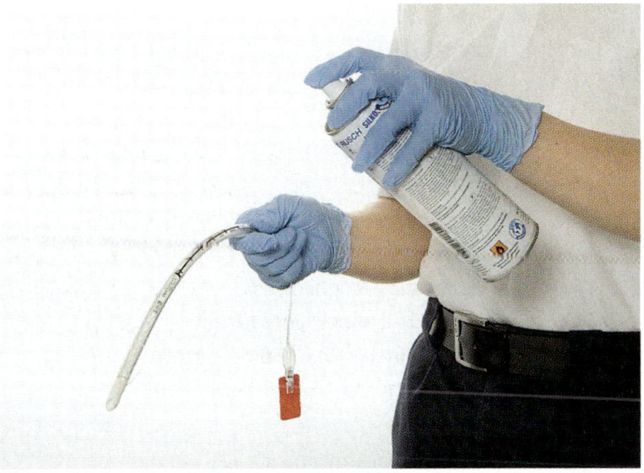

b) Spiraltubus mit Gleitmittel versehen

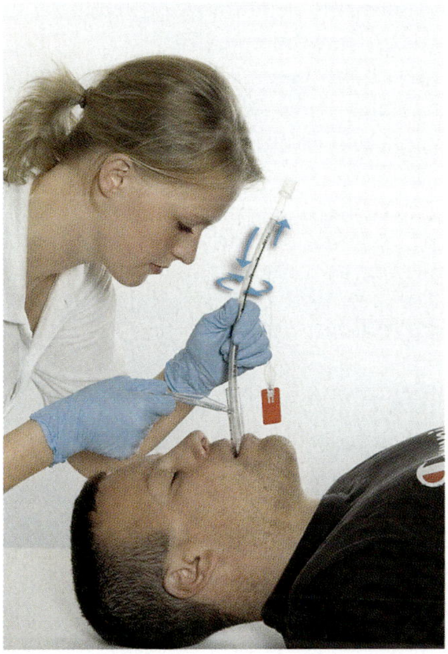

c) Spiraltubus einführen, drehen und auf-und-abbewegen

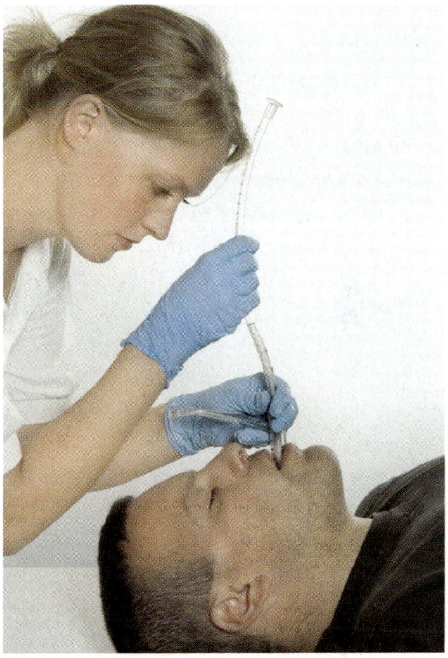

d) Sicherung Spiraltubus

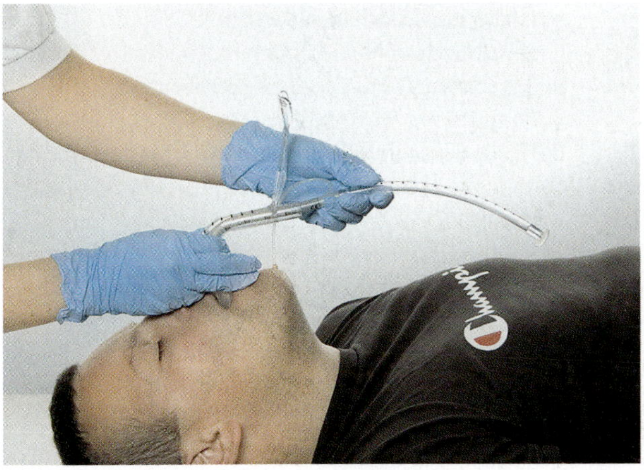

e) Entfernen der Fastrach über den Spiraltubus

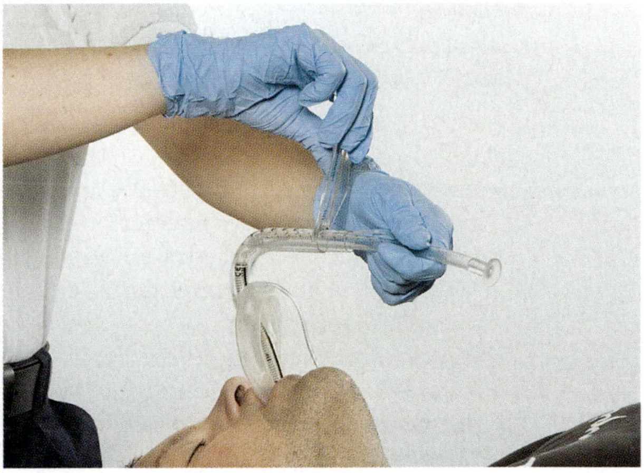

f) Fastrach über den Spiraltubus rausziehen

Abb. 4.111 Intubationslarynxmaske Fastrach®

Equipment

- LMA Fastrach®
- Spiraltubus
- Gleitmittel
- 50-ml-Spritze zum Blocken des Cuffs

- Absaugpumpe in Bereitschaft
- Beatmungsmöglichkeit
- Stethoskop zur Lagekontrolle
- Beißschutz (z. B. Guedel-Tubus)
- Fixiermaterial

Patientenvorbereitung

HELFER 2
- Cuff komplett evakuieren und mit Gleitgel benetzen.

HELFER 1
- Kontrolle über Ausfall der Schutzreflexe,
- Kopf und Hals in Neutralposition bringen.

Technik

HELFER 1
- Öffnen des Mundes und Einführen des LMA Fastrach® in den Rachenraum. Das distale Ende des Tubus zeigt dabei mit der Öffnung nach ventral.
- Die Spitze über den Gaumen gleiten lassen, bis ein Widerstand zu spüren ist.
- Den Cuff mit Luft befüllen; die Maske bringt sich dadurch selbst in Position.

TIPPS
Die notwendige Luftmenge zur Befüllung des Cuffs sollte vorher ermittelt werden; der zweite Helfer sollte die 50-ml-Spritze entsprechend weit aufziehen, um eine übermäßige Füllung des Cuffs zu vermeiden.

HELFER 1
- Wenn die Maske an der richtigen Position liegt, sollte mit der ersten vorsichtigen Beatmung zwingend eine Lagekontrolle mittels Stethoskop erfolgen. Die erste Auskultation sollte aus Sicherheitsgründen immer über dem Magen erfolgen.
- Danach wird die Lunge im Seitenvergleich basal und apikal abgehört, um die sichere Lage zu verifizieren.
- Den Spiraltubus mit Gleitmittel versehen und bis ca. 15 cm einführen, ihn dabei drehen und auf und ab bewegen, um Gleitmittel zu verteilen; dabei die Larynxmaske am Griff gut festhalten.
- Tubus langsam über die 15-cm-Markierung führen; bei richtiger Lage gleitet dieser in die Trachea.
- Bei Widerstand ca. 2 cm unterhalb der 15-cm-Markierung ist vermutlich die Epiglottis nach unten geklappt: vorsichtiges Entfernen des Spiraltubus, Zwischenbeatmung über die Maske, danach die Larynxmaske in geblocktem Zustand einige Zentimeter auf und ab bewegen und dann wieder in Position bringen → erneuter Versuch.
- Tritt bereits vor der 15-cm-Marke ein Widerstand auf, ist die Maske zu groß gewählt →nächstkleinere verwenden.
- Bei Widerstand ca. 3 cm unterhalb sollte ebenfalls die Maskengröße geprüft werden, vermutlich muss eine größere verwendet werden.
- Bei richtiger Lage wird der Spiraltubus geblockt, im Anschluss daran sollte unverzüglich mittels Auskultation eine Verifizierung der Lage erfolgen.

ACHTUNG
Soll nun die Intubationslarynxmaske entfernt werden, ist der Spiraltubus ununterbrochen manuell zu sichern, damit dieser während des Manövers nicht durch Zug oder Druck seine endotracheale Lage verliert.

HELFER 1
Mit einer Hand den Spiraltubus mit der Sicherungshilfe wechseln.

HELFER 2
Den Cuff der Larynxmaske evakuieren.

HELFER 1
Entfernt mit der anderen Hand die Larynxmaske, indem er sie langsam nach oben herauszieht. Der Spiraltubus soll dabei gut festgehalten werden.

Bei „Rutschproblemen“ kann noch etwas Gleitmittel in den starren Tubus der Maske gegeben werden.

Zum Schluss wird die Larynxmaske vorsichtig über das Ende des Spiraltubus gezogen, hierbei muss die den Spiraltubus haltende Hand zur Mitte des Spiraltubus wechseln.

Vor der abschließenden Fixierung des Spiraltubus (aufgrund der Struktur des Spiraltubus muss hierbei nicht zwingend ein Beißschutz eingelegt werden) sollte nochmals eine Lagekontrolle mittels Auskultation durchgeführt werden.

Gefahren

- Die Hauptgefahr beim Einsatz der Intubationslarynxmaske besteht darin, dass – insbesondere bei ungeübten Anwendern – das Gesamtmanöver eine lange Zeit in Anspruch nimmt, während der der Patient im ungünstigsten Fall nicht mit Sauerstoff versorgt wird.
- Auch hier kann es passieren, dass durch die Larynxmaske die Epiglottis heruntergeklappt und somit der Luftweg verschlossen wird. In diesem Fall muss umgehend die Lage der Maske korrigiert werden. Dieses setzt eine lückenlose Patientenbeobachtung voraus, um derartige Situationen frühzeitig zu bemerken.

4.11.4 Combitubus

Eine weitere Alternative zur Sicherung der Atemwege stellt der Combitubus dar. Dieser ist so konstruiert, dass er ohne Hilfsmittel (Laryngoskop etc.) und ohne Sicht eingeführt werden kann. Er ist den Larynxtuben optisch ähnlich aufgebaut, bietet diesen gegenüber jedoch die Möglichkeit, auch dann eine Beatmung durchzuführen, wenn er nach blindem Einführen in den Rachenraum wider Erwarten in der Trachea platziert ist. Hierfür ist der Combitubus mit zwei Cuffs sowie zwei Lumen ausgestattet, an die das Beatmungsgerät bzw. der Beatmungsbeutel angeschlossen werden kann – je nachdem ob das untere Ende des Tubus in der Trachea oder im Ösophagus liegt.

- Ebenso wie alle anderen invasiven Methoden der Atemwegssicherung (mit Ausnahme der Koniotomie) setzt auch der Einsatz eines Combitubus völlige Bewusstlosigkeit und den völligen Ausfall der Schutzreflexe voraus – entweder aufgrund des Krankheits- oder Verletzungsmusters oder aufgrund einer Narkose.

Vorteile

- ausreichender Aspirationsschutz gegenüber Mageninhalt,
- blind einführbar, damit gut geeignet für unzugängliche Patienten.

Nachteile

- keine

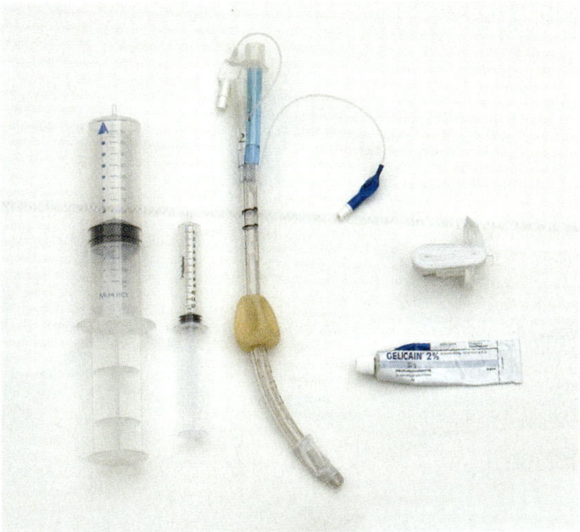

Abb. 4.112 Equipment Combitubus

Indikation

fehlende Sicht und damit keine Möglichkeit einer endotrachealen Intubation mittels Laryngoskop bei Notwendigkeit eines sicheren Aspirationsschutzes

Kontraindikation

- Verletzung im Bereich des unteren Pharynx und des Larynx

Equipment

  - Combitubus
  - Gleitmittel
  - 50-ml- und 20-ml-Spritze zum Blocken der Cuffs
- Absaugpumpe in Bereitschaft
- Beatmungsmöglichkeit
- Stethoskop zur Lagekontrolle
- Beißschutz (z. B. Guedel-Tubus)
- Fixiermaterial

Patientenvorbereitung

HELFER 1

- Kontrolle über Ausfall der Schutzreflexe,
- Kopf und Hals in Neutralposition bringen.

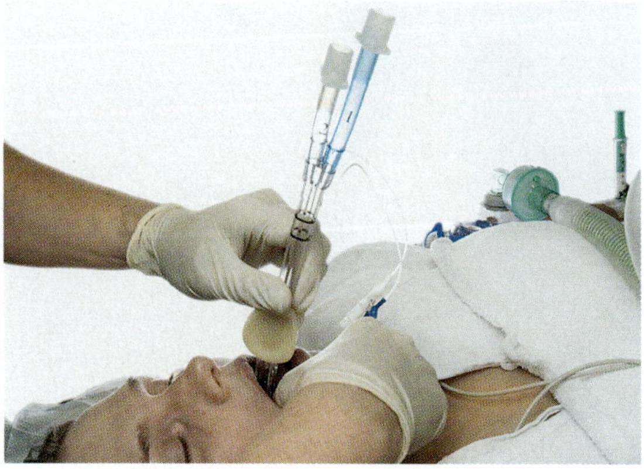

a) Einführen des Tubus

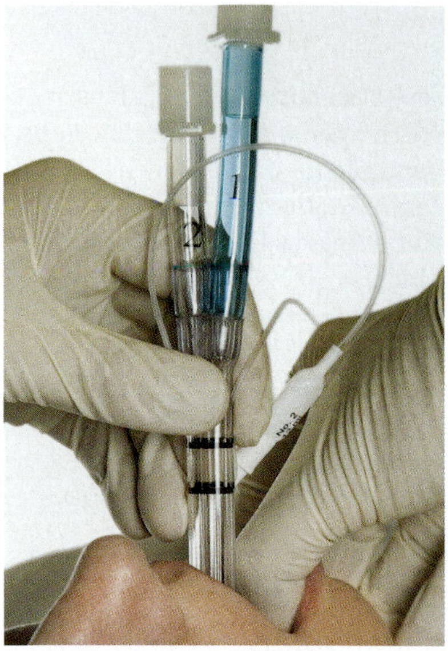

b) Tubus bis zur Markierung einführen

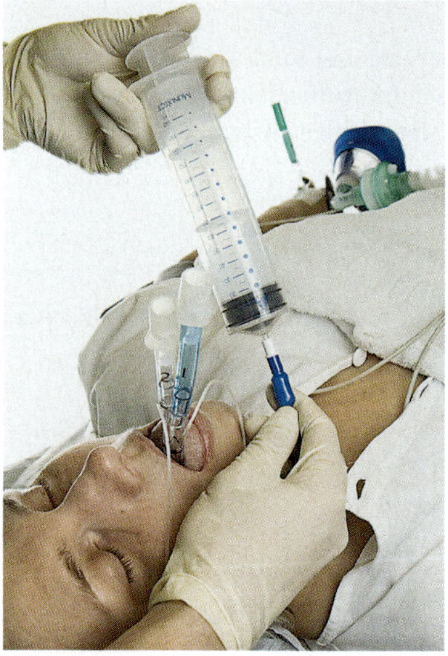

c) Ballons blocken (blau)

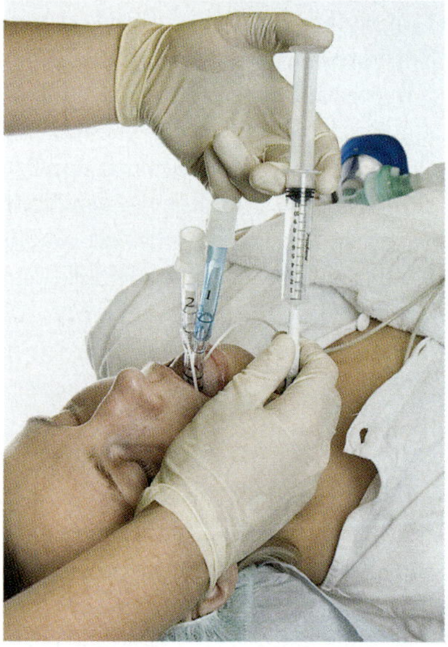

d) Ballons blocken (weiß)

Abb. 4.113 Combitubus

Technik

HELFER 1

- Cuffs komplett evakuieren und Tubus mit Gleitgel benetzen.
- Öffnen des Mundes und Einführen des Tubus in den Rachenraum.
- Tubus bis zu einer Tiefe von ca. 23 cm (Markierung) an der Zahnreihe einführen.
- Im Regelfall wird der Tubus im Ösophagus liegen → blauen Ballon mit ca. 100 ml Luft blocken, anschließend den weißen Cuff mit ca. 10–15 ml Luft blocken.
- Lagekontrolle, hierzu vorsichtig über das tracheale Lumen beatmen. Die erste Auskultation sollte aus Sicherheitsgründen immer über dem Magen erfolgen. Danach wird die Lunge im Seitenvergleich basal und apikal abgehört, um die sichere Lage zu verifizieren.

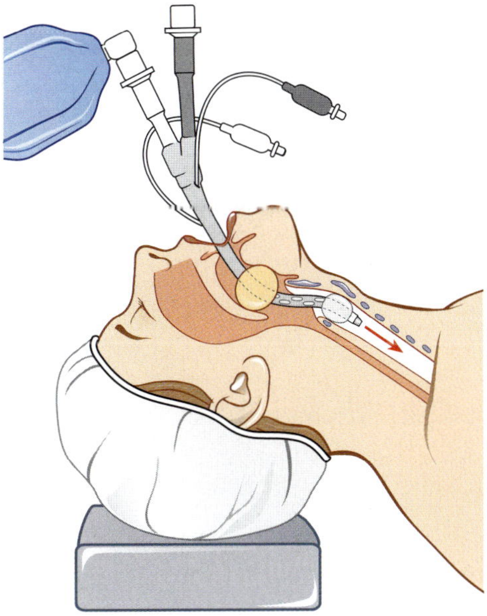

e) Lage des distalen Tubusendes in der Trachea

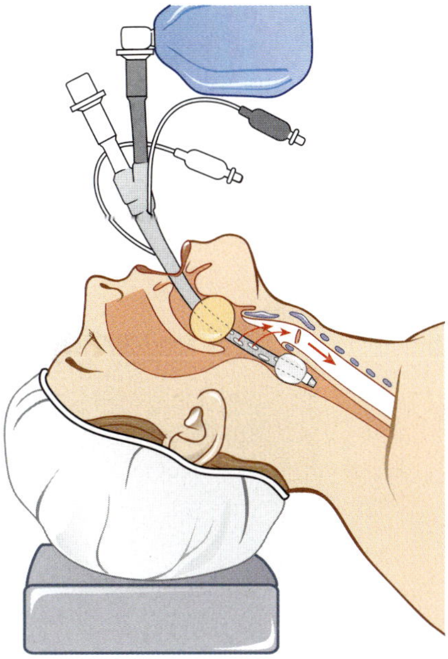

f) Lage des distalen Tubusendes im Ösophagus

Abb. 4.113 Combitubus *(Fortsetzung)*

- Parallel dazu den Thorax beobachten, ob dieser sich seitengleich hebt und senkt.

Bei Platzierung im Ösophagus Wechsel zur Beatmung über das ösophagale Lumen. Anschließend erneut gründliche Lagekontrolle (Magen, Lungen beidseits).

Anschließend Beißschutz einlegen und Tubus gründlich fixieren.

Gefahren

- Die Hauptgefahr beim Einsatz des Combitubus liegt in einer falsch angenommen Lage des Tubus – bei ösophagaler Lage ist die Annahme einer trachealen Lage ebenso fatal wie umgekehrt. Diese Gefahr kann nur minimiert werden, indem die Lage mittels Auskultation gründlich geprüft wird.
- Vorsicht ist zudem geboten beim Einführen des Tubus; die beiden Cuffs, insbesondere der große, können an scharfen Zähnen Schaden nehmen. Im Gegensatz zum gewöhnlichen Endotrachealtubus hat eine Undichtigkeit des Cuffs hier weitaus gravierendere Folgen, sodass bei Verdacht auf Cuffschädigung umgehend ein Austausch des Tubus erfolgen muss.

4.11.5 Koniotomie (Quicktrach® II)

Die Koniotomie wird üblicherweise die letzte Maßnahme zur Sicherung der Atemwege sein. Grundsätzlich sind für die Durchführung einer Koniotomie nur wenige Materialien erforderlich. Erleichtert werden kann diese Maßnahme allerdings durch die Verwendung spezieller Systeme, die von verschiedenen Herstellern angeboten werden. Exemplarisch wird an dieser Stelle das System Quicktrach® II beschrieben. Hierbei handelt es sich um ein Set, in dem alle notwendigen Materialien für eine notfallmäßige Koniotomie steril vorgehalten werden.

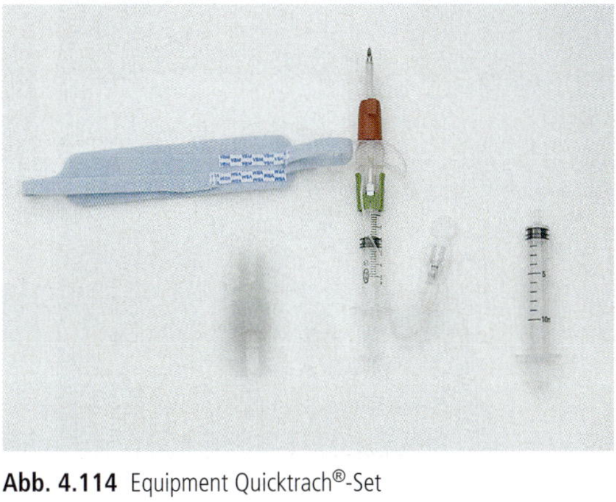

Abb. 4.114 Equipment Quicktrach®-Set

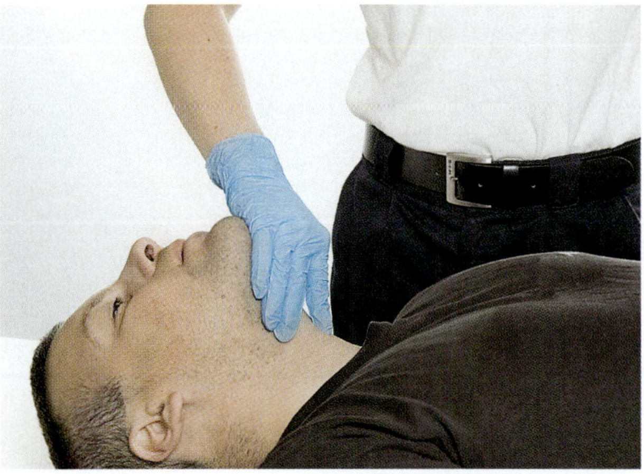

a) Aufsuchen der Punktionsstelle

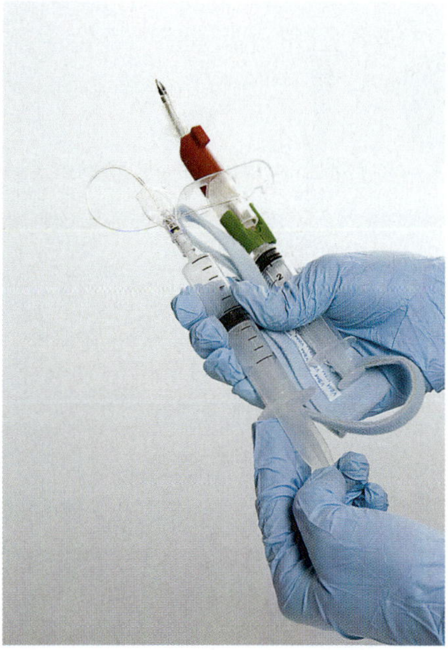

b) Cuff komplett evakuieren

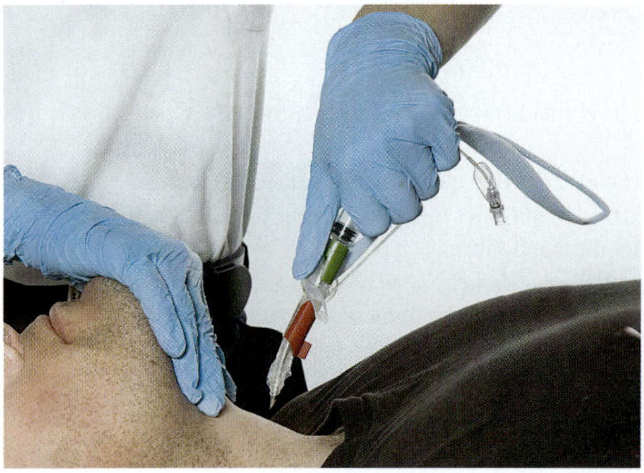

c) Punktion

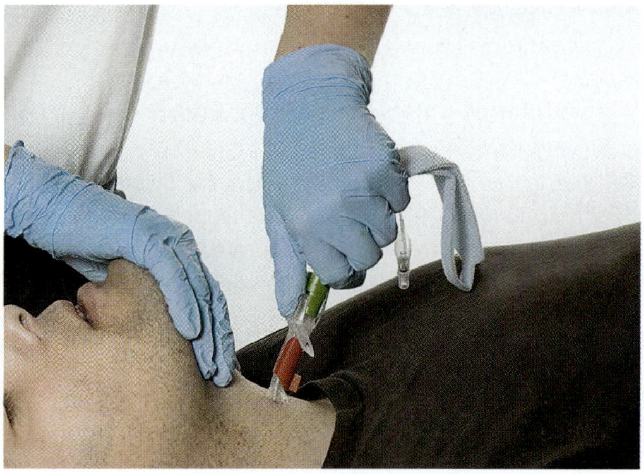

d) Vorschieben der Kanüle bis zum Stopper

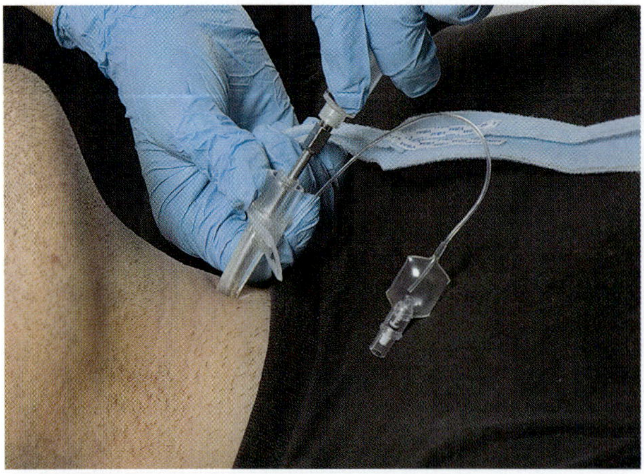

e) Vorschieben der Kunststoffkanüle

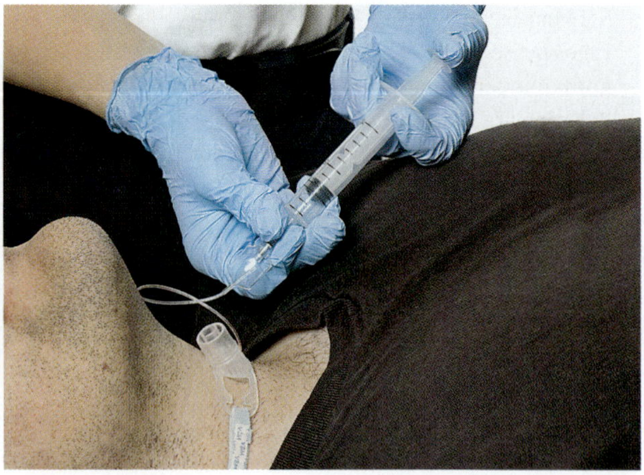

f) Cuff aufblasen

Abb. 4.115 Koniotomie mit dem Quicktrach®-Set

Vorteile

- einfaches Handling auch für Unerfahrene,
- Alle notwendigen Materialien sind in einem Paket steril verpackt,
- sichert die Atemwege auch unter widrigen Umständen,
- setzt unterhalb der Stimmritze an, sodass etwaige Schwellungen im oberen Larynx oder im Rachenraum problemlos überbrückt werden können (Insektenstich),
- Es ist kein Schnitt mit dem Skalpell notwendig, sodass die Hemmschwelle zum Einsatz niedrig gehalten wird.

Nachteile

- Insbesondere bei falscher Punktionsstelle besteht die Gefahr von Blutungen.
- Die Punktion am wachen und ansprechbaren Patienten ist mit hohen psychischen Hemmnissen bewandert.
- Es handelt sich um eine hochgradig invasive Maßnahme, deren Durchführung dem Ungeübten sicherlich nicht leichtfallen wird.

Indikation

- Sicherung der Atemwege bei Intubationsschwierigkeiten beziehungsweise nicht möglicher Intubation,
- Sicherung der Atemwege auch bei Schwellungen im Bereich des Kehlkopfes oder des Rachenraums.

Kontraindikation

- keine, wenn alle weniger invasiven Maßnahmen ausgeschöpft sind und nicht zum Erfolg (Sicherung der Atemwege) geführt haben

Equipment

- Quicktrach®-Set mit:
  - Kunststoffkanüle mit innen liegender metallener Punktionsnadel und aufgesetztem Stopper. Das Quicktrach® II verfügt am Ende der Kunststoffkanüle über einen aufblasbaren Cuff zur Abdichtung der Trachea.
  - aufgesetzte Spritze zur Luftaspiration
  - Fixierband
  - Beatmungsschlauch
- ggf. Kopfpolster zur Lagerung des Patienten

Patientenvorbereitung

HELFER 1

- Sofern Patient ansprechbar: Patienten über die geplante Maßnahme aufklären.

HELFER 1 und HELFER 2

- Wenn nicht durch Begleitverletzungen (HWS) kontraindiziert, den Kopf des Patienten reklinieren; hierbei leistet ein Kopfpolster wertvolle Dienste.

Technik

HELFER 1

- Sucht die Punktionsstelle, das Ligamentum conicum, auf. Diese lässt sich wie folgt ertasten:
  - Mit dem Zeigefinger den Schildknorpel (höchste Erhebung des Kehlkopfes) aufsuchen.
  - Nun mittig mit dem Zeigefinger nach kaudal fahren.
  - Sie ertasten nun den Ringknorpel.
  - An der spürbaren Vertiefung zwischen Schild- und Ringknorpel befindet sich das Ligamentum conicum und damit die Punktionsstelle.

HELFER 2

- Stellt insbesondere beim wachen Patienten sicher, dass dieser während des Aufsuchens der Punktionsstelle sowie während der Punktion selber nicht den Kopf bzw. Hals bewegt.
- Reicht HELFER 1 das benötigte Material so an, dass die Sterilität gewahrt bleibt. Hierzu empfiehlt es sich, das Material in der Verpackung zu belassen und lediglich die Verpackung hinüberzureichen.

TIPPS

Nach Möglichkeit sollte die vorgesehene Punktionsstelle im Vorfeld ertastet und anschließend mit einem Stift markiert werden. Danach kann eine Desinfektion der Einstichstelle erfolgen, ein erneutes (unsteriles) Ertasten ist dann nicht mehr zwingend erforderlich.

HELFER 1

- Cuff mit aufgesetzter Spritze komplett evakuieren. Spritze anschließend entfernen.
- Fasst das Quicktrach®-System an der aufgesetzten Spritze und führt die Punktionsnadel in einem 90°-Winkel zum Hals des Patienten.
- Nach erfolgter Punktion im Bereich des Ligamentum conicum wird der Einstichwinkel auf etwa 60° verändert. Dieses erfolgt durch eine Senkung des Systems zum Kinn des Patienten hin.

- Die Kanüle wird nun bis zum aufgesetzten Stopper vorgeschoben.
- Mittels der aufgesetzten Spritze wird jetzt aspiriert. Sofern nur Luft aspiriert werden kann, liegt die Kanüle richtig in der Trachea.
- Der Stopper wird nun entfernt.
- Die Metallnadel wird mittels der Spritze in dieser Position belassen und die Kunststoffkanüle wird bis zum Befestigungsflansch vorgeschoben.

TIPPS

Das Festhalten der Metallkanüle und alleinige Vorschieben der Kunststoffkanüle ist vergleichbar mit der Venenpunktion, wo bei Erreichen des Veneninneren ebenfalls nur noch die Teflon-Kanüle vorgeschoben wird.

HELFER 2

- Der Cuff wird jetzt mittels Spritze aufgeblasen. Wenn vorhanden, sollte ein Cuffdruckmesser eingesetzt werden.
- Kunststoffkanüle mittels des anliegenden Schaumstoffhalsbandes befestigen,
- Aufsetzen des Beatmungsschlauches,
- Anschließen eines Beatmungsbeutels (sofern erforderlich).

TIPPS

Bei adipösen Patienten kann es möglich sein, dass keine Aspiration von Luft vor Entfernen des Stoppers möglich ist. In diesem Fall können nach Entfernen des Stoppers ein weiteres Vorschieben mit Metallkanüle und dann ein erneuter Aspirationsversuch erfolgen.

Gefahren

Die Koniotomie stellt auch bei Verwendung spezieller Systeme wie dem Quicktrach® eine Gefahr für den Patienten dar. Insbesondere Ungeübte laufen Gefahr, die Punktionsstelle falsch zu wählen und somit Blutungen oder Nervenverletzungen zu provozieren. Die Tatsache, dass die Koniotomie üblicherweise die letzte Maßnahme in der Reihe der Möglichkeiten zur Sicherung der Atemwege darstellen wird, relativiert jedoch die möglichen Gefahren.

In erster Linie bestehen die Gefahren der Koniotomie in:

- einer Perforation der Tracheahinterwand: Dieses kann vermieden werden, indem der Stopper erst nach einer erfolgreichen Aspiration von Luft entfernt wird. Die Einstichtiefe ist in der Regel dann zu gering, als dass es an der Hinterwand der Trachea zu Verletzungen kommen kann.
- einer Verletzung von Nerven und/oder Blutgefäßen: Dies wird durch das sichere Ertasten der Punktionsstelle nahezu ausgeschlossen. Wichtig ist, dass nach dem Ertasten und Markieren der Punktionsstelle keine Lageveränderung (aktiv oder passiv) des Kopfes und Halses des Patienten mehr erfolgt.

4.12 Maschinelle Beatmung

Frank Flake, Hendrik Sudowe

Im deutschsprachigen Rettungsdienst gehört die präklinische maschinelle Beatmung zum Standard. Dies ist in vielen anderen Ländern, vor allem in den angloamerikanischen Systemen, nicht üblich. Hier wird bevorzugt mit dem Beutel beatmet. Dieses Kapitel beschäftigt sich ausschließlich mit den Besonderheiten der gebräuchlichsten Beatmungsgeräte und ersetzt keine MPG-Einweisung oder Gebrauchsanleitung.

Vorteile

- Beatmung erfolgt mit den voreingestellten Werten konstant und unterliegt nicht dem Helfer.
- Man hat zusätzlich „eine Hand" frei und kann sich um andere wesentliche Dinge kümmern.
- Es sind differenzierte, z. T. assistierte Beatmungsmuster möglich.

Nachteile

- Die Bedienung und Einstellung der Beatmungsgeräte erfordert eine genaue Kenntnis über die Geräte selbst, aber auch über die verschiedenen Beatmungsmuster.

ACHTUNG

Vor Transporten beatmungspflichtiger Patienten muss die Sauerstoffreserve, bezogen auf die erwartete Transportzeit, berechnet werden. Beispiel: Ein Patient wird mit einem Minutenvolumen von 7 Litern beatmet. Die Einstellung „No Airmix" wird gewählt, sodass 100% Sauerstoff verwendet werden. Ein weiterer Liter wird für den Betrieb des Gerätes benötigt. Der Verbrauch liegt demnach bei 7 + 1 = 8 l/Min. Die geschätzte Wegstrecke vom RTW zur Intensivstation beträgt 5 Minuten. Der Sauerstoffbedarf liegt also bei 5 × 8 = 40 Litern. Es wird eine 3-Liter-Sauerstoffflasche genutzt, die einen Druck von 100 bar aufweist. Der Sauerstoffvorrat beläuft sich also auf 3 × 100 = 300 Liter. Die Berechnung führt zu dem Ergebnis, dass der Vorrat für den Patienten und die Dauer des Transportes mit einer Sicherheitsreserve von 300 – 40 = 260 Litern ausreichen wird. Es empfiehlt sich, bei derartigen Berechnungen eine deutliche Sicherheitsreserve einzuplanen. Zusätzlich muss immer ein Beatmungsbeutel mit Maske mitgeführt werden, damit im Falle möglicher Unwägbarkeiten

(Gerätedefekt, versehentliche Extubation, erschöpfte Sauerstoffreserven etc.) weiterhin eine Beatmung durchgeführt werden kann.

4.12.1 Weinmann – Medumat-Geräte

Die Medumat-Baureihe der Firma Weinmann umfasst derzeit vier Beatmungsgeräte zur Verwendung im Rettungsdienst: Medumat Easy, Medumat Standard, Medumat Standard a und Medumat Transport. Bis auf den Medumat Transport handelt es sich um einfache Beatmungsgeräte mit für den Rettungsdienst ausreichenden Anwendungsmöglichkeiten, die in detaillierter Form den jeweiligen Bedienungsanleitungen zu entnehmen sind. Nachfolgend werden mit dem Medumat Easy und dem Medumat Standard a zwei dieser Geräte hinsichtlich rettungsdienstlich besonders relevanter Kriterien beschrieben. Der Unterschied zwischen dem Medumat Standard und dem Standard a liegt in der Möglichkeit der assistierten Beatmung beim Standard a.

Einsatzgebiet

Tab. 4.7 Einsatzgebiet

Medumat Easy	Medumat Standard a
Patienten ab 10 kg Körpergewicht	Patienten ab 10 kg Körpergewicht, bei der assistierten Beatmung ab 15 kg Körpergewicht

Energie

Tab. 4.8 Energie

Medumat Easy	Medumat Standard a
Es erfolgt eine Versorgung über den Druck der Sauerstoffflasche. Der Mindestdruck beträgt 2,7 bar. Die elektronische Energieversorgung erfolgt intern über einen Akku.	Es erfolgt eine Versorgung über den Druck der Sauerstoffflasche. Der Mindestdruck beträgt 2,7 bar. Die elektronische Energieversorgung erfolgt über Bordnetzkabel und Akku.

Beatmungsformen

Tab. 4.9 Beatmugsformen

Medumat Easy	Medumat Standard a
Mit dem Medumat Easy kann ausschließlich mit **IPPV** (Intermittend Positive Pressure Ventilation) beatmet werden. Bei dieser Form der kontrollierten Beatmung wird mit Überdruck Luft in die Lunge geblasen. Nach Beendigung der Inspirationsphase gelangt die Lunge passiv in die Ausgangsstellung zurück. Ebenfalls steht eine **Demand-Funktion** zur Verfügung. Bei erhaltener Spontanatmung über Maske wird bei jedem Atemzug (Unterdruck) ein Ventil geöffnet und es erfolgt eine O_2-Inhalation.	Der Medumat Standard a bietet neben der **IPPV**-Beatmungsform zusätzlich die Möglichkeit, assistiert zu beatmen. Hierbei werden gelegentliche Spontanatembewegungen des Patienten erkannt und durch einen Beatmungshub unterstützt. Eine Atembewegung des Patienten triggert einen Beatmungshub. Bleibt der spontane Atemzug aus, gibt das Gerät trotzdem einen Beatmungshub ab. Zwischen den vorgewählten Atemzügen kann der Patient spontan atmen.

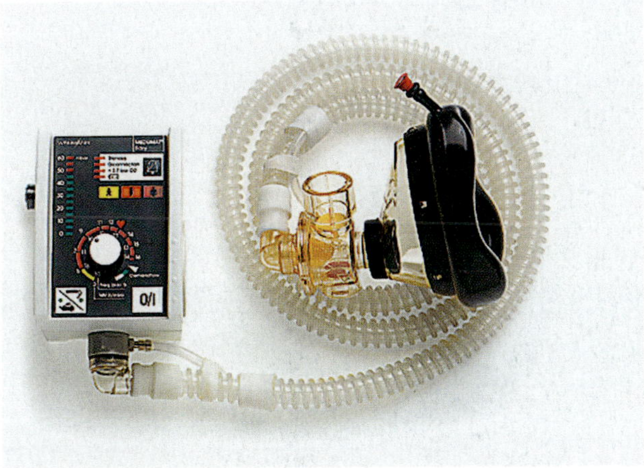

a) Medumat Easy

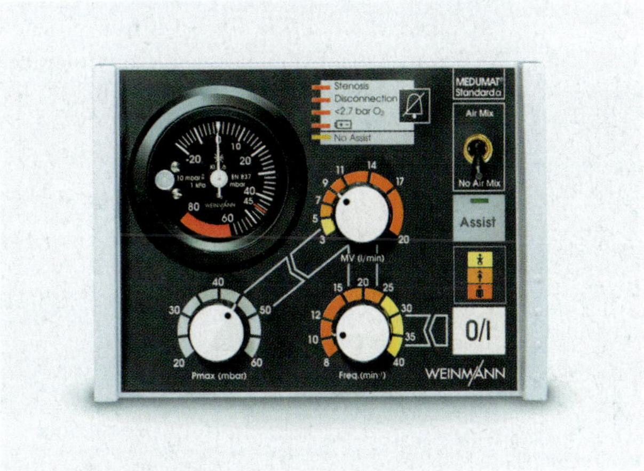

b) Medumat Standard a

Abb. 4.116 Medumat Beatmungsgeräte

Alarme

Tab. 4.10 Alarme

Medumat Easy	Medumat Standard a
• Alarm < 2,7 bar (Abfall des Drucks der Sauerstoffversorgung) • Alarm Stenose (zu hoher Atemwegswiderstand) • Alarm Disconnection (Unterbrechung des Atemsystems) • Alarm Batterie (Batteriekapazität erschöpft)	• Alarm < 2,7 bar (Abfall des Drucks der Sauerstoffversorgung) • Alarm Stenose (zu hoher Atemwegswiderstand) • Alarm Disconnection (Unterbrechung des Atemsystems) • No Assist (Patient triggert nicht im vorgegebenen Zeitfenster) • Alarm Batterie (Batteriekapazität erschöpft)

HLW-Funktion

Tab. 4.11 Einsatzgebiet

Medumat Easy	Medumat Standard a
Das Gerät verfügt über einen HLW-Modus, der bei intubierten Patienten auch unter zeitgleich durchgeführter Herzdruckmassage verwendet werden kann. Bei Erreichen des maximalen Beatmungsdruckes (muss vorher eingestellt werden) hält das Gerät über eine verbesserte Stenosebehandlung den Druck für 1–2 Sek. Lässt der Druck in der Entlastungsphase der Thoraxkompression wieder nach, komplettiert das Gerät den zuvor unterbrochenen Beatmungshub. Um ggf. vorliegende Verluste auszugleichen, ist das Beatmungsvolumen höher zu wählen.	Das Gerät verfügt über einen HLW-Modus, der bei intubierten Patienten auch unter zeitgleich durchgeführter Herzdruckmassage verwendet werden kann. Bei Erreichen des maximalen Beatmungsdruckes (muss vorher eingestellt werden) hält das Gerät über eine verbesserte Stenosebehandlung den Druck für 1–2 Sek. Lässt der Druck in der Entlastungsphase der Thoraxkompression wieder nach, komplettiert das Gerät den zuvor unterbrochenen Beatmungshub. Um ggf. vorliegende Verluste auszugleichen, ist das Beatmungsvolumen höher zu wählen.

4.12.2 Dräger – Oxylog-Geräte

Die Oxylog-Baureihe der Firma Dräger umfasst derzeit drei Beatmungsgeräte zur Verwendung im Rettungsdienst: Oxylog 1000, Oxylog 2000 und Oxylog 3000. Die Geräte bieten ein z. T. komplexes Spektrum von Anwendungsmöglichkeiten, die in detaillierter Form den jeweiligen Bedienungsanleitungen zu entnehmen sind. Nachfolgend werden mit dem Oxylog 1000 und dem Oxylog 2000 zwei dieser Geräte hinsichtlich rettungsdienstlich besonders relevanter Kriterien beschrieben.

Einsatzgebiet

Tab. 4.12 Einsatzgebiet

Oxylog 1000	Oxylog 2000
Patienten ab 7,5 kg Körpergewicht	Patienten mit einem Tidalvolumen von 100 ml und mehr

Energie

Tab. 4.13 Energie

Oxylog 1000	Oxylog 2000
Der Oxylog 1000 wird ausschließlich mit dem Druck aus der angeschlossenen Sauerstoffflasche betrieben. Der Mindestdruck beträgt 2,7 bar. Das Gerät verbraucht für den Betrieb ca. 1 Liter pro Minute.	Es erfolgt eine Versorgung über den Druck der Sauerstoffflasche. Der Mindestdruck beträgt 2,7 bar. Für den Betrieb wird etwa 1 Liter pro Minute verbraucht. Die elektronische Energieversorgung erfolgt über Bordnetzkabel und Akku.

Beatmungsformen

Tab. 4.14 Beatmungsformen

Oxylog 1000	Oxylog 2000
Mit dem Oxylog 1000 kann ausschließlich mit **IPPV** (Intermittent Positive Pressure Ventilation) beatmet werden. Bei dieser Form der kontrollierten Beatmung wird mit Überdruck Luft in die Lunge geblasen. Nach Beendigung der Inspirationsphase gelangt die Lunge passiv in die Ausgangsstellung zurück.	Der Oxylog 2000 bietet neben der **IPPV**-Beatmungsform zusätzlich eine synchronisierte Überdruckbeatmung (**SIPPV** → Synchronized IPPV), bei der gelegentliche Spontanatembewegungen des Patienten erkannt und durch einen Beatmungshub unterstützt werden. **SIMV** (Synchronized Intermittend Mandatory Ventilation) ist eine Mischform aus kontrollierter und assistierter Beatmung. Die eingestellte SIMV-Frequenz definiert die Mindestanzahl der Atemzüge. Eine Atembewegung des Patienten triggert einen Beatmungshub. Bleibt der spontane Atemzug aus, gibt das Gerät trotzdem einen Beatmungshub ab. Zwischen den vorgewählten Atemzügen kann der Patient spontan atmen. Als vierte Beatmungsform wird **CPAP** bereitgestellt (➤ Kap. 4.9.5)

Alarme

Tab. 4.15 Alarme

Oxylog 1000	Oxylog 2000
niedriger Vordruck (Versorgungsdruck < 2,7 bar) Atemwegsdruck hoch (der eingestellte maximale Beatmungsdruck wird überschritten, z. B. bei Stenosen, Gegenatmen, Spannungspneu, Atemwegsobstruktion) Atemwegsdruck niedrig (ein Druck von 10 mbar wird während der Inspiration nicht überschritten, z. B. bei Leckagen, Diskonnektion)	niedriger Vordruck (Versorgungsdruck bei IPPV, SIPPV, SIMV < 2 bar) Atemwegsdruck hoch (der eingestellte maximale Beatmungsdruck wird erreicht) Atemwegsdruck niedrig (bei IPPV, SIPPV oder SIMV wird innerhalb von 20 Sek. keine Druckdifferenz von 10 mbar aufgebaut) Leckage (da das Gerät neben dem inspiratorischen auch das exspiratorische Volumen misst, können Differenzen erfasst werden. Bei Abweichungen > 40% wird der Leckagealarm aktiviert) Apnoe (wird ausgelöst, wenn innerhalb von 25 Sek. keine Änderung der Atemphasen festgestellt wird) Frequenz hoch (wird ausgelöst, wenn die gemessene Frequenz 50% der gemessenen Frequenz im SIPPV-Modus überschreitet)

HLW-Funktion

Tab. 4.16 HLW-Funktion

Oxylog 1000	Oxylog 2000
Das Gerät verfügt über einen HLW-Modus, der bei intubierten Patienten auch unter zeitgleich durchgeführter Herzdruckmassage verwendet werden kann. Der maximal erlaubte Beatmungsdruck wird auf 55 mbar eingestellt. Die zeitgesteuert volumeninkonstante Arbeitsweise des Gerätes führt dazu, dass bei Erreichen dieses Wertes der Druck 2 Sek. lang gehalten wird. Danach wird auf Exspiration umgeschaltet. Im Rahmen der Herzdruckmassage wird der Druck von 55 mbar wahrscheinlich erreicht werden – der für 2 Sek. gehaltene Druck wird jedoch in der Entlastungsphase der Kompression die Ventilation fortsetzen. Das gewünschte Minutenvolumen wird wahrscheinlich dennoch nicht erreicht werden – eine genaue Erfassung des Volumens ist nicht möglich.	Im Vergleich zum Oxylog 1000 bestehen zwei wesentliche Unterschiede: Der Beatmungsdruck kann auf 60–80 mbar eingestellt werden, sodass der Spitzendruck durch die Thoraxkompressionen weniger wahrscheinlich erreicht wird. Zudem bietet das Gerät über die Kontrolle des exspiratorischen Minutenvolumens eine exakte Kontrolle über die Erfüllung der vorgegebenen Parameter.

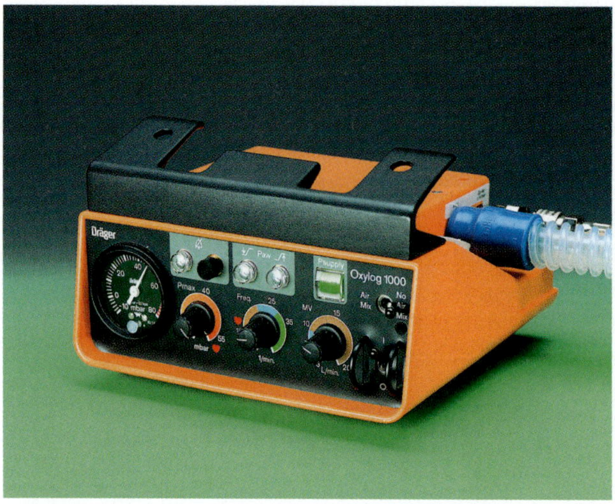

a) Oxylog 1000

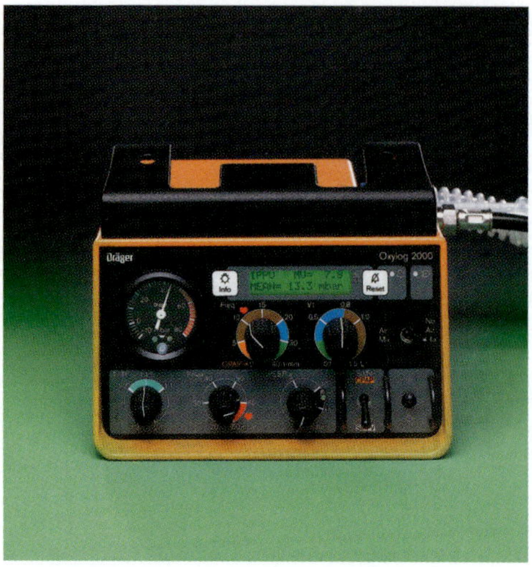

b) Oxylog 2000

Abb. 4.117 Oxylog Beatmungsgeräte

4.13 Punktionen und Drainagen des Pleuraraumes (Thoraxdrainage)

Michael Knieps

Der Pleuraraum ist eine spaltförmige, flüssigkeitsgefüllte Verschiebeschicht zwischen Lunge und Brustwand. Gebildet wird die Pleura von der der Lunge angrenzenden Pleura visceralis und von der der Brustwand und dem Zwerchfell anliegenden Pleura parietalis.

Infolge von Krankheiten und von stumpfen oder penetrierenden Thoraxverletzungen können sich im Pleuraraum unter anderem Luft und Blut ansammeln und zu einer lebensgefährlichen Expansion mit Behinderung der Atemmechanik und Mediastinalverschiebung führen.

Folgen von (Spannungs-)Pneumothorax und Hämato(pneumo)thorax sind eine respiratorische Insuffizienz und eine akute Rechtsherzbelastung mit obstruktivem Schock. Maßgebliches Therapieziel ist daher, neben einer situationsgerechten Analgosedierung oder Narkose sowie den übrigen Maßnahmen des Traumamanagements, eine möglichst rasche und zuverlässige Druckentlastung mit Ableitung von Luft und/oder Blut zur Aufrechterhaltung der Vitalfunktionen Atmung und Kreislauf.

ACHTUNG

Besonders bei Polytraumatisierten kann sich infolge der Überdruckbeatmung mittels Respirator ein beidseitiger Spannungspneumothorax entwickeln.

4.13.1 Thoraxpunktion (Schnellentlastung)

Bei der Thoraxpunktion wird der Pleuraraum mit einer großlumigen Hohlnadel im zweiten oder dritten Interkostalraum in der Medioklavikularlinie punktiert, um entweder den lebensgefährlichen Druckanstieg beim Spannungspneumothorax zu unterbrechen oder um einen Pneumothorax nachzuweisen.

TIPPS

Die Thoraxpunktion stellt, wenn denn benötigt, eine lebensrettende Maßnahme dar. Obwohl hier die Durchführung durch den Notarzt beschrieben ist, sollte sie ebenso vom Rettungsassistenten beherrscht und bei sicherer Indikation durchgeführt werden.

Vorteile

- großer Nutzen bei relativ geringem Risiko,
- leicht zugängliche Körperstelle,
- schnell und im Notfall mit wenigen Hilfsmitteln durchführbar.

Nachteile

- Möglichkeiten, die Technik zu erlernen und regelmäßig zu üben, gibt es kaum.
- Indikation ist sehr selten: Anwender sind in der Maßnahme unter präklinischen Bedingungen oft ungeübt.
- Gelegentlich müssen mehrere Punktionen unternommen werden, um den gewünschten Effekt zu erzielen → Risiko für Komplikationen steigt.
- Anschließend sollte klinisch immer eine Thoraxdrainage gelegt werden.

- Nicht wirksam bei Hämatothorax.
- Analgosedierung/Narkose ist oft erforderlich oder aufgrund des Verletzungsmusters bereits durchgeführt. Bei wachen Patienten ist bei Verzicht auf eine Sedierung eine große Kooperationsbereitschaft unerlässlich.

Indikation

- Sofortmaßnahme zur Druckentlastung bei Spannungspneumothorax,
- traumatische Reanimation,
- Ausschlussdiagnose bei nicht eindeutigem klinischem Befund.

Kontraindikation

- im Notfall keine,
- diagnostische Punktion ist angesichts der Komplikationsrate genau abzuwägen.

Equipment

- sterile Handschuhe
- Hautdesinfektionsmittel
- 20-ml-Spritze
- steril verpackte großlumige Punktionskanüle (z. B. 2,7 mm Durchmesser, 80 mm Länge) oder steril verpackte großlumige Venenverweilkanüle (mindestens 16 G)
- sterile Tupfer und Kompressen
- ggf. Heimlich-Ventil
- Fixierungsmaterial (z. B. Pflasterstreifen, Katheterfixverband)

Patientenvorbereitung

HELFER 1

- Patienten in leichter Oberkörperhochlage auf dem Rücken lagern und fortwährend betreuen.

Technik

ACHTUNG

Obwohl die Thoraxpunktion eine Sofortmaßnahme zur Abwendung einer perakut lebensbedrohlichen Situation ist, sollte auf ein umfassendes aseptisches Vorgehen geachtet werden.

HELFER 2

- Gesamtes Material zurechtlegen,
- Aufsuchen der Punktionsstelle,
- großflächige Hautdesinfektion → entsprechende Einwirkzeit beachten,
- großlumige Punktionskanüle bzw. Venenverweilkanüle steril anreichen.

NA

- Sterile Handschuhe anlegen,
- Punktionsnadel entgegennehmen,
- senkrecht in Richtung der dritten bzw. vierten Rippe in der Medioklavikularlinie einstechen und am Oberrand der Rippe die Punktionsnadel in den Interkostalraum vorschieben.

TIPPS

Die erste Rippe ist nicht tastbar, weil sie von der Klavikula verdeckt wird!

- Sobald ein schlagartiges Ausströmen von Luft zu hören ist, liegt die Kanüle im Pleuraraum → Bestätigung der Diagnose „(Spannungs)pneumothorax“ → meist erst zu hören, wenn die Stahlkanüle entfernt wurde.
- Um die Position zu sichern, den Kunststoffkatheter um etwa zwei weitere Zentimeter vorschieben und den Punktionsmandrin gleichzeitig zurückziehen, sodass eine Lungenverletzung vermieden wird.
- Punktionsmandrin vollständig herausziehen und sicher entsorgen.
- Kunststoffkanüle sicher fixieren.

TIPPS

Bessert sich der respiratorische und kardiozirkulatorische Zustand des Patienten nicht umgehend, ggf. weitere Punktionen in unmittelbarer Umgebung vornehmen.

- Bei Spontanatmung ggf. Heimlich-Ventil anschließen, um den inspiratorischen Lufteinstrom zu verhindern.

TIPPS

Anschließend sobald wie möglich eine Thoraxdrainage legen (➤ Kap. 4.13.2).

Gefahren

- Verletzungen benachbarter Strukturen:
  - am Unterrand einer Rippe verlaufende Interkostalnerven und -gefäße,
  - Lungengewebe,
  - Herzbeutel und Herz,
  - intrathorakal verlaufende Gefäße (z. B. A. thoracica interna, Ductus thoracicus),
  - subklavikular verlaufende Gefäße bei zu flachem Einstichwinkel (z. B. A. und V. subclavia).

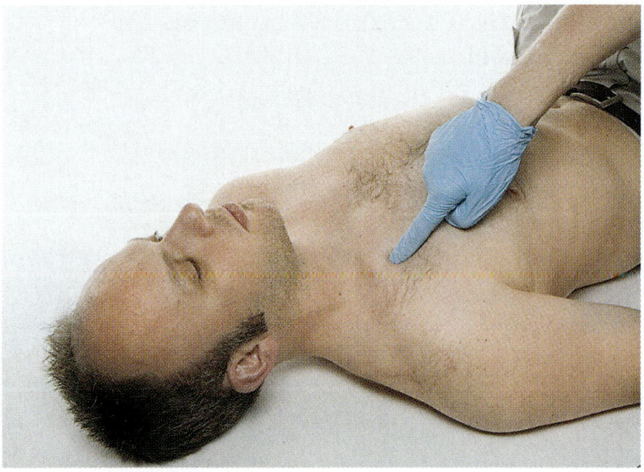

a) Aufsuchen der Punktionsstelle

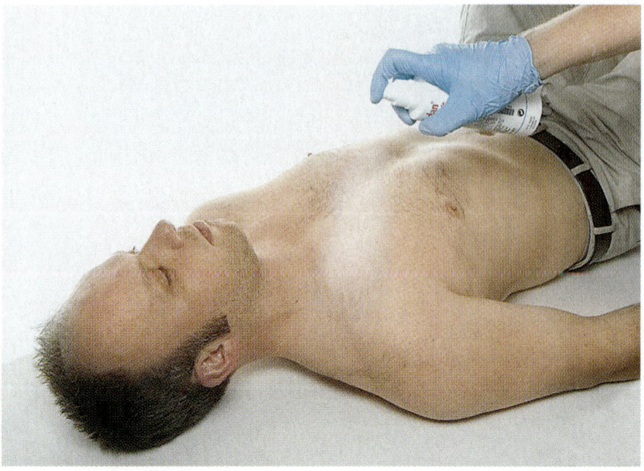

b) Hautdesinfektion

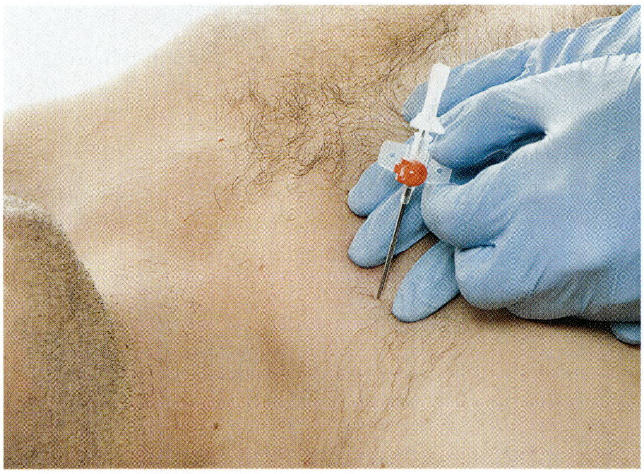

c) Thoraxpunktion durchführen

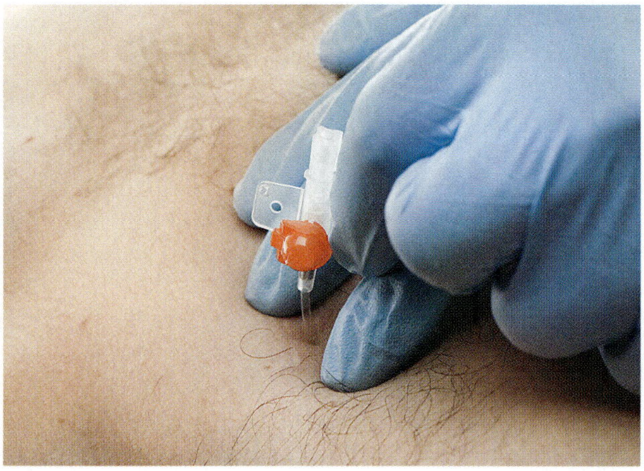

d) Stahlmandrin entfernen

Abb. 4.118 Thoraxpunktion

- Wiederkehr des Spannungspneumothorax:
  - Gewähltes Lumen der Punktionskanüle reicht nicht für eine vollständige Entlastung aus.
  - Der Kunststoffkatheter wurde nicht weit genug vorgeschoben, ist abgeknickt oder disloziert.

4.13.2 Bülau-Drainage (Minithorakotomie)

Durch den Notarzt wird in der vorderen bis mittleren Axillarlinie im vierten oder fünften Interkostalraum der Thorax mittels Minithorakotomie eröffnet und im Pleuraraum ein großlumiger Drainageschlauch sicher platziert. Auf diese Weise können eine Expansion des Pleuraraums unterbrochen und die kollabierte Lungenhälfte zur Reentfaltung gebracht werden.

ACHTUNG

Um das Komplikationsrisiko für Verletzungen von Bauchorganen zu minimieren, sollte die Drainage nicht unterhalb des Mamillenniveaus (ca. 5. ICR) platziert werden.
Das Platzieren einer Thoraxdrainage ohne Minithorakotomie mittels Trokar ist angesichts der hohen Komplikationsrate (z. B. Perforationsverletzung der Lunge) obsolet! Er findet allenfalls als Führungsstab Verwendung.

Obwohl die Anlage einer Thoraxdrainage präklinisch selten notwendig ist, muss die Beherrschung dieser lebensrettenden Maßnahme von jedem im Rettungsdienst tätigen Arzt erwartet werden können.

Vorteile

- Bei absoluter Indikation kann die Überlebenswahrscheinlichkeit erheblich gesteigert werden.
- Für den Eingriff reichen in der Regel chirurgische Grundkenntnisse aus.
- Die Durchführung ist einfacher als die Anlage einer Drainage nach Monaldi, weil die Interkostalräume in der Axillarlinie größer sind als in der Medioklavikularlinie.

Nachteile

- Die Anlage einer Thoraxdrainage dauert einige Minuten und benötigt viel spezielles Material,
- sehr invasiv mit hohem Komplikationsrisiko,
- auftretende Komplikationen sind präklinisch nicht immer beherrschbar,
- Möglichkeiten, die Technik zu erlernen und regelmäßig zu üben, gibt es kaum,
- Indikation ist sehr selten: Anwender sind in der Maßnahme unter präklinischen Bedingungen oft ungeübt,
- Lokalanästhesie oder Analgosedierung/Narkose ist immer erforderlich.

Indikation

- absolute Indikationen
  - (Verdacht auf) Spannungspneumothorax
  - traumatische Reanimation
- relative Indikationen
  - Rippenserienfraktur
  - Pneumothorax
  - Hämatothorax
  - Hämatopneumothorax
  - prophylaktische Anlage einer Bülau-Drainage bei Beatmungstherapie zur Vermeidung eines lebensbedrohlichen Spannungspneumothorax

TIPPS

In der Luftrettung wird die Indikation für eine Thoraxdrainage großzügiger gestellt als in der bodengebundenen Notfallrettung, um einer Luftexpansion im Pleuraraum bei sinkendem Umgebungsluftdruck Rechnung zu tragen. Außerdem ist es wegen der räumlichen Enge in Hubschraubern kaum möglich, bei auftretenden Schwierigkeiten eine Thoraxdrainage sicher zu legen.

Kontraindikation

- im Notfall keine,
- Relative Indikationen sind angesichts der Komplikationsrate genau abzuwägen.

Equipment

- sterile Handschuhe, Mundschutz, Schutzbrille
- Hautdesinfektionsmittel
- Einmalrasierer
- ggf. zur Lokalanästhesie
  - 20-ml-Spritze
  - jeweils eine großlumige Aufziehkanüle und eine dünne Injektionskanüle
  - Lokalanästhetikum (z. B. 20 bis 40 ml Lidocain 2%)
- steriles Instrumentarium
  - Einmalskalpell
  - gebogene Schere
  - Kornzange
  - Klemme
  - Nadelhalter
- sterile Auffangschale, sterile Abdecktücher bzw. steriles Lochtuch oder Inzisionsfolie
- steril verpackte Drainageschläuche unterschiedlicher Größe: bei Erwachsenen → Pneumothorax 24 bis 28 Ch, Hämatothorax 28 bis 32 Ch
- steril verpackter Sekretauffangbeutel
- Nahtmaterial der Stärke 0
- sterile Tupfer und Kompressen (z. B. 20 × 20 cm)
- Heimlich-Ventil
- Verbandschere
- Fixierungsmaterial (z. B. Pflasterstreifen, Katheterfixverband)

TIPPS

Vielerorts werden spezielle, steril verpackte Drainagesets vorgehalten, die weitgehend alle erforderlichen Materialien enthalten (➤ Abb. 4.119).

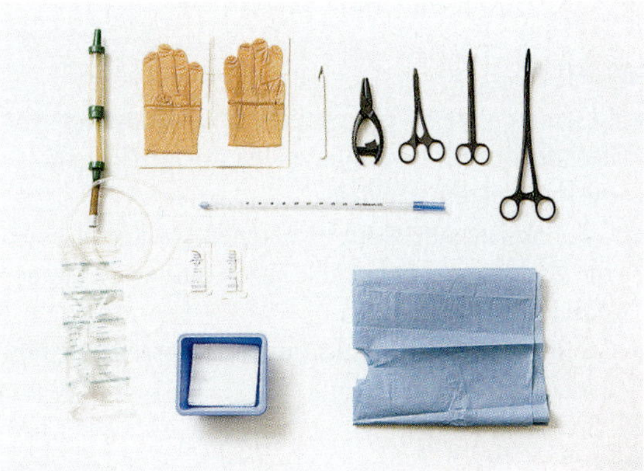

Abb. 4.119 Thoraxdrainage-Set

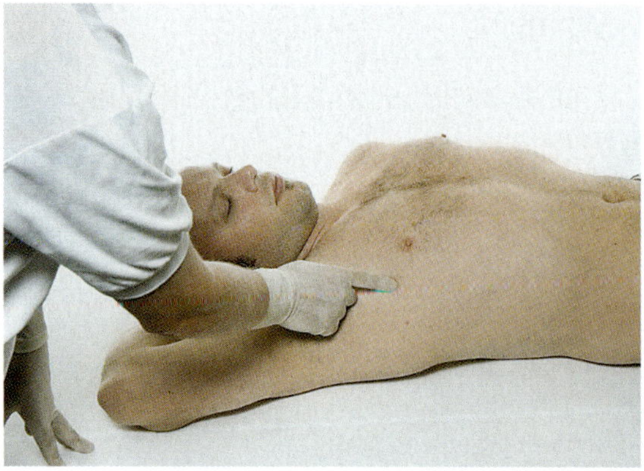

Abb. 4.120 Punktionsstelle

Patientenvorbereitung

NA

- Falls möglich, Patienten über die geplante Maßnahme aufklären und Einverständnis einholen, bei fehlender Einwilligungsfähigkeit mutmaßliches Einverständnis annehmen.

HELFER 2

- Patienten flach auf dem Rücken lagern.
- Arm des Patienten auf der betroffenen Seite maximal zur Seite auslagern.
- Ggf. Achsel- bzw. Brustbehaarung rasieren.
- Patienten fortwährend betreuen.

Technik

ACHTUNG

Auf ein umfassendes aseptisches Vorgehen muss zwingend geachtet werden!

HELFER 1

- Gesamtes Material zurechtlegen und mit sterilen Abdecktüchern für den Notarzt eine Ablagefläche für die Instrumente schaffen.
- Ggf. Lokalanästhetikum vorbereiten (➤ Kap. 4.1) → vor Injektion Aufziehkanüle gegen dünne Injektionskanüle austauschen.
- Großflächige Hautdesinfektion → entsprechende Einwirkzeit beachten.

NA

- Ggf. Lokalanästhesie mit 20 bis 40 ml Lidocain 2% infiltrieren.
  - Unter ständiger Probeaspiration die Injektionsnadel auf das Periost der fünften bzw. sechsten Rippe vorsichtig vorschieben.
  - Das Lokalanästhetikum im umliegenden Gewebe fächerförmig verteilen.

TIPPS

Eine Lokalanästhesie ist entbehrlich, wenn der Patient analgosediert ist oder sich in Narkose befindet.

- Sterile Handschuhe anlegen.

HELFER 1

- Großflächige Hautdesinfektion → entsprechende Einwirkzeit beachten,
- Lochtuch bzw. Inzisionsfolie steril anreichen,
- Skalpell steril anreichen.

NA

- Haut um die vorgesehene Inzisionsstelle steril abdecken,
- 1,5 bis 3 cm lange, dem Rippenverlauf folgende Hautinzision am Oberrand der fünften bzw. sechsten Rippe in der vorderen bis mittleren Axillarlinie.

ACHTUNG

Die erste Rippe ist nicht tastbar, weil sie von der Klavikula verdeckt wird!
Niemals bestehende Wunden als Zugangsweg verwenden! → Infektionsgefahr!

TIPPS

Ist die präklinische Sonographie etabliert und wird sie sicher beherrscht, kann eine Thoraxdrainage auch ultraschallgesteuert platziert werden → Komplikationsrate sinkt erheblich.

HELFER 1

- Ggf. gebogene Schere steril anreichen.

NA

- Die Hautinzision digital oder unter Zuhilfenahme einer gebogenen Schere durch Aufspreizen der Branchen erweitern,
- schrittweise stumpfe Präparation eines Kanals durch die Thoraxmuskulatur ausgehend vom Rippenoberrand in kraniale Richtung in den Interkostalraum:
  - entweder digitales Vorgehen oder mittels einer gebogenen Schere (geschlossene Schere einführen und mit geöffneten Branchen zurückziehen).

HELFER 1

- Bei beatmetem Patienten auf Anweisung des Notarztes den Beatmungsschlauch bei Eröffnung des Pleuraraums vom Endotrachealtubus diskonnektieren, um Lungenverletzungen zu vermeiden.

NA

- Pleuraraum digital eröffnen und Pleuraraum nach Verwachsungen austasten.

TIPPS

Falls ein Spannungspneumothorax vorliegt, entweicht deutlich hörbar Luft und es kommt zu einer raschen Verbesserung des respiratorischen und kardiozirkulatorischen Zustandes.

HELFER 1

- Bei beatmetem Patienten auf Anweisung des Notarztes Beatmungsschlauch mit dem Endotrachealtubus wieder verbinden und Beatmung fortsetzen.

HELFER 2

- Einen entsprechenden Drainageschlauch und ggf. eine Kornzange steril anreichen.

NA

- Entweder den Trokar der Thoraxdrainage ca. 5 cm in den Drainageschlauch zurückziehen oder ihn vollständig entfernen.
- Den Zeigefinger einer Hand in die Thoraxöffnung legen und die Drainage am Finger entlang einführen:
  - Dabei entweder den Trokar gleichzeitig weiter zurückziehen oder bei entferntem Trokar die Drainage unter Verwendung einer Kornzange einführen.
- Unter digitaler Kontrolle den Drainageschlauch im Pleuraraum platzieren:
  - Hämatothorax → Drainagespitze nach kaudal vorschieben,
  - Pneumothorax → Drainagespitze nach kranial führen.

TIPPS

Bei korrekter Lage beschlägt die Innenwand des Schlauchs atemsynchron bzw. die Drainage füllt sich mit Blut.

HELFER 2

- Verschluss der Drainage gegenüber der Atmosphäre:
  - elektrisches Absauggerät mit einer Saugkraft von maximal 25 cmH_2O (~ –0,05 bar) anschließen,
  - bei Hämatothorax Sekretauffangbeutel auf den Drainageschlauch stecken,
  - bei Spontanatmung Heimlich-Ventil mit Sekretauffangbeutel anschließen.
- Unter Beatmung kann die Drainage bei einem Pneumothorax offengelassen werden → kontrollierte Beatmungsform wählen.

TIPPS

Als Sekretauffangbeutel können Urin- oder Magensaftbeutel eingesetzt werden, da die eingelaufene Flüssigkeitsmenge anhand einer Messskala bestimmt werden kann.
Der Sekretauffangbeutel muss am Oberrand eingeschnitten werden, sonst wird ein Spannungspneumothorax provoziert.

- Nahtmaterial und Nadelhalter steril anreichen.

NA

- Wundränder eng an die Drainage adaptieren. Hautwunde mit Einzelknopfnähten verschließen.
- Drainageschlauch mit zwei Halteschlingen an der Thoraxoberfläche fixieren.
- Lochtuch bzw. Inzisionsfolie entfernen.

HELFER 2

- Bei starker Wundverunreinigung die Inzisionsstelle mit Hautdesinfektionsmittel und sterilen Kompressen reinigen.
- Sterile Kompresse mit einer Verbandschere von einer Seite bis in die Mitte einschneiden und um die Drainage auf die Wunde legen.
- Kompresse mit Pflasterrahmenverband sichern.

Gefahren

- Der präklinische Einsatz der Thoraxdrainage ist mit einer ganzen Reihe an Komplikationen verbunden: Je ungeübter der Anwender im Umgang mit den Techniken ist, desto höher ist die Komplikationsrate. Auftretende Komplikationen sind präklinisch nur mühsam oder gar nicht beherrschbar:
- Verletzungen bei der Minithorakotomie und durch die Drainage:
  - am Unterrand einer Rippe verlaufende Interkostalnerven und -gefäße,
  - intrathorakal verlaufende Blutgefäße und Nerven (z. B. Aorta),
  - Lungengewebe,
  - Herzbeutel und Herz,
  - Nieren,
  - je nach betroffener Körperseite Leber oder Milz,
- Fehllagen der Drainage:
  - im prä- oder interkostalen Fett- oder Muskelgewebe,
  - in der Lunge,
  - in der Bauchhöhle,

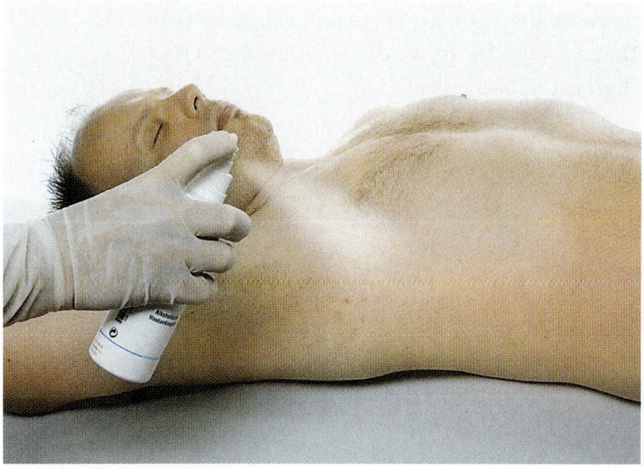

a) Großflächige Hautdesinfektion

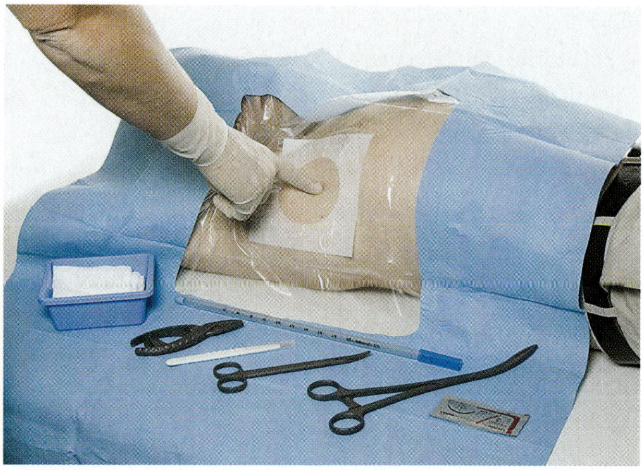

b) Haut steril abdecken

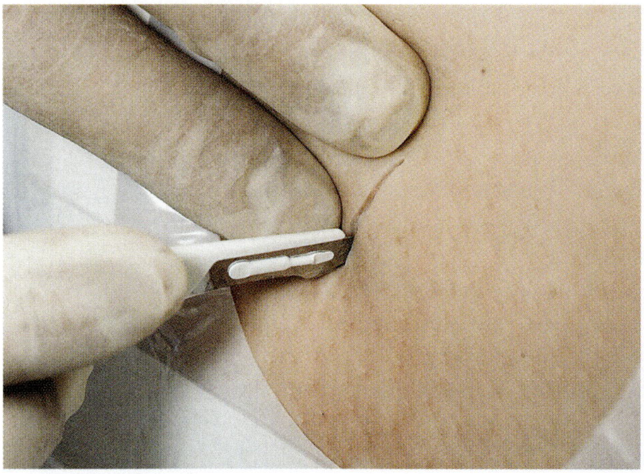

c) Hautinzision durchführen

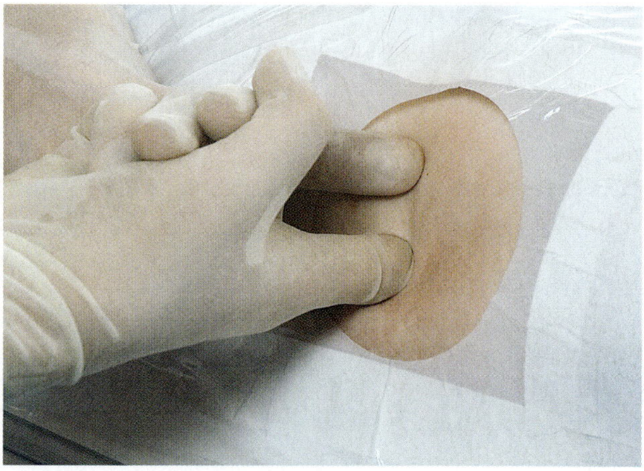

d) Stumpfe Präparation eines Kanals

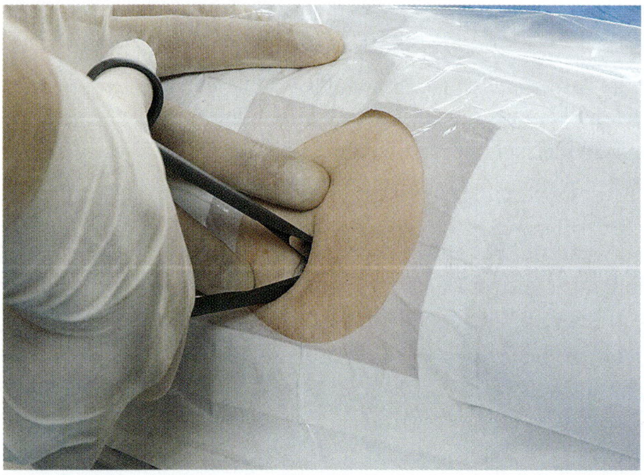

e) Stumpfe Präparation eines Kanals

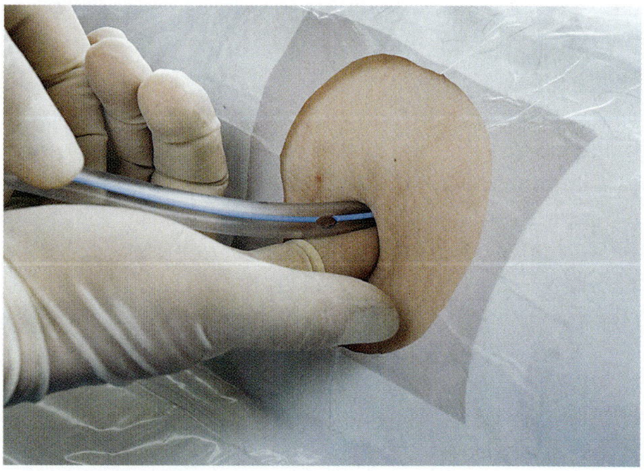

f) Drainage einführen

Abb. 4.121 Thoraxdrainage (Minithorakotomie)

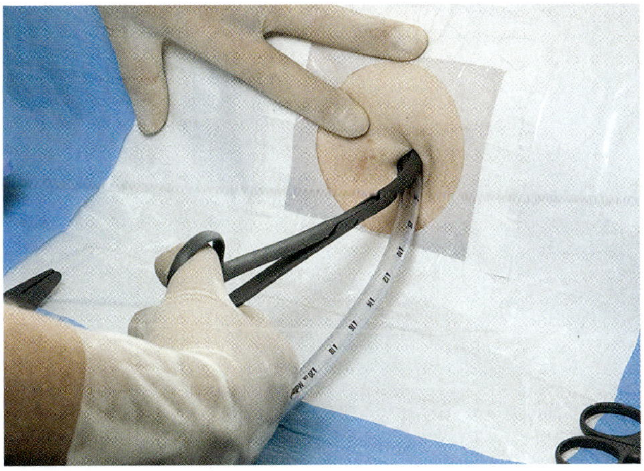

g) Drainage einführen

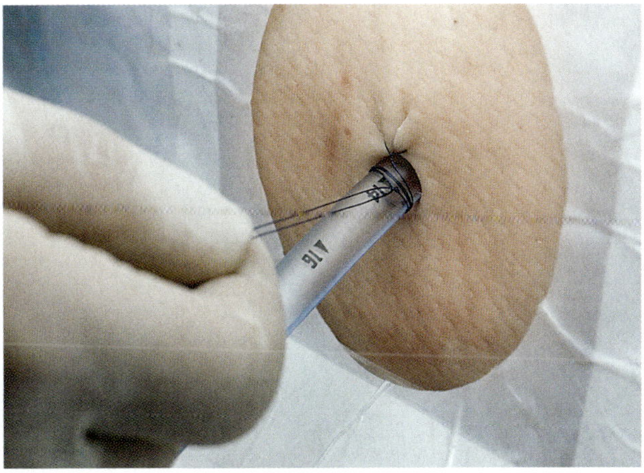

h) Drainage annähen

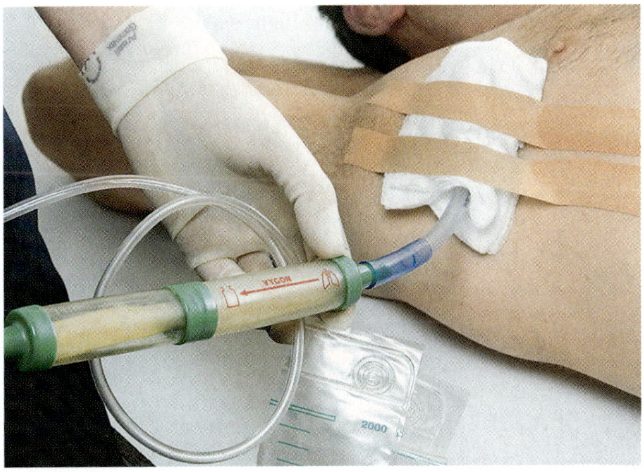

i) Drainage angelegt

Abb. 4.121 Thoraxdrainage (Minithorakotomie) *(Fortsetzung)*

- Herzrhythmusstörungen durch auf das Herz drückenden Drainageschlauch,
- verstopfte Drainage → Luft oder Blut kann nicht mehr entweichen,
- fehlender bzw. unzureichender Sog (z. B. undichtes Drainagesystem) → Lunge kann nicht entfaltet werden,
- zu starker Sog → Verletzung von Gewebe und Leitungsbahnen, Mediastinalverschiebung,
- unzureichende Desinfektion oder ungünstige Arbeitsumgebung → Infektionen.

Unterschätzt werden darf auch nicht das eigene Verletzungs- und Infektionsrisiko bei der Minithorakotomie bei stumpfer Präparation: Infolge von Rippenfrakturen können die Bruchstücke außerordentlich scharfkantig und spitz sein.

4.14 Magenspülung

Frank Flake

Dient präklinisch der Entfernung oral aufgenommener Gifte. Abhängig von der jeweils eingenommenen Substanz, ist sie meist nur 4 Std. nach Aufnahme der Giftsubstanz noch sinnvoll. Klinisch kommen noch diagnostische Spülungen vor, z. B. bei Verdacht auf Magenblutungen.

ACHTUNG

Bei Kindern sollte von einer präklinischen Magenspülung abgesehen werden.

Vorteile

- Entfernung großer Giftmengen vor deren Wirkungseintritt bereits am Notfallort.
- Eingenommene Menge kann ggf. abgeschätzt werden, somit ist eine Bilanzierung von Ein- und Ausfuhr möglich. Dies kann u. a. auch ein möglicher Hinweis auf eine Perforation sein.
- Ein weiterer Kontakt mit den giftigen Substanzen im Bereich der Speiseröhre und des Nasen-Rachen-Raumes wird vermieden.

Nachteile

- Relativ aufwendiges Verfahren, welches im Rettungsmittel kaum durchzuführen ist.
- Anwendung macht aufgrund kurzer Transportwege häufig keinen Sinn.
- Für nicht narkotisierte Patienten ist die Anwendung sehr unangenehm.

Eine durchgeführte Magenspülung zieht auch immer einen anschließenden Transport nach sich.

Indikation

- orale Intoxikationen jeder Art,
- längere Transportzeiten.

Kontraindikation

- Magen- oder Ösophagusperforation, bei z. B. Lampenölen, Tensiden,
- Säure- oder Laugeneinnahme → Gefahr der schweren Ösophagitis mit Gefahr einer Perforation.

Equipment

TIPPS

Am besten stellt man sich ein komplettes Set zusammen und hält dieses nur in den arztbesetzten Rettungsmitteln vor. In der Klinik werden oft Systeme mit zwei Lumen vorgehalten, auf denen große Spritzen zu konnektieren sind. Während die eine der Spülung dient, kann über die andere umgehend der Mageninhalt abgesaugt werden.

- zwei 10-l-Eimer: Wassereimer und Eimer für den Mageninhalt
- großlumige Magensonde 36–40 Ch. beim Erwachsenen („daumendick") oder spezieller Doppellumenschlauch
- Trichter

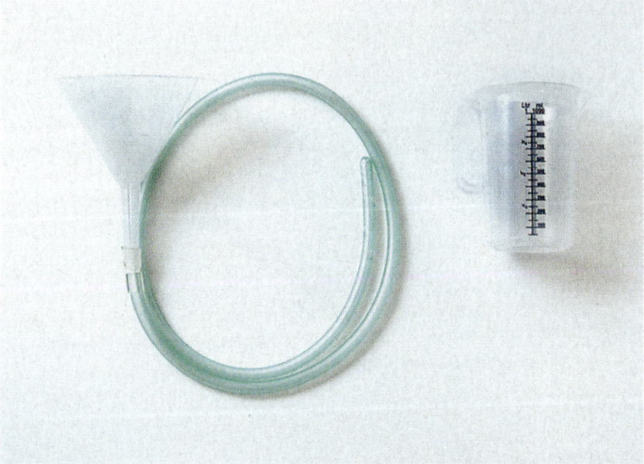

Abb. 4.122 Magenspülschlauch mit Trichter, Messeimer

- Beißring oder Beißkeil
- verschließbarer Asservatbehälter
- medizinische Kohle (Kompretten oder Pulver)
- 15 l handwarmes, sauberes (Leitungs-)Wasser
- evtl. Xylocain®-Spray zur Oberflächenanästhesie
- evtl. 50-ml-Spritze

TIPPS

Intubationsbesteck, Tuben, Hypnotika, Atropin und Absauggerät mit Kathetern immer mit vorbereiten, um im Zweifelsfall umgehend reagieren zu können.

Patientenvorbereitung

HELFER 1

- Ggf. Patienten über die geplante Maßnahme aufklären,
- evtl. Patienten sedieren oder Narkose (Intubation und Beatmung) einleiten,
- falls noch nicht geschehen, venösen Zugang anlegen: zum Offenhalten Ringerlösung i. v.,
- Patienten in die stabile Seitenlage legen,
- evtl. Prämedikation mit 0,25–0,5 mg Atropin,
- Oberflächenanästhesie des Mund-Rachen-Raums mit einigen Hüben Xylocain®-Spray.

Technik

HELFER 1

- Wenn möglich, Magenschlauch mit Xylocain®-Gel bestreichen.

NA

- Magenschlauch einführen, Patienten dabei zum Schlucken auffordern und den Schlauch während des

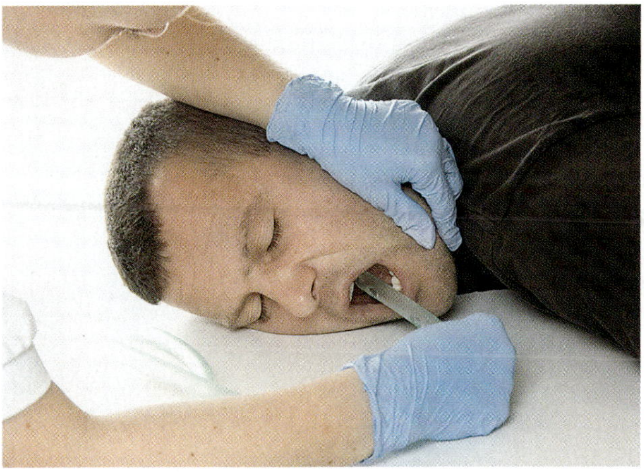

a) Magenschlauch einführen

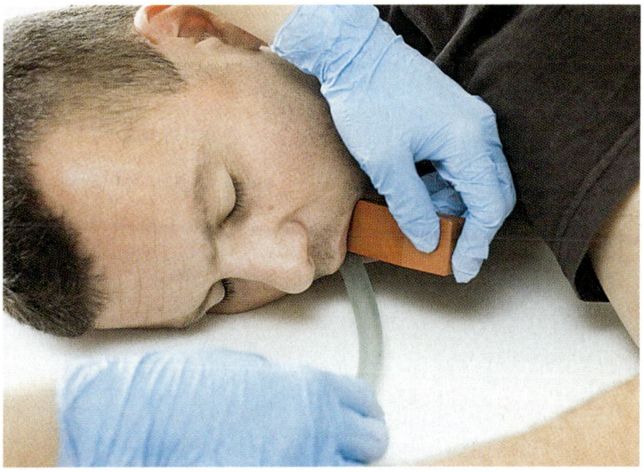

b) Beißkeil einführen

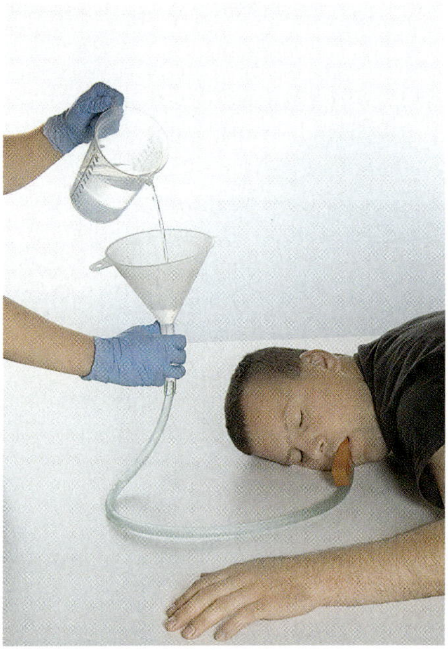

c) Wasser in den Trichter füllen

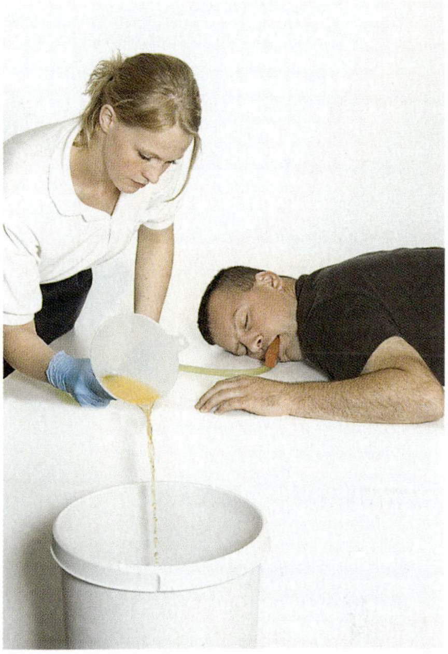

d) Wasser wieder zurücklaufen lassen

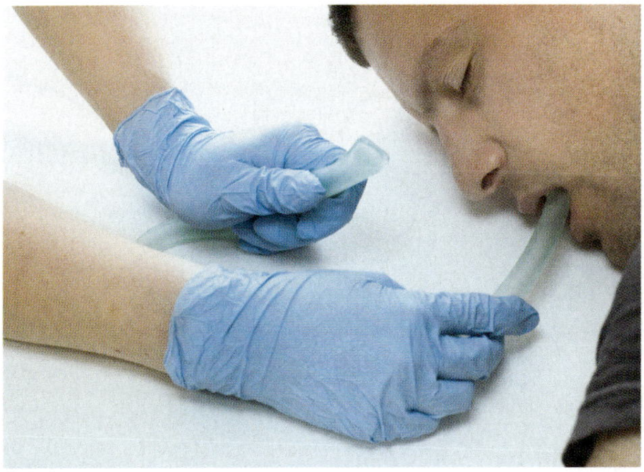

e) Magenschlauch zuhalten und zurückziehen

Abb. 4.123 Magenspülung

Schluckaktes ca. 50 cm zügig vorschieben, dabei niemals Gewalt anwenden:
  - Einführtiefe: ca. Nasen-Bauchnabel-Abstand.
- Lagekontrolle:
  - Über 50-ml-Spritze Luft in den Schlauch einspritzen, über dem Epigastrium ist ein „Blubbern" auskultierbar.
  - Aspiration von Mageninhalt mit Absauggerät und asservieren.

HELFER 1
- Beißring oder -keil einführen.
- Trichter mit Magensonde verbinden und über Kopfhöhe halten.
- Ca. 500 ml handwarmes Wasser eingeben und wieder herauslaufen lassen.
- Eine Probe der ersten Spülung ebenfalls asservieren.
- Solange spülen, bis nur noch klare Flüssigkeit zurückläuft, mindestens aber mit 15 l Wasser.

HELFER 1
- 30 g medizinische Kohle und Glaubersalz in 100 ml Wasser auflösen und nach der letzten Spülung über den Magenschlauch eingeben. Evtl. mit etwas Wasser nachspülen.

NA
- Magenschlauch zuhalten und zurückziehen.

Gefahren

Bei jeder Magenspülung besteht auch die Gefahr einer Aspiration. Sollte dies passieren, sofort absaugen und Patienten intubieren.

4.15 Magensonde

Frank Flake

Sonde, die durch den Mund oder meist die Nase in den Magen geschoben wird, um Mageninhalt abzusaugen oder den Magendruck zu entlasten.

Vorteile
- Während der Reanimation kann nach der Intubation und bei vorausgegangener Masken-Beutel-Beatmung eine Magensonde gelegt werden, um die in den Magen gelangte Luft sowie den Mageninhalt zu entfernen.
- Positiver Effekt auf die Atmung: bessere Entfaltung der Lungen und Erhöhung des AMV.

Nachteile
- keine

Indikation

- Ernährung
- Sekretabsaugung
- erhöhte Aspirationsgefahr
- Reanimation

ACHTUNG
Eine Magensonde ist zur Magenspülung nicht geeignet, da das Lumen zu gering ausfällt.

Kontraindikation

- Verletzungen im Mund-Rachen-Raum
- Gesichtsschädelverletzungen
- Ösophagusvarizen oder -verätzungen

Equipment

- evtl. Oberflächenanästhetikum, z. B. Xylocain Spray®
- Magensonde, z. B. 16 Ch für Erwachsene, 12 Ch für Kinder

TIPPS
Alternativ kann auch ein entsprechender großer Absaugkatheter benutzt werden.

- evtl. Gleitmittel, z. B. Instillagel 6 ml
- Laryngoskop mit Spatel

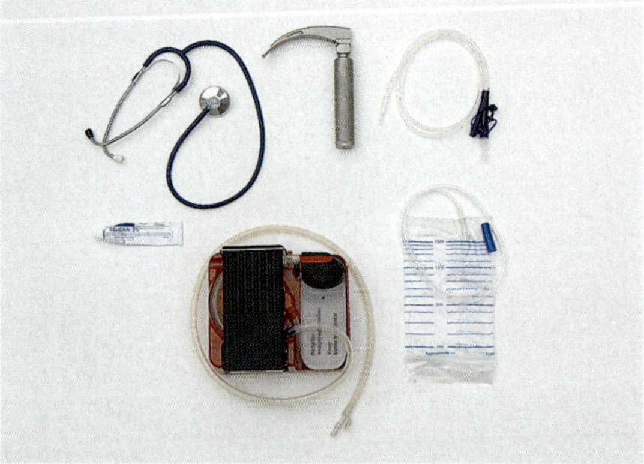

Abb. 4.124 Equipment Magensonde

- Absauggerät, „Magenspritze“
- Verschlussstopfen
- Pflaster
- Stethoskop

Patientenvorbereitung

HELFER 1

- Den wachen Patienten über die geplante Maßnahme aufklären.
- Patienten möglichst aufrecht sitzend lagern, Kopf leicht nach vorne geneigt.
- Falls Patient nicht ansprechbar ist, zuerst intubieren.

Technik

HELFER 1

- Absaugung bereitstellen,
- Magensonde nasal: Gleitmittel in die Nase geben,
- Magensonde an der Spitze (ca. 5 cm) mit Gleitmittel versehen,
- evtl. Nasen-Rachen-Raum mit Xylocainspray® einsprühen,
- Sonde unter laryngoskopischer Kontrolle einführen und vorschieben oder Sonde im Rachenraum mit den Fingern der anderen Hand führen,
- wenn Patient ansprechbar: Sonde einführen und Patienten zum Schlucken auffordern,

ACHTUNG
Sollte der Patient Hustenreiz oder Luftnot verspüren, liegt die Sonde in der Trachea → sofort zurückziehen.

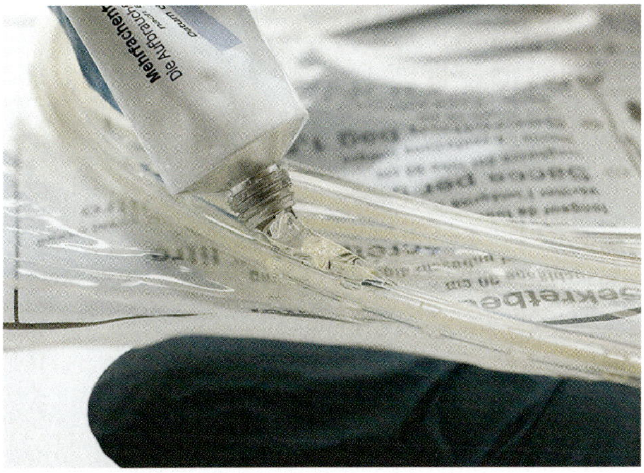

a) Magensonde mit Gleitgel versehen

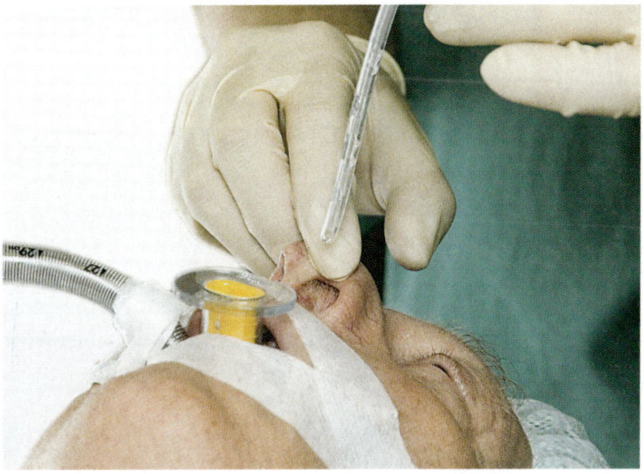

b) Sondeneinführung beim intubierten Patienten

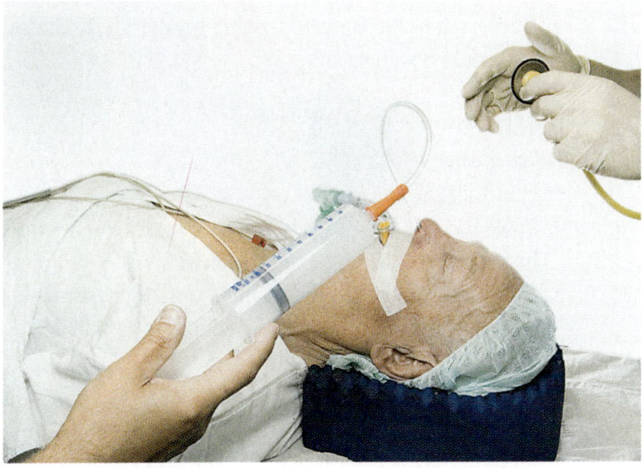

c) Einblasen von Luft

Abb. 4.125 Magensonde

- Lagekontrolle: Einblasen von Luft mittels Magenspritze → Auskultation des Luftaustritts im epigastrischen Winkel,
- Sonde mit Pflaster fixieren,
- Mageninhalt absaugen und Sonde verschließen.

TIPPS

Steht kein Verschlussstopfen zur Verfügung, das sichtbare Schlauchende in der Mitte abknicken, auf Knickstelle Anschlusskonus der Sonde stülpen. Sonde ist dann ebenfalls verschlossen. Magensonden der Größen 18 und 20 Ch können auch mit einer 2-ml-Einwegspritze verschlossen werden.

Gefahren

- Fehllage in der Trachea,
- Beim Patienten mit Schädel-Hirn-Trauma kann die Sonde ins Schädelinnere gelangen. Dann ggf. ausschließlich oral und unter Sicht einführen.

4.16 Transurethraler Blasenkatheter

Frank Flake

Kunststoffschlauch, der über die Harnröhre (transurethral) in die Harnblase gelegt wird. Unterschieden werden Einmal- und Dauerkatheter.

Vorteile

- Im Gegensatz zum suprapubischen bzw. Baucheckenkatheter relativ einfache Möglichkeit, eine schnelle Blasenentleerung herbeizuführen.

Nachteile

- Durchführung sollte immer klinisch geübt werden.

Indikation

- akuter Harnverhalt,
- Blasenentleerung bei neurogener Blasenstörung, z. B. Apoplex,
- Urinableitung zwecks Bilanzierung, z. B. bei Schwerbrandverletzten,
- Gewinnen einer sterilen Urinprobe.

Kontraindikation

- Verletzungen der Urethra, z. B. nach Beckentrauma,
- akute Harnröhreninfektion,
- Prostatainfektion (Prostatitis).

Equipment

- sterile Handschuhe
- 10–20 sterile Tupfer
- Desinfektionsmittel, z. B. Braunol®
- steriles Lochtuch
- Spritze mit sterilem Gleitmittel, z. B. eine Fertigspritze Instillagel® à 10 ml
- 10-ml-Einmalspritze
- 10 ml NaCl 0,9% oder Aqua dest.
- 16–18 Ch Einmal- oder Dauerkatheter mit Ballon
- Urinbeutel mit Schlauchsystem.

TIPPS

Alternativ stehen komplette Einmalsets zum Legen eines Blasenkatheters zur Verfügung.

Patientenvorbereitung

HELFER 1

- Patienten über das Vorgehen aufklären,
- Patienten mit leicht angewinkelten und gespreizten Beinen in Rückenlage bringen.

Technik

HELFER 2

- Handschuhe anziehen,
- Vorbereiten des Materials, dabei immer Sterilität des Materials gewährleisten.

HELFER 1

Beim Mann

- Handschuhe anziehen.
- Penis mit einer Hand fassen und Vorhaut zurückziehen.
- Eichel und Harnröhrenöffnung sorgfältig desinfizieren: Falten der Vorhaut und Bereich unterhalb der Eichel mehrfach behandeln.
- Steriles Lochtuch auflegen.
- Spitze der Katheterverpackung abreißen und Katheterspitze sowie Harnröhrenöffnung mit etwas Gleitmittel versehen, restliches Gleitmittel in die Harnröhre spritzen.

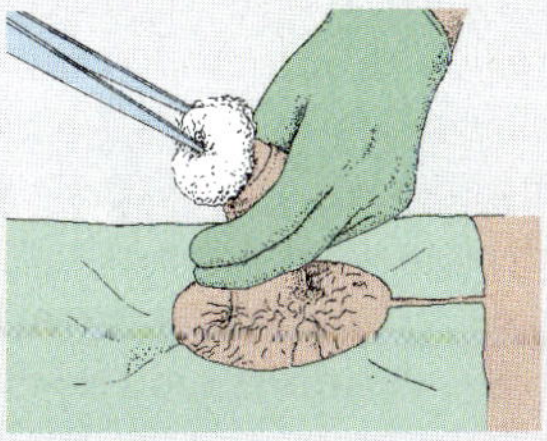

1) Glans penis desinfizieren

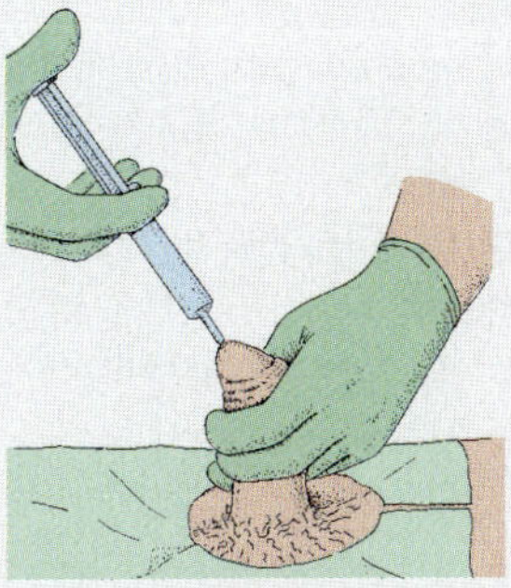

2) Gleitgel auf die Harnröhrenöffnung geben

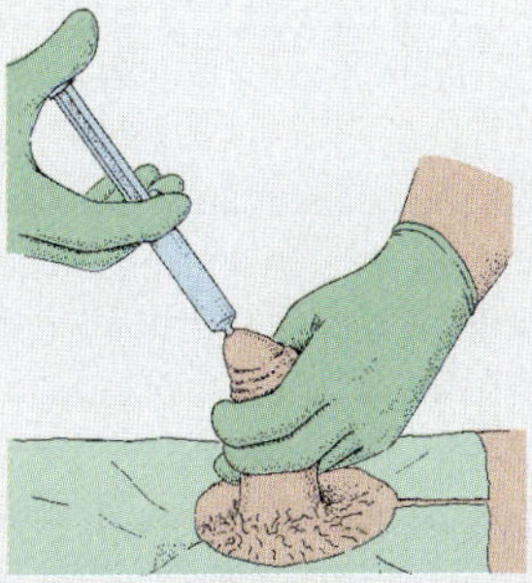

3) Gleitgel in die Harnröhre spritzen und Penis weiterhin halten

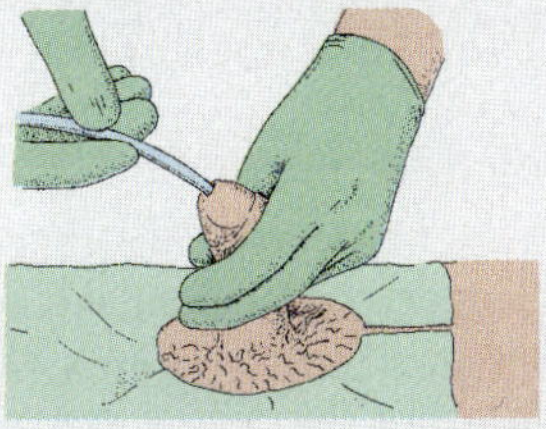

4) Katheter fast ganz vorschieben

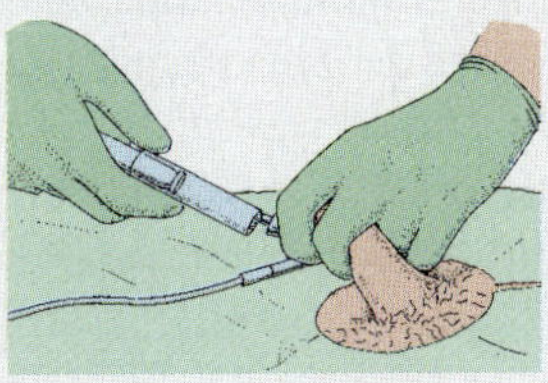

5) Katheterballon blocken

a) Katheterisierung beim Mann

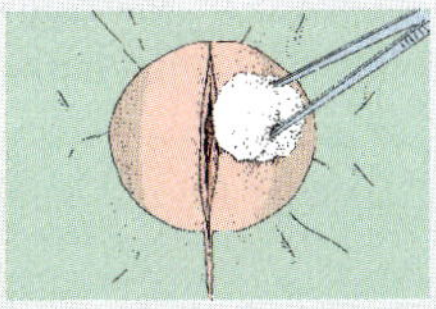

1) Große Schamlippen mit je einem Tupfer von der Symphyse zum Anus desinfizieren.

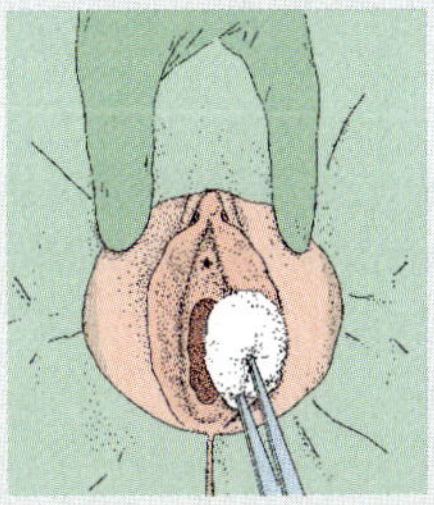

2) Große Schamlippen mit einer Hand spreizen, dann kleine Schamlippen ...

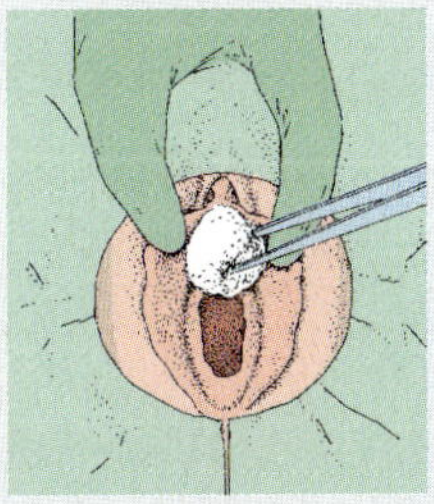

3) ... sowie Harnröhrenöffnung mit je einem Tupfer desinfizieren.

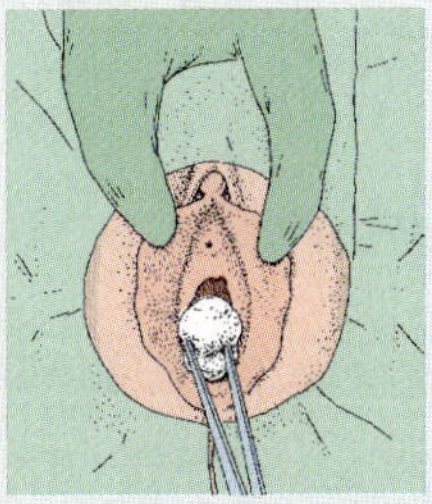

4) Den sechsten Tupfer vor die Öffnung der Vagina legen.

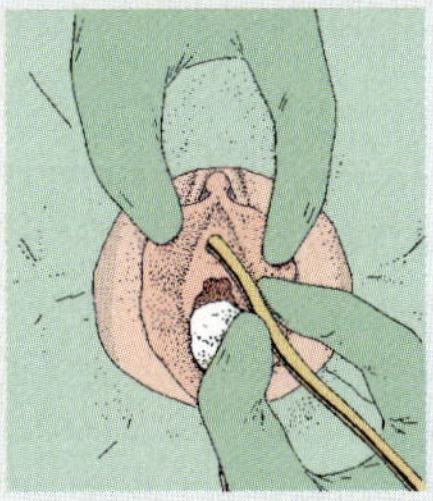

5) Katheter von der Arbeitsfläche nehmen und in die Blase schieben.

b) Katheterisierung bei der Frau

Abb. 4.126 Legen eines Blasenkatheters

- Mit einführender Hand Verpackung des Katheter ca. 5 cm vor der Spitze mit Daumen und Zeigefinger greifen. Ende des Katheters zwischen kleinem Finger und Ringfinger derselben Hand halten → „No-Touch-Technik".
- Mit der anderen Hand Penis bei zurückgezogener Vorhaut senkrecht nach oben gestreckt halten.
- Das freie Ende des Katheters ca. 15 cm tief in die Harnröhre schieben, bis leichter Widerstand spürbar ist.
- Penis absenken und weiter fußwärts gestreckt halten.
- Blasenkatheter weiter vorschieben, bis Urin abfließt, Katheter weitere 2–3 cm vorschieben.

ACHTUNG

Treten während des Vorschiebens des Katheters Widerstände auf, nie mit Gewalt einführen → kurze Zeit warten, erneut versuchen.

TIPPS

Katheter aus der sterilen Plastikhülle heraus vorschieben, Urin läuft in die Hülle ab.
Läuft kein Urin zurück, mit 50 ml steriler NaCl-Lösung anspülen: Ungehinderter Rückfluss bestätigt korrekte Lage in der Blase.

- Urinbeutel steril mit dem Blasenkatheter verbinden.
- Ballon des Katheters mit 5–10 ml Aqua dest. oder NaCl füllen.
- Blasenkatheter vorsichtig zurückziehen, bis leichter Widerstand spürbar.
- Mit Pflaster am Oberschenkel fixieren (Zugentlastung).

TIPPS

Urinbeutel nicht über das Niveau der Harnblase hängen → Rückflussgefahr!

- Vorhaut über die Eichel streifen, sonst Gefahr einer Paraphimose.

Bei der Frau
- Patientin mit angewinkelten und gespreizten Beinen (Fußhacken stehen zusammen) in Rückenlage bringen.
- Die großen Schamlippen von ventral nach dorsal desinfizieren, dann mit Daumen und Zeigefinger spreizen, Desinfektion der kleinen Schamlippen.
- Mit einem 3. Tupfer die Öffnung der Harnröhre desinfizieren.
- Steriles Lochtuch auflegen.
- Spitze der Katheterverpackung abreißen und Katheterspitze mit etwas Gleitmittel versehen, restliches Gleitmittel in die Harnröhre spritzen.
- Mit einführender Hand Verpackung des Katheter ca. 5 cm vor der Spitze mit Daumen und Zeigefinger greifen. Ende des Katheters zwischen kleinem Finger und Ringfinger derselben Hand halten → „No-Touch-Technik".
- Katheter ca. 10 cm tief in die Harnröhre schieben, bis Urin abfließt.
- Urinbeutel steril mit dem Blasenkatheter verbinden.
- Den Ballon des Katheters mit 5–10 ml Aqua dest. oder NaCl füllen.
- Blasenkatheter vorsichtig zurückziehen, bis leichter Widerstand spürbar.
- Mit Pflaster am Oberschenkel fixieren (Zugentlastung).

Gefahren

- Den Ballon nicht zu früh, z. B. noch in der Harnröhre, füllen. Gefahr von Ruptur und Blutungen.
- Bei zu sparsamer Anwendung von Gleitmittel kann es zu unnötigen Schmerzen kommen. Dies kann eine weitere Katheterisierung unmöglich machen. Deshalb immer ausreichend lange auf die Wirkung des Lokalanästhetikums warten.

4.17 MAST – Medical Anti Shock Trousers

Frank Flake

Die MAST dient der Bekämpfung der Zentralisation im bestehenden Volumenmangelschock. Sie wird an den Beinen angelegt und besteht aus 1–3 Luftkammern, die wie Blutdruckmanschetten aufgepumpt werden. Nach dem Aufpumpen kommt es durch venöse Kompression zur Umverteilung des Blutvolumens aus den Beinen in den zentralen Körperkreislauf. Die MAST ist im deutschen Raum eher selten anzutreffen. Im amerikanischen Rettungsdienst gehört sie oftmals zur Standardausrüstung. Mittlerweile ist sie aber sehr umstritten und wird auch im angloamerikanischen Rettungsdienst eher selten angewendet.

Vorteile

- z. T. erheblicher Effekt beim hypovolämischen Schock auch ohne Infusionstherapie

Nachteile

- Obwohl die MAST auch vom Rettungsfachpersonal angelegt werden kann, erfordert es einige Übung, da die Anlage nicht länger als 60–90 Sek. dauern sollte.
- Auch das aufnehmende Klinikpersonal muss geschult sein, da z. B. ein zu schnelles Ablassen der Luft dramatische Folgen mit schnellem Abfall des Blutdruckes verursachen kann.

Indikation

- hypovolämischer Schock (z. B. Abdominaltrauma)
- Frakturen der unteren Extremitäten (Prinzip: Luftkammerschiene)

Kontraindikation

- kardiale Notfälle, z. B. Lungenödem, kardiogener Schock

Equipment

- MAST Medical Anti Shock Trousers

Patientenvorbereitung

HELFER 1

- Patienten, wenn nötig bzw. möglich, über das Vorgehen aufklären,
- MAST vorbereitet auf die Trage legen (Zeitersparnis).

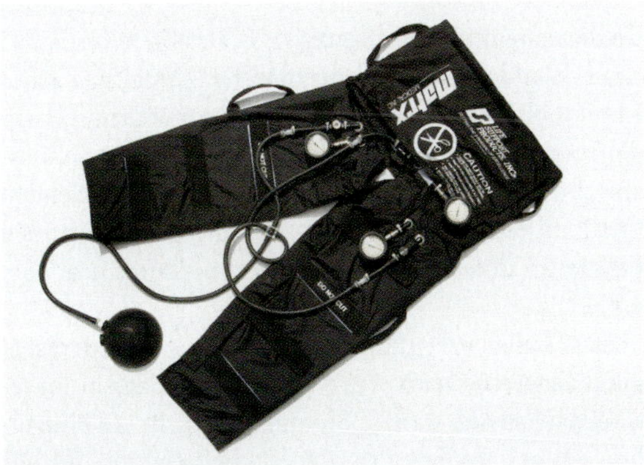

Abb. 4.127 MAST

Technik

HELFER 2

- MAST auf der Trage öffnen und ausbreiten.

HELFER 1 und HELFER 2 (gleichzeitig)

- Patienten mittels Spineboard oder Schaufeltrage auf die MAST umlagern.
- Manschetten um die Extremitäten legen und schließen.
- Mittels Blasebalg von den Füßen kopfwärts Manschetten mit Luft füllen.
- Vitalparameter des Patienten regelmäßig kontrollieren.

ACHTUNG

Zielblutdruck beim hypovolämischen Schock $RR_{syst.}$ 70–90 mmHg → permissive Hypotension.

Entfernen der MAST (über 15–30 Min.)

TIPPS

Entfernen nur unter Monitoring und ausreichender Volumentherapie, starker RR-Abfall, Schock.
Niemals alle Segmente gleichzeitig entleeren.

- Vitalzeichen des Patienten ermitteln (müssen stabil sein!).
- Luft vorsichtig segmentweise ablassen, dabei bei der Abdominalmanschette beginnen.
- RR und Puls kontrollieren. Ca. 5–10 Min. warten. Falls in dieser Zeit der Druck um mehr als 5 mmHg fällt, 100–200 ml Ringer-Lösung infundieren:
  - Verfahren nach jedem Segment wiederholen!

Gefahren

- Durch Druck auf das Zwerchfell kann es zu einer eingeschränkten Atemfunktion kommen.
- Bei gleichzeitigem oder alleinigem Einsatz zu Schienung einer Fraktur kann es zur Ausbildung eines Kompartment-Syndroms (Ödem innerhalb des Faszienraumes mit Folge arterieller Minderversorgung und Störung der neuromuskulären Funktion) kommen.
- Eine weitere Gefahr droht durch zu hohen Druck und damit Verletzung von Bauchorganen.

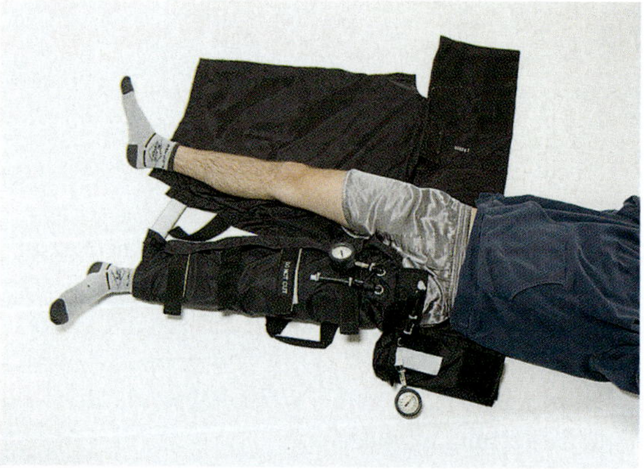

a) Manschetten um die Extremitäten legen

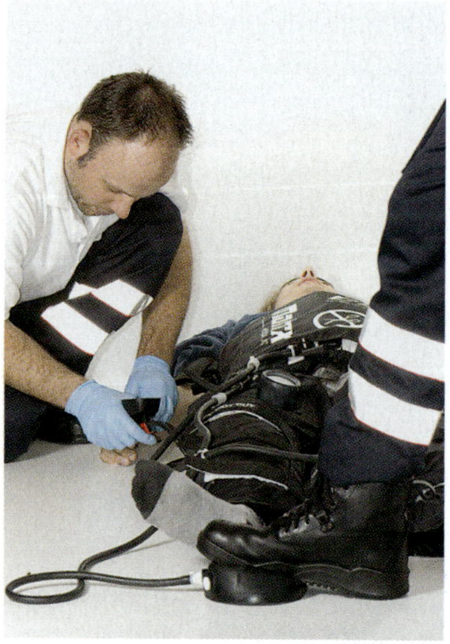

b) MAST füllen, dabei Vitalparameter überwachen

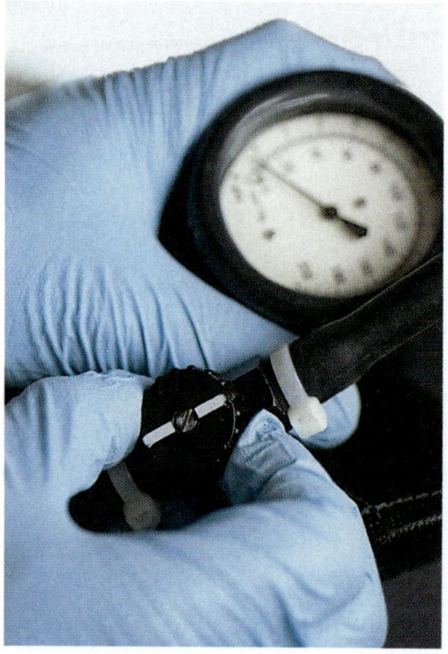

c) Manschettendruck langsam ablassen

Abb. 4.128 MAST anlegen und entfernen

4.18 Wundversorgung und Verbände

Hendrik Sudowe

Der Ausdruck Wunde beschreibt einen Zusammenhangsverlust von Geweben. Wunden, die äußerlich sichtbar sind – bei denen also zumindest der Zusammenhang der Haut, häufig aber auch der Zusammenhang tieferer Strukturen aufgehoben ist –, sind leicht erkennbar und rettungsdienstlich meistens gut zu behandeln. Wunden an inneren Organen (z. B. Milzruptur) hingegen sind nicht immer sicher zu diagnostizieren und nur begrenzt zu therapieren, da sie von außen nicht zugänglich sind.

4.18.1 Aufgaben der Wundversorgung

Da die endgültige Versorgung (z. B. Desinfektion, Naht) einer Wunde der unfallchirurgischen Abteilung einer Klinik obliegt, beschränken sich die Anforderungen an die rettungsdienstliche Wundversorgung auf gefahrenabwehrende Maßnahmen. Den potenziell drohenden Gefahren einer Wunde lassen sich die entsprechenden Elemente der Wundversorgung zuordnen (➤ Tab. 4.17).

Der Stellenwert dieser Elemente der Wundversorgung variiert je nach Ausprägung der Gefahren im jeweiligen Fall. Bei starken Blutungen genießt die Blutstillung immer absolute Priorität, da die Gefahren, die aus einem hohen Blutverlust resultieren (Volumenmangel-

Tab. 4.17 Elemente der Wundversorgung

	Gefahr	Element der Wundversorgung
1.	Blutverlust	Blutstillung
2.	Kontamination mit nachfolgender Infektion	keimfreie Abdeckung
3.	Schmerzen	Ruhigstellung und Polsterung

schock), am schwerwiegendsten sind. Bei den häufig anzutreffenden Wunden mit bereits sistierter Blutung stehen die sorgfältige keimfreie Abdeckung, Ruhigstellung und Polsterung im Vordergrund, um die Infektionsgefahr zu minimieren und Schmerzen zu reduzieren.

Vorteile

- Stoppen von Blutungen,
- Verhinderung von Infektionen,
- durch Anlage eines Verbandes häufig auch Schmerzlinderung.

Nachteile

- Keine Beurteilung der Wunde durch z. B. nachfolgenden Notarzt mehr möglich → oftmals allerdings auch nicht nötig.

Indikation

- Wunden mit mäßiger bis starker Blutung zur Blutstillung,
- kleinflächige Wunden zur Infektionsprophylaxe.

Kontraindikation

- keine

Equipment

- Einmalhandschuhe
- ggf. Augenschutzbrille
- Kompressen verschiedener Größe
- Verbände mit integrierter Wundauflage
- ggf. Verbandtücher

Patientenvorbereitung

HELFER 1

- Patienten, wenn nötig bzw. möglich, über das Vorgehen aufklären.

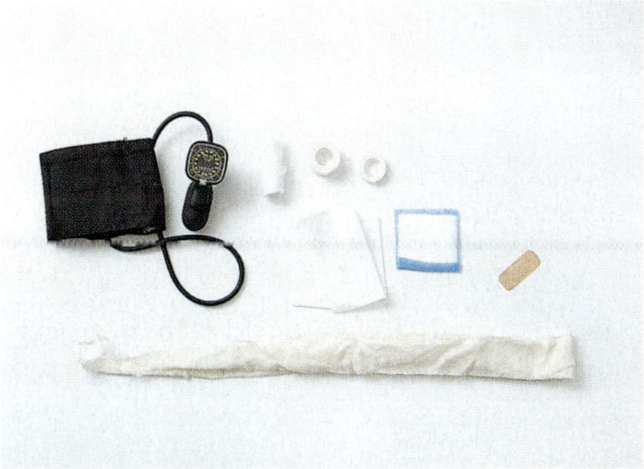

Abb. 4.129 Equipment Wundversorgung

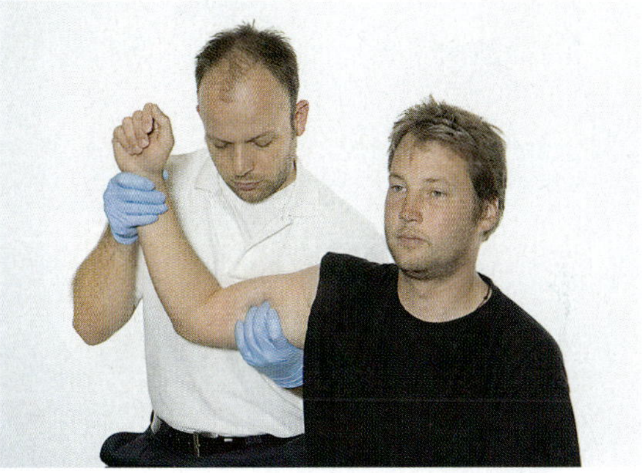

Abb. 4.130 Kompression der A. brachialis am Oberarm

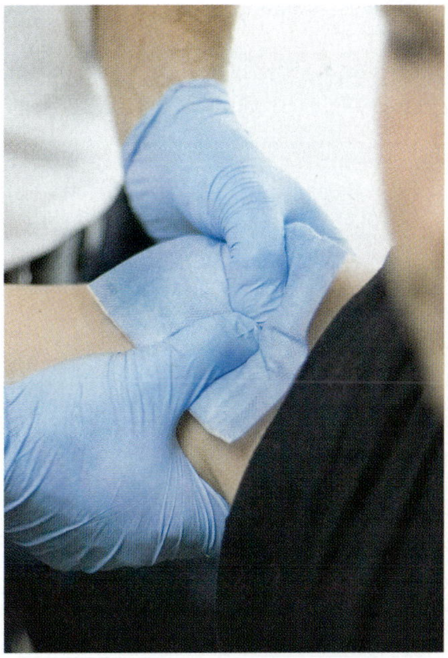

Abb. 4.131 Manueller Druck mit steriler Wundauflage

Technik

Blutstillung

Zur sofortigen Blutstillung stehen verschiedene Techniken zur Verfügung.

HELFER 2

- Hochlagerung des betroffenen Bereiches, wenn möglich, um die Durchblutung einzuschränken.

TIPPS

Bei Wunden an den Extremitäten (v. a. an den Armen; bei Kindern auch an den Beinen) kann durch eine proximale Kompression der zuführenden Arterie die Durchblutung der Extremität und somit der Blutaustritt aus der Wunde gestoppt werden.

- Alternativ kann bis zur Versorgung der Wunde mit einem Druckverband eine Blutdruckmanschette über den systolischen Blutdruck hinweg aufgepumpt werden, um so eine kurzfristige Abbindung herzustellen.

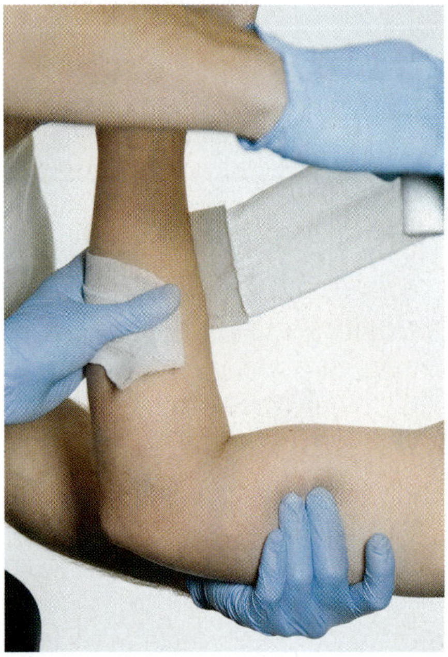

a) Auflegen der Wundauflage

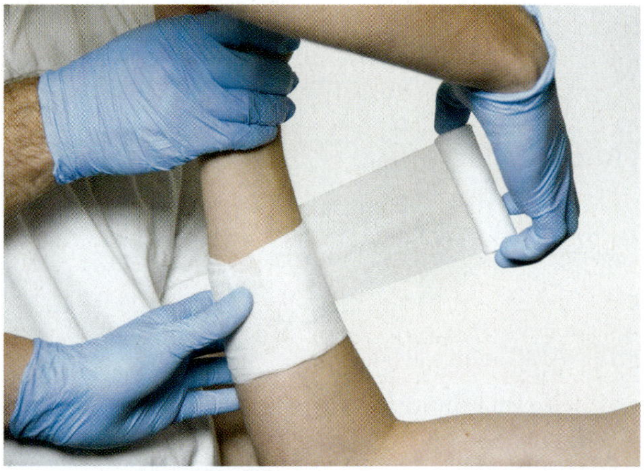

b) Fixierung der Wundauflage

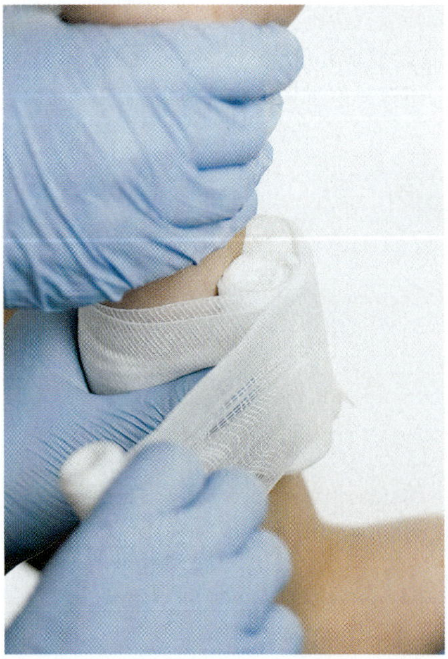

c) Kompression durch Druckverband

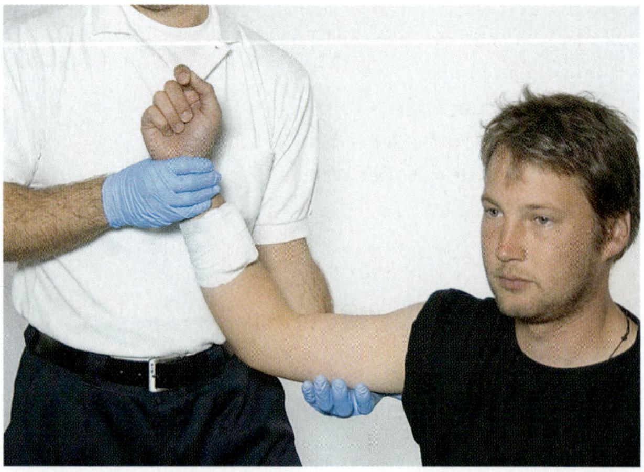

d) Beendung der Kompression, Puls tasten

Abb. 4.132 Anlegen eines Druckverbands

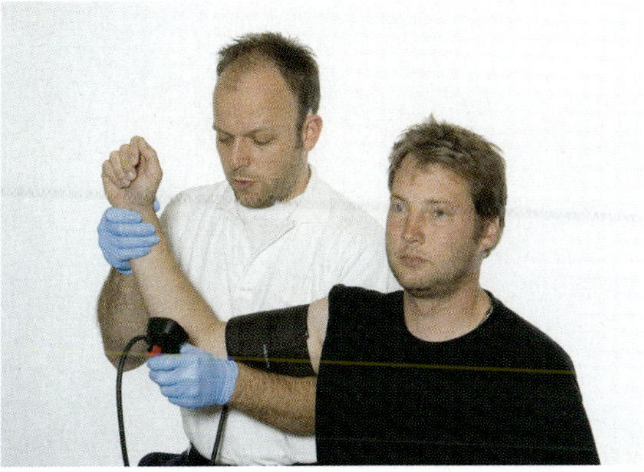

Abb. 4.133 Abbindung mit Blutdruckmanschette

TIPPS

Für Fälle, in denen ein sofortiges Abdrücken nicht möglich ist, beschreibt der Volksmund eine Grundregel: „Da, wo's blutet, draufdrücken!" Wenn ein äußerlich aufgebrachter Druck größer ist als der Druck, mit dem das Blut aus der Wunde hervortritt, wird die Blutung gestoppt. Vorübergehend kann zu diesem Zweck ein manueller Druck auf die Wunde ausgeübt werden.

Druckverband

Ein Druckverband komprimiert die Wundränder und die umgebenden Gewebestrukturen, sodass kein Blut mehr austreten kann. Nicht alle Körperstellen lassen sich mit einem Druckverband versorgen. Zur Kompression der Wunde muss ein die betroffene Körperstelle umgebender Druck aufgebaut werden – bei Halsverletzungen ist das aufgrund der Beeinträchtigung von Hirndurchblutung und Atmung nicht möglich. Bauch-/Rücken- oder Thoraxverletzungen lassen keine hinreichende Kompressionswirkung der vergleichsweise kleinflächigen Verbandstoffe zu. Bei Arm-, Bein und Kopfverletzungen hingegen stillt ein korrekt angelegter Druckverband fast jede Blutung.

Anlage des Druckverbandes am Arm

HELFER 2

- Lagert den betroffenen Arm hoch und drückt die zuführende Arterie am Oberarm ab.

HELFER 1

- Legt die sterile Wundauflage eines Verbandpäckchens auf die Wunde auf.
- Die Wundauflage wird mit einigen Bindegängen fixiert.
- Ein ausreichend großes Druckpolster (z. B. ein oder zwei Verbandpäckchen) wird auf die bedeckte Wunde gelegt und mit weiteren Bindegängen fixiert. Dabei wird der Druck moderat gesteigert.

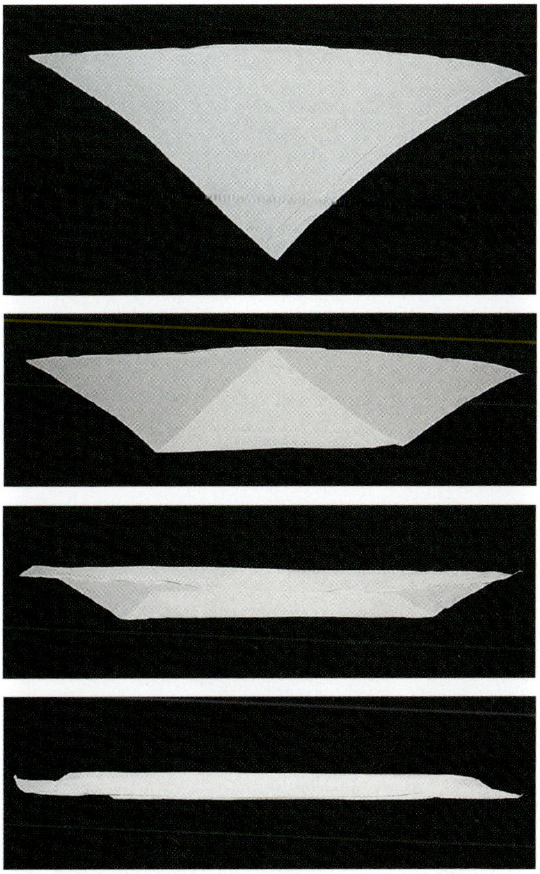

Abb. 4.134 Falten des Dreiecktuchs

HELFER 2

- Beendet die Kompression der Oberarmarterie. Die Hand sollte jetzt trotz Druckverband wieder durchblutet werden (Puls, Nagelbettprobe).

Abbindung

Nur bei starken Blutungen, die weder durch manuellen Druck noch durch einen Druckverband gestillt werden können (z. B. Amputationsverletzungen, großflächige Hautzerstörungen), ist die Abbindung einer Extremität zulässig. Oberhalb der Wunde erfolgt eine komplette und dauerhafte Verlegung der zuführenden Arterien, die erst im Krankenhaus beendet wird. Um Gewebeverletzungen zu vermeiden, sollte eine Abbindung mit breitflächigen und nicht einschnürenden Materialien (Blutdruckmanschette, Dreiecktuchkrawatte) erfolgen. Der Zeitpunkt der Abbindung muss dokumentiert werden.

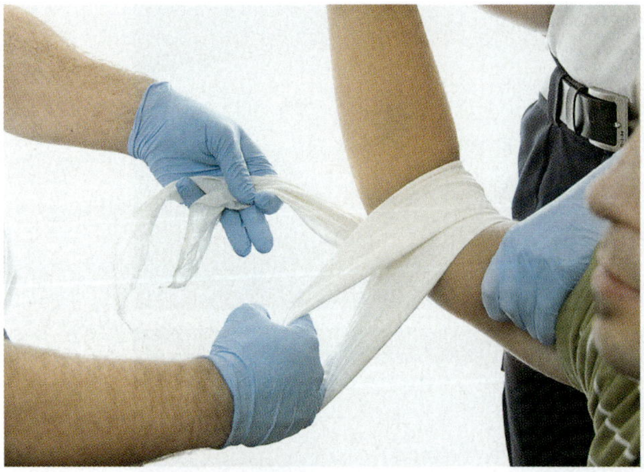

a) Hand hält beide Enden, andere Hand Schlaufe

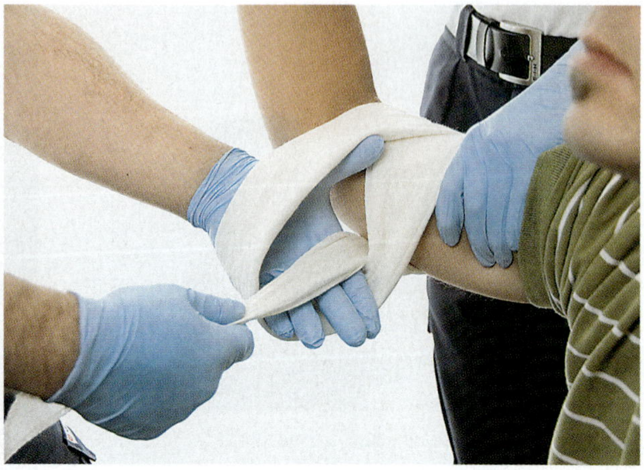

b) Enden werden durch die Schlaufe geführt

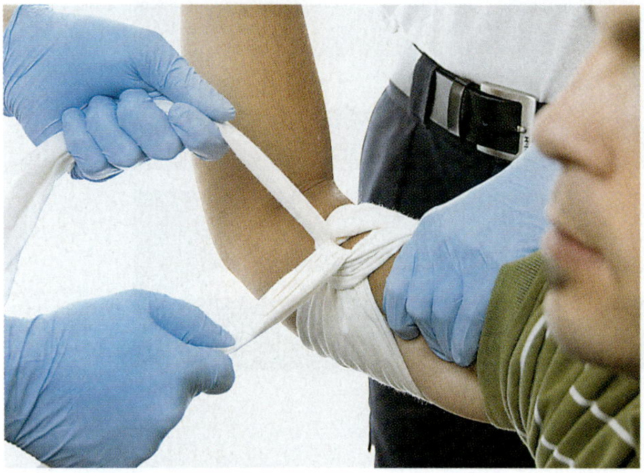

c) Druck über die Krawattenenden

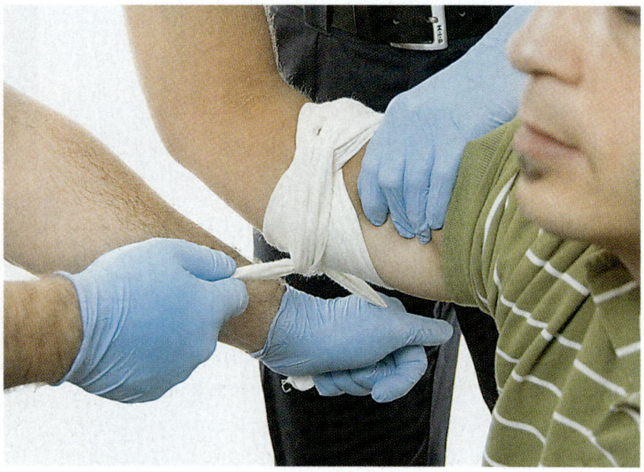

d) Fixierung der Krawattenenden

Abb. 4.135 Abbindung mit Dreiecktuch am Arm

Abbindung mit einer Blutdruckmanschette
(➤ Abb. 4.133)

HELFER 1

- Die Manschette wird wie bei einer Blutdruckmessung am Oberarm (bei Beinverletzungen Beinmanschette verwenden) angebracht und sicher über den systolischen Wert (RR_{syst} + ca. 30 mmHg) aufgepumpt.
- Manschettendruck und Wunde werden fortwährend kontrolliert, um ein Neuauftreten der Blutung z. B. aufgrund eines nachlassenden Manschettendrucks sofort zu erkennen.

Abbindung mit Dreiecktuch am Arm

HELFER 2

- Lagert den betroffenen Arm hoch und drückt die zuführende Arterie am Oberarm ab.

HELFER 1

- Faltet das Dreiecktuch zur „Krawatte", indem die Spitze auf die Basis gelegt und das Tuch anschließend abwechselnd von beiden Seiten um einige cm zur Mitte hin überlappend eingefaltet wird, bis ein ca. 6–8 cm breiter Streifen entstanden ist.
- Eine Hand hält beide Enden der Dreiecktuchkrawatte, während die andere Hand die in der Mitte entstandene Schlaufe hält. Schlaufe und Enden werden gegenseitig um den Arm herumgeführt.
- Die Enden der Krawatte werden durch die Schlaufe geführt, sodass die Durchführungsstelle an der Oberarminnenseite liegt. Über die Krawattenenden wird der zur Abbindung erforderliche Druck aufgebracht, ohne dabei die Haut des Patienten einzuklemmen.
- Die Fixierung erfolgt durch Verknoten der Krawattenenden auf der gegenüberliegenden Seite des Arms.

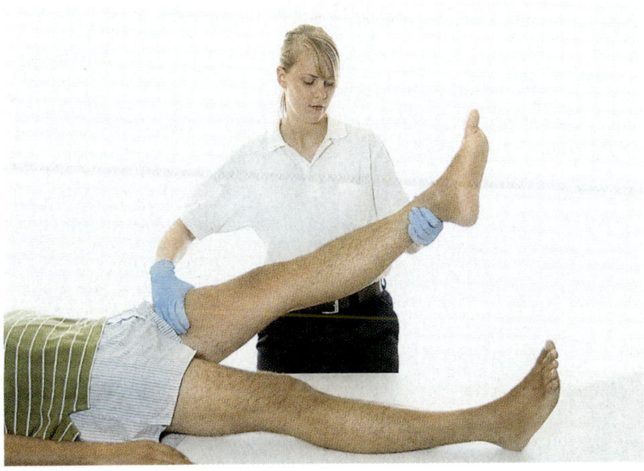

a) Lagerung Bein, Abdrücken der Leistenarterie

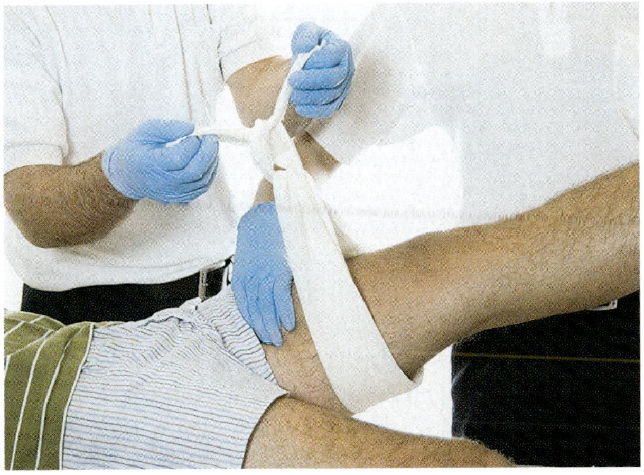

b) Enden der Krawatte werden verknotet

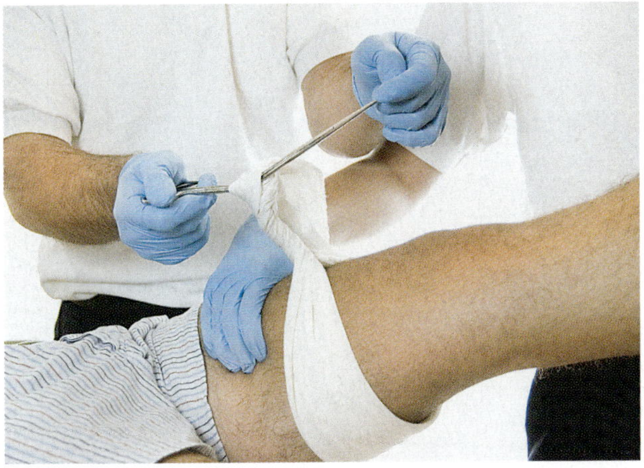

c) Knebel einlegen (hier Magillzange)

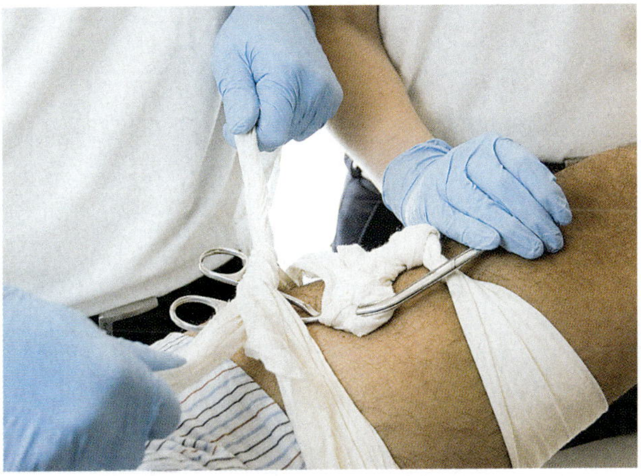

d) Fixierung mit zweiter Krawatte

Abb. 4.136 Abbindung mit Dreiecktuch am Bein

Abbindung mit Dreiecktuch am Bein

HELFER 2

- Lagert – wenn möglich – das Bein hoch und drückt die Leistenarterie ab.

HELFER 1

- Führt ein zur Krawatte gefaltetes Dreiecktuch um den Oberschenkel. Die Enden werden verknotet.
- Zwischen Krawatte und Oberschenkel wird ein Knebel (z. B. Stab, stabile Rettungsschere, Schraubenschlüssel) geführt.
- Der Knebel wird angehoben, um ein Einklemmen der Haut zu vermeiden (evtl. zusätzlich ein Tuch unterlegen), und so lange gedreht, bis die eingedrehte Dreiecktuchkrawatte die Blutzufuhr aufgehoben hat.
- Abschließend erfolgt die Fixierung der Abbindung. Mit einer zweiten Krawatte wird ein Knoten am Knebel gebunden. Die freien Enden werden um das Bein herumgeführt und verknotet, sodass der Knebel in seiner Position bleibt und den erforderlichen Druck aufrechterhält.

Versorgung von Wunden mit sistierter Blutung

Grundsätze in der Versorgung von Wunden, die nicht mehr oder nur noch sehr schwach bluten, liegen in der sterilen Wundabdeckung mit einer sicheren und polsternden Fixierung. Je nach Lokalisation der Wunde können verschiedene Möglichkeiten der Fixierung ausgewählt werden. Die exemplarisch dargestellten Verbände für die nachfolgend aufgeführten typischen Lokalisationen lassen sich in ihrer Technik auf Körperstellen mit ähnlichem „Fixierungsprofil" übertragen (z. B. Technik des Fingerverbands ≅ Technik Handverband, Ellenbogenverband ≅ Knieverband, Rücken ≅ Bauch).

Finger

Kleinere Verletzungen der Fingerkuppe können mit einem Wundschnellverband versorgt werden:

HELFER 1

- Schneidet auf halber Länge des Wundschnellverbands beidseitig eine Kerbe in den Pflasterstreifen.
- Der Finger wird mit der Wundfläche auf die Wundauflage gelegt. Dabei ragt eine Hälfte des Verbandes über den Finger hinaus. Die proximalen seitlichen Flügel des Wundschnellverbandes werden umgefaltet und am Finger festgeklebt.
- Der Wundschnellverband wird über den Finger gefaltet. Die noch freien Seitenflügel werden zum Finger gefaltet und fixiert.

Größere Verletzungen am Finger werden mit einem Verbandpäckchen versorgt (➤ Abb. 4.138):

- Der Finger wird in die Wundauflage des Verbandpäckchens eingehüllt und mit einigen Bindengängen umgeben.
- Die Binde wird über den Handrücken zum Handgelenk geführt. Das Handgelenk wird mit einigen Bindengängen umwickelt.
- Über den Handrücken wird die Binde wieder zum Finger geführt. Der Finger wird umwickelt, bevor die Binde erneut über den Handrücken zum Handgelenk geführt wird. Nach Umwicklung des Handgelenks wird das Bindenende mit Pflasterstreifen fixiert.

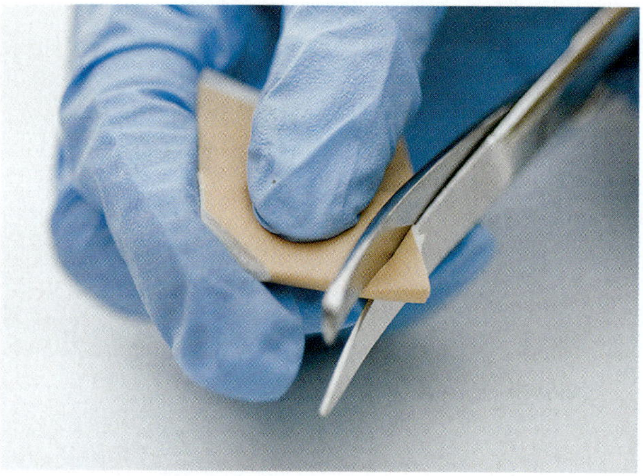

a) Wundschnellverband zum Fingerkuppenverband präparieren 1

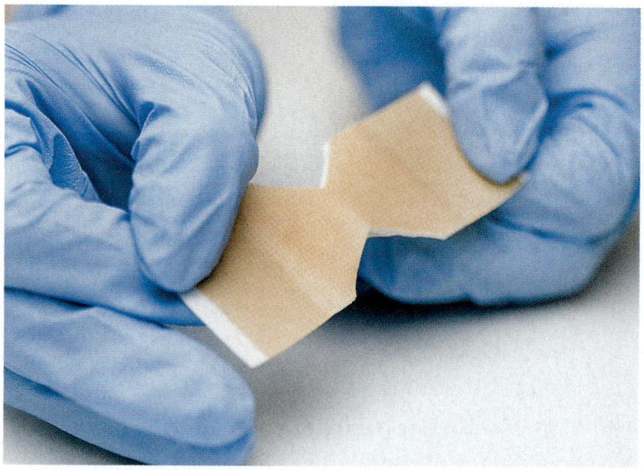

b) Wundschnellverband zum Fingerkuppenverband präparieren 2

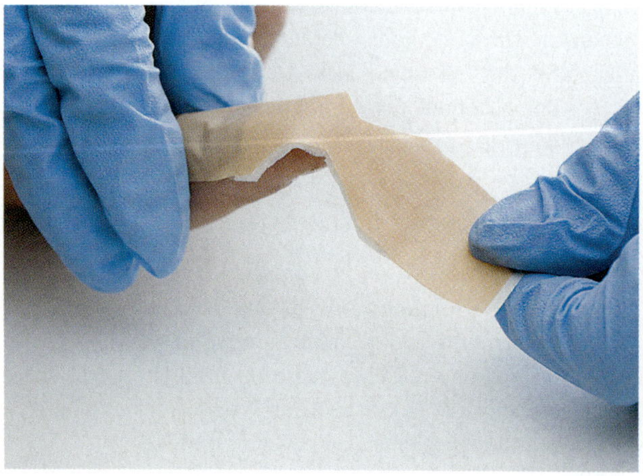

c) Umfalten der proximalen Seitenflügel

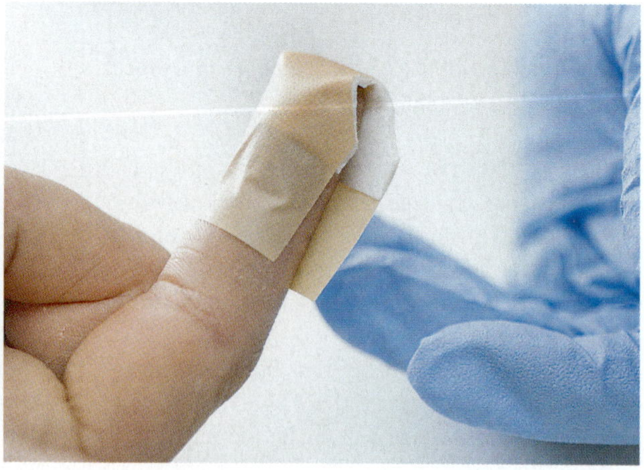

d) Fixierung des Fingerkuppenverbands

Abb. 4.137 Fingerkuppenverband

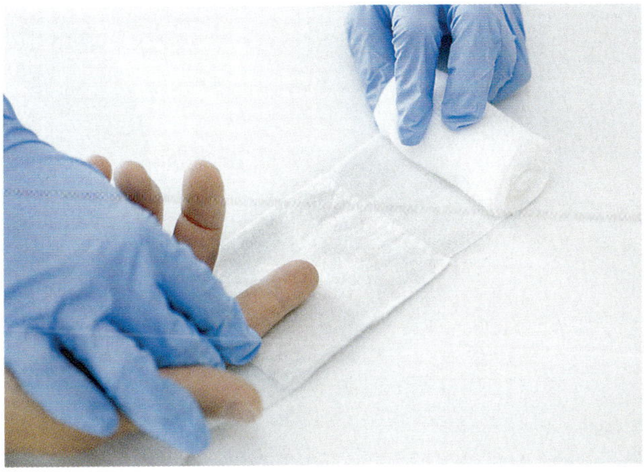

a) Finger einhüllen 1

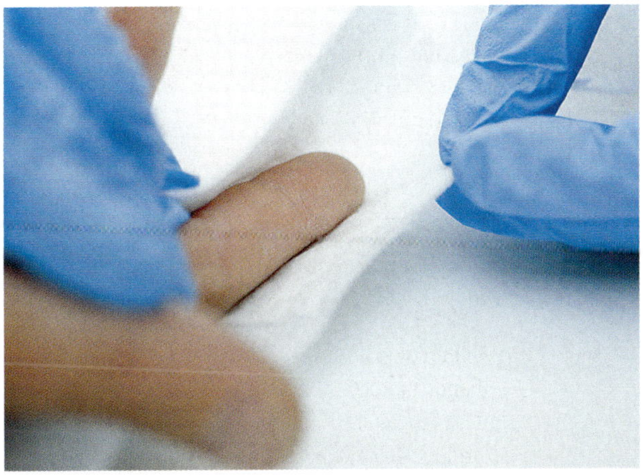

b) Finger einhüllen 2

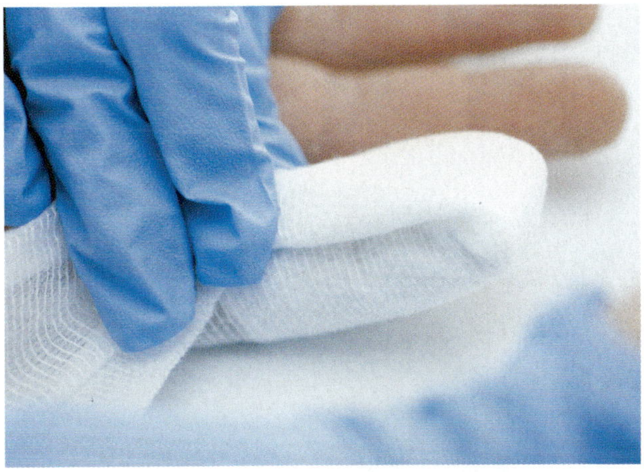

c) Finger einhüllen 3

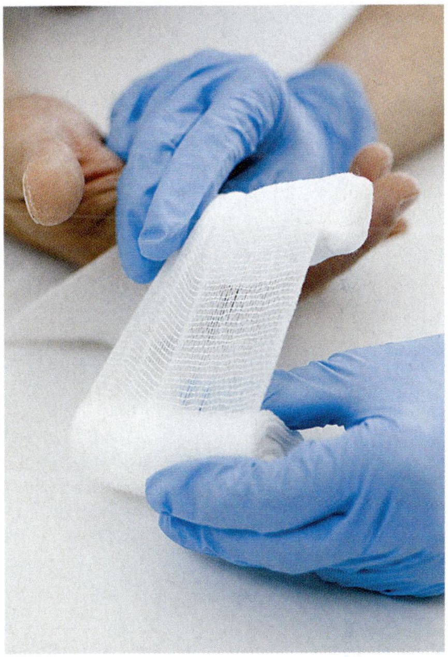

d) Finger einhüllen 4

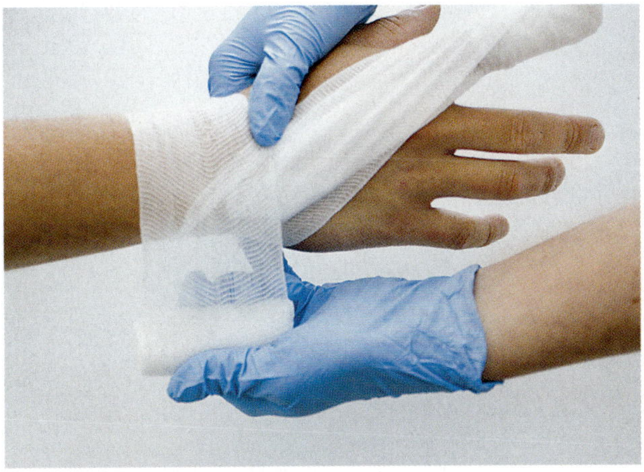

e) Binde zum Handgelenk führen

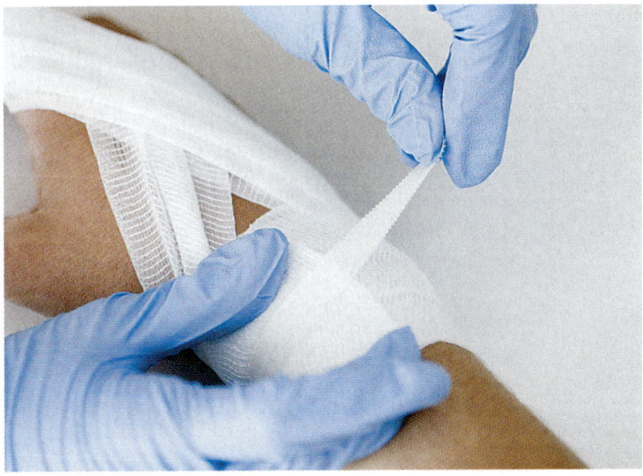

f) Fixierung des Fingerverbands

Abb. 4.138 Fingerverband

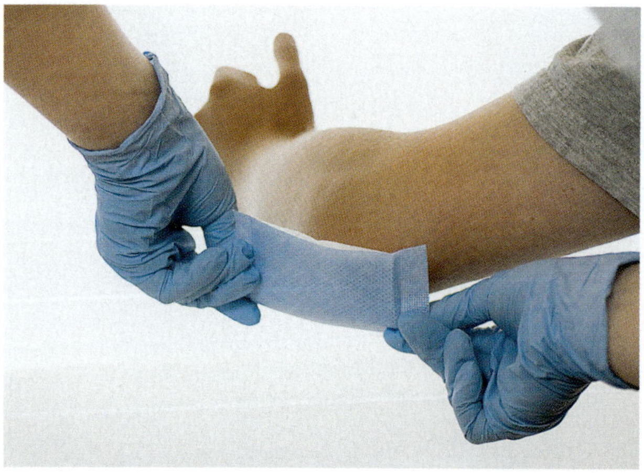

a) Kompresse auf der Ellenbeuge und einige Male umwickeln 1

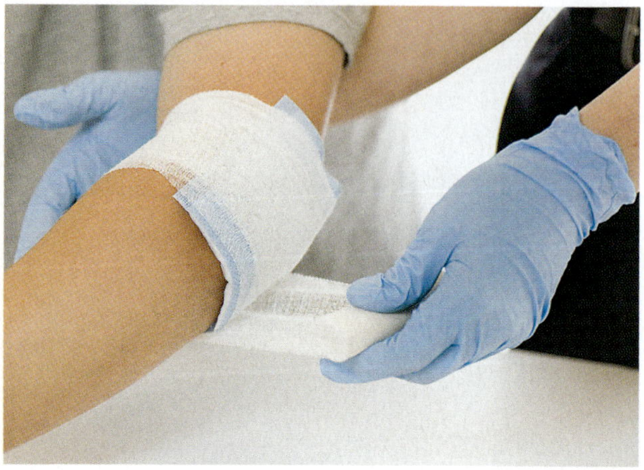

b) Kompresse auf der Ellenbeuge und einige Male umwickeln 2

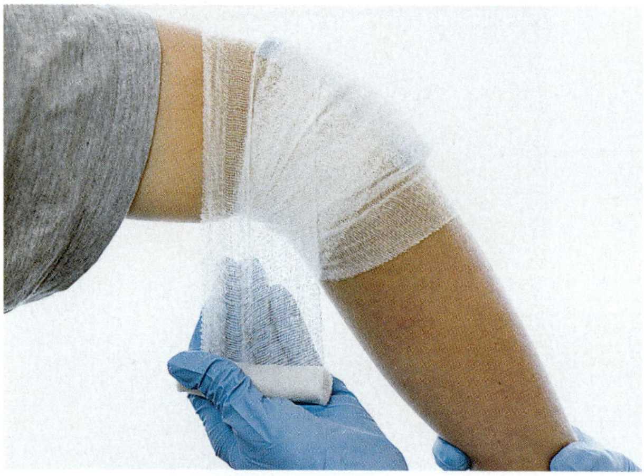

c) Bindengänge beim Ellenbogenverband 1

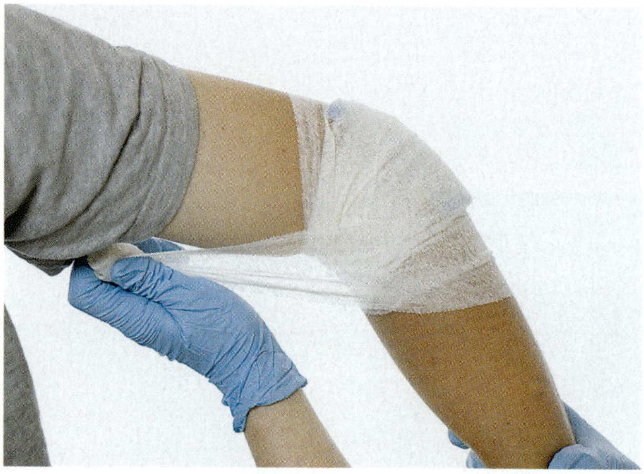

d) Bindengänge beim Ellenbogenverband 2

Abb. 4.139 Ellenbogenverband

Ellenbogen

HELFER 1

- Die Kompresse des Verbandpäckchens oder eine Mullkompresse wird auf die Wunde aufgelegt. Die Binde wird einige Male durch die Ellenbeuge über die Kompresse geführt.
- Die Binde wird nun abwechselnd, die vorangegangenen Bindengänge teils überlappend, zum Unterarm und zum Oberarm geführt. Dabei führt der Bindengang innenseitig immer durch die Ellenbeuge.
- Die Fixierung erfolgt mit Pflasterstreifen.

Rücken

HELFER 1

- Die Wunde wird mit einer Kompresse bedeckt.
- Über alle vier Ränder der Kompresse hinweg werden lange Pflasterstreifen auf die Haut geklebt.

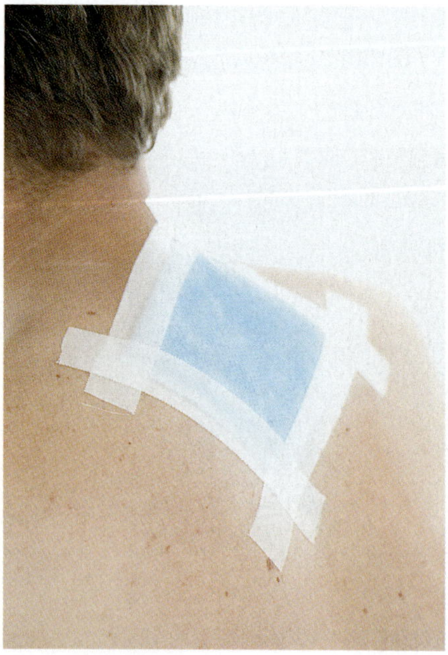

Abb. 4.140 Rahmenverband

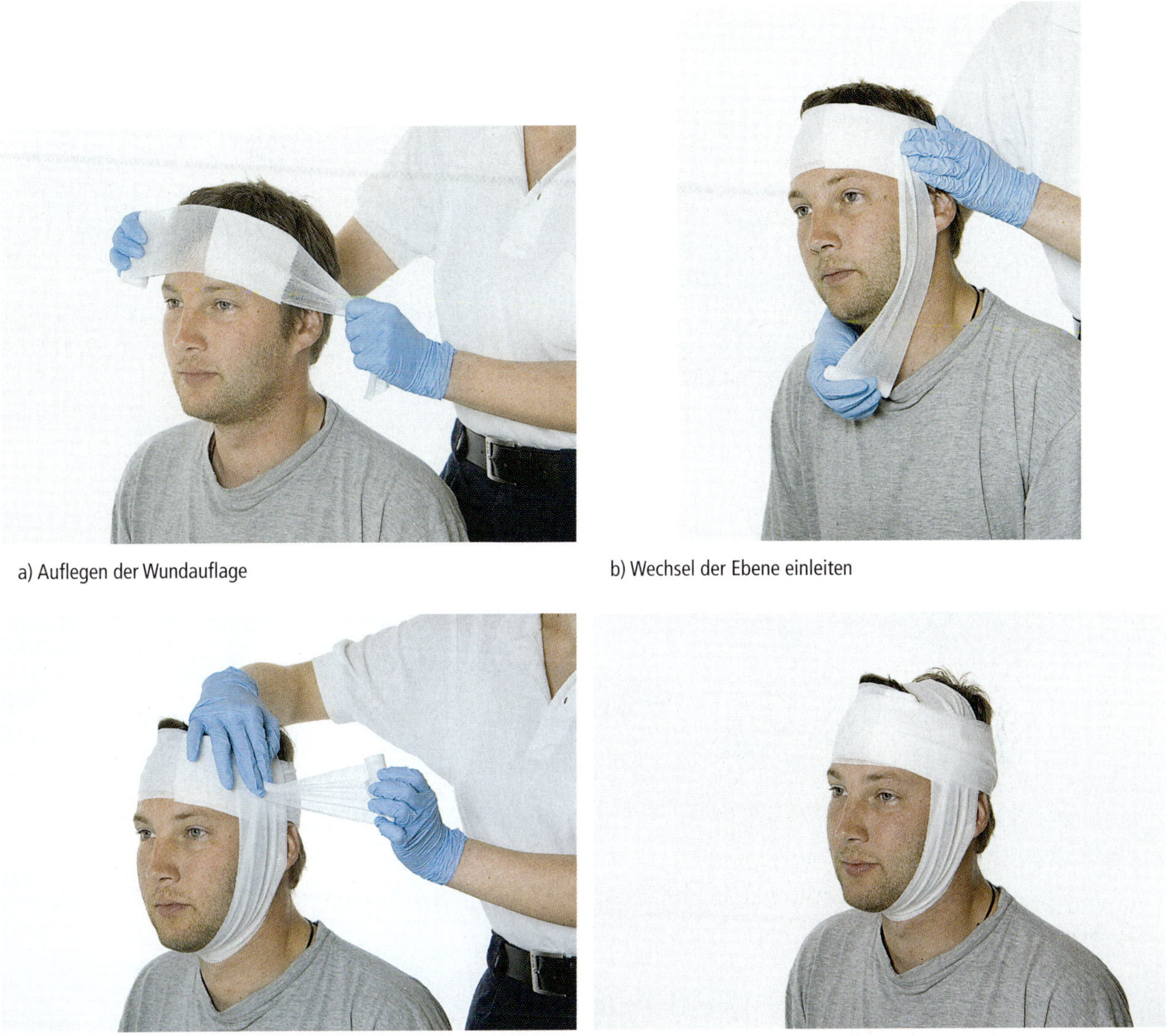

a) Auflegen der Wundauflage

b) Wechsel der Ebene einleiten

c) In der zweiten Ebene wickeln

d) Kopfverband

Abb. 4.141 Kopfverband

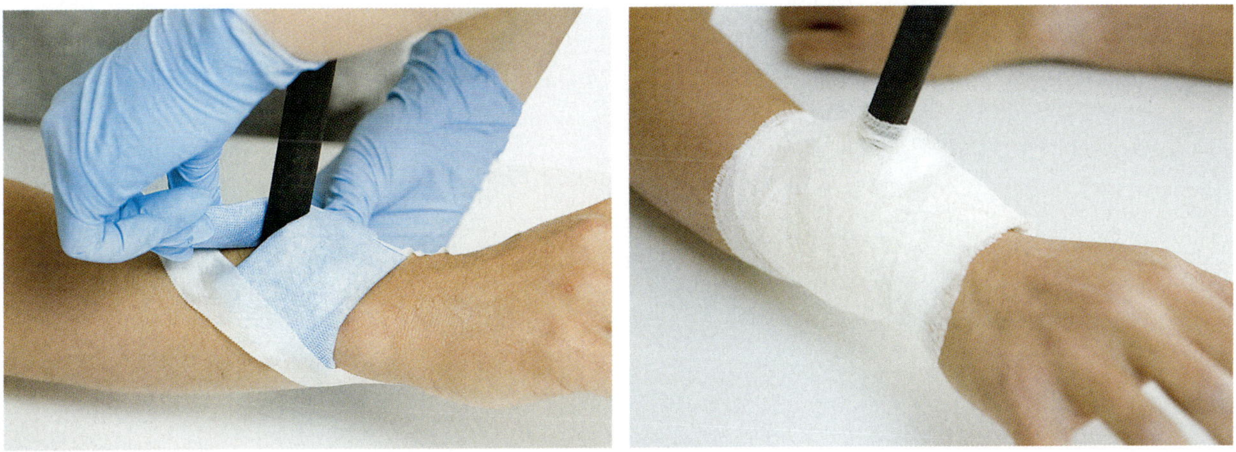

a) Abdeckung der Wundränder um den Fremdkörper herum

b) Fixierung

Abb. 4.142 Fremdkörperfixierung

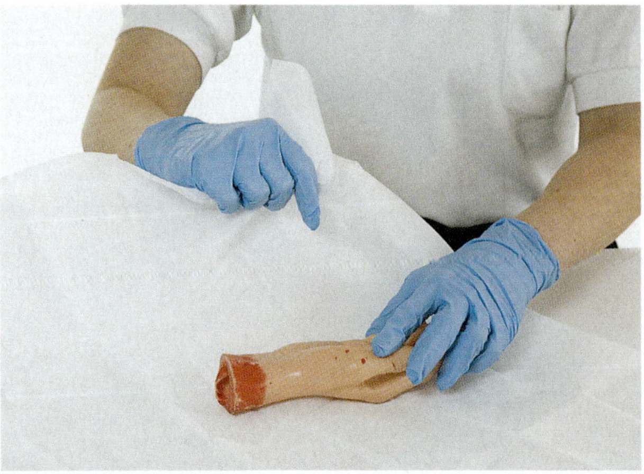

a) Amputat in Verbandtuch einwickeln 1

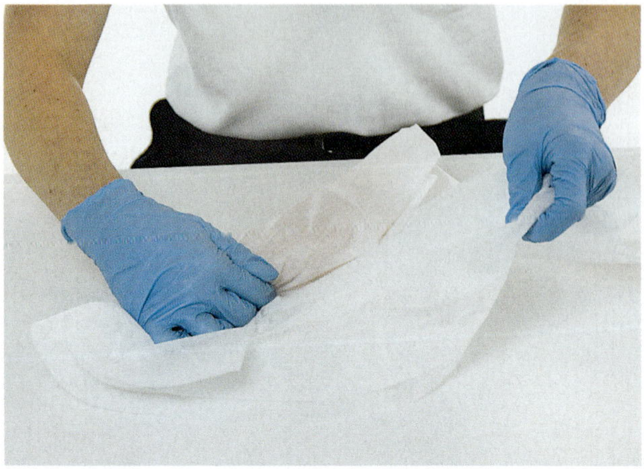

b) Amputat in Verbandtuch einwickeln 2

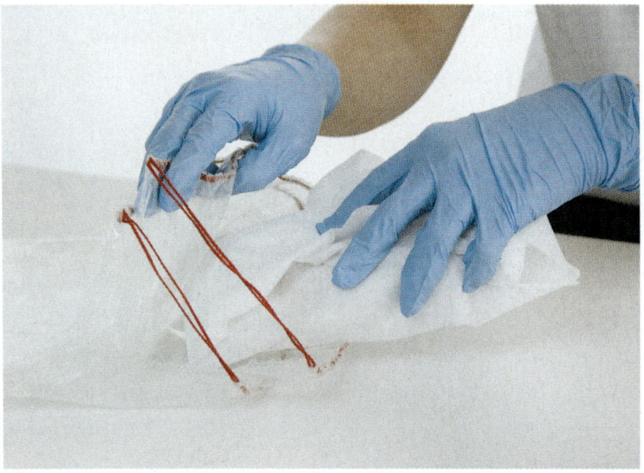

c) Amputat in wasserdichtem Beutel 1

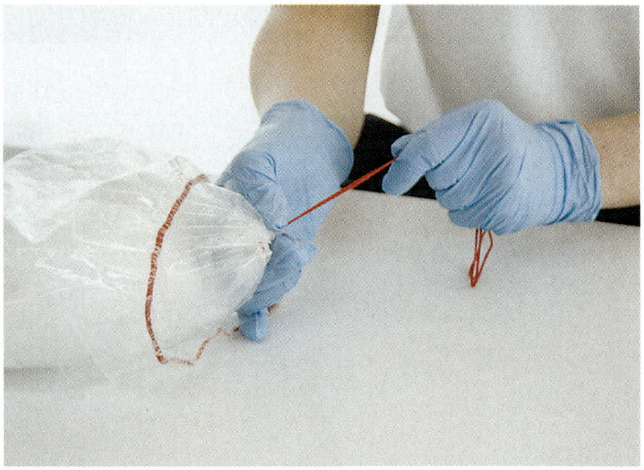

d) Amputat in wasserdichtem Beutel 2

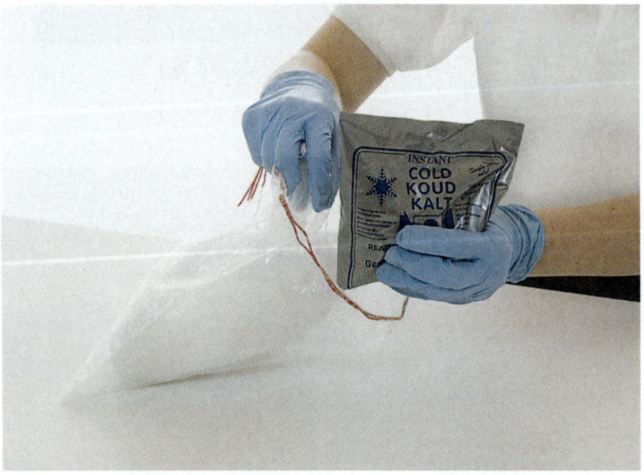

e) Außenbeutel mit Kühlmittel füllen

Abb. 4.143 Amputatversorgung

Kopf

HELFER 1

- Wenn die Gegebenheiten es erlauben, kann das Verbandpäckchen in eindimensionalem Bindengang um den Kopf gewickelt werden.

TIPPS

Lange und dichte Haare oder eine Wundlokalisation über dem Schädeldach führen jedoch häufig zu Fixierungsproblemen. Eine Bindenfixierung in zwei Ebenen kann in derartigen Fällen Abhilfe schaffen.

- Die Wundauflage eines Verbandpäckchens wird auf die Wunde gelegt.
- Der Bindengang führt zweimal um die gegenüberliegende Kopfseite und zurück und fixiert die Wundauflage.
- Beim nächsten Bindengang wird die Ebene gewechselt: Wurde bislang horizontal (Stirn – Hinterkopf) gewickelt, führt der nächste Bindengang unter dem Unterkiefer hindurch in vertikaler Richtung über das Schädeldach. Wurde vertikal (Schädeldach – Unterkiefer) gewickelt, wird nach der Unterkieferpassage die horizontale Ebene gesucht und um Hinterkopf und Stirn gewickelt. Nach zwei fixierenden Bindengängen kann in die anfängliche Ebene zurückgewickelt werden.
- Die Fixierung erfolgt mit einem Pflasterstreifen.

ACHTUNG

Es muss sorgfältig kontrolliert werden, ob die Mullbinde zu einer Einschnürung der Halsweichteile führt. Ggf. muss der Verband gelockert werden, um keine Kompression von Blutgefäßen herbeizuführen

Fremdkörper in Wunden

Wenn der die Haut penetrierende Gegenstand noch in der Wunde steckt, sollte er unbedingt in der vorgefundenen Lage belassen und fixiert werden. Eine Entfernung des Fremdkörpers könnte zu unstillbaren Blutungen führen, da beschädigte Gefäße entlang des Wundkanals nicht mehr durch den Fremdkörper tamponiert würden. Je nach Beschaffenheit des Fremdkörpers könnte die Extraktionsbewegung zudem weitere Verletzungen setzen. Um schmerzhafte und traumatisierende Bewegungen des Fremdkörpers zu vermeiden, sollte eine fixierende Polsterung erfolgen.

HELFER 1

- Um die Eindringstelle herum werden Kompressen aufgebracht.
- Der Fremdkörper wird ggf. mit polsternden Materialien (z. B. Mullbinden) abgestützt.
- Die Wundauflage und ggf. die stützende Polsterung wird mit Pflasterstreifen oder Mullbinden fixiert.

Amputatversorgung

Die Sicherstellung abgetrennter Körperteile erfolgt nach der Stillung lebensbedrohlicher Blutungen. Um größtmögliche Chancen zur erfolgreichen Replantation zu erhalten, sollte das Amputat in ein steriles Tuch eingehüllt und gekühlt transportiert werden. Reinigungsversuche am Amputat müssen unbedingt unterbleiben.

HELFER 1

- Das Amputat wird in ein steriles Verbandtuch eingewickelt.
- Das eingehüllte Amputat wird in einen wasserdichten Beutel (z. B. spezielles Replantatset) gelegt. Der Beutel wird verschlossen.
- Dieser Beutel wird in einen zweiten Beutel gelegt (im Replantatset bereits enthalten und vorkonfektioniert), der zur Hälfte mit Wasser und Eis (bzw. dem nach Anleitung zubereiteten Kühlmittel des Replantatsets) gefüllt wird.
- Der äußere Beutel wird verschlossen. Dabei sollte die Verschlussstelle des inneren Beutels aus der des äußeren Beutels hervorragen.

ACHTUNG

Ein direkter Kontakt zwischen Eis/Wasser und Amputat muss in jedem Fall vermieden werden.

4.19 Systeme zur Versorgung von Extremitätenfrakturen

Michael Knieps

Frakturen der oberen und unteren Extremitäten sind mit Abstand die häufigsten Verletzungen unter den traumatologischen Notfällen. Da der größte Anteil dieser Notfälle durch das Rettungsfachpersonal selbstständig abgewickelt wird, sind genaue Kenntnisse in der Pathophysiologie und in der Therapie umso bedeutender. Die Hauptgefahren bei Extremitätenfrakturen sind:

Tab. 4.18 Vergleich zwischen den Systemen zur Versorgung von Extremitätenfrakturen

Anwendungsbereich	Pneumatische Schienen	Vakuumschienen	KTD®-System	Donway Traction Splint®	Sam® Splint
Schultergelenk	–	–	–	–	–
Oberarm	–	(+)	(+)	–	+
Ellenbogengelenk	(+)	+	–	–	+
Unterarm	+	+	(+)	–	++
Handgelenk, Hand	(+)	+	–	–	++
Finger	–	–	–	–	++
Hüftgelenk	–	–	–	–	–
Oberschenkel	–	(+)	+	+	(+)
Kniegelenk	(+)	+	–	–	(+)
Unterschenkel	+	+	+	+	(+)
Sprunggelenk, Fuß	(+)	+	–	–	++
Vorteile					
Anzahl der erforderlichen Helfer bei sachgerechter Anwendung	2	2	2	2	2
Zeitfaktor bis zu einer sicheren Immobilisation	++	++	(+)	(+)	++
Kombination mit Anti-Schock-Hose bei Immobilisation der unteren Extremität	–	–	+	+	–
Kombination mit Beckengürtel bei Immobilisation der unteren Extremität	++	++	++	++	++
Kombination mit KED®-System bei Immobilisation der unteren Extremität	++	++	(+)	(+)	++
Kombination mit Spineboard, Schaufeltrage und Vakuummatratze	++	++	++	++	++
dauerhafte Extension (Traktion)	–	–	++	++	–
Röntgenstrahlendurchlässigkeit	(+)	(+)	(+)	(+)	++
Praktikabilität	+	(+)	(+)	(+)	++
Zugänglichkeit zu Wunden und offenen Frakturen	–	(+)	++	++	(+)
Wiederverwendbarkeit	++	++	++	++	(+)
Widerstandsfähigkeit	+	(+)	+	+	(+)
geringes Eigengewicht	+	+	++	–	++
platzsparende Unterbringung	+	(+)	++	–	++
einfache Reinigung und Wartung	(+)	+	(+)	(+)	(+)
günstiger Anschaffungspreis (Setpreis)	++	–	+	–	(+)

++: sehr gute Verwendbarkeit, großer Vorteil
+: gute Verwendbarkeit, von Vorteil
(+): Verwendbarkeit abzuschätzen, Vorteil beschränkt
–: keine Verwendung vorgesehen, kein Vorteil

- Verletzung von Blutgefäßen → Blutverluste nach innen und außen mit hämorrhagisch traumatischem Schock,
- Verletzung peripherer Nerven → motorische und sensible Ausfallerscheinungen,
- Verletzung umliegender Gewebe (z. B. Muskulatur) → Entwicklung eines Kompartmentsyndroms,
- Schmerzen,
- Infektionen, insbesondere bei offenen Frakturen.

Durch eine systematische Versorgung gilt es, die Verletzung zu erkennen und weitere Schäden zu verhindern. Die Vorgehensweise zur Versorgung unterscheidet sich dabei zwischen den Extremitäten im Grundsatz nicht. Besonders Verletzungen der großen Röhrenknochen sollten im Zweifel immer als frakturiert angesehen werden. Im Rahmen des Traumamanagements zählt die zielgerichtete Versorgung von Extremitätenfrakturen zu den sekundären Maßnahmen, die bei akuter Lebensgefahr hinten anstehen bzw. ganz entfallen muss. In diesen Fällen werden nur eine HWS- und Rumpfimmobilisation (➤ Kap. 3.2) vorgenommen und ggf. offene Frakturen steril abgedeckt.

Die Frakturversorgung erfolgt schrittweise immer auf die gleiche Art:

- Zugang zu der verletzten Extremität verschaffen → Kleidung wegschneiden,
- ggf. lebensbedrohliche Blutungen stillen (➤ Kap. 4.18) → Notarzt hinzuziehen,
- Durchblutung, Motorik und Sensibilität distal der Verletzung kontrollieren (➤ Kap. 1.1, ➤ Kap. 1.3) und dokumentieren,

TIPPS

Neben der Kontrolle distaler Pulse (➤ Kap. 1.1) können zur Beurteilung der Durchblutungssituation einer Extremität zusätzlich die Nagelbettprobe und die Beurteilung des Hautkolorits (➤ Kap. 1.3) sowie die Pulsoxymetrie (➤ Kap. 1.5) herangezogen werden.

- ggf. medikamentöse Analgosedierung, insbesondere zur Reposition, erwägen → Notarzt hinzuziehen,

ACHTUNG

Die sehr guten analgetischen Effekte durch fachgerechte Immobilisation, Lagerung und Kühlung dürfen nicht vernachlässigt werden. Sie sind oftmals ohne Medikamente zu erreichen und fallen daher in das Aufgabengebiet des Rettungsfachpersonals.

- ggf. dislozierte Frakturen und Gelenkluxationen so früh wie möglich achsengerecht reponieren (→ sichtbare Achsabweichung, schwache oder aufgehobene distale Pulse, Sensibilitätsverlust, Lagerung nicht möglich) → anschließend Durchblutung und Sensibilität prüfen,
- ggf. offene Wunden steril versorgen (z. B. selbstklebende und durchsichtige Inzisionsfolie, ➤ Kap. 4.18), sichtbare Frakturenden großzügig abpolstern und bei längeren Transporten feucht halten (→ bessere Heilung),
- Extremität einschließlich der distal und der proximal der Fraktur gelegenen Gelenke immobilisieren:
  - Extension aufbauen: Extremität achsengerecht unter vorsichtigem manuellen Zug ausrichten → Frakturenden werden gestreckt,
  - nach Möglichkeit Traktion einrichten,
  - sichere Fixierung.

TIPPS

Eine dauerhafte Extension (Traktion) lässt sich nur mit sogenannten Traktionsschienen aufrechterhalten.

ACHTUNG

Sollten bei offenen Frakturen die Frakturenden nach Aufbau der Extension oder Traktion wieder aus der Wunde austreten, dürfen sie keinesfalls manuell unter die Haut zurückgedrängt werden bzw. darf die Extension oder Traktion auf keinen Fall erhöht werden.
Um Folgeschäden an Blutgefäßen und Nerven zu verhindern, darf bei Widerstand die Extension oder Traktion auf keinen Fall erhöht werden. In diesen Fällen wird die betroffene Extremität in der vorgefundenen Position immobilisiert.

- Nach Möglichkeit geschlossene Frakturen erhöht lagern (z. B. durch Unterpolsterung) und kühlen (z. B. Kühlkompressen).
- Durchblutung, Motorik und Sensibilität distal der Verletzung kontrollieren und mit allen getroffenen Maßnahmen im Transportprotokoll dokumentieren.

Auf diese Art und Weise lassen sich nicht nur Frakturen, sondern auch andere Verletzungen im Bereich des Stütz- und Bewegungsapparates wie z. B. Distorsion, Bänderrisse, Luxationen und Muskel- und Sehnenverletzungen effektiv versorgen.

Im deutschen Rettungsdienst werden vor allem pneumatische Schienen (➤ Kap. 4.19.1), Vakuumschienen (➤ Kap. 4.19.2) und Sam® Splints (➤ Kap. 4.19.5) verwendet. Seltener werden Traktionsschienen wie z. B. Vakuumstreckschienen (➤ Kap. 4.19.2), das KTD®-System (➤ Kap. 4.19.3) und das Donway Traction Splint® (➤ Kap. 4.19.4) eingesetzt.

TIPPS

Wegen der kräftig ausgebildeten Muskulatur sollten knöcherne Verletzungen am Ober- und Unterschenkel immer mit einer Traktionsschiene versorgt werden, was eine Ruhigstellung der Muskulatur bewirkt. Eine Dislokation der Fraktur wird aufgehoben, wodurch Schmerzen und Sekundärschäden durch Weichteilkompression und Schädigungen an Gefäßen und Nerven vermieden werden (➤ Kap. 4.19.3, ➤ Kap. 4.19.4).

Hinsichtlich des Anwendungsbereichs und der Vorteile, die mit einer bestimmten Schiene verbunden sind, unterscheiden sich die Geräte beträchtlich, sodass im Einzelfall entschieden werden muss, welches System in welcher Situation eingesetzt werden kann (➤ Tab. 4.18).

Allerdings sollte sich auf jedem Rettungsdienstfahrzeug mindestens ein Extensionsgerät befinden, um schweren Folgeschäden an Gefäßen, Nerven und anderen Geweben entgegenwirken zu können.

TIPPS

Wichtige Verhaltensregeln und Voraussetzungen für den Einsatz von Systemen zur Versorgung von Extremitätenfrakturen sind:

- Regelmäßig den Umgang realitätsnah trainieren.
- Patienten laufend betreuen.
- Herstellerangaben zur Wartung und Reinigung/Desinfektion nach Gebrauch beachten → nach jedem Einsatz desinfizieren und reinigen, gründlich trocknen lassen.

4.19.1 Pneumatische Schienen

Pneumatische Schienen, oder auch Luftkammerschienen genannt, sind im deutschen Rettungsdienst die am häufigsten vorgehaltenen Geräte zur Ruhigstellung von Verletzungen am Stütz- und Bewegungsapparat im Bereich der distalen Extremitäten. Im Handel werden unterschiedliche Formate für Arme und Beine von Erwachsenen und Kindern angeboten.

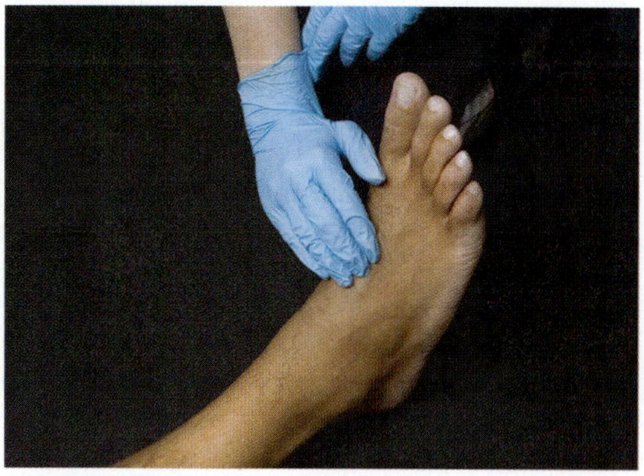

Abb. 4.144 Kontrolle Durchblutung

Die aus Kunststoff gefertigten Schienen sind im Inneren ähnlich einer Luftmatratze in mehrere Kammern unterteilt. Nach Anpassung an die betroffene Extremität werden die Kammern über ein außen angebrachtes Rückschlagventil mit Luft gefüllt. Durch den sich im Inneren aufbauenden Luftdruck wird die Schiene fest und der verletzte Körperteil durch die polsternden Luftsäulen stabilisiert.

Vorteile

- schnelle, effektive, kontinuierliche und behutsame Immobilisation sowie optimale Anpassung an die verletzte Extremität und bequeme Lagerung schon bei geringem Luftdruck,
- leicht erlernbar,
- großer Anwendungsbereich,
- offene Frakturen → Luftdruck komprimiert Wunde (Blutstillung),
- schnell einsatzfähig, einfache Handhabung,
- günstiger Anschaffungspreis,
- wiederverwendbar, widerstandsfähig (lange Lebensdauer),
- platzsparende Unterbringung, niedriges Eigengewicht,
- kombinierbar mit Beckengürtel und KED®-System bei Immobilisation der unteren Extremität,
- kombinierbar mit Spineboard, Schaufeltrage und Vakuummatratze.

Nachteile

- keine dauerhafte Extension,
- Schiene ist blickdicht → Verletzung kann nicht beobachtet werden (z. B. Blutungsintensität) und ist nicht zugänglich,
- Kombination mit Anti-Schock-Hose bei Immobilisation der unteren Extremität nicht möglich,
- eingeschränkt röntgenstrahlendurchlässig → Reißverschluss, Ventil,
- Hygiene: Luftkammern können nicht gereinigt werden → Feuchtigkeitsfilm → Reservoir für Mikroorganismen,
- selten verwendete Schienen werden undicht.

Indikation

- Verletzungen am Stütz- und Bewegungsapparat (z. B. erstgradig offene und geschlossene Frakturen, Distorsion, Bänderriss, Luxation, Muskel- und Sehnenverletzung) im Bereich von:
  - Ellenbogengelenk (nach Reposition)
  - Unterarm
  - Handgelenk, Hand (nach Reposition)
  - Kniegelenk (nach Reposition)
  - Unterschenkel
  - Sprunggelenk, Fuß (nach Reposition)

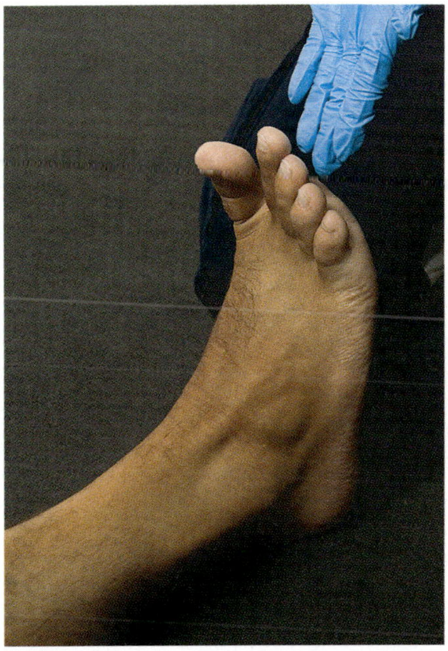

Abb. 4.145 Kontrolle Motorik

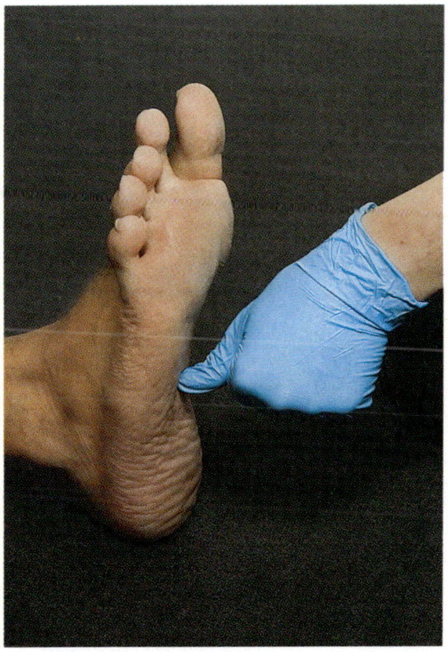

Abb. 4.146 Kontrolle Sensibilität

Kontraindikation

- Verletzungen mit Gelenkbeteiligung ohne Reposition (z. B. Ellenbogengelenk, Handgelenk, Kniegelenk, Sprunggelenk) → druckfreie Immobilisation erforderlich
- Schultergelenksluxation
- Oberarmfraktur
- Beckenfraktur, Hüftgelenksluxation
- Oberschenkelfraktur
- offene Frakturen zweiten und dritten Grades → druckfreie Versorgung erforderlich

Equipment

- geeignete Luftkammerschiene mit Rückschlagventil,
- Verbindungsschlauch, Normkonnektor eines Endotrachealtubus der Größe 7,5 mm ID, Beatmungsbeutel → Beatmungsbeutel, Normkonnektor und Verbindungsschlauch miteinander verbinden → Befüllungshilfe,

TIPPS

Mit einem Beatmungsbeutel als Befüllungshilfe kann die Kontamination des nicht zu reinigenden Innenraums der Schiene erheblich reduziert werden. Trotzdem kann die Schiene vorsichtig befüllt werden. Mit dem Mund sollten Luftkammerschienen aus hygienischen Gründen nicht aufgeblasen werden.

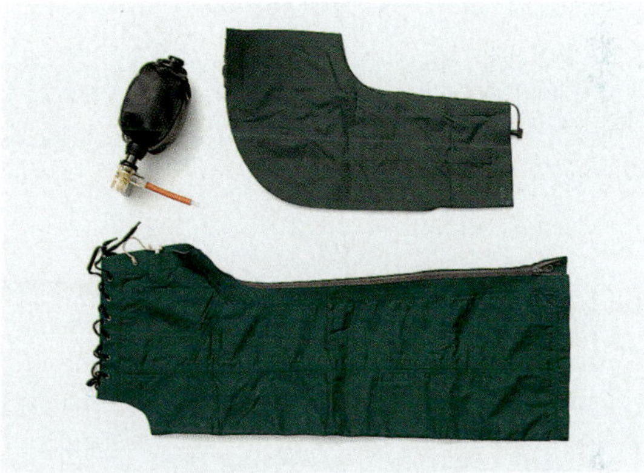

Abb. 4.147 Equipment pneumatische Schienen

- ggf. Kleiderschere zum Entfernen von Kleidungsstücken,
- ggf. Verbandstoffe zur Wundversorgung (➤ Kap. 4.18).

Patientenvorbereitung

HELFER 1

- Patienten über die geplante Maßnahme aufklären.

HELFER 1 und HELFER 2

- Zugang zu der verletzten Extremität verschaffen → Schuhe und Kleidung wegschneiden,

- ggf. lebensbedrohliche Blutungen stillen (➤ Kap. 4.18) → Notarzt hinzuziehen,
- ggf. offene Wunden steril versorgen (➤ Kap. 4.18).

HELFER 1
- Durchblutung, Motorik und Sensibilität distal der Verletzung kontrollieren und dokumentieren,
- ggf. medikamentöse Analgosedierung, insbesondere zur Reposition, erwägen → Notarzt hinzuziehen.

NA
- Analgosedierung,
- ggf. dislozierte Frakturen und Gelenkluxationen so früh wie möglich achsengerecht reponieren, falls nicht schon durch Rettungsfachpersonal geschehen (→ sichtbare Achsabweichung, schwache oder aufgehobene distale Pulse, Sensibilitätsverlust, Lagerung nicht möglich) → anschließend Durchblutung und Sensibilität prüfen.

Technik (Unterarmfraktur)

TIPPS
Die Technik bei der Anlage am Bein unterscheidet sich nur in dem am Fußknöchel durchgeführten Längszug.

HELFER 1
- Position am distalen Ende der betroffenen Extremität einnehmen → Teamleiter → Überblick behalten und Anweisungen geben → Verletzungsbereich kontinuierlich beobachten (z. B. Durchspießung der Haut).
- In die Luftkammerschiene greifen und vollständig über den eigenen Unterarm streifen.
- Betroffene Extremität manuell unter Extension nehmen und erhalten → mit jeweils einer Hand von lateral proximales und von frontal distales Gelenk umfassen und vorsichtig achsengerechten Längszug aufbauen.
- Ggf. Extremität leicht anheben.

HELFER 2
- Position seitlich der betroffenen Extremität einnehmen.
- Luftkammerschiene über den Unterarm von HELFER 1 hinweg und unter Aufrechterhaltung der Extension durch HELFER 1 über die betroffene Extremität ziehen.
- Reißverschluss schließen → Verletzungen vermeiden.
- Befüllungssystem auf das Rückschlagventil der Luftkammerschiene stecken und die Schiene langsam mit Luft befüllen.

HELFER 1
- Mit zunehmendem Luftdruck die Hände langsam aus der Schiene nehmen → Fülldruck niedrig halten.

TIPPS
Bei stärkeren Blutungen kann das Luftpolster der Schiene über eine milde Kompression zusammen mit der sterilen Wundabdeckung zur Blutstillung sinnvoll beitragen.
Die Luftkammerschiene darf erst im Krankenhaus in Absprache mit dem weiterbehandelnden Arzt entfernt werden.

Gefahren

Bei sachgerechter Anwendung des Systems ist es ein risiko- und komplikationsarmes Verfahren, das einfach zu erlernen und leicht reproduzierbar ist. Bereits in der Aus- und Fortbildung müssen die wichtigsten Fehler und Gefahren erkannt und angesprochen werden, damit sie im Einsatz vermieden werden können:
- zu hoher Luftdruck:
  - Schäden an Blutgefäßen → Behinderung des arteriellen Zuflusses und Störung des venösen Abflusses → Kompartmentsyndrom wird begünstigt,
  - Schäden an Nerven → motorische und sensible Ausfälle,
- zu niedriger Luftdruck → Schiene zu locker → Immobilisation geht verloren,
- Anlegen der Schiene über die Kleidung → Faltenbildung → Immobilisation geht verloren, Entstehung schmerzhafter Druckstellen,
- falsche Indikationsstellung (z. B. Einsatz bei Luxationen oder dislozierten Frakturen ohne Reposition),
- Verletzungen durch den Reißverschluss → Quetschwunden,
- Aufblasen der Luftkammerschiene mit dem Mund → Kontaminationsgefahr und Erregerreservoir für nosokomiale Infektionen,
- zu frühes Entfernen der Schiene → Risiko für Komplikationen steigt,
- Verzicht auf Reposition bei starker Achsabweichung und eingeschränkter Durchblutung und Sensibilität → Schmerzen, Kompartmentsyndrom, Gangrän, dauerhafter Nervenschaden,
- Immobilisationsversuch ohne Extension und ohne die distal und proximal benachbarten Gelenke einzubeziehen → Verschiebung der Frakturenden → keine zweckdienliche Immobilisation,

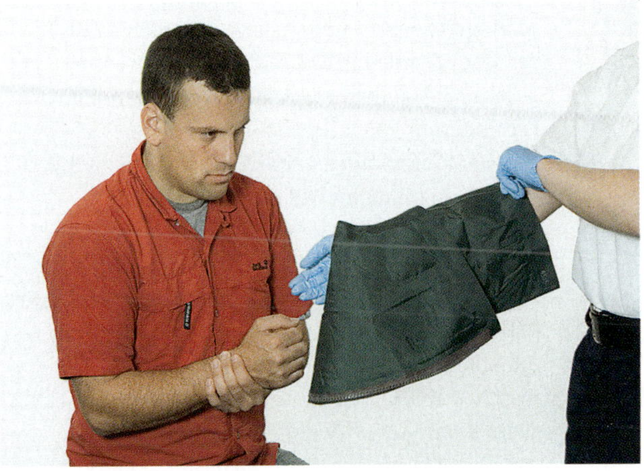

a) Luftkammerschiene über den Unterarm ziehen

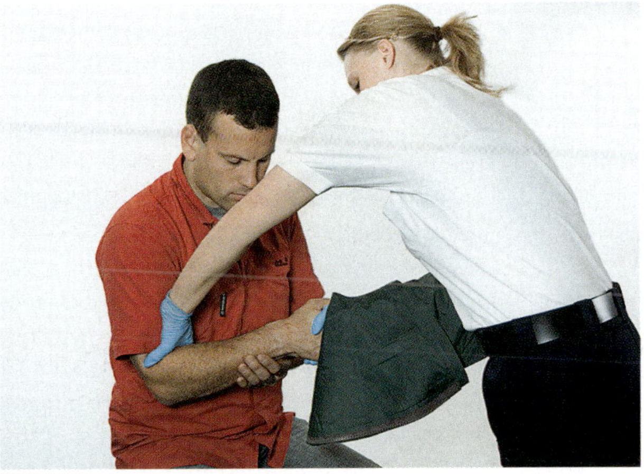

b) Längszug aufbauen

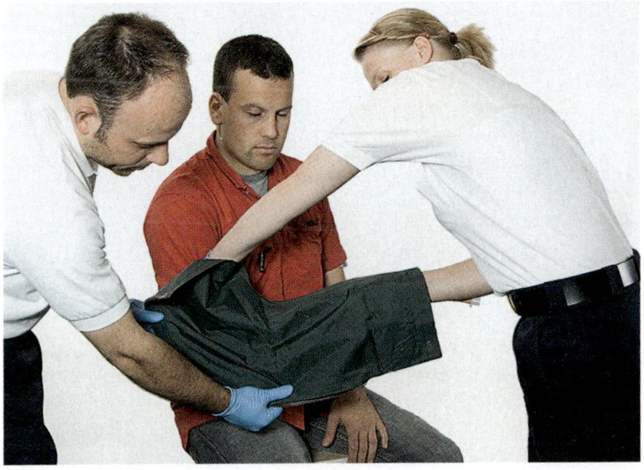

c) Schiene über die betroffene Extremität ziehen

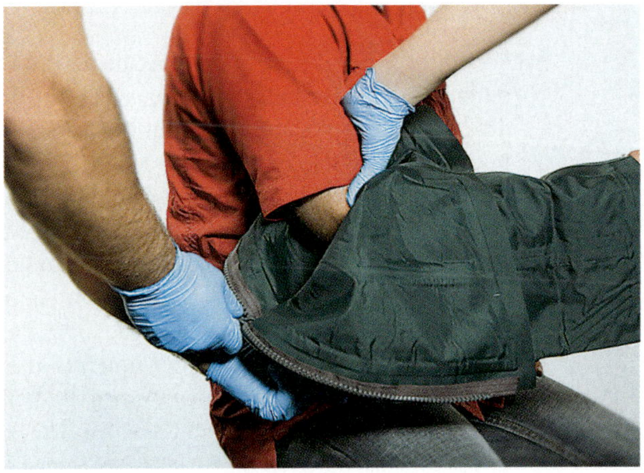

d) Reißverschluss schließen

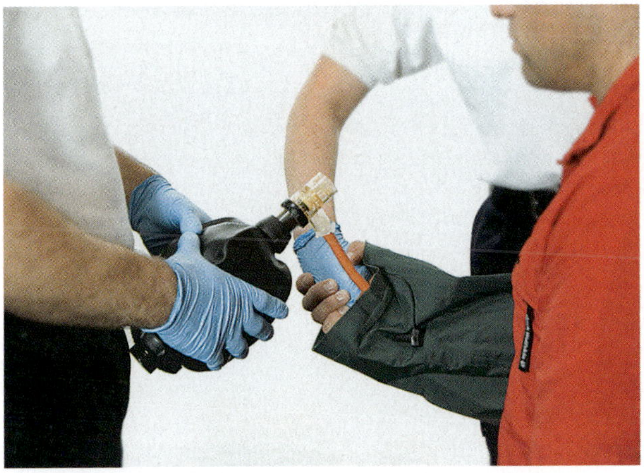

e) Schiene mit Luft befüllen

Abb. 4.148 Anlegen einer Luftkammerschiene

- zu starke Extension bei Widerstand → Verletzungen an Blutgefäßen und Nerven sowie am Streckapparat,
- Zurückdrängen von aus Wunden austretenden Frakturenden, sichtbare Frakturenden werden vor der Immobilisation nicht abgepolstert und bei längeren Transporten nicht feucht gehalten → Risiko für Komplikationen steigt,
- offene Wunden werden nicht steril abgedeckt → Infektionsgefahr,
- geschlossene Frakturen werden nicht erhöht gelagert und gekühlt → analgetische Effekte bleiben ungenutzt, Schwellung nimmt zu → OP-Termin und definitive Versorgung verzögern sich,
- Patient wird nicht permanent betreut → Angst nimmt zu.

4.19.2 Vakuumschienen

Vakuumschienen dienen im Rettungsdienst der Ruhigstellung von Extremitäten bei Verletzungen im Bereich des Stütz- und Bewegungsapparates. Im deutschen Rettungsdienst sind sie häufig vorzufinden.

Vakuumschienen beruhen auf der gleichen Technologie wie Vakuummatratzen (➤ Kap. 3.2.4): Die Außenhülle besteht aus einem strapazierfähigen, luftundurchlässigen Kunststoffsack. Der Innenraum wird entweder von einer einzigen Kammer gebildet oder ist in mehrere Kammern unterteilt. Gefüllt ist der Innenraum mit einem Kunststoffgranulat. An der Außenseite befinden sich ein Evakuierungsventil und Gurte zur Befestigung, in der Regel als Klettverschlüsse oder als Schnallenverschluss.

Die weiche und damit formbare Vakuumschiene wird an die betroffene Extremität angepasst und in der gewünschten Form gehalten. Anschließend wird sie mit einer Vakuumpumpe evakuiert. Durch den entstehenden Unterdruck werden die Kunststoffkugeln im Innenraum der Matratze gegeneinander gedrückt, sodass sich die Schiene in der modellierten Form verfestigt und die Extremität immobilisiert ist.

Vakuumschienen sind im Handel für Kinder und Erwachsene zur Ruhigstellung von Armen und Beinen erhältlich. An eine fortschrittliche Vakuumschiene zu stellende Eigenschaften sind:

- leistungsfähige und widerstandsfähige Außenhülle mit bequemer Patientenseite für einen guten Lagerungskomfort,
- in möglichst viele Kammern aufgeteilter Innenraum für eine optimale Granulatverteilung,
- niedriges Granulatvolumen bei erhaltener Stabilität → günstiges Packmaß und niedriges Gewicht,
- verringerte Schrumpfung beim Evakuieren durch vertikal verlaufende Kunststoffleisten im Innenraum → erhöhte Stabilität, Stauchung der Extremität wird verhindert,
- Verwendung röntgenstrahlendurchlässiger Materialien und Eignung für MRT-Untersuchung,
- auf jede handelsübliche Vakuumpumpe passendes, selbstschließendes Sicherheitsventil aus Kunststoff,
- Hygiene und Reinigung: abnehmbare und waschbare Patientenhaltegurte sowie reinigungsmittel- und desinfektionsmittelresistente Außenhülle.

Inzwischen werden auch innovative Weiterentwicklungen herkömmlicher Vakuumschienen in Form von mehrteiligen Mehrzweckschienen mit Traktionsmöglichkeit angeboten, die nicht mehr abgesaugt oder mit Luft gefüllt werden müssen.

Vorteile

- schnelle, effektive, kontinuierliche und behutsame Immobilisation sowie gute Anpassung an die verletzte Extremität und bequeme Lagerung,
- großer Anwendungsbereich, Verwendbarkeit bei offenen Frakturen → druckfreie Immobilisation,
- leicht erlernbar,
- schnell einsatzfähig, einfache Handhabung,
- wiederverwendbar,
- geringes Eigengewicht,
- kombinierbar mit Beckengürtel und KED®-System bei Immobilisation der unteren Extremität,
- kombinierbar mit Spineboard, Schaufeltrage und Vakuummatratze,
- einfache Reinigung.

Nachteile

- keine dauerhafte Extension,
- Schrumpfung → Verlust der Stabilität, keine Kompression zur Blutstillung,
- ungünstige Granulatverteilung bei Einkammersystemen → keine effektive Immobilisation,
- Schiene ist blickdicht → Verletzung kann nicht beobachtet werden (z. B. Blutungsintensität) und ist eingeschränkt zugänglich,
- Kombination mit Anti-Schock-Hose bei Immobilisation der unteren Extremität nicht möglich,
- Außenhülle ist anfällig für Beschädigungen durch scharfe Kanten, spitze Ecken,
- hohe Anschaffungskosten,
- Unterbringung → relativ sperrig,
- Faltenbildungen auf der Außenhülle führen zu Beeinträchtigungen in der Röntgenstrahlendurchlässigkeit.

Indikation

- Verletzungen am Stütz- und Bewegungsapparat (z. B. offene und geschlossene Frakturen, Distorsion, Bänderriss, Luxation, Muskel- und Sehnenverletzung) im Bereich von:
  - medialem und distalem Oberarm (eingeschränkt)
  - Ellenbogengelenk
  - Unterarm
  - Handgelenk, Hand
  - medialem und distalem Oberschenkel (eingeschränkt)
  - Kniegelenk
  - Unterschenkel
  - Sprunggelenk, Fuß

Kontraindikation

- Schultergelenksluxation
- proximale Oberarmfraktur
- Beckenfraktur, Hüftgelenksluxation
- proximale Oberschenkelfraktur

Equipment

- geeignete Vakuumschiene,
- manuelle, elektrische oder pneumatische Vakuumpumpe,
- ggf. Kleiderschere zum Entfernen von Kleidungsstücken,
- Verbandstoffe zur Wundversorgung (➤ Kap. 4.18).

Patientenvorbereitung

HELFER 1
- Patienten über die geplante Maßnahme aufklären.

HELFER 1 und HELFER 2
- Zugang zu der verletzten Extremität verschaffen → Schuhe und Kleidung wegschneiden,
- ggf. lebensbedrohliche Blutungen stillen (➤ Kap. 4.18) → Notarzt hinzuziehen,
- ggf. offene Wunden steril versorgen (➤ Kap. 4.18).

HELFER 1
- Durchblutung, Motorik und Sensibilität distal der Verletzung kontrollieren und dokumentieren,
- ggf. medikamentöse Analgosedierung, insbesondere zur Reposition, erwägen → Notarzt hinzuziehen.

NA
- Analgosedierung,

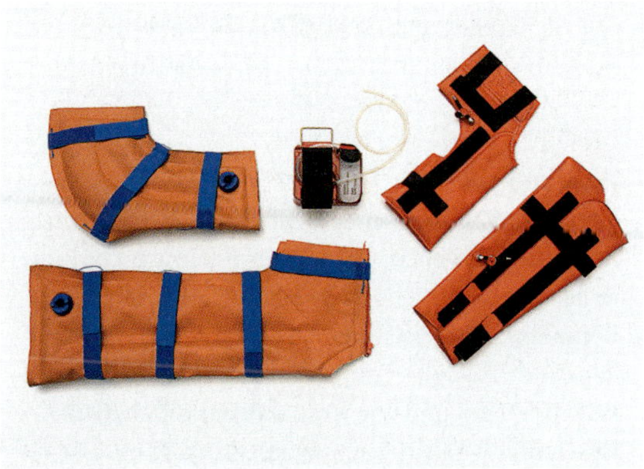

Abb. 4.149 Equipment Vakuumschiene

- ggf. dislozierte Frakturen und Gelenkluxationen so früh wie möglich achsengerecht reponieren (→ sichtbare Achsabweichung, schwache oder aufgehobene distale Pulse, Sensibilitätsverlust, Lagerung nicht möglich) → anschließend Durchblutung und Sensibilität prüfen.

Technik (Unterschenkel)

ACHTUNG

Da die Außenhülle der Vakuumschiene für Beschädigungen durch scharfe Kanten und spitze Ecken anfällig ist, sollte möglichst immer auf einen sauberen Untergrund geachtet werden. → Steine und Scherben entfernen.

TIPPS

Die Technik bei der Anlage am Oberarm unterscheidet sich nicht von der Anlage einer pneumatischen Schiene (➤ Kap. 4.19.1).

Vorbereiten der Vakuumschiene

- Vakuumschiene mit der Patientenseite in Richtung Boden zeigend auf einen ebenen, sauberen und ggf. von scharfkantigen Gegenständen befreiten Untergrund (z. B. Fußboden, Patiententrage) legen → ggf. Patientendecke oder Rettungstuch unterlegen.
- Sicherheitsventil öffnen → Luft strömt ein → Vakuumschiene wird weich.
- Vakuumschiene glatt streichen → darauf achten, dass das Granulat gleichmäßig verteilt ist und sich keine Vertiefung in der Mitte der Vakuumschiene bildet.
- Vakuumpumpe an das Sicherheitsventil anschließen und Vakuumschiene gleichmäßig evakuieren → Vakuumschiene wird fest.

- Ggf. Sicherheitsventil schließen und Vakuumschiene drehen (→ Patientenseite in der Draufsicht).

HELFER 1
- Position am distalen Ende der betroffenen Extremität einnehmen → Teamleiter → Überblick behalten und Anweisungen geben → Verletzungsbereich kontinuierlich beobachten (z. B. Durchspießung der Haut).
- Betroffene Extremität manuell unter Extension nehmen und erhalten → mit jeweils einer Hand von lateral proximales und von frontal distales Gelenk umfassen und vorsichtig achsengerechten Längszug aufbauen.
- Betroffene Extremitäten vorsichtig anheben.

HELFER 2
- Position seitlich der betroffenen Extremität einnehmen.
- Evakuierte und glatt gestrichene Vakuumschiene unter die betroffene Extremität schieben → ebener, sauberer und ggf. von scharfkantigen Gegenständen befreiter Untergrund.

HELFER 1
- Betroffene Extremität auf der Schiene ablegen.
- Extension beibehalten, bis die Schiene angeformt und abgesaugt ist.

HELFER 2
- Sicherheitsventil öffnen → Luft strömt ein → Vakuumschiene wird weich.
- Schiene halbzirkulär um den betroffenen Bereich legen und anformen → Vakuumschiene passt sich an die Konturen an → Entwicklung einer Schalenform.
- Schiene mit Gurten in der gewünschten Form fixieren → Gurte unterstützen die Anformung → Einschnürungen vermeiden.
- Vakuumpumpe an das Sicherheitsventil anschließen und absaugen → Vakuumschiene wird fest.
- Während des Absaugens Vakuumschiene permanent anformen, weil das Volumen der Schiene abnimmt → die anmodellierte Schiene löst sich nicht von der Extremität ab.
- Wenn die erforderliche Festigkeit erreicht ist → ggf. Sicherheitsventil schließen und Vakuumpumpe entfernen.

HELFER 1 und HELFER 2
- Passgenauigkeit überprüfen → feste Gurte, stabiler und angenehmer Sitz der Schiene,
- ggf. Gurte nachstellen.

TIPPS

Die Vakuumschiene darf erst im Krankenhaus in Absprache mit dem weiterbehandelnden Arzt entfernt werden.

Gefahren

Typische Fehler sind sowohl nicht ausreichende Kenntnisse in den Grundsätzen der Frakturversorgung als auch ein nicht fachgerechter Umgang mit der Vakuumschiene selber:
- Verzicht auf Reposition bei starker Achsabweichung sowie eingeschränkter Durchblutung und Sensibilität → Schmerzen, Kompartmentsyndrom, Gangrän, dauerhafter Nervenschaden,
- Anlegen der Schiene über die Kleidung → Faltenbildung → Immobilisation geht verloren, Entstehung schmerzhafter Druckstellen,
- Immobilisationsversuch ohne Extension und ohne die distal und proximal benachbarten Gelenke einzubeziehen → Verschiebung der Frakturenden → keine zweckdienliche Immobilisation,
- zu starke Extension bei Widerstand → Verletzungen an Blutgefäßen und Nerven sowie am Streckapparat,
- Zurückdrängen von aus Wunden austretenden Frakturenden, sichtbare Frakturenden werden vor der Immobilisation nicht abgepolstert und bei längeren Transporten nicht feucht gehalten → Risiko für Komplikationen steigt,
- offene Wunden werden nicht steril abgedeckt → Infektionsgefahr,
- geschlossene Frakturen werden nicht erhöht gelagert und gekühlt → analgetische Effekte bleiben ungenutzt, Schwellung nimmt zu → OP-Termin und definitive Versorgung verzögern sich,
- Patient wird nicht permanent betreut → Angst nimmt zu,
- zu frühes Entfernen der Schiene → Risiko für Komplikationen steigt,
- nicht ausreichende oder fehlende Einweisung in das Immobilisationsgerät, mangelnde Erfahrung im Umgang, unzureichendes Training,
- unsachgemäße Pflege → Beschädigungen an der Schiene,
- falsche Indikationsstellung (z. B. Einsatz bei Luxationen rumpfnaher großer Gelenke und bei proximalen Oberarm- oder Oberschenkelfrakturen) → keine effektive Immobilisation,
- Ablegen der Schiene auf einem nicht gesäuberten Untergrund → Risse in der Außenhülle durch scharfkantige Gegenstände (z. B. Glassplitter) →

Schiene wird undicht → Immobilisation geht verloren,

- unsachgemäßes Anmodellieren und Absaugen → keine effektive Immobilisation:
  - Vakuumschiene nicht glatt gestrichen → Granulat ungleichmäßig verteilt (v. a. bei Einkammersystemen),
  - unebener Untergrund → unebene Vakuumschiene → Schalenform bildet sich nicht,
  - Vakuumschiene wird während des Absaugens nicht permanent angeformt → anmodellierte Schiene löst sich von der Extremität ab,
  - Einklemmen und Quetschen von Haut → Hämatome,
- durch die Gurte wird Druck auf die betroffene Extremität aufgebaut → Schmerzverstärkung, Dislokation der Frakturenden → Risiko für Komplikationen steigt.

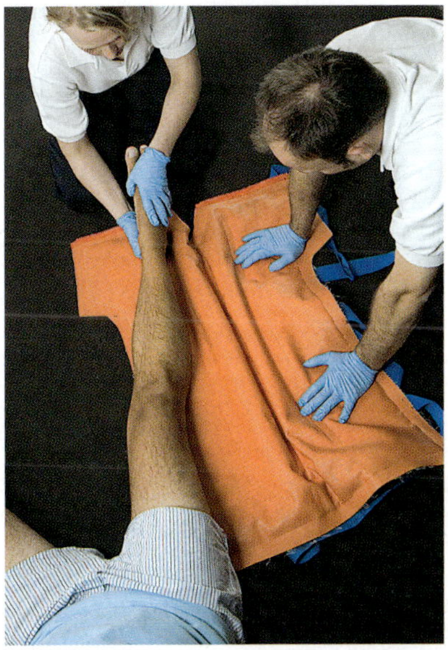

a) Vakuumschiene unter die betroffene Extremität ziehen

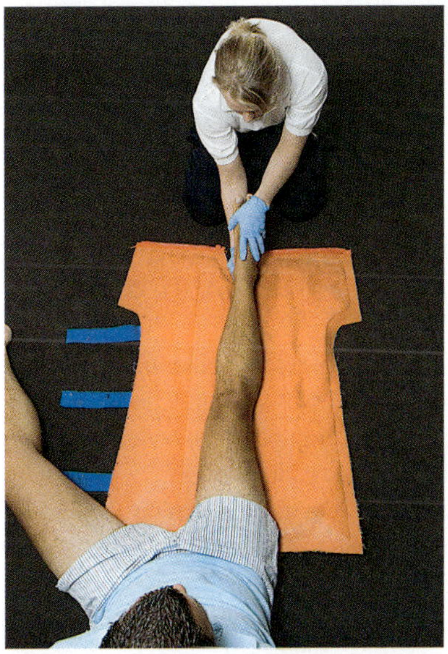

b) Extremität auf der Schiene ablegen

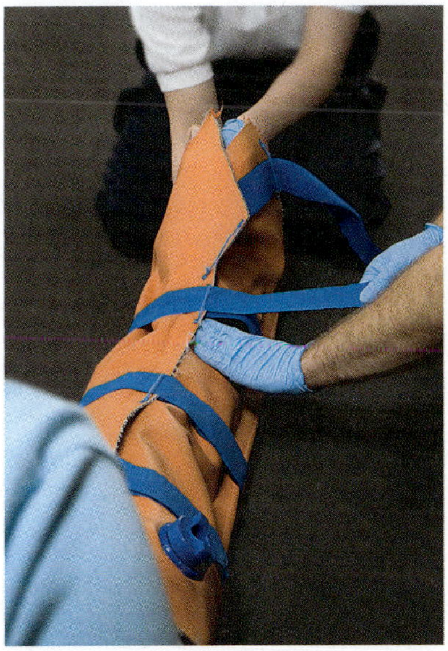

c) Schiene um das Bein legen und mit Gurten fixieren

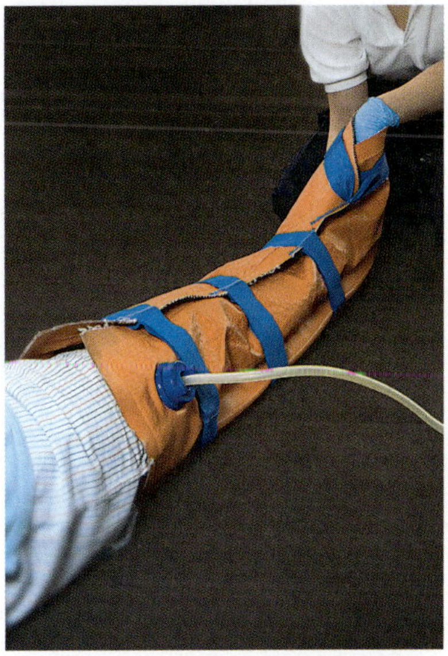

d) Vakuumpumpe anschließen und Luft evakuieren

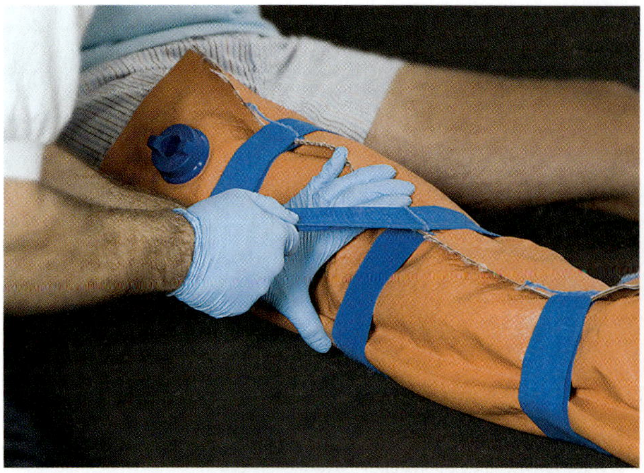

e) Passgenauigkeit prüfen, ggf. Gurte nachziehen

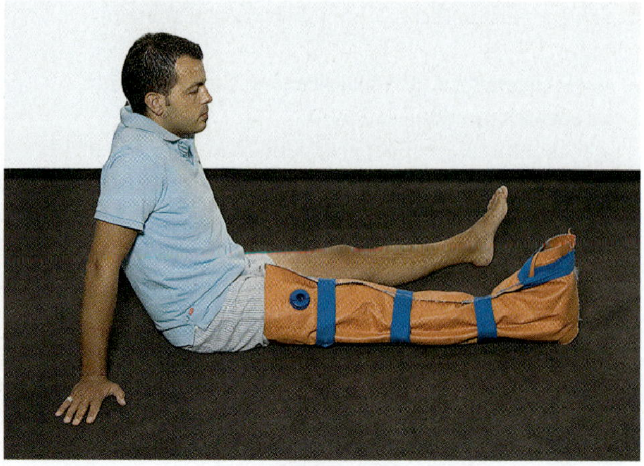

f) Optimal sitzende Vakuumschiene

Abb. 4.150 Anlegen einer Vakuumschiene

4.19.3 KTD®-System (Kendrick Traction Device®) (➤ Abb. 4.152)

Das KTD®-System ist ein Schienungssystem zur achsengerechten Immobilisation mit dauerhafter Extension, das vor allem für knöcherne Verletzungen der unteren Extremität Verwendung findet.

Lateral der betroffenen Extremität wird eine Konstruktion aus zusammensteckbaren Aluminiumstangen aufgebaut, die mit mehreren elastischen Haltebändern an der Extremität befestigt wird. Durch einen konstanten Zug am Sprunggelenk mit Gegenzug am Becken wird die Extension aufgebaut und aufrechterhalten.

In den angloamerikanischen Ländern gehören das KTD®-System oder vergleichbare Systeme zur Standardausrüstung. Im deutschen Rettungsdienst setzen sich Traktionsschienen nur sehr langsam durch.

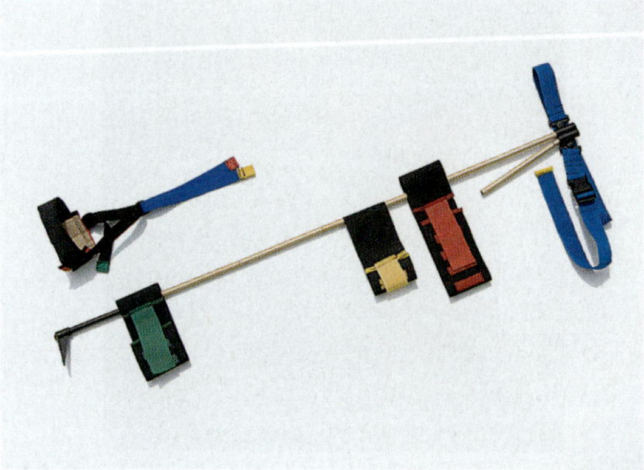

Abb. 4.151 KTD®-System

Vorteile

- effektive, kontinuierliche und behutsame Immobilisation sowie bequeme Lagerung:
  - Aufrechterhaltung einer dauerhaften Extension → Dislokation wird aufgehoben und die Muskulatur ruhiggestellt → Gefahren der Dislokation und der Muskelverkrampfung werden verhindert,
  - Vermeidung von Sekundärschäden durch Weichteilkompression und von Schäden an Blutgefäßen und Nerven,
  - sehr gute analgetische Potenz ohne medikamentöse Analgesie bei guter Tolerierung durch den Patienten,
- Anheben der Extremität ist beim Anlegen der Schiene nicht erforderlich,
- freie Zugänglichkeit zu Wunden und zu offenen Frakturen,
- platzsparende Unterbringung, geringes Eigengewicht,
- wiederverwendbar,
- widerstandsfähig (lange Lebensdauer),
- kombinierbar mit Beckengürtel und KED®-System bei Immobilisation der unteren Extremität,
- kombinierbar mit Spineboard, Schaufeltrage und Vakuummatratze,
- kombinierbar mit einer Anti-Schock-Hose bei Immobilisation der unteren Extremität → Anti-Schock-Hose vor der Immobilisation anlegen,
- relativ günstiger Anschaffungspreis.

Nachteile

- sachgemäßer Einsatz erfordert mehrere Minuten Zeit und verlangt viel Übung und Erfahrung,
- Reposition ist immer erforderlich,
- eingeschränkter Anwendungsbereich,
- Die Lagerung des Patienten auf der Patiententrage und die Unterbringung in den Transportmitteln können wegen der um ein Segment über die Beinlänge hinausragenden Aluminiumkonstruktion problematisch sein:
  - Teile der Schiene liegen auf dem Fußbügel der Patiententrage auf, sodass sich die Schiene durchbiegen kann,

wodurch der Patient Schmerzen erfährt → Unterpolsterung mit der ebenen und evakuierten Vakuummatratze (→ verlängerte, verbreiterte und weiche Auflagefläche),
  - Die Hecktüren im RTW lassen sich nicht schließen und besonders die Unterbringung im RTH ist nicht möglich → muss vorher bekannt sein → anderes Immobilisationssystem einsetzen,
- erschwerte Desinfektion und Reinigung wegen vieler Ösen und Haken,
- eingeschränkt kombinierbar mit KED®-System bei Immobilisation der unteren Extremität,
- Wegen der seitlichen Lage der Aluminiumkonstruktion ist nur eine orientierende Röntgenaufnahme in einer Ebene möglich.

Indikation

TIPPS

Das KTD®-System kann bei Kindern ab dem vierten Lebensjahr angewendet werden.
Die Anwendung bei Frakturen der oberen Extremität sowie des proximalen Unterschenkels ist vom Hersteller nicht vorgesehen, aber gut durchführbar.

Nach ggf. erfolgreicher Reposition offene (ersten und zweiten Grades) und geschlossene Frakturen von:
- medialem und distalem Oberarm (vom Hersteller nicht vorgesehen),
- proximalem und medialem Unterarm (vom Hersteller nicht vorgesehen),
- medialem und distalem Oberschenkel,
- proximalem und medialem Unterschenkel (vom Hersteller nicht vorgesehen).

Kontraindikation

- Schultergelenksluxation und proximale Oberarmfraktur,
- distale Unterarmfraktur und Handgelenksverletzung,
- Beckenfraktur, Hüftgelenksluxation,
- proximale Oberschenkelfraktur,
- Kniegelenksverletzungen (intraartikuläre knöcherne, chondrale oder ligamentäre Verletzungen, Luxation),
- distale Unterschenkelfraktur und Sprunggelenksverletzungen,
- offene Fraktur dritten Grades → zugfreie Immobilisationsmethode wählen,
- instabiler Patient → zeitunkritischere Immobilisationsmethode wählen.

Equipment

- KTD®-System in Nylontasche mit:
  - in Segmente unterteilter, verstellbarer eloxierter Aluminiumstange,
  - Querverbindung am Ende der Stange,
  - gepolsterter Fußangel,
  - Beckengurt,
  - drei Gummimanschetten,
- ggf. Kleiderschere zum Entfernen von Kleidungsstücken,
- Verbandstoffe zur Wundversorgung (➤ Kap. 4.18).

Patientenvorbereitung

HELFER 1
- Patienten über die geplante Maßnahme aufklären.

HELFER 1 und HELFER 2
- Zugang zu der verletzten Extremität verschaffen → Schuhe und Kleidung wegschneiden,
- ggf. lebensbedrohliche Blutungen stillen (➤ Kap. 4.18) → Notarzt hinzuziehen,
- ggf. offene Wunden steril versorgen (➤ Kap. 4.18).

HELFER 1
- Durchblutung, Motorik und Sensibilität distal der Verletzung kontrollieren und dokumentieren,
- ggf. medikamentöse Analgosedierung, insbesondere zur Reposition, erwägen → Notarzt hinzuziehen.

NA
- Analgosedierung,
- ggf. dislozierte Frakturen und Gelenkluxationen achsengerecht reponieren (→ sichtbare Achsabweichung, schwache oder aufgehobene distale Pulse, Sensibilitätsverlust, Lagerung nicht möglich) → anschließend Durchblutung und Sensibilität prüfen.

Technik

HELFER 1
- Position am distalen Ende der betroffenen Extremität einnehmen → Teamleiter → Überblick behalten und Anweisungen geben → Verletzungsbereich kontinuierlich beobachten (z. B. Durchspießung der Haut).
- Betroffene Extremität manuell unter Extension nehmen und bis zu einer sicheren Traktion aufrechterhalten → mit jeweils einer Hand von lateral proximales und von frontal distales Gelenk umfassen und vorsichtig achsengerechten Längszug aufbauen.

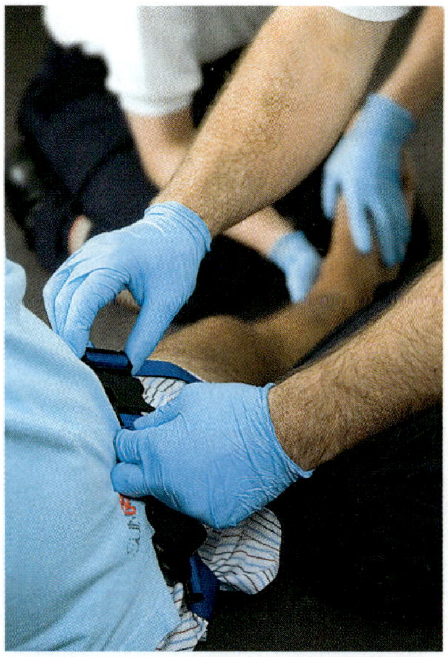

a) Beckengurt anlegen

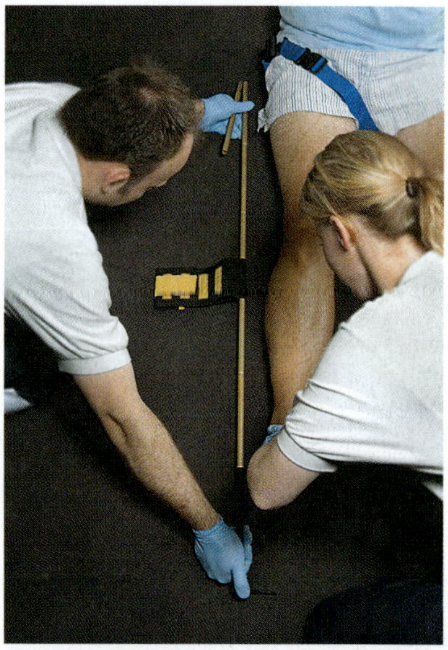

b) Aluminiumstange zusammenstecken und ausmessen

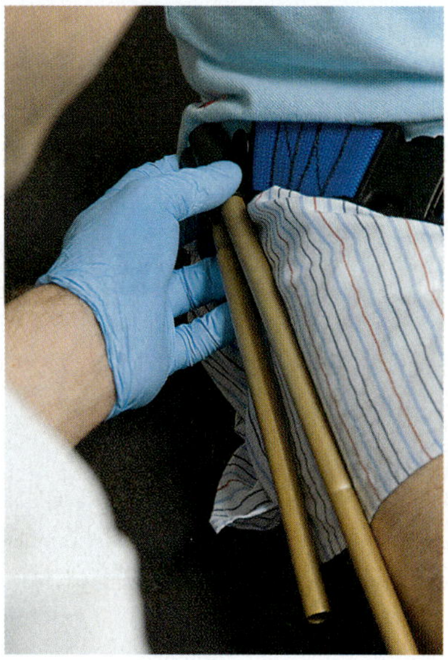

c) Aluminiumstange einhaken

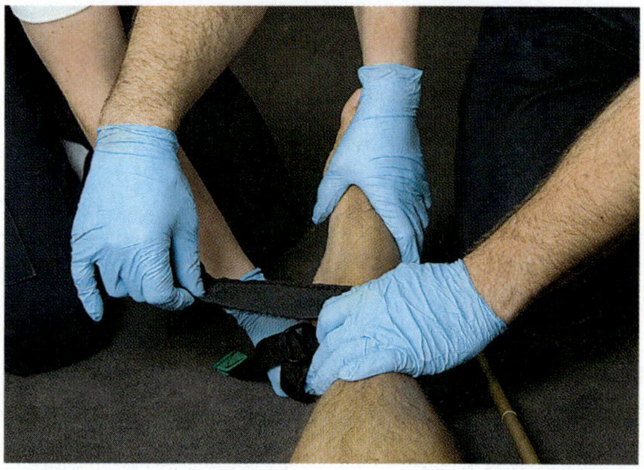

d) Fußangel befestigen

Abb. 4.152 Anlegen des KTD®-Systems

HELFER 2

- Position seitlich der betroffenen Extremität einnehmen.
- Beckengurt um den Oberschenkel in Höhe des vorderen, oberen Darmbeinstachels des Patienten legen.
- Aluminiumstange zusammenstecken, dabei sollte die Stange die Länge des Beins um ein Segment überschreiten.
- Aluminiumstange in den Beckengurt einhaken.
- Fußangel am oberen Sprunggelenk befestigen. Das Gurtsystem wird am Fußballen festgezogen → Durchblutung des Fußes nicht beeinträchtigen.
- Gelbe Schlaufe der Fußangel an der Querverbindung einhaken.
- Mittlere (gelb markierte) Gummimanschette um die betroffene Extremität, aber niemals direkt über die Frakturstelle legen.

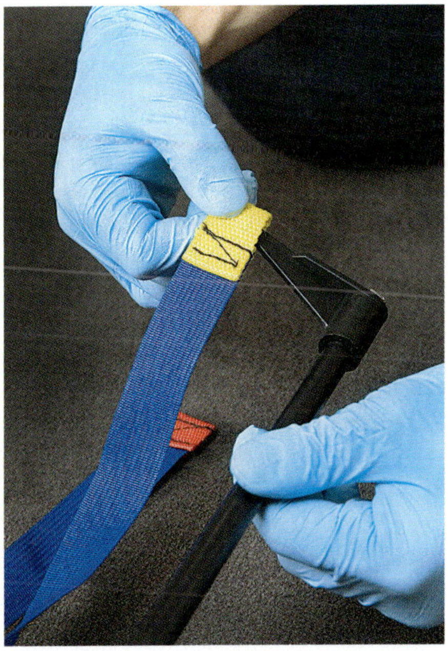

e) Gelbe Schlaufe an der Querverbindung einhaken

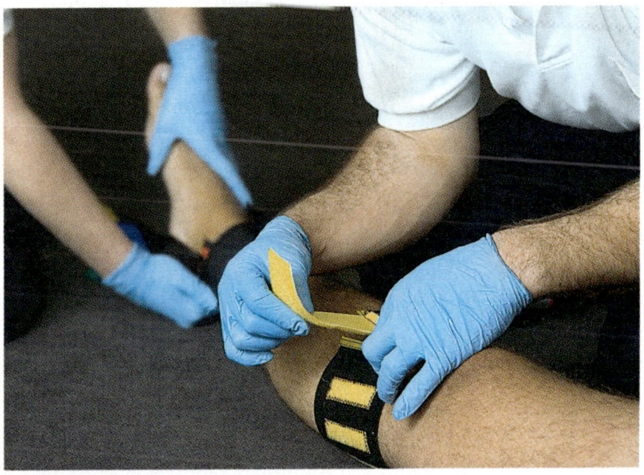

f) Gelb markierte Gummimanschette anlegen

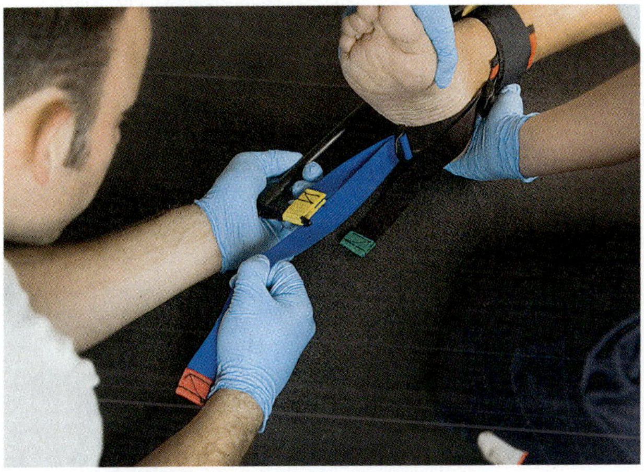

g) Traktion aufbauen

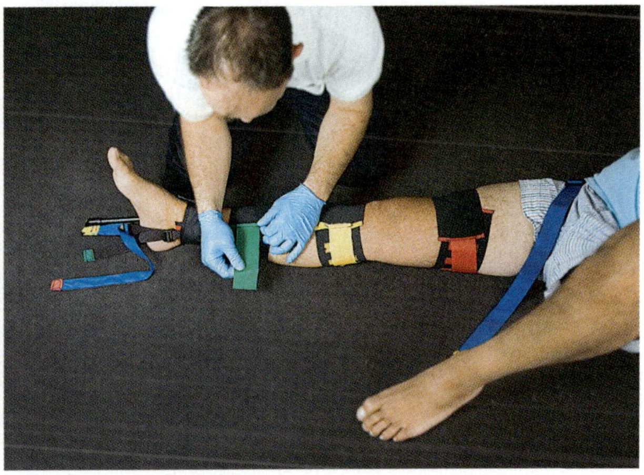

h) Aluminiumstange fixieren

Abb. 4.152 Anlegen des KTD®-Systems *(Fortsetzung)*

- Traktion unter langsam ansteigendem Zug an der roten Schlaufe aufbauen. Zuggewicht nicht mehr als 10% des Körpergewichtes des Patienten → eine angemessene Extension ist erreicht, wenn z. B. die distalen Pulse wieder tastbar sind.
- Aluminiumstange durch die restlichen Gummimanschetten an der Extremität fixieren.

TIPPS

Das KTD®-System darf erst im Krankenhaus in Absprache mit dem weiterbehandelnden Arzt entfernt werden.

Um Druckstellen und Hautdefekte durch die unnachgiebige Schiene zu vermeiden, muss für eine sorgfältige Unterpolsterung gesorgt werden, besonders im Bereich des Beckens → Unterpolsterung mit der ebenen und evakuierten Vakuummatratze (→ verlängerte, verbreiterte und weiche Auflagefläche).

Beim Anlegen des Beckengurtes, der Fußangel und der Gummimanschetten sind Einschnürungen der Haut durch gewissenhaftes Arbeiten zu vermeiden.

Gefahren

Das KTD®-System ist nach einer sorgfältigen Einweisung und bei regelmäßigem Training ein sehr effektives System. Besonders schwer wiegt allerdings der Fehler, dass das KTD®-System wieder entfernt werden muss, weil sich ansonsten die Türen an den Transportmitteln nicht schließen lassen. Schon bei der Erstinstruktion muss auch auf die übrigen Fehler und Gefahren hingewiesen werden.

- falsche Indikationsstellung (z. B. Einsatz trotz Verletzungen im Bereich von Gelenken) → Abriss von Bändern oder Sehnen,
- Anlegen der Schiene über die Kleidung → kein freier Blick auf die betroffene Extremität,
- Verzicht auf Reposition → Traktion wirkt nachteilig → Schmerzen, Blutung, Kompartmentsyndrom, Gangrän, dauerhafter Nervenschaden,
- zu starke Extension bzw. Traktion bei Widerstand → Verletzungen an Blutgefäßen und Nerven sowie am Streckapparat,
- Zurückdrängen von aus Wunden austretenden Frakturenden, sichtbare Frakturenden werden vor der Immobilisation nicht abgepolstert und bei längeren Transporten nicht feucht gehalten → Risiko für Komplikationen steigt,
- offene Wunden werden nicht steril abgedeckt → Infektionsgefahr,
- geschlossene Frakturen werden nicht gekühlt → analgetische Effekte bleiben ungenutzt, Schwellung nimmt zu → OP-Termin und definitive Versorgung verzögern sich,
- zu frühes Entfernen der Schiene → Risiko für Komplikationen steigt,
- Druckstellen, Hautquetschungen und Durchblutungsstörungen beim Anlegen des Beckengurtes, der Fußangel und der Gummimanschetten bzw. beim Ablegen der über die Patiententrage hinausragenden Aluminiumkonstruktion wegen fehlender Unterpolsterung,
- Patient wird nicht permanent betreut → Angst nimmt zu,
- unsachgemäße Pflege → Widerstandsfähigkeit geht verloren.

Bei instabilen Patienten muss immer der Zeitfaktor berücksichtigt und ggf. eine weniger effektivere Immobilisationsmethode zugunsten einer kürzeren Versorgungszeit an der Einsatzstelle bevorzugt werden.

4.19.4 Donway Traction Splint®

Das ursprünglich aus England stammende und dort weit verbreitete Donway Traction Splint® gehört wie das KTD®-System (➤ Kap. 4.19.3) zu den Traktionsschienen. Im Gegensatz zum KTD®-System eignet sich das Donway Traction Splint® allerdings bauartbedingt ausschließlich zur Immobilisation der unteren Extremität.

Unter manueller Extension wird die betroffene Extremität in den Metallrahmen gelegt und darin mit mehreren Haltebändern fixiert. Anschließend wird mit einer Handpumpe die Traktion pneumatisch erzeugt und kann auf einem integrierten Manometer abgelesen werden.

Vorteile

- effektive, kontinuierliche und behutsame Immobilisation sowie bequeme Lagerung:
  - Aufrechterhaltung einer dauerhaften Extension → Dislokation wird aufgehoben und die Muskulatur ruhiggestellt → Gefahren der Reluxation und der Muskelverkrampfung werden verhindert (gelingt auch bei ausgeprägter Oberschenkelmuskulatur),
  - Vermeidung von Sekundärschäden durch Weichteilkompression und von Schäden an Blutgefäßen und Nerven,
  - sehr gute analgetische Potenz ohne medikamentöse Analgesie bei guter Tolerierung durch den Patienten,
- Traktion ist stufenlos einstellbar und kann über das integrierte Manometer überwacht werden → Extensionsschäden werden vermieden,
- Anheben der Extremität ist beim Anlegen der Schiene nicht erforderlich,
- freie Zugänglichkeit zu Wunden und zu offenen Frakturen,
- wiederverwendbar,
- widerstandsfähig (lange Lebensdauer),
- kombinierbar mit Beckengürtel,
- kombinierbar mit Spineboard, Schaufeltrage und Vakuummatratze,
- kombinierbar mit einer Anti-Schock-Hose → Anti-Schock-Hose vor der Immobilisation anlegen.

Nachteile

- Sachgemäßer Einsatz erfordert mehrere Minuten Zeit und verlangt viel Übung und Erfahrung,
- Reposition ist immer erforderlich,
- relativ hoher Anschaffungspreis bei eingeschränktem Anwendungsbereich,
- nur bei liegendem Patienten gut einsetzbar,
- Die Lagerung des Patienten auf der Patiententrage und die Unterbringung in den Transportmitteln können wegen der Ausmaße der Schiene problematisch sein:
  - Teile der Schiene liegen auf dem Fußbügel der Patiententrage auf → Unterpolsterung mit der ebenen und evakuierten Vakuummatratze (→ verlängerte, verbreiterte und weiche Auflagefläche),

- Die Hecktüren im RTW lassen sich nicht schließen und besonders die Unterbringung im RTH ist nicht möglich → muss vorher bekannt sein → anderes Immobilisationssystem einsetzen,
- erschwerte Desinfektion und Reinigung wegen vieler bauartbedingter Hindernisse,
- eingeschränkt kombinierbar mit KED®-System,
- eingeschränkte Röntgenstrahlentransparenz → orientierende Röntgenaufnahme nur in der Frontalebene möglich,
- relativ hohes Eigengewicht, sperrige Konstruktion → optimale Unterbringung im Rettungsdienstfahrzeug schwierig.

Indikation

Nach ggf. erfolgreicher Reposition offene (ersten und zweiten Grades) und geschlossene Frakturen von:

- medialem und distalem Oberschenkel,
- proximalem und medialem Unterschenkel.

TIPPS

Das Donway Traction Splint® kann als Erwachsenenmodell ab einem Alter von acht Jahren bis zur einer Gesamtkörperlänge von 208 cm angewendet werden.
Für die Altersgruppe von vier bis acht Jahren wird eine pädiatrische Version angeboten.

Kontraindikation

- konstruktionsbedingt: Verletzungen am Stütz- und Bewegungsapparat im Bereich der oberen Extremität,
- Beckenfraktur, Hüftgelenksluxation,
- proximale Oberschenkelfraktur,
- Kniegelenksverletzungen (intraartikuläre knöcherne, chondrale oder ligamentäre Verletzungen, Luxation),
- distale Unterschenkelfraktur,
- Sprunggelenksverletzungen,
- offene Fraktur dritten Grades → zugfreie Immobilisationsmethode wählen,
- instabiler Patient → zeitunkritischere Immobilisationsmethode wählen.

Equipment

- Donway Traction Splint® mit Fixierbändern,
- ggf. Kleiderschere zum Entfernen von Kleidungsstücken,
- Verbandstoffe zur Wundversorgung (➤ Kap. 4.18).

Patientenvorbereitung

HELFER 1

- Patienten über die geplante Maßnahme aufklären.

HELFER 1 und HELFER 2

- Zugang zu der verletzten Extremität verschaffen → Schuhe und Kleidung wegschneiden,
- ggf. lebensbedrohliche Blutungen stillen (➤ Kap. 4.18) → Notarzt hinzuziehen,
- ggf. offene Wunden steril versorgen (➤ Kap. 4.18).

HELFER 1

- Durchblutung, Motorik und Sensibilität distal der Verletzung kontrollieren und dokumentieren,
- ggf. medikamentöse Analgosedierung, insbesondere zur Reposition, erwägen → Notarzt hinzuziehen.

NA

- Analgosedierung,
- ggf. dislozierte Frakturen und Gelenkluxationen achsengerecht reponieren (→ sichtbare Achsabweichung, schwache oder aufgehobene distale Pulse, Sensibilitätsverlust, Lagerung nicht möglich) → anschließend Durchblutung und Sensibilität prüfen.

Technik

HELFER 2

- Traktionsschiene vorbereiten:
  - Haltebänder entfernen und beiseite legen → erleichtert das spätere Anbringen,
  - System auf vollkommene Drucklosigkeit prüfen → Druckablassventil öffnen.

HELFER 1

- Position am distalen Ende der betroffenen Extremität einnehmen → Teamleiter → Überblick behalten und Anweisungen geben → Verletzungsbereich kontinuierlich beobachten (z. B. Durchspießung der Haut).
- Betroffene Extremität manuell unter Extension nehmen und bis zu einer sicheren Traktion aufrechterhalten → mit jeweils einer Hand von lateral proximales und von frontal distales Gelenk umfassen und vorsichtig achsengerechten Längszug aufbauen.

HELFER 2

- Position seitlich der betroffenen Extremität einnehmen.
- Gepolsterten Oberschenkelgurt unter das Knie legen und am Boden entlang bis in die Leistenbeuge führen.
- Das Traktionssystem vorsichtig, am Fußende beginnend, unter die betroffene Extremität schieben → der Fuß liegt vollständig mit der Ferse auf der Fußplatte.
  - Längenanpassung → Seitenteile der Schiene bis zum Oberschenkelgurt herausziehen → maximal

zulässige Länge nicht überschreiten → Arretierstifte müssen in der Bohrung einrasten → auf sichere Arretierung achten.
- Oberschenkelgurt mit dem Traktionssystem verbinden und festziehen.
- Fußgelenkfixierung → Fußgurt kreuzweise über den Fußrücken führen und hinter der Fußplatte fixieren → Durchblutung des Fußes nicht beeinträchtigen.
- Pneumatische Traktion mittels der integrierten Handpumpe aufbauen → Zuggewicht nicht mehr als 10% des Körpergewichtes des Patienten (→ Farbmarkierungen auf dem Manometer beachten) → eine angemessene Extension ist erreicht, wenn z. B. die distalen Pulse wieder tastbar sind.
- Die restlichen Fixiergurte über die betroffene Extremität gleichmäßig verteilen und am Traktionssystem fixieren.
- Sichere Arretierung der Seitenteile und festen Sitz der Fixierbänder kontrollieren.
- Patienten umlagern → z. B. mit der Schaufeltrage (➤ Kap. 3.2.2).

TIPPS

Das Traktionssystem darf erst im Krankenhaus in Absprache mit dem weiterbehandelnden Arzt entfernt werden.
Um Druckstellen und Hautdefekte durch die unnachgiebige Schiene zu vermeiden, muss für eine sorgfältige Unterpolsterung gesorgt werden → Unterpolsterung mit der ebenen und evakuierten Vakuummatratze (→ verlängerte, verbreiterte und weiche Auflagefläche).
Beim Anlegen der Gurte sind Einschnürungen der Haut durch gewissenhaftes Arbeiten zu vermeiden.

Gefahren

Das Donway Traction Splint® erfordert eine sorgfältige Einweisung und regelmäßiges Training. Schon bei der Erstinstruktion muss auf die wichtigsten Fehler und Gefahren hingewiesen werden:
- falsche Indikationsstellung (z. B. Einsatz trotz Verletzungen im Bereich von Gelenken) → Abriss von Bändern oder Sehnen,
- Anlegen der Schiene über die Kleidung → kein freier Blick auf die betroffene Extremität,
- Verzicht auf Reposition → Traktion wirkt nachteilig → Schmerzen, Blutung, Kompartmentsyndrom, Gangrän, dauerhafter Nervenschaden,

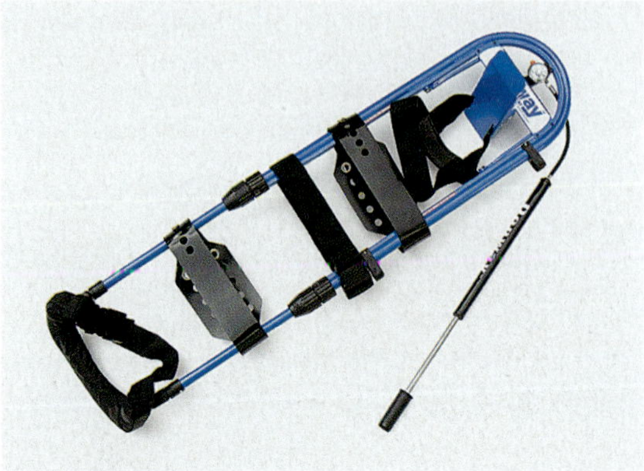

Abb. 4.153 Donway Traction Splint®

- zu starke Extension bzw. Traktion bei Widerstand → Verletzungen an Blutgefäßen und Nerven sowie am Streckapparat,
- Zurückdrängen von aus Wunden austretenden Frakturenden, sichtbare Frakturenden werden vor der Immobilisation nicht abgepolstert und bei längeren Transporten nicht feucht gehalten → Risiko für Komplikationen steigt,
- offene Wunden werden nicht steril abgedeckt → Infektionsgefahr,
- geschlossene Frakturen werden nicht gekühlt → analgetische Effekte bleiben ungenutzt, Schwellung nimmt zu → OP-Termin und definitive Versorgung verzögern sich,
- zu frühes Entfernen der Schiene → Risiko für Komplikationen steigt,
- Druckstellen, Hautquetschungen und Durchblutungsstörungen beim Anlegen der Fixierbänder bzw. bei fehlender Unterpolsterung,
- Patient wird nicht permanent betreut → Angst nimmt zu,
- unsachgemäße Pflege → Widerstandsfähigkeit geht verloren.

Besonders schwer wiegt der Fehler, dass das Gerät wieder entfernt muss, weil sich anderenfalls die Türen an den Transportmitteln nicht schließen lassen. Bei instabilen Patienten muss immer der Zeitfaktor berücksichtigt werden und ggf. eine weniger effektivere Immobilisationsmethode zugunsten einer kürzeren Versorgungszeit an der Einsatzstelle bevorzugt werden.

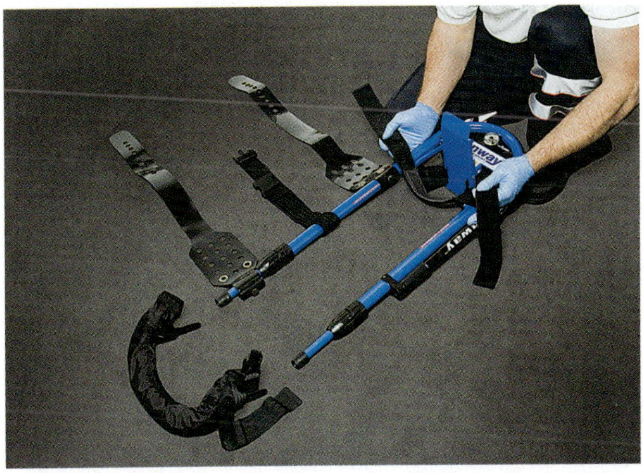

a) Traktionsschiene vorbereiten

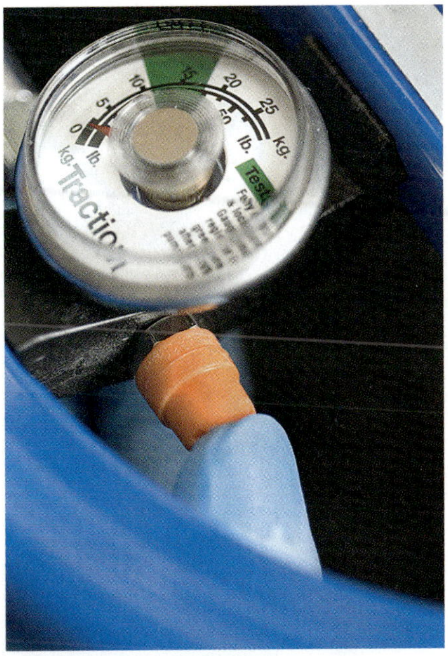

b) Druckablassventil öffnen

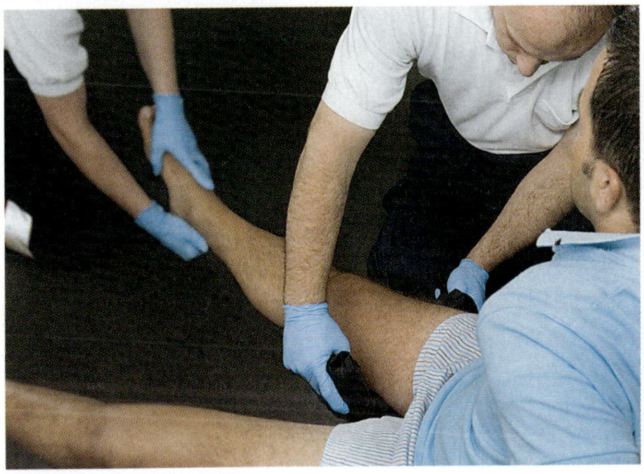

c) Oberschenkelgurt anlegen

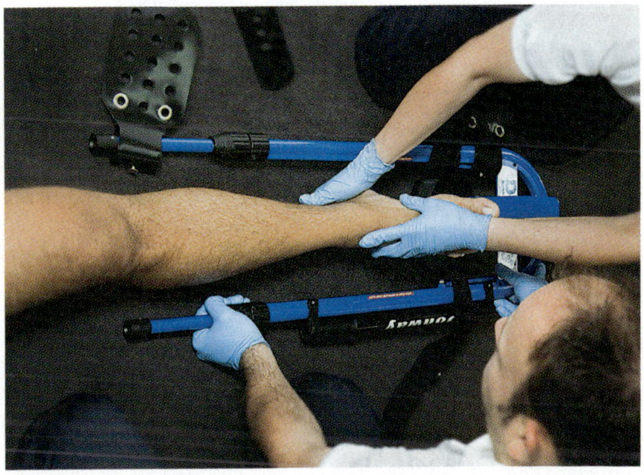

d) Schiene vorsichtig unter die Extremität schieben

Abb. 4.154 Anlegen des Donway Traction Splints®

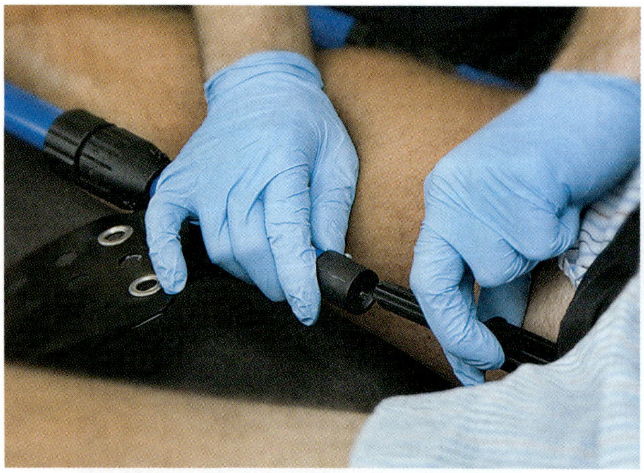

e) Seitenteile ausziehen und einrasten

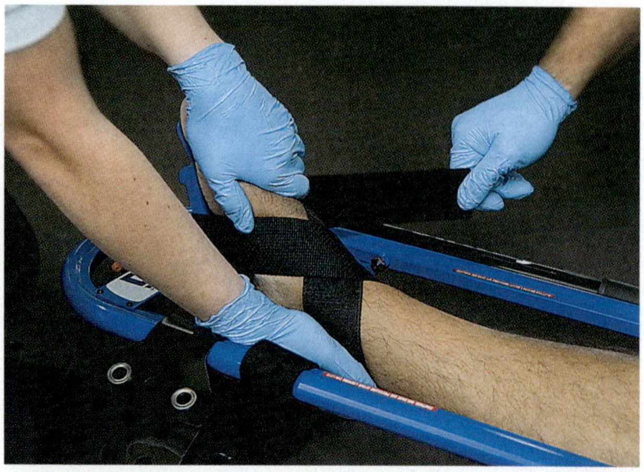

f) Fußgelenkfixierung

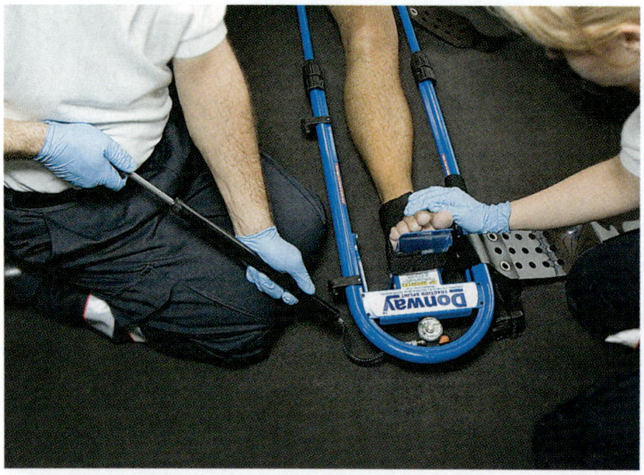

g) Traktion aufbauen

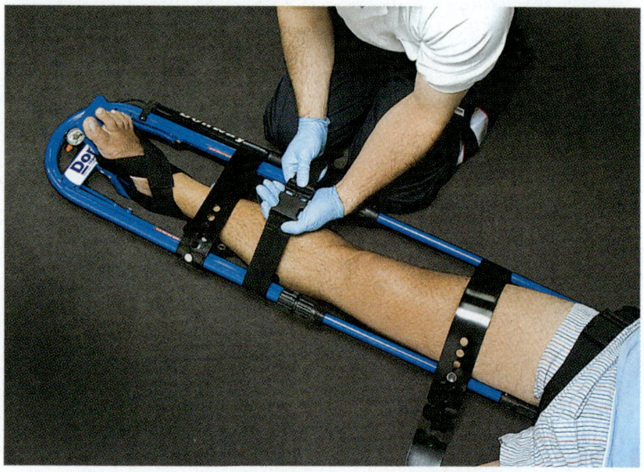

h) Restliche Fixiergurte verteilen und befestigen

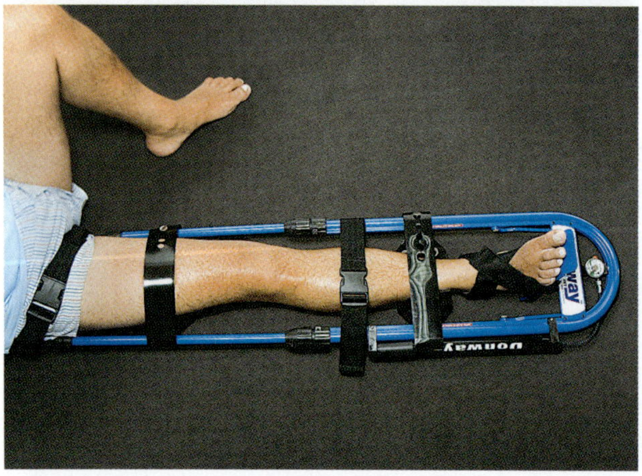

i) Angelegtes Donway Traction Splint®

Abb. 4.154 Anlegen des Donway Traction Splints® *(Fortsetzung)*

4.19.5 Sam®-Splint-Schiene

Die nach dem amerikanischen Orthopäden Dr. Sam Scheinberg benannte Universalschiene hat sich als übergeordneter Begriff für alle modellierbaren Immobilisationssysteme aus einem schaumstoffummantelten Aluminiumkern etabliert.

Im Handel sind unterschiedliche Fabrikate in verschiedenen Größen erhältlich, z. B.:

- Standard-Schiene 11 × 87 cm
- Armschiene 11 × 43 cm
- Fingerschiene 4,5 × 9,5 cm

Vorteile

- schnelle, effektive, kontinuierliche und behutsame Immobilisation sowie optimale Anpassung an die verletzte Extremität und bequeme Lagerung → ausgezeichnete Verwendung bei nicht reponierbaren Frakturen → Anpassung der Schiene an die Dislokation,
- günstiger Anschaffungspreis bei universellem Anwendungsbereich,
- schnell einsatzfähig,
- leicht erlernbar, sehr einfache Handhabung,
- platzsparende Unterbringung (→ Schiene wird zusammengerollt oder zusammengefaltet ausgeliefert),
- niedriges Eigengewicht,
- röntgenstrahlendurchlässig,
- kombinierbar mit Beckengürtel und KED®-System bei Immobilisation der unteren Extremität,
- kombinierbar mit Spineboard, Schaufeltrage und Vakuummatratze.

Nachteile

- Sam® Splints sind laut Hersteller zu desinfizieren und zu reinigen sowie zur Wiederverwendung freigegeben, jedoch zeigen sich in der Praxis diese Vorteile nicht, sodass Sam® Splints passender als Einmalartikel verwendet werden sollten, was das System wiederum relativ teuer macht:
  - vielfach sichtbare Rückstände (z. B. Blut) trotz intensiver Desinfektion und Reinigung,
  - deutliche Gebrauchsspuren mit Beschädigung der Polsterauflage durch den Aluminiumkern an den Biegefalten, oft bereits nach der ersten Anwendung,
- Schiene ist blickdicht → Verletzung kann nicht beobachtet werden (z. B. Blutungsintensität) und ist nicht frei zugänglich,
- keine dauerhafte Extension,
- Kombination mit Anti-Schock-Hose bei Immobilisation der unteren Extremität nicht möglich.

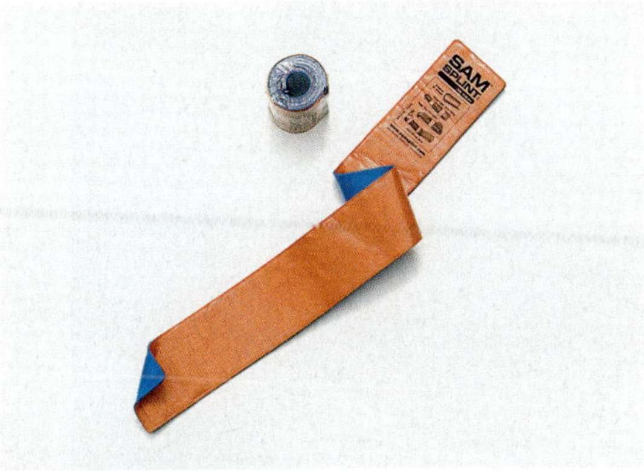

Abb. 4.155 Sam®-Splint-Schiene

Indikation

- Verletzungen am Stütz- und Bewegungsapparat (z. B. offene und geschlossene Frakturen, Distorsion, Bänderriss, Luxation, Muskel- und Sehnenverletzung) im Bereich von:
  - Oberarm,
  - Ellenbogengelenk,
  - Unterarm,
  - Handgelenk,
  - Hand und Finger,
  - medialem und distalem Oberschenkel (eingeschränkt),
  - Kniegelenk (eingeschränkt),
  - Unterschenkel (eingeschränkt),
  - Sprunggelenk,
  - Fuß,
- HWS-Immobilisation, wenn eine gebräuchliche Zervikalstütze nicht griffbereit ist oder nicht angelegt werden kann (z. B. Adipositas per magna),
- Immobilisation bei Erfrierungen zum Schutz vor Amputation,
- bei Kindern oder unruhigen Patienten Verwendung als Infusionsarmstütze.

Kontraindikation

- Schultergelenksluxation
- Beckenfraktur, Hüftgelenksluxation
- proximaler Oberschenkel

Equipment

- geeignete Sam® Splint,
- Fixiermaterial → Pflaster, Mullbinde, Dreiecktuch,
- ggf. Kleiderschere zum Entfernen von Kleidungsstücken bzw. Verbandschere zum Zuschneiden der Schiene,
- Verbandstoffe zur Wundversorgung (➤ Kap. 4.18),
- zwei Dreiecktücher.

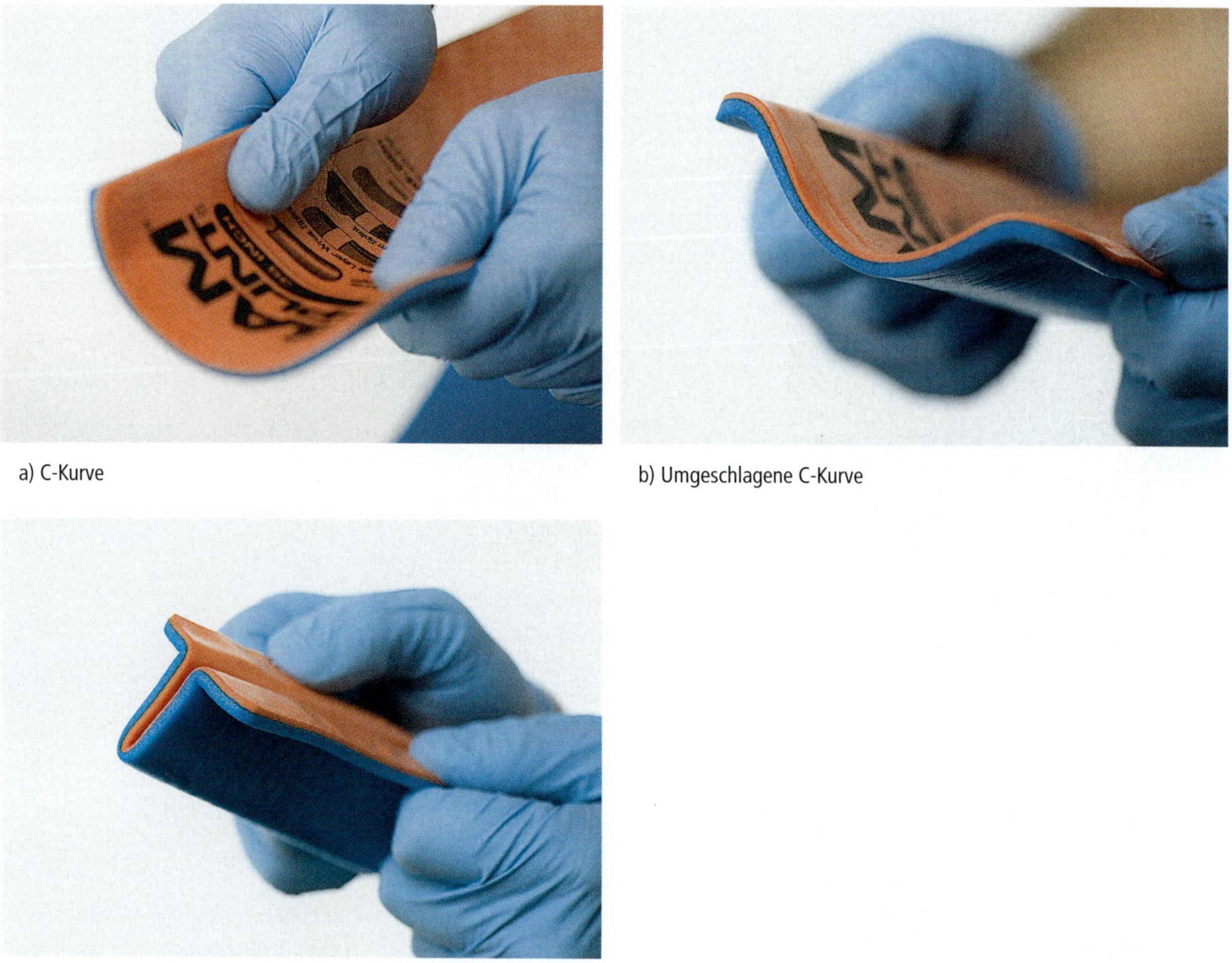

a) C-Kurve

b) Umgeschlagene C-Kurve

c) T-Faltung

Abb. 4.156 Basisformen der Sam®-Splint-Schiene

Patientenvorbereitung

HELFER 1

- Patienten über die geplante Maßnahme aufklären.

HELFER 1 und HELFER 2

- Zugang zu der verletzten Extremität verschaffen → Schuhe und Kleidung wegschneiden,
- ggf. lebensbedrohliche Blutungen stillen (➤ Kap. 4.18) → Notarzt hinzuziehen,
- ggf. offene Wunden steril versorgen (➤ Kap. 4.18).

HELFER 1

- Durchblutung, Motorik und Sensibilität distal der Verletzung kontrollieren und dokumentieren,
- ggf. medikamentöse Analgosedierung, insbesondere zur Reposition, erwägen → Notarzt hinzuziehen.

NA

- Analgosedierung,
- ggf. dislozierte Frakturen und Gelenkluxationen so früh wie möglich achsengerecht reponieren (→ sichtbare Achsabweichung, schwache oder aufgehobene distale Pulse, Sensibilitätsverlust, Lagerung nicht möglich) → anschließend Durchblutung und Sensibilität prüfen,

Technik

Grundsätze

Bei Beachtung der Prinzipien zur Frakturversorgung sind dem Einfallsreichtum des Anwenders beim Einsatz der Sam® Splint beinahe keine Grenzen gesetzt. Um der

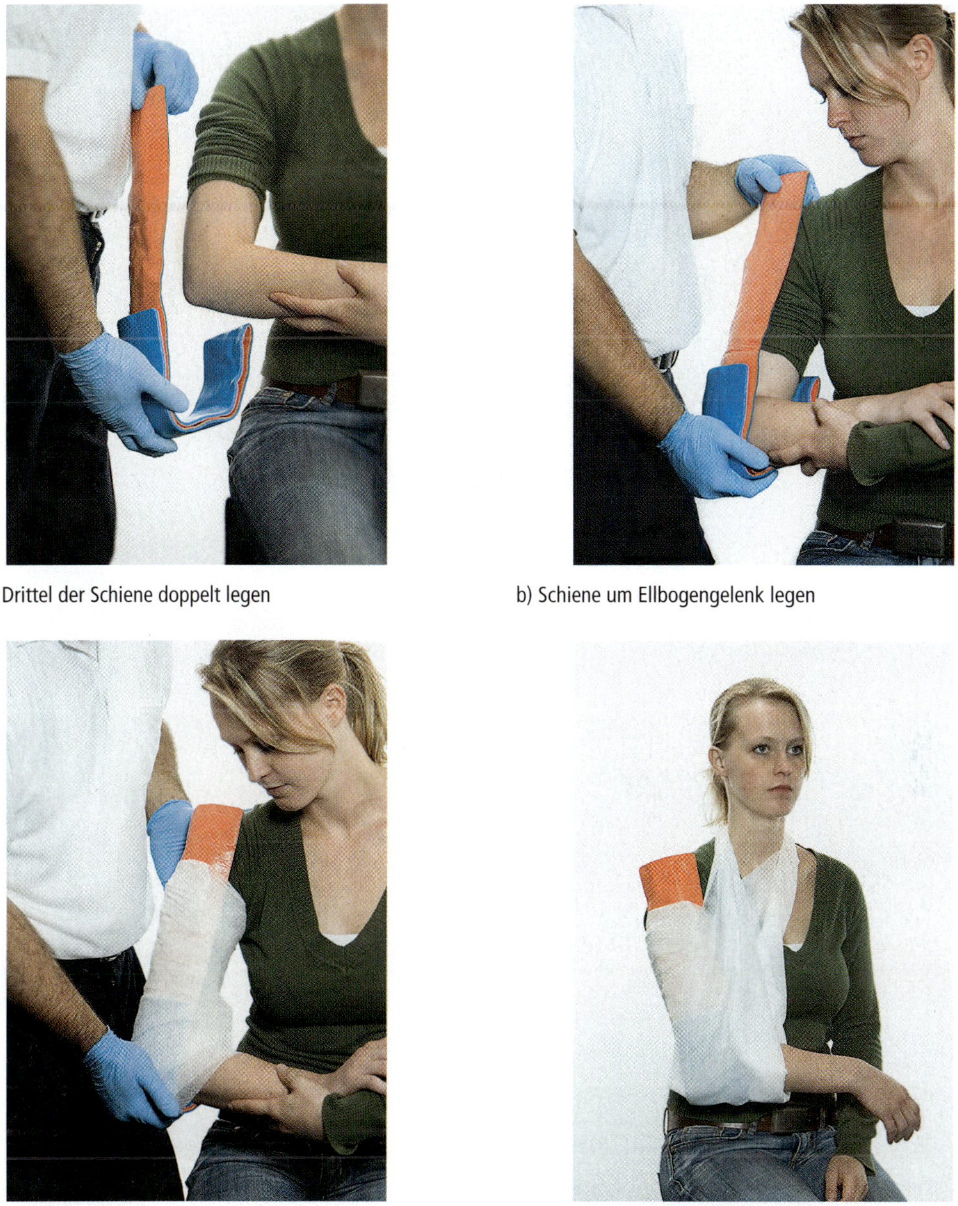

a) Ein Drittel der Schiene doppelt legen

b) Schiene um Ellbogengelenk legen

c) Mit Mullbinde fixieren

d) Fixierten Arm in Dreiecktuch legen

Abb. 4.157 Sam®-Splint-Schiene Oberarm

Schiene eine möglichst große Stabilität zu verleihen, kann sie in drei Basisformen gebracht werden:

- C-Kurve: Die ausgewählte Sam® Splint in Längsrichtung in beide Hände nehmen, sodass die Daumen in einer gedachten Mittellinie liegen. Mit den Daumen die Schiene in der Mitte nach unten drücken und gleichzeitig die Seitenränder der Schiene mit den übrigen Fingern nach oben umbiegen, sodass in Längsrichtung eine Rinnenform entsteht.
- umgeschlagene C-Kurve: Zunächst eine C-Kurve bilden. Dann die Seitenränder zur Erhöhung der Stabilität zusätzlich um einige Millimeter nach außen umfalten, sodass außerdem zur Rinnenform in Längsrichtung eine horizontale Ebene entsteht.
- T-Faltung: Die ausgewählte Sam® Splint in der Mitte in Längsrichtung mit beiden Händen zusammenfalten. Anschließend die Seitenränder um etwa ein Drittel nach außen umbiegen, sodass eine gerade Aufliegefläche entsteht.
- Das weitere Vormodellieren der Schiene erfolgt anschließend an der ipsilateralen Extremität des Helfers oder an der kontralateralen Extremität des Patienten,

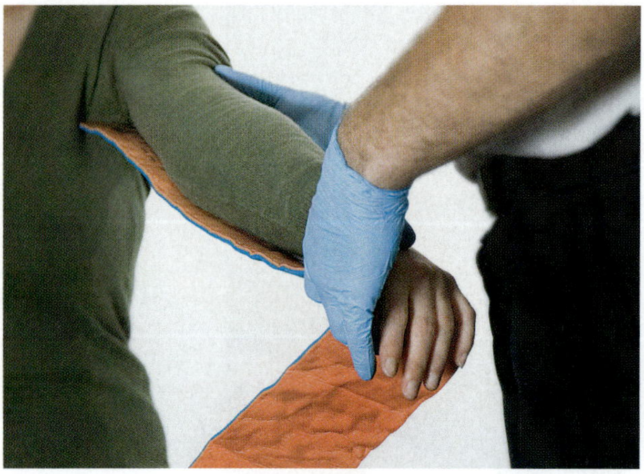

a) Abmessen der Länge

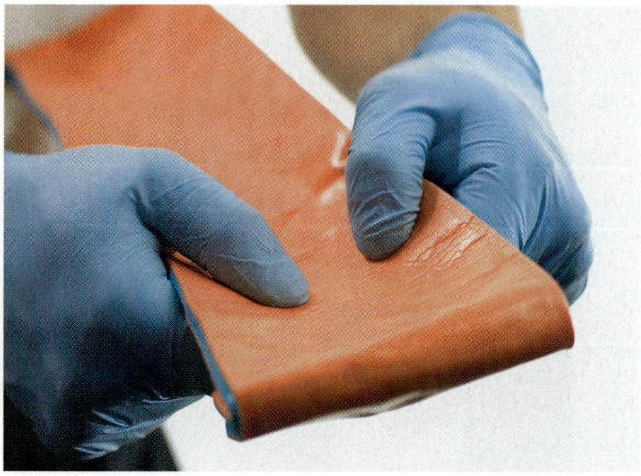

b) C-Kurve falten

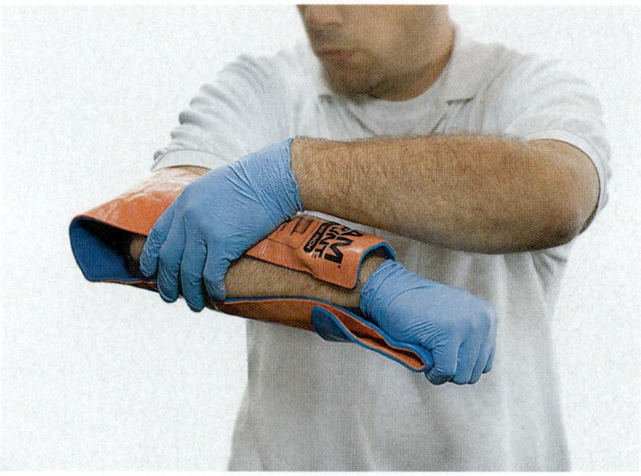

c) Schiene am eigenen Arm vorformen

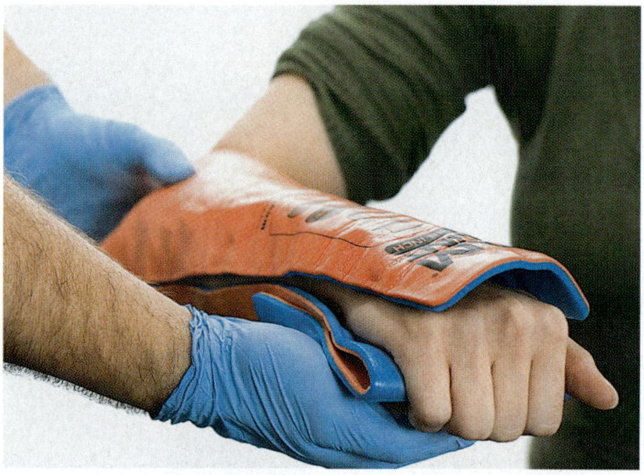

d) Schiene anlegen und fixieren 1

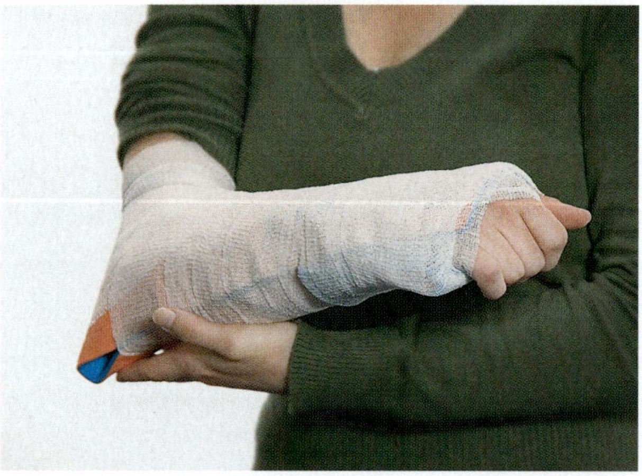

e) Schiene anlegen und fixieren 2

Abb. 4.158 Sam®-Splint-Schiene Ellenbogen

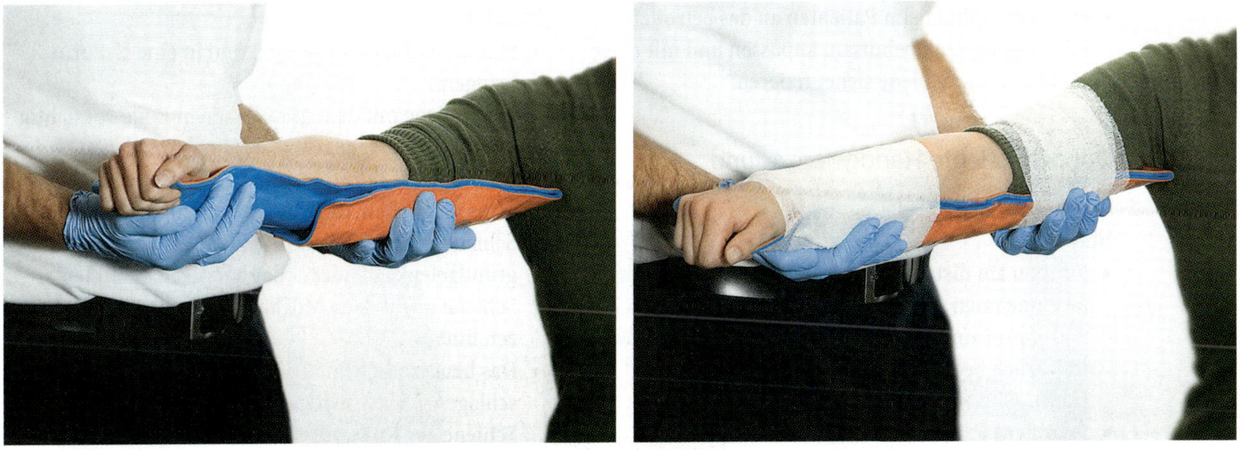

a) Schiene anpassen

b) Schiene anlegen und fixieren

Abb. 4.159 Sam®-Splint-Schiene: doppelt gelegte Handgelenks- und Unterarmschiene

um dem Patienten keine zusätzlichen Schmerzen zufügen zu müssen.

Oberarmschiene

HELFER 1

- Position am distalen Ende der betroffenen Extremität einnehmen → Teamleiter → Überblick behalten und Anweisungen geben → Verletzungsbereich kontinuierlich beobachten (z. B. Durchspießung der Haut).
- Ellenbogengelenk in Funktionsstellung bringen.
- Betroffene Extremität manuell unter Extension nehmen und aufrechterhalten → mit jeweils einer Hand proximales und distales Gelenk umfassen und vorsichtig achsengerechten Längszug aufbauen.

HELFER 2

- Standardschiene auswählen und mit der Innenfläche nach außen zeigend etwa ein Drittel der Schiene doppelt legen.
- Den doppelt gelegten Abschnitt hakenförmig nach innen einschlagen und das obere Ende der Umschlagkante mittels Pflasterstreifen fixieren.
- Über den langen, nicht gebogenen Abschnitt der Schiene eine C-Kurve bilden.
- Die Schiene mit dem geschlossenen Ende vorsichtig um das Ellenbogengelenk des Patienten legen, sodass der kurze Abschnitt an der medialen Seite des Oberarms und der lange Abschnitt der Schiene an der lateralen Seite des Oberarms liegt und bis an das Schultergelenk heranreicht.
- Z. B. mit einer Mullbinde die Sam® Splint sicher am Oberarm fixieren.
- Den fixierten Arm behutsam in eine Dreiecktuchschlinge legen und ggf. mit einem zweiten Dreiecktuch zugfrei am Oberkörper fixieren.

Ellenbogenschiene

HELFER 1

- Position am distalen Ende der betroffenen Extremität einnehmen → Teamleiter → Überblick behalten und Anweisungen geben → Verletzungsbereich kontinuierlich beobachten (z. B. Durchspießung der Haut).
- Betroffene Extremität manuell stabilisieren.

HELFER 2

- Standardschiene auswählen und am nicht betroffenen Patientenarm die Armlänge von der Achselhöhle bis zum Langfingeransatz abmessen.
- Den überstehenden Teil der Schiene nach außen umschlagen.
- Über die gesamte Länge der Schiene eine C-Kurve falten.
- Die Schiene an der Beugeseite des eigenen Unterarms (ipsilateral zu der betroffen Extremität) vorformen:
  - Das doppelt gelegte Ende am Ellenbogengelenk ausrichten.
  - Die Schiene mit der anderen Hand seitlich an das Handgelenk und an den Unterarm andrücken.
- Die Seitenränder zur Erhöhung der Stabilität zusätzlich um einige Millimeter nach außen umfalten, sodass außerdem zur Rinnenform (C-Kurve) in Längsrichtung eine horizontale Ebene entsteht (umgeschlagene C-Kurve).

TIPPS

Die Sam® Splint kann nach Wunsch des Anwenders in Länge und Breite zugeschnitten werden. Um den Patienten vor Verletzungen durch die Schnittkante zu schützen, sollten scharfe Kanten eingefaltet werden.
Zusätzliche Schmerzen, Kompressionsschäden und Einschnürungen beim Anmodellieren und Fixieren müssen durch umsichtiges Arbeiten vermieden werden, z. B.:

- Soll eine Sam® Splint über mehrere Stunden belassen werden, empfehlen die Hersteller, zuvor Knochenvorsprünge z. B. mit Watte abzupolstern und über die zu immobilisierende Extremität einen Schlauchverband zu ziehen, um die Gefahr von Druckstellen zu reduzieren.
- Binden nur locker anwickeln und immer von distal nach proximal wickeln.

Die Sam® Splint darf erst im Krankenhaus in Absprache mit dem weiterbehandelnden Arzt entfernt werden.

Gefahren

Sam®-Splints sind sehr einfach anzuwenden und lassen bei Beachtung der Grundsätze zur Frakturversorgung kaum Fehler zu. Gleichwohl müssen die Herstellerangaben beachtet und die Immobilisationstechniken regelmäßig trainiert werden. Die meisten Komplikationen resultieren aus:

- falsche Indikationsstellung → keine effektive Immobilisation,
- Verzicht auf Reposition bei starker Achsabweichung sowie eingeschränkter Durchblutung und Sensibilität → Schmerzen, Kompartmentsyndrom, Gangrän, dauerhafter Nervenschaden,
- Anlegen der Schiene über die Kleidung → Faltenbildung → Immobilisation geht verloren, Entstehung schmerzhafter Druckstellen,
- Immobilisationsversuch ohne Extension und ohne die distal und proximal benachbarten Gelenke einzubeziehen → Verschiebung der Frakturenden → keine zweckdienliche Immobilisation,
- zu starke Extension bei Widerstand → Verletzungen an Blutgefäßen und Nerven sowie am Streckapparat,
- Zurückdrängen von aus Wunden austretenden Frakturenden, sichtbare Frakturenden werden vor der Immobilisation nicht abgepolstert und bei längeren Transporten nicht feucht gehalten → Risiko für Komplikationen steigt,
- Offene Wunden werden nicht steril abgedeckt → Infektionsgefahr,
- Geschlossene Frakturen werden nicht erhöht gelagert und gekühlt → analgetische Effekte bleiben ungenutzt, Schwellung nimmt zu → OP-Termin und definitive Versorgung verzögern sich,
- zu frühes Entfernen der Schiene → Risiko für Komplikationen steigt,
- Nach dem Zuschneiden der Schiene wird die Schnittkante nicht abgepolstert → Schnittwunden,
- zu kraftvolles Anmodellieren an die verletzte Extremität → Schmerzverstärkung,
- Sowohl durch eine zu fest anliegende Schiene als auch durch die Fixierung wird zu starker Druck auf die betroffene Extremität ausgeübt → Schmerzverstärkung, Hämatome, Druckläsionen,
- Patient wird nicht permanent betreut → Angst nimmt zu.

Literaturverzeichnis

Atzbach U., Gliwitzky B.: Erweiterte Maßnahmen im Rahmen der Regelkompetenz: Die Thoraxpunktion. Rettungsdienst 27 (2004), S. 28–31.

Atzbach U., Schaumberg A.: HWS-Immobilisation versus stabile Seitenlage: Welche Maßnahmen beim Bewusstlosen anwenden? Rettungsdienst 28 (2005), S. 24–29.

Atzbach U.: Alternative zum KED-System: Schnelle Rettung mittels Boa. Rettungsdienst 29 (2006), S. 58–60.

Atzbach U.: Extremitätenschienung in der Präklinik: Einsatzmöglichkeiten im Überblick. Rettungsdienst 28 (2005), S. 22–24.

Atzbach u.: HWS-Immobilisation: Manuelle Techniken, Schienen und deren Anwendung. Rettungsdienst 27 (2004), S. 22–25.

Atzbach U.: Immobilisation des Rumpfes: Tipps zur richtigen Durchführung im Rettungsdienst. Rettungsdienst 28 (2005), S. 22–25.

Atzbach U.: Kombinierte Immobilisationstechniken: Aufgabenbereiche des RettAss. Rettungsdienst 25 (2002), S. 30–34.

Atzbach U.: Patientenrettung mittels Sandwich-Technik. Rettungsdienst 25 (2002), S. 14–15.

Atzbach U.: Präklinischer Einsatz der Anti-Schock-Hose (MAST): Druck von außen. Rettungsdienst 27 (2004), S. 14–18.

Atzbach U.: Präklinischer Einsatz der Extensionsschienung. Rettungsdienst 25 (2002), S. 22–25.

Autorisierte deutsche Übersetzung der Reanimationsleitlinien 2005 des European Resuscitation Council. Notfall- und Rettungsmedizin 9 (2006), S. 4–170.

Ballier R.: Automatische externe Defibrillatoren (AED): Wie sie funktionieren, was sie können. Rettungsdienst 24 (2001), S. 26–27.

Ballier R.: Rot, gelb, blau oder grau? AEDs im Vergleich. Rettungsdienst 24 (2001), S. 28–30.

Behrendt, H., Runggaldier, K.: Statistische Methoden für den Rettungsdienst. Eine allgemeine Einführung. Edewecht 2005

Boerger F., Weitzel M.: Retten aus Höhen und Tiefen: Gurt- und Tragesysteme sowie sicheres Arbeiten. Rettungsdienst 26 (2003), S. 28–32.

Brandt S.: Extension von Frakturen: Wer den ersten Zug macht, muss seinen Gegner kennen. Rettungsdienst 30 (2007), S. 34–36.

Braun S., Däschler P., Schnelle R.: Rettungs- und Ruhigstellungstechniken: Schaufeltrage und Co. korrekt eingesetzt. Rettungsdienst 26 (2003), S. 40–45.

Butman A.M. et al.: Comprehensive Guide to Pre-Hospital Skills, Emergency Training (eti), Akron, Ohio. Mosby, St. Louis, MO 1995.

Cummis R.O.: Danger of Fires From Defibrillation in an Oxygen-Enriched Atmosphere. Currents in Emergency Cardiovascular Care 13 (2002), S. 11–12.

Dau V.: Unter der Lupe: Blutzuckermessgeräte für den Rettungsdienst. Rettungsdienst 24 (2001), S. 326–330.

De Vries H., Schüler C.: Patientengerechte Rettung aus dem Wasser: Erst versorgen, dann anlanden. Rettungsdienst 28 (2005), S. 64–68.

Dönitz S., Gliwitzky B.: Erweiterte lebensrettende Maßnahmen (ALS) nach den ERC-Leitlinien von 2005. Rettungsdienst 29 (2006), S. 36–43.

European Resuscitation Council Guidelines for Resucitation 2005. Resuscitation 67 (Suppl. 1) (2005, S. S1–S189.

Flake F.: Applikation von Medikamenten: Eine Schlüsselaufgabe des Rettungsfachpersonals. Rettungsdienst 28 (2005), S. 78–85.

Flake F.: Behandlung von Extremitätenfrakturen: Schienungssysteme im Überblick. Rettungsdienst 30 (2007), S. 54–68.

Flake F.: Corpuls 3 im Einsatz: Wie praxistauglich ist der „Neue"? Rettungsdienst 30 (2007), S. 40–43.

Flake, F., Runggaldier, K.: 60 Fälle Rettungsdienst. Urban & Fischer, München/Jena 2006.

Flake, F., Runggaldier K.: Rettungsdienst kompakt. Band 1: Vergiftungen. Stumpf & Kossendey, Edewecht 2006.

Flake, F., Runggaldier K.: Rettungsdienst kompakt. Band 2: Einsatztaktik. Stumpf & Kossendey, Edewecht 2006.

Flake, F., Runggaldier K.: Rettungsdienst kompakt. Band 3: Reanimation aktuell. Stumpf & Kossendey, Edewecht 2006.

Flake, F., Runggaldier, K., Semmel, T. (Hrsg.): Zertifizierte Fortbildung 2005–2006: Beiträge, Fragen und Antworten aus dem Rettungsdienst. Edewecht 2007

Flake, F.: „Bretter, die die Welt bedeuten": Das Spineboard. Rettungsdienst 28 (2005), S. 50–56.

Flake, F.: Das Kendrick Extrication Device® (KED): Möglichkeiten und Grenzen. Rettungsdienst 30 (2007), S. 42–45.

Flake, F.: Neues In-Line-Traction-System: Das Donway Traction Splint®. Rettungsdienst 27 (2004), S. 22–27.

Fries J.: „Public Access Defibrillation" (PAD) in der Bundesrepublik Deutschland: Ein aktueller Überblick. Rettungsdienst 28 (2005), S. 14–18.

G. Stemple GmbH: Gebrauchsanleitung zum Corpuls 3. GS Elektromedizinische Geräte; S. 3–254.

Gliwitzky B., Dönitz S., Groß B.: Reanimationssituationen unter speziellen Umständen: Therapieempfehlungen nach ERC. Rettungsdienst 29 (2006), S. 52–56.

Gorgaß B., Ahnefeld F.W., Rossi R., Lippert H.-D.: Rettungsassistent und Rettungssanitäter, 6. überarbeitete und erweiterte Auflage. Springer Verlag, Berlin/Heidelberg/New York 2001.

Grossert G., Meyer O.: Frühdefibrillation durch „Nichtärzte": Was bringt sie? Ergebnisse einer publikationsbasierten Analyse. Rettungsdienst 28 (2005), S. 25–27.

Hirner A., Weise K.: Chirurgie Schnitt für Schnitt, 1. Auflage. Georg Thieme Verlag, Stuttgart/New York 2004.

Hohenstein J., Genzwürker H.: Praktische Anwendung der Pulsoxymetrie zum Monitoring der Gewebeperfusion. Rettungsdienst 27 (2004), S. 62–64.

Hülsbusch D.: Die Schaufeltrage klemmt! Bald ein Satz mit Vergangenheitswert? Rettungsdienst 30 (2007), S. 26–27.

International Liaison Committee on Resuscitation. International Consensus on Cardiopulmonary Resuscitation and Emergency Care Science with Treatment Recommendations. Circulation 112 (supl III) (2005), S. III-1 – III-125.

International Liaison Committee on Resuscitation. International Consensus on Cardiopulmonary Resuscitation and Emergency Care Science with Treatment Recommendations. Resuscitation 67 (2005), S. 157–341.

Knacke P.G., Saur P.: Invasive Techniken I: Die Anlage von Thoraxdrainagen. Rettungsdienst 29 (2006), S. 28–30.

Kühn D., Luxem J., Runggaldier K.: Rettungsdienst heute. Interdisziplinäres Lehrbuch für den Rettungsdienst mit 1050 Seiten und über 600 farbigen Abbildungen sowie 80 Tabellen. 4. komplett überarbeitete Auflage. Urban & Fischer, München/Jena 2007.

Leitner M.: Sturz in eine acht Meter tiefe Kluft: Bergetau-Einsatz zur Rettung einer verunglückten Bergsteigerin. Rettungsdienst 29 (2006), S. 66–68.

Leuwer M., Schürmeyer T.H., Trappe H.-J., Zusan O.: Checkliste Interdisziplinäre Intensivmedizin, 2. überarbeitete Auflage. Georg Thieme Verlag, Stuttgart/New York 2004.

Ley B.: Einfache Maßnahmen der Reanimation (BLS) und AED-Anwendung nach den neuen ERC-Leitlinien. Rettungsdienst 29 (2006), S. 28–35.

Lipp R.: Verwirrung vorprogrammiert: Wer defibrilliert den Patienten? Rettungsdienst 24 (2001), S. 14–18.

Lutomsky B., Flake F.: Leitfaden Rettungsdienst, 3. Auflage. Urban & Fischer, München/Jena 2003.

Luxem J., Kühn D., Runggaldier K.: Rettungsdienst – RS/RH. Kurzlehrbuch für den Rettungsdienst. Urban & Fischer, München/Jena 2006.

Maletzki W., Stegmayer-Petry A.: Klinikleitfaden Krankenpflege, 1. Auflage. Jungjohann Verlagsgesellschaft Neckarsulm, Stuttgart 1993.

Margolis G.: Airway Management Paramedic, 1. Auflage. Jones & Bartlett, Sudbury, MA 2004.

Müller C., Löll C., Bechtold H.: Klinikleitfaden PJ und Famulatur, 1. Auflage. Urban & Fischer, München/Jena 1999.

Nolan J.: Advanced Life Support, 5. Auflage. European Resuscitation Council, London 2006.

Nolan J., Baskett P.: Resuscitation Supplement. European Resuscitation Guidelines for Resuscitation 2005. Elsevier, Amsterdam 2005.

Oberkinkhaus J.: Technische Rettung des Traumapatienten: Höhen, Tiefen und Transportmanagement. Rettungsdienst 28 (2005), S. 66–68.

Ocker H., Semmel T.: Der Larynxtubus in der Notfallmedizin: Eine praxisorientierte Anwendungsanleitung, 1. Auflage. Selbstverlag, Sulz 2006.

Peters, O., Runggaldier, K., Mennewisch, A., Südmersen, J.: AMT-X: ein neuer, ganzheitlicher Weg zur Rettung und Versorgung von Eingeklemmten. Rettungsdienst 8 (2007), S. 862–867

Peters O., Runggaldier K.: Algorithmen im Rettungsdienst. Die 27 wichtigsten Notfälle, 3. komplett überarbeitete Auflage. Urban & Fischer, München/Jena 2006.

Peters O., Runggaldier K., Maier K.: Ist der „gängige“ Notarztindikationskatalog noch zeitgemäß? Rettungsdienst 2 (2007), S. 142–148.

Peters O., Runggaldier K., Schlechtriemen, T.: Algorithmen im Rettungsdienst. Ein System zur Effizienzsteigerung im Rettungsdienst. Notfall- und Rettungsmedizin 10 (2007), S. 1–8.

Peters O., Runggaldier K., Mennewisch A., Südmersen, J.: AMT-X: ein neuer, ganzheitlicher Weg zur Rettung und Versorgung von Eingeklemmten. Rettungsdienst 8 (2007), S. 862–867.

Poguntke P.: Ein Modell setzt einen Maßstab: Patientengerechte Rettung. Rettungsdienst 28 (2005), S. 14–18.

Pschyrembel Klinisches Wörterbuch, 257. Auflage. De Gruyter, Berlin 1993.

Rathgeber J.: Grundlagen der maschinellen Beatmung, 1. Auflage. Aktiv Druck & Verlag, Ebelsbach 1999.

Renz-Polster H., Krautzig S., Braun J.: Basislehrbuch Innere Medizin, 3. Auflage. Urban & Fischer, München/Jena 2004.

Richtlinie der Bundesärztekammer zur Qualitätssicherung quantitativer laboratoriumsmedizinischer Untersuchungen.

Rössler B.: Plötzlicher Herztod inhaftierter: Defis hinter Gittern. Rettungsdienst 28 (2005), S. 22–23.

Runggaldier K., Peters O.: Algorithmen – ein effizientes Mittel von der Not- in eine geregelte Kompetenz!? Rettungsdienst 2 (2007), S. 150–155.

Runggaldier, K., Flake, F.: Daten sammeln mit System: Medizinisches Qualitätsmanagement für den Rettungsdienst. Rettungsdienst 9 (2007), S. 918–925

Rupp P., Tries R.: Die RETTUNGSDIENST-Redaktion zur Defibrillation im Rettungsdienst. Rettungsdienst 24 (2001), S. 3.

Rupp P.: Notfälle bei Schrittmacherpatienten: Welche Typen gibt es? Rettungsdienst 28 (2005), S. 38–44.

Sanders M.J.: Mosby's Paramedic Textbook, 3. Auflage. Elsevier, Amsterdam 2005.

Schaumberg A., Atzbach U.: Die Vakuummatratze: Unverzichtbar, aber auch immer sinnvoll? Rettungsdienst 29 (2006), S. 46–48.

Schaumberg A.: Der Fallbericht: Einsatz des TESS-Systems beim Schockpatienten. Rettungsdienst 28 (2005), S. 68–70.

Schnelle R.: Reanimation von Kindern, Säuglingen und Neugeborenen: Die ERC-Leitlinien 2005 im Überblick. Rettungsdienst 29 (2006), S. 66–72.

Schnelle R.: Zertifizierte Fortbildung – Teil 3: Reanimation nach den gültigen Leitlinien des ERC. Rettungsdienst 29 (2006), S. 58–64.

Scholl H., Groß A.: Spezielle Luftrettungseinsätze: Rettungstechniken mit dem Hubschrauber. Rettungsdienst 26 (2003), S. 22–26.

Schwarze A.: Extremitätentrauma: Rettungsdienstliche und klinische Maßnahmen. Rettungsdienst 28 (2005), S. 58–64.

Seidl C.: Lawinenunfälle: Retten unter besonderen Bedingungen. Rettungsdienst 29 (2006), S. 62–65.

Silbernagl S., Lang F.: Taschenatlas der Pathophysiologie, 1. Auflage. Thieme, Stuttgart 1998.

Wolfgang D.: Rettung aus Lkw-Kabinen: Welche Möglichkeiten stehen zur Verfügung? Rettungsdienst 29 (2006), S. 40–43.

www.ascensia.de
www.accu-check.de
www.braun.de
www.bbraun.de
www.fachinfo.de
www.ferno.de
www.fresenius-kabi.de
www.medisense.de
www.redvac.de
www.rote-liste.de
www.samsplint.de
www.schnitzler-transportgeraete.de
www.welchallyn.de
www.wikipedia.de

Sachregister